临床医学专业"十三五"规划教材/多媒体融合创新教材

供临床医学类、护理学类、相关医学技术类等专业使用

儿科学

ERKEXUE

主编 ⊙ 崔明辰

郑州大学出版社

郑 州

图书在版编目(CIP)数据

儿科学/崔明辰主编. —郑州:郑州大学出版社,2018.8
ISBN 978-7-5645-5569-6

Ⅰ.①儿…　Ⅱ.①崔…　Ⅲ.①儿科学-高等职业教育-教材
Ⅳ.①R72

中国版本图书馆 CIP 数据核字（2018）第 126195 号

郑州大学出版社出版发行　　　　　　　　邮政编码:450052
郑州市大学路 40 号　　　　　　　　　　发行电话:0371-66966070
出版人:张功员
全国新华书店经销
河南龙华印务有限公司印制
开本:850 mm×1 168 mm　1/16
印张:20.25
字数:492 千字
版次:2018 年 8 月第 1 版　　　　　　　印次:2018 年 8 月第 1 次印刷

书号:ISBN 978-7-5645-5569-6　　　　定价:49.00 元
本书如有印装质量问题,由本社负责调换

作者名单

主　编　崔明辰

副主编　刘笑梦　张爱娥　冯　平　刘　菲

编　委　（按姓氏笔画排序）

　　　　　王　彦　王建国　冯　平

　　　　　刘　洋　刘　菲　刘笑梦

　　　　　张爱娥　赵　洋　赵丽娜

　　　　　徐琳琳　郭晓燕　崔明辰

　　　　　彭秀青

临床医学专业"十三五"规划教材/ 多媒体融合创新教材

建设单位

（以单位名称首字拼音排序）

安徽医学高等专科学校	漯河医学高等专科学校
安徽中医药高等专科学校	南阳医学高等专科学校
安阳职业技术学院	平顶山学院
达州职业技术学院	濮阳医学高等专科学校
汉中职业技术学院	商丘医学高等专科学校
河南大学	三门峡职业技术学院
河南护理职业学院	山东医学高等专科学校
河南医学高等专科学校	邵阳学院
河南科技大学	襄阳职业技术学院
湖南医药学院	新乡医学院
黄河科技学院	新乡医学院三全学院
嘉应学院	信阳职业技术学院
金华职业技术学院	邢台医学高等专科学校
开封大学	永州职业技术学院
临汾职业技术学院	郑州澍青医学高等专科学校
洛阳职业技术学院	郑州大学

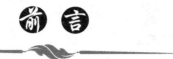

前　言

　　为了深入贯彻落实国家《"健康中国2030"规划纲要》和《关于深化医教协同进一步推进医学教育改革与发展的意见》，根据进一步适应医药卫生体制改革的需要和医学专科教育临床医学专业人才培养的要求，我们结合儿科学理论研究和临床实践成果，精心组织了本教材的编写。

　　本教材遵循党的教育方针和国家卫生工作方针，坚持立德树人的根本任务，积极适应教育供给侧结构性改革和医学模式的转变，以培养合格的应用型医学人才为宗旨，结合教育部最新《高等职业学校专业教学标准》，认真确定和选取教材内容。教材既注重儿童常见病、多发病的诊断和治疗，又注重儿童健康促进、疾病预防和康复保健；既注重基本理论、基本知识，又注重理实一体、强化实践技能；既注重传承固化性知识，又注重吸收儿科学的创新成果。同时，遵循儿科学教学规律，将医学伦理、职业道德和人文素养融入教材，体现了知识教育与素质教育有机结合，体现了较强的思想性、科学性、先进性、启发性、适用性。

　　本教材的适用对象为三年制普通专科临床医学专业学生，以及相同层次的医学生，也可作为医学教师和临床医师的参考书。本教材概括起来有以下几个特点。①结构新颖：每章前设置学习目标，便于学生学习参考；重要疾病开始设置"问题导引"，以启发学生思考；为了开阔学生视野，在正文合适地方插入"知识链接"或"知识拓展"；每章结束附有思考题等；适当安排图表，以加深学生对知识的理解。②对接岗位：教材紧密结合基层临床工作岗位需求和国家执业助理医师考试，合理选取教材内容，做到难易适中、深浅适度，便于学生理解和掌握。③兼顾个性学习需求：将容易理解的知识（如寄生虫病等）或发病虽少但需重视的疾病（如新生儿破伤风等）列为自学内容（名称后加*），以满足学有余力的学生个性化学习需求。

　　本教材的编写人员，都具有丰富的临床实践经验和较高的儿科教学水平，编写过程中也认真吸纳了儿科专家的意见和建议，这些对于保证教材质量起到了关键作用，在此一并致谢。由于我们的水平有限，错误和不足之处在所难免，欢迎有关专家和广大读者提出宝贵意见。

编者

2018 年 7 月

目 录

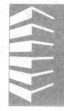

绪　论

第一节　儿科学的范围与任务

儿科学是一门研究小儿生长发育、身心保健、疾病预防和诊治的医学学科,属于临床医学范畴中的二级学科。儿科学研究的对象是自胎儿至青春期的儿童,研究的内容涉及面较广,一切涉及小儿时期健康和卫生的问题均属于儿科学的范围,包括小儿的生长发育规律及其影响因素,各种疾病的发生、发展规律及预防措施,疾病的临床诊断、治疗和康复的理论与技术等,旨在保障儿童健康,提高生命质量。

儿科学的主要任务:研究小儿生长发育的规律及其影响因素,不断提高儿童体格、智力水平和社会适应能力;研究儿童各种疾病的发生、发展规律及临床诊断和治疗的理论和技术,不断降低疾病的发生率、死亡率,提高疾病的治愈率;研究各种疾病的预防措施,包括预防接种、先天性遗传性疾病的筛查、科学知识普及教育等,以预防疾病,降低儿童患病率;研究儿童各种疾病康复的可能性及具体方法,尽可能帮助儿童提高生命质量乃至完全恢复健康。

随着医学研究的进展和医学模式的转变,儿科学也不断向更加深入的三级学科细化发展,研究领域也更为广阔。儿科学的三级学科分支主要以系统划分,如呼吸、消化、循环、神经、血液、泌尿、内分泌、遗传代谢和免疫等系统;儿童保健也已从单纯的躯体保健发展到包括智能发育、行为、社会适应能力等一系列非智力因素在内的全面保健,并形成了发育儿科学、预防儿科学等分支学科。由于优生优育受到重视,围生医学、新生儿学等均已成为独立体系,并得到快速发展。近年来,青春期医学备受儿科关注,已被纳入儿科学的研究范围。同时,儿科学与其他学科交叉,派生出许多新的亚专业,如儿童心理学、儿童康复学、儿童环境医学、急救医学等。

《儿科学》是临床医学专业的主干课程,课程内容分为儿科基础、儿童保健和儿科常见疾病诊断与治疗三部分。儿科基础包括小儿年龄分期及各期的特点、生长发育、营养与喂养等,是学习儿科及从事儿科工作所必备的基本知识。儿童保健包括各年龄期儿童保健重点,以及儿童生活管理、早期教育、体格锻炼、疾病预防的原则等,是从事基层儿童保健工作必备的知识和技能。儿科常见疾病的诊断与治疗包括儿科疾病诊治的基础知识、基本技能,小儿常见病的病因、临床表现、诊断、治疗和预防,以及儿科常见急症的急救处理等,是儿科疾病诊疗工作的理论依据。通过儿科学的学习,医学生应树立爱护儿童、关心小儿健康的职业操守,学会从事基层医疗和卫生保健工作的思维与工作方法,获得儿科学的基本知识和基本技能,具有针对个体、群体儿童进行保健指导与健康教育的能力,具有进行儿科常见病诊治及急症急救处理的能力,具备良好的职业素质。

第二节 儿科学的特点

小儿是从生命开始到成人期之前的儿童,其最大的特点就是生长发育,机体内部各组织、器官、系统的形态不断增长,功能逐渐成熟,对致病因素的反应与成年人不同。因此,小儿无论是在解剖、生理、免疫、营养、代谢、心理方面,还是疾病的发生、发展、临床表现、诊断、治疗、预防和预后方面,都与成人有着明显的差别,并且年龄愈小,差别愈大。

1. 解剖特点 小儿的体重、身长(高)、头围、胸围等逐渐增长,头、躯干、四肢的比例不断变化,颅骨缝(囟门)逐渐缩小、闭合,心、肝、肾、脾等内脏的大小和位置随年龄的增长发生着变化。体格检查时,只有掌握各年龄期小儿的解剖特点,才能对体格检查的结果做出正确的判断。如小儿肝相对大、位置低,在正常情况下,3岁之前可在右肋缘下2 cm内触及肝下缘,3岁以后肝逐渐上移,6~7岁后右肋缘下则不能触及肝。再如,随着小儿心脏大小、形状及位置的变化,其心尖搏动的位置也在变化,2岁以内的小儿,正常的心尖搏动见于左第4肋间、左锁骨中线外0.5~1.0 cm处,5~6岁时移至第5肋间、左锁骨中线上。

2. 生理特点 随着年龄的增长,小儿各器官、系统的功能逐渐发育成熟,因此不同年龄小儿的生理、生化正常值各不相同。小儿呼吸频率、心率、血压、血液的红细胞数、白细胞数及血红蛋白量等均随年龄的增长而变化。如新生儿的心率为120~140次/分,1岁以下为110~130次/分,1~3岁为100~120次/分,4~7岁为80~100次/分,8~14岁则为70~90次/分。同时,因某年龄段小儿的器官、系统功能不成熟,则易发生相应疾病。如婴儿消化功能较差,而营养需求量相对大,易发生消化性和营养性疾病;因代谢旺盛而肾功能不成熟,易发生水、电解质代谢紊乱等。

3. 免疫特点 婴幼儿的特异性和非特异性免疫功能均不成熟,抗感染能力低下,易发生感染性疾病。IgG是血清中主要的免疫球蛋白,胎儿可通过胎盘从母体获得,在生后4~6个月内发挥着重要的抗感染作用;6个月后小儿获得性的IgG减少,而自身合成的IgG 6~7岁才达成人水平,故此时感染的机会较6个月前增多。IgM是血液中抗革兰阴性杆菌的主要抗体,分泌型IgA是黏膜局部的主要抗感染因子;母体的IgA、IgM不能通过胎盘,正常新生儿血清IgA、IgM几乎为零,两者在3岁以后血清水

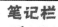

平才逐渐升高,故新生儿易患革兰阴性菌感染,婴幼儿因缺乏分泌型 IgA 而易发生呼吸道和胃肠道感染。

4. 心理行为特点 随着小儿神经系统的发育及与外界环境的接触、学习与锻炼,其心理活动与行为不断发展,且受家庭、学校和社会等多方面因素的影响,可塑性很强,尤其是家庭对其影响最早、最强,其次是幼儿园、学校和其他社会环境。因此,要引导和教育家庭成员,与学校和社会密切配合,依据不同年龄阶段小儿心理发展特点,提供适宜的环境和条件,进行正确的引导和教育,促进小儿心理健康发展,培养其良好的个性和行为习惯。

5. 病理特点 因组织器官发育不完善,机体的反应性不同,对于同一致病因素,小儿与成人的病理反应及疾病过程会有相当大的差异,甚至不同年龄的小儿之间也会存在差异,导致疾病的病理改变与临床表现不同。如维生素 D 缺乏,婴儿表现为佝偻病和手足搐搦症,成人则为骨质软化症;同是肺炎链球菌感染,婴儿常表现为支气管肺炎,年长儿和成人则表现为大叶性肺炎等。

6. 疾病种类 小儿发生疾病的种类与成人也有较大差别,即使不同年龄小儿的疾病种类也有不同。如,在心血管系统疾病中,小儿以先天性心脏病为主,成人则以冠状动脉粥样硬化性心脏病多见;在白血病中,小儿以急性淋巴细胞白血病多见,而成人则以粒细胞白血病多见。新生儿常见与围生期因素有关的缺氧缺血性脑病、先天遗传代谢性疾病等,婴幼儿则多见感染性疾病、营养障碍性疾病等。

7. 临床表现 小儿疾病表现的显著特点是起病急、病情发展快、症状重,容易累及多个系统,诊治不及时,易产生并发症甚至危及生命。因机体的反应性差异,低龄小儿患病后的临床表现不典型,年龄越小,越不典型。如新生儿和小婴儿患病时,多表现出哺乳、哭声、睡眠及精神状态的异常,而缺乏疾病特征性的表现;在感染性疾病时,新生儿、体弱儿可表现为体温不升甚至体温下降;婴儿颅内压增高时,因前囟、颅缝未闭合而表现为前囟隆起紧张,喷射性呕吐则不明显等。

8. 诊断特点 小儿多数不能准确地诉说病史,询问病史时应注重询问患儿的客观表现,了解病史陈述者对患儿的接触程度,判断病史的可靠性大小。体格检查时,小儿往往不太配合,要灵活安排体格检查的顺序,掌握检查的方法与技巧,如分散患儿的注意力后进行腹部触诊,在患儿大哭后吸气时听诊肺部有无湿啰音等。在诊断小儿疾病时,要注意发病的年龄和季节。如新生儿惊厥首先考虑缺氧缺血性脑病、颅内出血、低血糖等,婴幼儿惊厥多考虑热性惊厥、中枢神经系统感染,3 岁以上的无热惊厥则以癫痫常见。

9. 治疗特点 小儿疾病应注重综合治疗,不仅要针对主要疾病治疗,还要及时治疗并发症;不仅要重视临床药物应用,还要重视护理和支持疗法。因药物在小儿体内的代谢、排泄及机体对药物的反应性不同,应用药物治疗时,应严格掌握用药的适应证、禁忌证和剂量的准确性,重视应用适当的液体疗法。

10. 预后特点 小儿疾病多数起病急、进展快,若诊治及时,疾病恢复得也快,一般不遗留后遗症,较少转变为慢性疾病。但若年龄小、病情重、治疗不当,则死亡率高、预后差。因此,应重视小儿疾病的早期诊断和治疗,加强小儿危重症的预防与急救,尽可能保护小儿健康。

11. 预防特点 随着医疗技术的进步,小儿许多疾病是可以预防的,如营养性疾

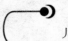

病、感染性疾病、先天性或遗传性疾病均可通过有效措施得以预防。许多成人疾病或老年疾病，如高血压、糖尿病、冠状动脉粥样硬化性心脏病等都与小儿时期的生活习惯有关，成人的心理问题也与小儿时期的生活环境、心理卫生有关。因此，要树立预防为主的观念，加强儿童的健康教育，重视成人疾病的儿童期预防。

第三节　儿科学的发展与展望

与西方医学比较，我国儿科医学起源更早。公元前 300 多年，扁鹊已为"小儿医"。公元前 200 年，祖国医学中已有婴儿病的记载。唐代孙思邈所著《备急千金要方》中对小儿发育过程及疾病治疗方法做了论述。至宋代，儿科学得到进一步发展，北宋儿科名医钱乙在撰写的《小儿药症直诀》中，提出以五脏为纲的儿科辨证施治方法，对天花、水痘、麻疹等几种发疹性传染病已有详细描述及鉴别。这些论述对儿科疾病的诊治发挥了重要作用。在预防医学方面，明代薛凯提出用烧灼脐带预防脐风；张琰应用接种人痘预防天花，该项发明比英国 Edwawd Jenner 发明牛痘预防天花早 50~100 年。这些成就显示祖国医学儿科学在世界儿科学发展史中的重要贡献。

随着西方医学传入我国，20 世纪西医儿科学在我国迅速发展。1943 年，我国现代儿科学奠基人诸福棠教授主编的《实用儿科学》首版问世，标志着我国现代儿科学的建立。新中国成立以后，祖国医学与现代儿科学有机结合，使我国的儿科学在治疗、预防和保健等方面得到了进一步发展，取得了显著成果。在党和政府的高度重视下，我国大力提倡"预防为主"的方针，广泛推行计划免疫，使儿童传染病的发病率明显下降，部分多发病的发病率也迅速降低，小儿的疾病谱也发生了较大变化。随着医学模式由生物医学模式向生物-心理-社会医学模式转变，改变了过去只重视疾病的病因和人体对疾病的反应，强化了人的心理和社会环境对人体健康的影响，小儿保健已发展到包括智力发展、气质、情感、行为和社会适应能力等一系列非智力因素在内的全身心保健。

随着分子生物学和免疫学的发展，许多先天性、遗传性疾病能在产前得到诊断，并采取干预措施。生物医学工程的发展，使各种新技术源源不断渗入医学实践，大大提高了儿科疾病的诊疗水平。随着我国城乡各地儿科医疗机构和儿童保健机构的建立与完善，小儿生长发育监测、先天性遗传性疾病筛查、预防多种传染病疫苗的接种、儿童"四病"的防治等工作得以落实，儿童常见病和多发病得以及时诊治，使得我国小儿体格发育水平和健康水平显著提高。但是，随着社会、经济、环境、文化生活的重大变化及大量现代医疗手段的实施，小儿健康面临新的挑战，如医院感染及医源性感染、耐药菌株及多重耐药菌感染、病原体的变异、儿童精神卫生、环境污染对儿童健康的危害等新的问题时有出现，小儿出生缺陷、遗传代谢性疾病、恶性疾病、肥胖相关的慢性疾病的发病率呈上升趋势，小儿睡眠障碍和心理行为问题逐年增多，这些均有待儿科同仁去攻克。

21 世纪是医学与生命科学的时代，又是信息科技飞速发展的时代，这为我国儿科学的发展和儿科医疗保健工作开辟了新的道路。基因组学和蛋白组学的研究给遗传性和代谢性疾病的诊断、治疗和预防带来重大突破，生物药学研究成果开始为儿科某

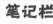

些疾病的临床治疗提供前所未有的效果。国家人口政策的变化和健康中国战略的实施,将为儿科工作者赋予新的使命、创造更加广阔的发展前景。我国儿科工作者应坚定信心,弘扬爱岗敬业、求真务实、开拓进取、团结奉献的精神,面对新的挑战,担当新的责任,不断实践创新,为提高我国小儿的健康水平和中华民族的整体健康素质做出应有的贡献。

思考题

1. 儿科学的范围与任务是什么?
2. 儿科学与成人学科比较,有哪些不同?

（漯河医学高等专科学校　崔明辰
洛阳职业技术学院　刘笑梦）

第一章

儿科基础

🐌 学习目标

◆掌握 小儿年龄分期的划分及各期的特点,婴儿喂养的方法,小儿体格生长的各项常用指标及临床意义。

◆熟悉 小儿营养的需求,母乳喂养的优点,1岁后小儿的膳食安排,小儿心理行为问题。

◆了解 小儿生长发育的规律及影响因素,神经心理发育,生长发育的评价方法。

◆学会对小儿的体格生长进行测量和初步评价,初步具备对小儿进行营养管理和喂养的指导能力。

第一节　小儿年龄分期及各期特点

生长发育是小儿的基本特点,也是小儿与成人相比最大的不同,而从小儿发展到成人这一过程却是连续动态进行的。在这个过程中,不同年龄阶段的小儿在解剖、生理和心理等功能方面存在着许多不同,为了便于在实际工作中熟悉掌握小儿不同年龄阶段的特点,将小儿年龄分为七期。

(一) 胎儿期

从受精卵形成至小儿出生为止,共约40周(280 d)。此期胎儿完全依靠母体生存,和母体的关系非常紧密,并且容易受到外界不良因素的侵害。例如胎盘和脐带的异常而导致的胎儿缺氧,或者由于孕妇所患的生理、心理疾病的侵害,包括孕妇吸烟酗酒等都可能损伤胎儿从而影响其发育。因此在此期保证孕妇的身心健康非常重要。

(二) 新生儿期

自出生脐带结扎开始至满28 d,共4周。由于宫内外环境差异显著,加之刚出生的新生儿各系统发育不成熟,适应能力较差,故此期发病率和死亡率都较高。在新生儿期尤其要强调加强护理,注意合理喂养和保暖,积极预防各种常见新生儿疾病,从而提高新生儿的成活率。

（三）婴儿期

自出生至满 1 周岁为婴儿期（此期实际包含新生儿期）。生后第 1 年是小儿生长发育最快的阶段,体重和身长的增长都非常迅猛,因此对营养的需求量相对较高,而婴儿的消化系统发育还不成熟和完善,常常难以适应大量食物的消化吸收,更容易发生胃肠功能紊乱与营养失调,应注意预防。加之随着来自母体的抗体逐渐减少,而自身的免疫功能尚未成熟,故也应注意预防感染和传染性疾病的发生。

（四）幼儿期

自 1 岁至满 3 周岁之前称为幼儿期。在此阶段小儿体格的生长发育速度较婴儿期稍减慢,但消化功能发育仍未完善,并且此期开始由自然离乳过渡到普通饮食,故科学、合理的营养十分重要。此期小儿智能发育进一步提高,语言发育迅速,应注意早期教育促进大脑智能的开发。随着小儿活动范围的增加而识别危险的能力不足,应注意加强看护以防意外伤害的发生。

（五）学龄前期

自 3 周岁至 6~7 岁入小学前为学龄前期。此时小儿体格生长发育速度减慢并趋于平稳,但智能的发育更加迅速,喜模仿,好奇心强,对社会事物的接触范围更广,适应社会的能力有所提高,但仍应注意预防意外伤害和感染性疾病的发生。由于此期小儿可塑性强,应注意培养良好的作息和学习习惯,为上小学做准备。

（六）学龄期

自 6~7 岁入小学至青春期开始前为学龄期。此期儿童的体格生长速度相对缓慢,除生殖系统外,其他各系统均已发育接近成人。智能发育更加成熟,随着学校教育大量地吸收科学文化知识,以利于塑造正确的人生观、价值观和世界观。此期要保证充足的睡眠和合理的营养。

（七）青春期

从第二性征开始出现至生长发育停止。男女青春期开始和结束时间略有差异,男孩一般从 12~14 岁开始到 18~20 岁结束,女孩一般从 10~12 岁开始到 17~18 岁结束。此期生殖系统开始发育并迅速趋向成熟,体格发育开始迅猛增长,呈现第二个生长发育高峰。

第二节　生长发育

生长发育贯穿在小儿的整个时期,是小儿的基本特点。生长是指身体各细胞、组织、器官、系统的形态变化;发育是指细胞、组织和器官在功能上的分化完善和成熟。两者联系紧密,不可分割,生长为发育提供了物质基础,生长的量的变化可在一定程度上反映身体器官、系统的成熟状况。

一、生长发育的基本规律

人体的生长发育是有规律可以遵循的,儿科工作者只有掌握了各系统、器官发育

的规律才能对小儿的生长发育做出正确的评价和指导,从而促进小儿健康成长。总体来说,小儿的生长发育有如下规律:

1. 顺序规律 生长发育是由量变到质变的过程,具有一定的顺序性:遵循自上而下、由近到远、由粗到细、由低级到高级、由简单到复杂的顺序规律。以大运动发育为例,先抬头后挺胸,然后会坐、会站立、会行走(自上而下);从抬肩膀、伸胳膊到用手取物(由近到远);由粗笨的全手掌抓取到精细的用手指捏拾(由粗到细)。

2. 连续性和阶段性共存 生长发育是一个连续的、阶段性的动态过程,但不同年龄段生长发育速度不同,即并非等速进行,而是具有阶段性。如,体格生长年龄越小,增长越快,1周岁后基本稳步成长,至青春期又迅速加快;体格生长呈现两个高峰,一个是婴儿期,另一个是青春期。

3. 各器官、系统发育不平衡 人体各器官、系统的发育是不平衡的,发育开始时间的早晚和发育速度各有特点。总体来说,神经系统的发育开始较早且发育迅速,生殖系统在青春期前处于萌芽状态,随着青春期的到来呈现发育高峰并迅速发育成熟(图1-1)。

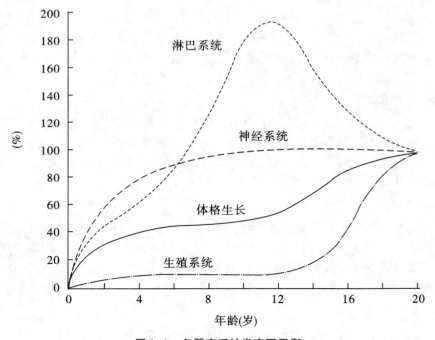

图1-1 各器官系统发育不平衡

4. 个体差异 小儿生长发育虽然有预期性,但在一定范围内受机体内在遗传因素和外在因素如营养、疾病、环境等的影响而存在显著的个体差异,评价生长发育是否正常时必须考虑个体的不同影响因素,所谓的正常值不是绝对的,应连续动态观察才能做出正确评价。

二、生长发育的影响因素

影响小儿生长发育的因素分为遗传和环境因素两大类。其中遗传因素起着非常重要的作用,它决定了个体发育的潜力,而环境因素的影响则决定了个体发育的速度和最终能达到的程度。

1.遗传 遗传对小儿生长发育的影响意义深远。小儿皮肤、头发的颜色,脸型特征,身材高矮,性成熟的迟早,对疾病的易感性等生长发育的特征及心理特征等都受到父母双方遗传因素的影响。遗传性疾病、染色体畸变等对小儿的生长发育影响更显著。

2.性别 性别对小儿的生长发育影响也比较显著。例如女孩的青春期开始虽早但结束时间也早,整个青春期延续时间比男孩短,所以最终体格发育男孩明显超越女孩。此外女孩的言语、运动发育也相对早于男孩。故在评价小儿生长发育时应按性别进行比较判断。

3.营养 营养是小儿生长发育的物质基础,营养摄取情况也影响小儿的生长发育。宫内营养不良的胎儿不仅体格生长落后,还严重影响脑的发育。长期营养不良还会导致体格发育停滞、体重下降、身高不增,机体器官功能低下;智力活动和心理发展均受影响。

4.疾病 疾病对小儿生长发育的影响也十分明显。急性感染可引起体重减轻;长期慢性疾病既影响体重的增加还影响身高的增长;内分泌疾病常引起骨骼生长和神经系统发育迟缓;先天性疾病则可影响小儿的体格和心理的发育。如果这种干扰发生在小儿生长的关键时期,所造成的影响常无法弥补。

5.孕母情况 胎儿在宫内的发育受孕母生活环境、营养、情绪、疾病、接受放射线照射及药物等各方面的影响。尤其妊娠早期病毒感染可造成胎儿流产或出现先天畸形;孕母严重营养不良又可引起流产、早产和胎儿发育迟缓。

6.生活环境 生活环境是影响小儿生长发育的重要因素之一。阳光充足、空气清新、安全良好的居住环境,有规律的生活制度和适合年龄特点的体格锻炼,以及完善的医疗保健服务设施等,对促进小儿生长发育有着积极的影响。除了居住环境外,家庭和社会的经济、文化状况,包括父母对孩子的教养和护理方式是否正确和科学等,以及学校和社会的生活环境优劣等,这些都对小儿身心各方面的生长发育产生着深远的影响。

三、体格生长

体格生长是小儿生长发育的一个重要方面,一般常用的形态指标有体重、身高(长)、头围、胸围、上臂围等。

(一)体重的增长

体重是机体各器官、组织及体液的重量之和。因体脂和体液变化较大,体重在体格生长指标中最易波动。体重易于测量,是反映小儿体格生长,尤其是营养状况的最易获得的敏感指标。同时也是儿科临床计算给药量、输液量、喂奶量等的重要依据。新生儿出生体重与胎次、胎龄、性别及宫内营养状况密切相关。我国 2015 年 23 个省、直辖市、自治区调查结果显示,男婴平均出生体重为 3.271 ± 0.576 kg,女婴平均出生体重为 3.188 ± 0.528 kg,与世界卫生组织(WHO)的参考值相近(男 3.3 kg,女 3.2 kg)。出生后第 1 周内由于摄入不足、水分丧失及排出胎粪,体重可暂时性下降 3%~9%,在生后 3~4 d 达到最低点,以后逐渐回升,常于第 7~10 天恢复到出生时的水平,这一过程称为生理性体重下降。如体重下降超过 10% 或至第 10 天体重未恢复到出生时水平,则为病理状态,应积极寻找原因。生后如及早科学合理喂哺可减轻或避免生理性体重下降的发生。小儿年龄越小,体重增长越快。正常足月儿生后第 1 个月体重可增长 1~1.7 kg;生后 3 个月时体重约为出生时的 2 倍(6 kg)。第 1 年内小儿前 3 个月体重的增长值约等于后 9 个月体重的增长值,即 1 岁时小儿体重约为出生时的 3 倍(10 kg),是生长发育的第一个高峰。生后第 2 年体重增加 2.5~3.5 kg,2 岁时体重约为出生时的 4 倍(12 kg);2 岁后到青春期前体重增长减慢,每年增长约 2 kg。进入青春期后体格生长发育速度增快,是生长发育的第二个高峰,每年体重增长 4~5 kg。小儿体重增长为非等速增长,且同年龄、同性别正常小儿的体重存在着个体差异,故大规模小儿生长发育指标测量所得的数据均值只能提供参考。评价某一小儿的生长发育状况时,应连续定期检测其体重,发现体重增长过多或不足,须追寻原因。

当无条件测量体重时,为便于计算小儿给药量和液体量,可用公式粗略估计小儿体重。

1~6 个月:体重(kg)= 出生时体重(kg)+月龄×0.7

7~12 个月:体重(kg)= 6+月龄×0.25

1~12 岁:体重(kg)= 年龄×2+8

由于个体差异,小儿体重的正常波动范围在±10%。当体重超过同年龄、同身长(高)小儿正常标准的 20% 以上应考虑肥胖症,若低于正常标准的 15% 以上应考虑营养不良。

(二)身材的增长

1. 身高(长)　身高(长)指从头顶到足底的长度。3 岁以下小儿立位测量不易准确,应仰卧位测量,故称身长;3 岁以后立位测量,故称身高。卧位比立位测量值高 1~2 cm,身高(长)的增长规律与体重增长相似,年龄越小增长越快,也出现婴儿期和青春期两个生长高峰。新生儿出生时身长平均为 50 cm。生后第 1 年身长平均增长约 25 cm,其中前 3 个月增长 11~13 cm,约等于后 9 个月的增长,故 1 岁时身长约 75 cm。第 2 年增长速度减慢,平均为 10 cm,到 2 岁时身长约 85 cm。2 岁后身长(高)增长平稳,平均每年增加 6~7 cm,2~12 岁身长(高)的可用以下公式粗略估算:身高(cm)= 年龄(岁)×7+75。至青春期又出现第二个快速增长期,其增长速率达儿童期的 2 倍。由于男孩整个青春期持续时间比女孩长,故成年之后男女身高差异显著。身高(长)的增长与遗传、种族、内分泌、营养、运动和疾病等因素密切有关,个体差异大,正常波动范围为±30%,若低于正常标准的 30% 以上则为异常,见于甲状腺功能减退症、长期营养不良、严重佝偻病等。

2. 坐高(顶臀长)　坐高指自头顶至坐骨结节的长度,3 岁以下取仰卧位测量,称顶臀长。坐高代表头顶与脊柱的生长。由于下肢增长速度随年龄增加而加快,坐高占身高的百分数则随年龄增加而下降,由出生时的 67% 降至 6 岁时的 55%。

3. 指距　是指两上肢水平伸展时两中指指尖之间的距离,代表上肢长骨的生长。出生时指距略小于身高(长),到 12 岁时大致相等,正常人指距值略小于身高值。如指距大于身高 1~2 cm,对诊断长骨的异常生长有参考价值。

（三）头围的增长

头围指平眉弓上缘经枕后结节绕头一周的长度,头围的增长与脑和颅骨的发育密切相关。胎儿时期脑发育居各系统的领先地位,故出生时头围相对较大,平均 34 cm。头围在 1 岁以内增长较快,前 3 个月和后 9 个月的增长速度一致,大约各增长 6 cm,故 1 岁时约 46 cm。1 岁以后头围增长明显减慢,到 2 岁时约 48 cm,以后增长更慢,到 15 岁增长 6~7 cm,基本接近成人,为 55~58 cm,故头围测量在 2 岁前最有价值。头围过小常提示脑发育不良;头围增大可能提示脑积水。

（四）胸围的增长

胸围指平乳头下缘水平绕胸一周的长度,吸气和呼气各测量一次取其平均值。胸围的大小与肺、胸廓的发育密切相关。出生时胸围比头围小 1~2 cm,约 32 cm。1 岁时头围、胸围大致相等,以后则胸围逐渐超过头围,1 岁至青春期前胸围超过头围的厘米数约等于小儿岁数减 1。1 岁左右头围和胸围的增长曲线形成交叉,头围、胸围增长曲线的交叉时间与小儿营养和胸廓发育呈相关性,肥胖儿由于胸部皮下脂肪厚,胸围可暂时超过头围;而营养不良、佝偻病等小儿的交叉时间可推迟到 1.5 岁以后。

（五）上臂围的增长

上臂围指沿肩峰与尺骨鹰嘴连线中点水平绕上臂一周的长度,上臂围代表上臂骨骼、肌肉、皮下脂肪和皮肤的发育状况。常测量左上臂,以评估小儿营养摄入情况。生后第 1 年内上臂围增长迅速,1~5 岁期间增长缓慢。在测量体重、身高不方便的情况下,可测量左上臂围以普查 5 岁以内小儿的营养状况。评估标准:>13.5 cm 为营养良好;12.5~13.5 cm 为营养中等;<12.5 cm 为营养不良。

（六）骨骼

1. 头颅骨　头颅骨的大小与脑的发育情况密切相关,并随脑的发育而增长。头颅骨的发育除了头围外还可根据颅骨缝及囟门闭合时间来衡量。颅骨缝在新生儿出生时稍有分离,于 3~4 个月闭合。后囟为枕骨和两块顶骨围成的三角形间隙,在出生时已接近闭合,或仅可容纳指尖,在生后 6~8 周闭合。前囟为额骨和顶骨围成的菱形间隙,出生时大小为 1~2 cm,以后随颅骨发育而增大,6 个月左右逐渐变小,1~1.5 岁闭合。前囟的检查在儿科临床中具有重要的意义,如脑发育不良时头围较小、前囟小或过早关闭;甲状腺功能低下时前囟闭合延迟;前囟饱满常提示颅内压增高,凹陷提示脱水或见于极度消瘦小儿。

2. 脊柱　脊柱的增长反映脊椎骨的生长。生后第一年脊柱生长快于四肢,1 岁以后四肢生长快于脊柱。脊柱生理弯曲的形成和小儿坐、立、行姿势密切相关。出生时,婴儿颈部始呈稍凸向前的弯曲,生后 3 个月,婴儿开始抬头,即形成了永久性向前凸的颈曲以保持头在躯干上的平衡。6 个月会坐开始出现胸椎后凸,在生后的 18 个月幼儿学习走路时,又出现了前凸的腰曲,使身体在骶部以上直立,到 6~7 岁自然弯曲才被韧带所固定。因此,在小儿发育时期,要特别注意小儿的坐、立、走等动作的正确姿势。

3. 长骨　长骨的生长和成熟与体格生长有密切关系。骨端与骨干之间的软骨层不断产生骨组织,使骨不断加长,骨膜内的成骨细胞不断产生骨组织,使骨表面增厚,同时骨干内壁的骨组织又不断被破坏、吸收,这样骨髓腔逐渐扩大,骨也就随之增粗,当干骺端骨质融合后，长骨即停止生长。

骨化不是在骨的所有部分同时进行的，首先是在 1 个乃至几个地方开始骨化，再逐次向周边扩展，把这些最初发生骨化的部位称骨化中心，可反映长骨的生长发育成熟程度。出生时腕部无骨化中心，出生后腕部骨化中心的出现次序为：头状骨、钩骨（3 个月左右），下桡骨骺（约 1 岁），三角骨（2~2.5 岁），月骨（3 岁左右），大、小多角骨（3.5~5 岁），舟骨（5~6 岁），下尺骨骺（6~7 岁），豆状骨（9~10 岁）。用 X 线检查测定不同年龄儿童长骨干骺端骨化中心的出现时间、数目、形态的变化，并将其标准化，即为骨龄。临床上测骨龄以协助诊断某些疾病，如甲状腺功能减退症、生长激素缺乏症等骨龄明显落后；中枢性性早熟、先天性肾上腺皮质增生症则常超前。

（七）牙齿

牙齿的生长和骨骼有一定的关系。人一生有两副牙齿，出生后萌出的为乳牙，共 20 颗，出牙顺序如图 1-2，乳牙脱落之后萌出的为恒牙，共 28~32 颗。出牙时间早晚个体差异较大，且和遗传密切相关。小儿 4~10 个月萌出第一颗乳牙，1 岁以后尚未出牙可视为出牙延迟。2 岁以内小儿乳牙的数目为月龄减 4~6。大约于 6 岁开始萌出第一颗恒牙即第一磨牙，称为六龄齿。自 7~8 岁开始换牙，乳牙按萌出先后逐个脱落代之以恒牙。12 岁左右萌出第二磨牙，18 岁以后萌出第三磨牙即智齿（也有终生不出智齿者）。

个别小儿出牙时会出现流涎、低热、烦躁和睡眠不安，一般无须特别处理。某些疾病如严重营养不良、甲状腺功能减退症、唐氏综合征等会出现出牙延迟、牙质差等表现。

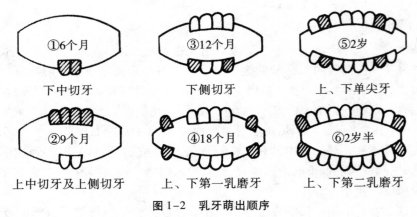

①6个月	③12个月	⑤2岁
下中切牙	下侧切牙	上、下单尖牙
②9个月	④18个月	⑥2岁半
上中切牙及上侧切牙	上、下第一乳磨牙	上、下第二乳磨牙

图 1-2　乳牙萌出顺序

（八）青春期体格生长发育

青春期是小儿生长发育的关键时期。男、女儿童进入青春期后，在神经内分泌系统影响下出现第二个生长发育高峰，多数形态发育指标（身高、体重、肩宽等）均值的曲线随年龄增长而上升。青春期前男、女儿童身高增长的速度几乎是相同的，平均约为每年 5 cm，而进入青春期后则明显不同，男孩每年增长 7~9 cm，最多可达 10~12 cm，整个青春期可望增长 28 cm；而女孩每年增长 5~7 cm，最高可达 9~10 cm，整个青春期可增长 25 cm。突增开始的年龄，女孩一般为 10~12 岁，男孩一般晚 2 年为 12~14 岁，但持续时间长，且每年身高增长值大于女孩，因此男孩最终比女孩高。

青春发育期在身高增长的同时体重也迅速增加,但其增长的高峰不如身高那样显著,男、女孩的体重在青春期都可望增加一倍左右,而且在达到成熟以后体重仍然呈继续增长趋势。男孩体重增长达到最高峰的年龄与身高相同,而女孩体重增长的最高峰约在身高增长最高峰出现后6个月出现。

由于男、女骨骼发育的明显差异导致男孩和女孩肩部和骨盆发育明显不同,此亦为青春期发育的重要特点之一。在青春发育期,女孩的骨盆明显增宽,而男孩的肩部明显增宽,但这并非绝对和普遍的现象。

青春期伴随体态发育的同时,机体的各种生理功能也相应地发生了明显变化。受神经内分泌系统的控制和调节,生殖系统迅速发育,垂体分泌的促卵泡激素、促黄体生成激素和生长激素增多,性腺和第二性征开始发育,最终生殖系统发育成熟。

(九)体格生长的评价

体格生长评价是以正常儿童体格测量数据为标准,评价个体儿童或群体儿童体格生长所处水平及其偏离标准值的程度。这是儿童保健和临床工作中的一项重要内容。除判断生长、营养状况外,还可对某些疾病的诊断如对低出生体重、营养不良、肥胖症、侏儒症、巨人症等提供依据;并可以研究群体儿童生长发育的规律和特点,从预防角度早期发现偏离正常生长模式的倾向从而寻找危险因素,提供适当的指导与干预。

1. 评价方法　常用评价方法有均值离差法、百分位法、生长曲线图法等。

(1)均值离差法　均值离差法又称标准差法,即将个体儿童的体格测量数值与生长评价标准中的均值与标准差比较,根据实测数值在均值上下所处位置,确定和评价儿童体格生长情况。此方法适用于评价正态分布状况。均值加减2个标准差为正常范围。

(2)百分位法　这是近年来常用的体格生长评价方法,适用于正态分布,也适用于偏态分布。百分位法是将参照人群体格测量值按大小顺序排列,求出与某些百分位相对应的值。以第50百分位(P_{50})为中位数,其余百分位数为离散距,以此来划分儿童体格生长的等级。其中P_{50}相当于离差法中的均值,P_3相当于离差法中的均值减2个标准差,P_{97}相当于离差法中的均值加2个标准差。$P_3 \sim P_{97}$包括了全部样本的95%,属正常范围。

(3)生长曲线图法　也叫儿童生长监测图,是根据同性别、各年龄组儿童某一项体格生长指标如体重、身高的数值(均值离差法或百分位法)标在坐标纸上而绘制的曲线图,生长曲线与参考曲线走向平行,说明生长水平在正常范围。它较数字更能直观地反映儿童生长水平、速度和趋势,可早期发现某项指标是否偏离,尽早采取干预措施。

2. 评价内容　包括发育水平、生长速度和匀称程度三方面。

(1)发育水平　将某一年龄点所获得的某一项体格生长指标(如体重、身高、头围、胸围等)测量值(横断面测量)与参考人群值比较,得到该儿童在同质人群中所处的位置,即为该儿童该项体格生长指标在此年龄的生长水平。通常以等级表示其测量结果,可用于个体或群体儿童的评价。发育水平的评价简单、易于掌握和应用,但不能预示其发育趋势。

(2)生长速度　对某一单项体格生长指标定期连续测量(纵向观察),将获得的该项指标在某一年龄阶段的增长值与参照人群值比较,得到该儿童该项体格生长指标的生长速度。生长速度是评价生长发育和健康状况的重要指征,常用指标有身高、体重。评价生长发育速度,可敏感地反映生长的动态变化,较发育水平的评价更能真实地反映儿童生长状况,及早筛查出生长发育异常。

(3)匀称程度　是对体格生长指标之间关系的评价。①体型匀称度:表示体型(形态)生长的比例关系。常选用身高的体重表示一定身高的相应体重增长范围,间接反映身体的密度与充实度。结果常以等级表示。②身材匀称:以坐高/身高反映下肢生长状况。按实际测量计算结果与参照人群值比较。结果分为匀称和不匀称。

四、神经心理发育

小儿神经心理的发育大多反映为日常的行为,故此期的发育也称为行为发育,包括感知、运动、语音、情感、思维、意志和性格等方面。小儿神经心理功能发育的基础是神经系统的发育,尤其是脑的发育。

(一)神经系统的发育

1. 脑　脑的发育最为迅速。出生时脑重约 370 g,占其体重的 1/9～1/8,达成人脑重的 25%,大脑的外观已与成人相似,但大脑皮质较薄,沟回较浅。3 岁时神经元已基本分化完成,8 岁时接近成人。神经纤维髓鞘化到 4 岁时才完成,故婴儿时期由于髓鞘形成不完善,刺激引起的神经冲动传导慢,而且易于泛化,不易形成明显的兴奋灶,易于疲劳而进入睡眠状态。生长时期的脑组织耗氧较大,小儿脑耗氧在基础代谢状态下占总耗氧量的 50%,而成人为 20%,故小儿大脑对缺氧更为敏感,更易受到损伤。

2. 脊髓　脊髓的发育在出生后与运动功能进展平行,随年龄而增长,脊髓末端相应较长,在胎儿时位于第 2 腰椎下缘,4 岁时上移至第 1 腰椎,故做腰穿时应特别注意,以防损伤脊髓。

3. 神经反射　出生时小儿即具有原始反射如觅食、吸吮、吞咽、拥抱、握持等和对强光、寒冷、疼痛的反应。新生儿和婴儿肌腱反射不如成人灵敏,腹壁反射和提睾反射也不易引出,到 1 岁时才稳定。3～4 个月前小儿肌张力较高,凯尔尼格征(kernig sign)可为阳性,2 岁以下小儿巴宾斯基征(Babinski sign)阳性亦可为生理现象。

(二)感知的发育

1. 视感知的发育　新生儿已有视觉感应功能,瞳孔有对光反应,但因视网膜黄斑区发育不全和眼外肌协调能力较差,只有在 15～20 cm 范围内视觉才最清晰,第 2 个月起有初步头眼协调,可注视物体,并可使头跟随移动的物体在水平方向转动 90°;3～4 个月时头可随物体水平移动 180°;6～7 个月时目光可随上下移动的物体垂直方向转动;8～9 个月时开始出现视深度的感觉,能看到小物体;18 个月时能区别各种形状;2 岁时可区别垂直线和横线;5 岁时能区别颜色;6 岁时视深度充分发育,视力基本可达 1.0。

2. 听感知的发育　出生时鼓室无空气,听力差;出生 3～7 d 后听力已相当好,外界声音可引起呼吸节律改变;3～4 个月时头可转向声源(定向反应);6 个月时能区别父母声音,唤其名有应答表示;7～9 个月时能确定声源,区别语言的意义;1 岁时能听懂自己名字;2 岁时能区别不同高低的声音,听懂简单吩咐;4 岁时听觉发育完善。婴幼儿期可用简单的发声工具或听力器进行听力筛查测试,年长儿已能配合者,可用秒表、音叉或测听器测试。如要精确了解听力情况,可检测其脑干听觉诱发电位。

3.味觉和嗅觉的发育　出生时味觉和嗅觉已发育完善。新生儿对不同味道如甜、酸、苦等可产生不同的反应,闻到乳香会寻找乳头;3~4个月时能区别好闻和难闻的气味;4~5个月的婴儿对食物的微小改变已很敏感,为味觉发育的关键期,故应及时添加各类辅食,使之习惯不同味道的食物。

4.皮肤感觉的发育　皮肤感觉包括触觉、痛觉、温度觉和深感觉。新生儿触觉已很灵敏,尤以眼、口周、手掌、足底等部位最为敏感。新生儿已有痛觉,但较迟缓,疼痛刺激后出现泛化的现象,第2个月起才逐渐改善。新生儿温度觉很灵敏,冷刺激比热刺激更能引起明显的反应,如出生时离开母体环境、温度骤降就啼哭。

(三)运动的发育

运动的发育可分为大运动(包括平衡)和细运动两大类。

1.平衡和大运动　颈后肌发育先于颈前肌,所以新生儿俯卧位时能抬头1~2 s;3个月时抬头较稳;4个月时抬头很稳并能自由转动。新生儿腰肌无力,至3个月扶坐时腰仍呈弧形;6个月时能双手向前撑住独坐;8个月时能坐稳并能左右转身。新生儿俯卧位时已有反射性的匍匐动作;7~8个月时已能用手支撑胸腹,使上身离开床面或桌面,有时能在原地转动身体;8~9个月时可用上肢向前爬;学习爬的动作有助于胸部及智力的发育,并能提早接触周围环境(如手拿不到的东西,通过爬可以拿到),促进神经系统的发育。新生儿直立时双下肢稍能负重,出现踏步反射和立足反射;5~6个月扶立时双下肢可负重,并能上下跳动;8~9个月时可扶站片刻,背、腰、臀部能伸直;10个月左右能扶走;11个月时能独站片刻;15个月时可独自走稳(图1-3)。

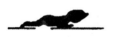

1个月 俯卧时尝试着
要抬起头来

2个月 垂直位时
能抬起头来

3个月 俯卧时以肘
能支起前半身

4个月 扶着两手或
髋骨时能坐

5个月 坐在妈妈身上
能抓住玩具

6个月 扶着两个前臂
时可以站得很直

7个月 会爬

8个月 自己能坐

9个月 扶着栏杆
站起来

10个月 拖着推车
能走几步

11个月 拉着一
只手走

11~12个月 自己
会站立

12~14个月 自己会走

15个月 会蹲着玩

18个月 会爬上小梯子

2岁 会跑、跳

图1-3　儿童期运动发育

2. 细运动　新生儿两手握拳很紧,2 个月时握拳姿势逐渐松开,3~4 个月时握持反射消失,开始有意识地取物(全手掌取物);9~10 个月时可用拇、示指取物(指端摘取);12~15 个月时学会用匙,乱涂画,能几页、几页地翻书;4 岁时基本上能自己脱、穿简单衣服。

(四)语言的发育

语言为人类特有的高级神经活动,与智能关系密切。语言发育必须听觉、发音器官和大脑功能正常,经过发音、理解和表达 3 个阶段。新生儿已经会哭叫,并且饥饿、疼痛等不同刺激所反映出来的哭叫声在音响度、音调上有所区别。婴儿 1~2 个月开始发喉音,2 个月发"啊""咿""呜"等元音,6 个月时出现辅音,7~8 个月能发"爸爸""妈妈"等复音,8~9 个月时喜欢模仿成人的口唇动作练习发音。婴儿在发音的过程中逐渐理解语言。10 个月左右的婴儿已能有意识地叫"爸爸""妈妈"。在理解的基础上,小儿学会表达语言。一般 1 岁开始会说单词,后可组成句子;先会用名词,然后才会用代名词、动词、形容词、介词等;从讲简单句发展为复杂句。各年龄小儿语言发育情况见表 1-1。

表 1-1　小儿动作、语言和适应性能力的发育过程

年龄	粗细动作	语言	适应周围人、物的能力与行为
新生儿	无规律,不协调动作,紧握拳	能哭叫	铃声使全身活动减少
2 个月	直立位及俯卧位时能抬头	发出和谐的喉音	能微笑,有面部表情,眼随物转动
3 个月	仰卧位变为侧卧位,用手摸东西	发咿呀元音	头可随看到的物品或听到的声音转动 180°,注意自己的手
4 个月	扶着髋部能坐,可以在俯卧位时用两手支持抬起胸部,手能握持玩具	笑出声	抓面前物体,自己弄手玩,见食物表示喜悦,较有意识地哭和笑
5 个月	扶腋下能站得直,两手能各握玩具	能喃喃地发出单调	伸手取物,能辨别人声音,望镜中人笑
6 个月	能独坐一会儿,用手摇玩具		能辨别熟人和陌生人,自拉衣服,自握玩具玩
7 个月	会翻身,自己独坐很久,将玩具从一手换到另一手	能发出"爸爸""妈妈"复音,但无意识	能听懂自己的名字,自握饼干吃
8 个月	会爬,会自己坐起来和躺下去,会扶栏杆站起来,会拍手	能重复大人所发简单音节	注意观察大人的行为,开始认识物体,两手会传递玩具
9 个月	试着独站,会从抽屉中取出玩具	能懂几个较复杂的词句,如"再见"等	看到熟人会手伸出来要人抱,能与人合作游戏
10~11 个月	能独站片刻,扶椅或推车能走几步	开始用单词,能用一个单词表示很多意义	能模仿成人的动作,招手说"再见"抱奶瓶自食

续表 1-1

年龄	粗细动作	语言	适应周围人、物的能力与行为
12 个月	能独走,弯腰拾东西,会将圆圈套在木棍上	能说出物品的名字,如灯、碗等,指出自己的手、眼	对人和事物有喜憎之分,穿衣能合作,自己用杯喝水
15 个月	走得好,能蹲着玩,能叠一块方木	能说出几个词和自己的名字	能表示同意或不同意
18 个月	能爬台阶,有目标地扔皮球	能认识并指出自己身体的各个部位	会表示大、小便,懂命令,会自己进食
2 岁	能双脚跳,手的动作更准确,会用勺子吃饭	能说出 2~3 个字构成的句子	能完成简单的动作,如拾起地上的物品,能表达懂、喜、怒、怕
3 岁	能跑,会骑三轮车,会洗手、洗脸,穿、脱简单衣服	能说短歌谣,数几个数	能认识画上的东西,认识男女,自称"我",表现自尊心、同情心,怕羞
4 岁	能爬梯子,会穿鞋	能唱歌	能画人像,初步思考问题,记忆力强,好问
5 岁	能单腿跳,会系鞋带	开始识字	能分辨颜色,数 10 个数,知道物品用途及性能
6~7 岁	参加简单劳动,如扫地、擦桌子、剪纸、泥塑、结绳等	讲故事,开始写字	能数几十个数,可简单加、减运算,喜欢独立自主,形成性格

(五)心理活动的发育

小儿出生时不具有心理现象,待条件反射形成即标志着心理活动发育的开始,且随年龄增长,心理活动不断发展。

1. 早期社会行为的发展　新生儿对周围环境反应少,不舒服时会哭叫;2 个月时注视母亲脸,逗引会微笑;4 个月能认识自己的母亲,开始与别人玩,高兴时笑出声;6 个月能辨出熟人和陌生人;8 个月时注意周围人的行动,寻找落下或被当面遮挡的东西;9~12 个月对人和物有喜或憎的表现,听到叫自己的名字会转头;1 岁后独立性增强,能较正确地表示喜怒、爱憎、害怕等感情;2 岁左右不再认生,爱表现自己,能执行简单命令;3 岁时人际交往更熟练,与人同玩游戏,能遵守游戏规则。

2. 注意的发展　注意可分无意注意和有意注意。新生儿已有非条件的定向反射,如大声说话可使其停止活动。3 个月开始能短暂地集中注意人脸和声音,强烈的刺激如鲜艳的色彩、较大的声音或需要的物品(奶瓶等)都能成为小儿无意注意的对象。随年龄的增长、活动范围的扩大、生活内容的丰富、动作语言的发育,小儿逐渐出现有意注意,但幼儿时期注意的稳定性差,易分散、转移;5~6 岁后小儿才能较好地控制自己的注意力。

3. 记忆的发展　记忆是将所获得的信息贮存和"读出"的神经活动过程。5~6 个月婴儿虽能再认母亲,但直到 1 岁以后才有重现。婴幼儿时期的记忆特点是时间短、内容少,易记忆带有欢乐、愤怒、恐惧等情绪的事情,且以机械记忆为主,精确性差。随着年龄的增长和思维、理解、分析能力的发展,小儿有意识的逻辑记忆逐渐发展,记忆内容也越来越广泛、复杂,记忆的时间也越来越长。

4.思维的发展　婴幼儿的思维为直觉行动思维,学龄前期儿童则以具体形象思维为主,随着年龄增大,小儿逐渐学会综合、分析、分类、比较等抽象思维方法,使思维具有目的性、灵活性和判断性,在此基础上进一步发展独立思考的能力。

5.想象的发展　想象也是一种思维活动。新生儿没有想象能力;1~2岁时仅有想象的萌芽;3岁后儿童想象内容稍多,但仍为片段、零星的;学龄前期儿童想象力有所发展,但以无意想象和再造想象为主,想象的主题易变;学龄期儿童的有意想象和创造性想象迅速发展。

6.情绪、情感的发展　新生儿因不适应宫外环境,常表现出不安、啼哭等消极情绪,而哺乳、抚摸、抱、摇等则可使其情绪愉快。6个月后小儿能辨认陌生人时逐渐产生对母亲的依恋及分离性焦虑,9~12个月时依恋达高峰,以后随着与别人交往的增多,逐渐产生比较复杂的情绪,如喜、怒、爱、憎等,也会产生一些不良的情绪,如见人怕羞、怕黑、嫉妒、爱发脾气等。有规律的生活,融洽的家庭气氛,适度的社交活动和避免精神紧张与创伤,能使小儿维持良好、稳定的情绪和情感,有益于智能发展和优良品德的养成。

7.意志的发展　积极的意志主要表现为自觉、坚持、果断和自制;消极的意志则表现为依赖、顽固和易冲动等。新生儿无意志,随着语言、思维的发展,婴幼儿开始有意行动或抑制自己某些行动时即为意志的萌芽。随着年龄增长,语言思维不断发展,社会交往也越来越多,加上成人教育的影响,小儿意志逐步形成和发展。可通过日常生活、游戏和学习等来培养孩子积极的意志,增强其自制力、独立性和责任感。

8.性格的发展　性格为重要的个性心理特征。性格并非先天决定,而是在后天的生活环境中慢慢形成。性格一旦形成则相对稳定。在小儿性格的发展中,外界社会环境、学校教育、社交人群的素养及父母教育都有着十分重要的影响。民主、友爱的父母可培养出独立自主、有分析思考能力和明辨是非能力的儿童;反之如果经常打骂孩子、不尊重孩子想法、对孩子过于武断则会使孩子缺乏自信及自尊。

(六)神经心理发育的评价

儿童神经心理发育的水平表现为儿童在感知、运动、语言和心理等过程中的各种能力,对这些能力的评价称为心理测试。心理测试仅能判断儿童神经心理发育的水平,没有诊断疾病的意义。心理测试需由经专门训练的专业人员根据实际需要选用,不可滥用,包括能力测验和适应性行为测试。

1.能力测验

(1)筛查性测验　①丹佛发育筛查法(DDST):主要用于6岁以下儿童的发育筛查,是目前美国托儿所、医疗保健机构对婴幼儿进行检查的常规测验,也是我国常用的筛查方法,共105个项目,由个人-社会、大运动、语言、细运动四个能区组成。②绘人测试:适用于5~9.5岁儿童,方法简便,可个别测试,也可进行集体测试。③图片词汇测试(PPVT):适用于4~9岁儿童的一般智能筛查。

(2)诊断性测验　①Gesell发育量表:适用于4周至3岁的婴幼儿,从大运动、细动作、个人-社会、语言和适应性行为五个方面测试,结果以发育商(DQ)表示。②Bayley婴儿发育量表:适用于2~30个月婴幼儿,包括精神发育量表、运动量表和婴儿行为记录。③Standford-Binet 智能量表:适用于 2~18 岁儿童。④Wechsler 学前及初小儿童智能量表(WPPSl):适用于 4~6.5 岁儿童。⑤Wechsler 儿童智能量表修订版(WISC-R):适用于 6~16 岁儿童,内容与评分方法同 WPPSI。

2.适应性行为测试　智力低下的诊断与分级必须结合适应性行为的评定结果。国内现多采用日本 S-M 社会生活能力检查,即婴儿-初中学生社会生活能力量表。此量表适用于 6 个月~15 岁儿童社会生活能力的评定。

五、心理行为问题

(一)心理行为异常

儿童在发育过程中出现的行为偏异对儿童健康影响较大。狭义上等同于行为问题,广义上则泛指所有的心理社会问题,也就是那些在严重程度、持续时间上都超过相应年龄允许范围的异常行为。儿童行为问题检出率呈逐年上升趋势,近年来调研资料表明我国少年儿童行为问题检出率为 8.3%~12.9%。

儿童行为问题一般可分为生物功能行为问题(如遗尿、遗便、多梦、过分挑食等)、运动行为问题(如啃咬指甲、挖鼻孔、活动过多等)、社会行为问题(如破坏、偷窃、攻击等)、性格行为问题(如害羞、胆怯、过分敏感等)及语言问题(如口吃等)。

1.屏气发作　为婴幼儿时期的一种神经症性发作。6 个月前及 6 岁后者少见,最多见于 6~18 个月,5 岁前会逐渐减弱到消失。每当婴儿受到如疼痛等物理刺激或情绪刺激后即出现过度换气、屏气、呼吸暂停、口唇发紫、四肢强直,严重者可出现短时期意识丧失(昏厥)及四肢肌肉的阵挛性抽动。症状大约持续 1 min。随后全身肌肉放松,出现呼吸,大部分小儿神志恢复,也可出现短暂发呆,或有表现疲倦立即入睡,一日可发作数次。生活中若对此类儿童要求过分严格,则容易造成屏气发作频繁,对健康不利。但过分无原则地满足儿童的欲望,将来又可造成性格上的异常。矫治的关键在于正确地教养,家庭成员平时对儿童既要和蔼可亲,又要耐心教育,使其自觉地严格要求自己。

2.吮拇指癖和咬指甲癖　小儿出生后数月就有吮指现象,常自吮拇指以安定自己,多发生在饥饿和睡前,随年龄增长而逐渐消失,少数儿童因缺少环境刺激和爱抚,依然保留吸吮习惯,并逐渐演化成咬指甲、咬铅笔等习惯,个别可持续至成年期,与情绪不稳定有关。长期吸吮手指可影响牙齿及下颌的发育,致下颌前突、齿列不齐,妨碍咀嚼。对这类儿童,主要防治措施是减少心理压力和紧张,不要大声呵斥或不刻意提醒,以免强化不良习惯。应多多鼓励、引导患儿用手做其他事情来分散其注意力,可使症状自然减少;也可采用厌恶疗法和其他行为疗法。

3.原发性遗尿症　正常小儿在 2~3 岁时已能控制排尿,5 岁后仍发生不自主地排尿即为遗尿症,多因控制排尿的能力迟滞所致,一般无器质性病变,常常有家族史,多发生在夜间。一般至 4 岁时仅 20% 有遗尿,10 岁时 5% 有遗尿,有少数患者遗尿症状持续到成年期。家长应培养儿童养成良好的作息制度,坚持排尿训练。白天避免过度兴奋或剧烈运动,避免过劳,以防夜间睡眠过深。晚饭后应控制饮水量,睡觉前排空膀胱内的尿液,可减少尿床的次数。掌握尿床时间和规律,父母可在其经常遗尿时间之前唤醒排尿。必要时采用药物治疗,如去氨加压素每次 0.1~0.2 μg,睡前口服,治疗3~6个月。尚可用针灸、推拿、中药治疗。

4.儿童擦腿综合征 儿童通过擦腿引起兴奋的一种运动行为障碍。女孩及幼儿更多见,可随年龄增长自行消失。常常出现在准备入睡前和醒来后,患儿将两下肢内收,交互摩擦,或者借助其他物件如椅子角等硬物摩擦自己的外生殖器,患儿出现脸颊泛红、双眼凝视、出汗等兴奋状态,通过分散注意力可以终止。发作后女孩外阴充血,分泌物增多或阴唇色素加重;男孩阴茎勃起,尿道口稍充血、水肿。家长应多陪伴孩子到户外散步、玩耍,使生活轻松愉快,解除心理压力,并鼓励参与游戏活动克服这种不良习惯。平时养成良好的卫生习惯,注意保持孩子外阴部的清洁。

5.注意缺陷多动障碍 指由非智力因素引起的、与年龄不相符的注意障碍、冲动、活动过度,并伴有学习困难和社会适应力低下的一组儿童行为异常症候群。患病率占学龄儿童总数的3%~5%,男孩发病率明显多于女孩。病因复杂,常为遗传、脑损伤、铅中毒、心理社会因素和不良家庭环境等多因素的综合作用结果。患儿认知方面出现注意广度狭窄、抗干扰性差、不能预见行为后果;情绪方面出现易兴奋,缺乏对冲动的控制力;行为方面出现以多动并伴攻击性行为为主;人际交往方面出现与家长、教师和同伴关系不良。防治关键是需要家庭、学校、专业机构三方面的共同努力,开展心理治疗、教育和行为训练结合的综合性矫治,必要时采用药物治疗(如短效的盐酸哌甲酯片和长效的盐酸哌甲酯控释片),重点是提供行为指导。

(二)学习障碍

学习障碍是一组以阅读、书写、拼字、表达、推理、计算能力等特殊性学习技能获得困难为主要特征的多种障碍综合征,包括阅读障碍、数学/运算障碍、协调运动障碍、知觉转换障碍、非特定性学习障碍等。学习困难的原因复杂,遗传因素、围生期产伤窒息、大脑发育不全、周围环境的不良影响都可造成,但患儿不存在智力低下和视听觉障碍。学龄儿童检出率为3%~8%,男多于女,小学低年级相对高发。防治重点是早期预防和干预,教师、家长应当纠正自身对儿童表现出的学习困难产生的误解,避免儿童遭到不当对待或责罚。应当对学习障碍者采取接纳、鼓励态度,同时改善患儿的自我意识,增强其自信心和学习动机;根据其障碍性认知特点,有针对性地开展教育性治疗。通过一系列教育性治疗、心理辅导、游戏性行为治疗和社会技能训练等综合矫治手段,常能取得良好效果。

第三节 小儿营养与喂养

小儿处于生长发育过程中,新陈代谢旺盛,需要的营养物质相对比成人多,但消化系统发育不成熟,处理好营养需求和消化功能不健全的关系十分重要,因此,应科学、合理地保证小儿营养,促进小儿健康成长。

一、营养基础

营养指人体消化、吸收、利用食物或营养物质的过程,也是人类从外界获取食物满足自身生理需要的过程,包括摄取、消化、吸收和体内利用等。科学合理的营养是满足小儿健康成长的关键。营养需要包括能量和营养素两部分。

（一）能量需要

所有生命活动均需能量来完成，人体需要的能量主要靠碳水化合物、脂肪和蛋白质这三大营养素来提供。其中 1 g 碳水化合物和 1 g 蛋白质在体内产生的能量相等，均为 16.8 kJ（4 kcal），而 1 g 脂肪在体内产生的能量为 37.8 kJ（9 kcal）。小儿能量的需要主要有以下 5 个方面：

1. 基础代谢　是指在清醒、安静、空腹的情况下，于 20~25 ℃环境温度中，人体为维持各种器官的生理活动所需要的能量。基础代谢所需要的能量，因年龄不同而有所差异，年龄越小，基础代谢率越高，所需能量相对越多。婴儿平均需要 230.12 kJ（55 kcal）/（kg·d）；7 岁时约需 184.10 kJ（44 kcal）/（kg·d）；12 岁时约需 125.52 kJ（30 kcal）/（kg·d），与成人相仿。需要注意的是，在婴幼儿时期，其基础代谢所需能量占总能量的 60% 左右，尤其是小儿大脑的代谢约占总基础代谢的 1/3。

2. 食物特殊动力作用　指进食后消化、吸收食物所消耗的热量。与食物成分有关。婴儿食物含蛋白质多，TEF 占总能量的 7%~8%，年长儿约占 5%。

3. 活动所需　这部分能量消耗个体差异较大，与身体大小、活动时间和强度等密切相关，总体来说，因年龄增加而逐渐增加。一般来讲，婴儿需要 63~84 kJ（15~20 kcal）/（kg·d），12~13 岁时，大约需 126 kJ（30 kcal）/（kg·d）。

4. 生长所需　这部分能量需要是小儿所特有的。与小儿生长速度呈正比，年龄越小，发育越快，需要的能量也越多。6 个月以内的小儿，其需要的能量高达 167~209 kJ（40~50 kcal）/（kg·d）。1 岁以后的小儿减少至 20 kJ（5 kcal）/（kg·d）。而青春期其所需要的能量又增加。

5. 排泄消耗　摄入的部分食物不能完全消化吸收，随粪便排泄而损失一部分能量，一般不超过总能量的 10%。

小儿总的能量需要，可以按照下列方法来粗略估计：婴儿期为 460 kJ（110 kcal）/（kg·d），以后每增加 3 岁减去 42 kJ（10 kcal）/（kg·d），15 岁时其大约为 250 kJ（60 kcal）/（kg·d），基本接近成人。

（二）营养素

营养素是指食物中经过消化、吸收和代谢能够维持生命活动的物质。机体所必需的营养素分为宏量营养素（蛋白质、脂类、碳水化合物）、微量营养素（无机盐、维生素）和其他膳食成分（膳食纤维、水）。

1. 蛋白质　蛋白质是由氨基酸组成的具有一定构架的高分子化合物，是构成机体细胞和组织的重要物质，是保证生理功能的物质基础。婴幼儿时期，蛋白质提供的能量占机体每天所需能量的 8%~15%。优质蛋白质主要来源于动物和大豆，动物蛋白优于植物蛋白。含蛋白质丰富的食物有动物瘦肉、鱼肉、蛋类、奶类和大豆。婴儿生长旺盛，需要保证优质蛋白质的摄取。

2. 脂类　脂类是脂肪及类脂的总称，是机体的重要组成成分，也是人体能量的重要来源。脂肪是脂肪酸及甘油的化合物，脂肪酸分为饱和脂肪酸和不饱和脂肪酸，不饱和脂肪酸中亚麻酸和亚油酸最重要，人体不能合成，必须由食物供给，又称必需脂肪酸。除此之外脂肪还是某些激素的合成前体，能促进脂溶性营养素的吸收。富含脂肪

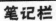

的食物有动物油、鱼油和植物油。类脂主要有磷脂、糖脂、胆固醇及胆固醇酯。婴幼儿时期,机体所需能量的30%～35%由碳水化合物提供。

3. 碳水化合物　碳水化合物包括单糖(葡萄糖、双糖)和多糖(主要为淀粉),为供能的主要来源。婴幼儿时期,机体所需能量的55%～65%由碳水化合物提供。糖类主要来源于谷类食物,体内的蛋白质和脂肪也可转化为糖,故不需储备很多葡萄糖或其前体糖原。

4. 无机盐　人体需要的无机盐分为常量元素(钾、钠、钙、磷等)和微量元素(铜、铁、锌、碘、镁、硒等)两大类。无机盐无法自身产生,必须通过食物供给。无机盐除了参与机体组织的构成外,还具有调节体液平衡的作用。

5. 维生素　是维持人体生命活动必需的一类有机物质,在体内含量极微,是多种酶的活性成分,也参与物质和能量代谢,是保持人体健康的重要活性物质。维生素分为水溶性和脂溶性两大类。水溶性维生素包括 B 族维生素和维生素 C,在体内不能储存,缺乏后症状出现较早;脂溶性维生素包括维生素 A、维生素 D、维生素 E、维生素 K,可在体内储存,过量摄入易造成中毒。

6. 膳食纤维　膳食纤维是指一般不易被消化的可食用的植物性成分。来自于植物的细胞壁,谷类、新鲜蔬菜和水果中含有一定量的膳食纤维。具有吸收大肠水分、软化大便、增加大便体积、促进肠蠕动等生理功能。

7. 水　水是机体组织代谢的重要物质,是营养物质的溶剂和运输的载体,具有调节体温和润滑组织的作用。年龄越小,代谢越旺盛,需水量相对越多。婴儿代谢旺盛,需水量相对较多,为 150 ml/(kg·d),以后每增长 3 岁减少 25 ml/(kg·d)。

二、婴儿喂养

婴儿时期的喂养方法主要有母乳喂养、部分母乳喂养和人工喂养。其中母乳喂养是最佳的喂养方式。

(一)母乳喂养

母乳是婴儿成长最安全、最完美的天然食物。一个健康的母亲可以为婴儿出生后最初几个月提供所需的能量、营养素和液体量,并且在婴儿 1 岁前的后半年,母乳也满足了一半或更多的婴儿营养需要。

1. 母乳的成分　根据产后不同时期母乳成分的不同,母乳可分为初乳、过渡乳和成熟乳。初乳是指孕后期和产后 4～5 d 以内的乳汁,此期分泌的乳汁量少、色微黄,含蛋白质(主要为免疫球蛋白)多而脂肪少,含有大量的 SIgA、乳铁蛋白等免疫物质。过渡乳是产后 5～14 d 内分泌的乳汁。成熟乳是指 14 d 以后分泌的乳汁,分泌乳量增多,营养成分适当。此外,每次哺乳前后乳汁成分也有变化,最初分泌的乳汁蛋白质含量高而脂肪含量低,最后分泌的乳汁脂肪含量较高而蛋白质含量低。

2. 母乳喂养的优点

(1)营养丰富,有利于婴儿消化、吸收　①所含各种营养物质比例适宜,母乳中蛋白质、脂肪、碳水化合物的比例最适宜婴儿消化吸收,母乳中酪蛋白与乳清蛋白的比例为 1∶4,易于消化吸收;②母乳中乙型乳糖含量高,有利于促进肠蠕动,促进钙的吸收;③母乳中含不饱和脂肪酸较多,脂肪颗粒小,所含脂肪酶使脂肪颗粒易于消化吸收;④母乳矿物质含量低,缓冲力小,对胃酸中和作用弱,有利于消化;⑤母乳中含有多种消化酶,且酸碱度适宜,有利于酶发挥作用。

(2)母乳喂养有利于增强婴儿免疫力 ①母乳中,尤其是初乳含有大量婴儿需要的抗体及 SIgA,可增加肠道黏膜的免疫力并能减少过敏反应;②含较多乳铁蛋白、溶菌酶、低聚糖、生长调节因子、巨噬细胞等营养物质,从而增强婴儿的抗病力。

(3)母乳喂养有利于婴儿感觉和认知的发育,有利于增进母子情感 母乳中含有大量有利于婴儿神经精神发育的营养物质,能够促进婴儿感知的发育。通过婴儿吮吸母亲乳头的刺激,促进了母婴之间情感的交流,对日后孩子的健康发展有着不可估量的作用。

(4)母乳喂养对母亲的健康有益 母乳喂养能够促进产后子宫的复原,减少产后出血,降低卵巢癌和乳腺癌的发生率。

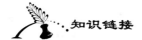知识链接

大量研究证实,母亲和其他照护者在开始和持续进行适宜的母乳喂养时需要得到积极的支持。世界卫生组织和联合国儿童基金会在 1992 年发起了爱婴医院行动(BFHI),来加强孕产妇习惯做法,以支持母乳喂养。爱婴医院行动在改善全世界范围内的纯母乳喂养状况方面做出了贡献,并支持整个卫生系统,这些有利于母亲持续地进行纯母乳喂养。

3.母乳喂养的方法

(1)孕期积极进行乳房保养 从怀孕第 5 个月开始,沐浴时注意乳头、乳晕的清洁;可用热毛巾轻敷乳房,然后用指腹在乳房周围以画圈方式进行按摩;积极矫正乳头内陷或扁平乳头。

(2)尽早开奶 按照世界卫生组织和联合国儿童基金会的新规定,产后 30 min 尽早给婴儿开奶。母婴同室,以便做到按需喂养,使婴儿得到最珍贵的初乳。尽早开奶可减少生理性黄疸、生理性体重下降和低血糖的发生。出生后至 2 个月前,不必硬性规定喂母乳的次数、间隔和喂奶量。

(3)正确的喂奶姿势 正确的喂奶姿势有利于刺激婴儿口腔动力,便于吸吮。母亲采取坐位或半卧侧身位,怀抱婴儿,可帮助婴儿含吸住乳头及乳晕的大部分,这样可以有效地刺激泌乳反射;同时注意不要留有空隙,以防空气吸入。两侧乳房应先后交替哺乳,每次轮流排空一侧乳房。喂哺完毕后,可将婴儿竖抱,头靠母肩,用手轻拍婴儿后背,以助其胃内空气排出,防止溢乳。

4.母乳喂养注意事项

(1)乳母应注意合理的营养摄入,保证睡眠充足、心情愉悦,注意休息,服用药物时注意哺乳禁忌。

(2)注意观察乳汁是否充足,不足时注意用其他乳品补充,并积极采用措施促进乳汁分泌。婴儿在喂奶后安静入睡或嬉戏自如,体重增长正常,是乳量充足的表现。

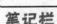
（3）应保持乳头清洁，如有乳头皲裂应暂停直接喂哺，并用鱼肝油软膏涂擦，防止感染。

（4）哺乳禁忌：母亲患有 HIV、肺结核、慢性肝、肾、心脏功能不全，糖尿病、癫痫、恶性肿瘤等消耗性疾病时应停止哺乳；母亲乙肝表面抗原阳性时，婴儿常规注射乙肝免疫球蛋白和乙肝疫苗，并非母乳喂养禁忌证。

（二）部分母乳喂养

因母乳喂养不能满足婴儿需要而加用配方奶粉或其他兽乳进行喂养的方法称为部分母乳喂养。分为补授法和代授法两种。

1. 补授法　仍应维持必要的吸吮次数，以刺激母乳分泌。每次哺喂时，先喂母乳，将两侧乳房吸空后用配方奶补充母乳不足。补授的乳量根据婴儿食欲及母乳分泌量而定，即"缺多少补多少"。此法适用于 6 个月以内的婴儿。

2. 代授法　适用于 6 月龄以后婴儿。无法坚持母乳喂养的情况下，可逐渐减少母乳喂养的次数，用配方奶或兽乳替代母乳进行喂哺。

6 月龄内母乳不足时，如用代授法，会减少乳头刺激，乳汁分泌降低；6 月龄以后，如用补授法，婴儿易依恋母亲难以断奶。

（三）人工喂养

6 个月以内的婴儿因各种原因不能喂哺母乳时，可选用牛、羊等兽乳或其他代乳品喂养，称为人工喂养。

1. 牛乳　牛乳所含乳糖较人乳少；钙磷比例不适宜，磷含量高，不利钙的吸收；矿物质成分较高，造成胃酸下降，且加重肾负荷，不利于新生儿、早产儿、肾功能较差的婴儿；牛奶含铁量虽与人乳相仿，但其吸收率仅为人乳的 1/6；牛乳缺乏各种免疫因子，且喂养过程中乳汁容易污染，增加婴儿感染的机会。

为了满足婴儿喂养需要，应对牛乳进行改造。①煮沸：可达到灭菌的要求，且使牛乳中的蛋白质变性，在胃中形成小凝块，利于吸收。②加糖：100 ml 牛乳中加蔗糖 8 g，使能量达到要求。100 ml 全牛乳可供能 208.33 kJ，而 8% 的糖牛乳（每 100 ml 全牛乳中加糖 8 g）100 ml 可供能 418.4 kJ，后者正好满足婴儿每千克体重的需要。③加水：加水可降低牛乳无机盐、蛋白质浓度，减轻婴儿消化道和肾负荷。应在两次喂哺之间加水，使奶与水量（总液量）达 150 ml/（kg·d）。

2. 羊乳　其成分与牛乳相仿，蛋白质与脂肪稍多，但羊乳蛋白质以清蛋白为高，故凝块细，脂肪球也小，易消化。由于其叶酸含量极低，维生素 B_{12} 也少，故羊乳喂养者应添加叶酸和维生素 B_{12}，否则长期喂养可引起巨幼红细胞性贫血。

3. 乳制品

（1）全脂奶粉　是将鲜牛奶浓缩、喷雾、干燥制成。喂养时按重量 1∶8（30 g 乳粉加 240 g 水），或按体积 1∶4（1 匙乳粉加 4 匙水）加开水冲调成乳汁，其成分与鲜牛奶相似，因经热处理，较鲜牛奶易于消化。

（2）酸奶　鲜牛奶加乳酸杆菌或稀盐酸、乳酸、柠檬酸制成，其凝块细、酸度高，有利于消化吸收。

（3）配方奶粉　全脂奶粉经成分改造，添加 β 胡萝卜素、维生素、锌、铜、铁等，强化婴儿生长所必需的微量营养素，蛋白质与无机盐含量、比例接近人乳，更适合婴儿消化功能和肾功能。喂养时按年龄阶段选择,只要奶量适当,总液量就可满足需要。

（4）人工喂养注意事项　每次喂奶前后,注意奶具、奶瓶、奶嘴的清洗和消毒,保持卫生;选择奶嘴的时候,注意孔的大小要合适,避免过大或过小;调配奶液时切记按照规定比例配制,不可过稀或过稠,奶量根据小儿食量适当增减。

（四）辅食添加

6 个月后,随着婴儿的生长发育和消化功能的逐步完善,母乳或者婴儿配方奶已经无法满足其营养需求,需要及时添加辅助食品,逐渐完成从乳类为主的饮食过渡到普通饮食。

辅助食品的引入应遵循由少到多、由稀到稠、由细到粗、由一种到多种、在婴儿消化功能正常、身体健康时逐步添加的原则,按照一定的顺序进行。在添加辅食的过程中注意进食技能的培养。

三、1 岁后小儿的膳食

1 岁后的小儿进食相对稳定,食物种类也日趋多样化,膳食从乳类为主进入以谷类为主。且有较好的咀嚼功能,消化酶活力也较强。因此 1 岁以后的小儿多数可适应一日三餐加点心的膳食安排。

1. 合理膳食　日常膳食安排注意保证能量和营养素的摄取,每日饮食中乳类供应为 400~500 ml,同时注意保证肉、蛋、鱼、新鲜蔬菜和水果的供应。制作的食物应细、烂、软、碎,避免刺激性食物和过于辛辣、油腻的食物。

2. 饮食卫生　注意培养小儿饭前便后洗手的卫生习惯,制作膳食时注意食物的卫生和新鲜。不用过期食品,不吃隔夜的剩饭、剩菜,以免引起消化不良和食物中毒。

3. 培养良好进食习惯　吃饭时保持安静、不追逐、不打闹、不高声喧哗。进食时细嚼慢咽,不要强迫小儿进食其不喜欢的食物,可尝试多次给予慢慢接受。进食时要定量、定时,避免养成挑食、偏食的不良习惯,以免影响小儿营养摄取,从而影响生长发育。

 思考题

1. 生长发育的规律是什么?影响因素有哪些?

2. 一 8 月龄女孩,体重 8.5 kg,身高 70 cm,如何评价其生长发育情况?

3. 如何指导乳母正确进行母乳喂养?有哪些注意事项?

（南阳医学高等专科学校　刘　菲）

第二章

儿童保健

第一节　各年龄期儿童保健重点

儿童保健是研究小儿各年龄期的生长发育规律及其影响因素,从而采取各种有力措施来促进和保证小儿健康成长的综合性防治医学。近几年我国妇幼保健机构和监测网站建设发展迅猛,成为各项儿童保健措施得以顺利推广实施的有力保障。儿童保健的各项措施是增强小儿体质,降低小儿患病率,保证体格健全、心理健康、智能发展的关键。

(一)胎儿期及围生期保健

围生期指从胎龄满 28 周至生后满 1 周的时期。此期发病率、死亡率更高。胎儿的发育与孕母的身体健康、心理卫生、营养状况、生活环境等密切相关,胎儿期的保健是通过对孕妇的保健实现的,使胎儿在宫内健康发育、生长,并安全分娩。本期的保健重点是加强孕母营养,采取各种措施预防早产、遗传性疾病和先天畸形的发生。

1. 孕妇要注意预防宫内感染　如弓形虫、风疹病毒、巨细胞病毒、单纯疱疹病毒、乙肝病毒等,宫内感染可以引起胎儿死亡、早产、发育迟缓或者畸形;尽可能避免接触各种放射线,尤其是在妊娠早期;避免接触各种化学毒物,如烟、酒、铅、汞、苯、有机磷农药及它们所污染的环境。

2. 孕妇应保证充足的营养和能量供应　注意补充多种维生素和微量元素,积极预防先天性营养缺乏症;同时,注意劳逸结合,保持轻松愉悦的心情,避免不良情绪对胎儿的影响。有研究表明,孕妇的情绪对胎儿乃至出生后的性格形成均有着密切联系。

3.合理用药　孕妇患病时应该积极治疗,在医生的指导下谨慎用药,不要滥用药物。应选择对胚胎、胎儿危害小的药物;应按照最少有效剂量、最短有效疗程使用,避免盲目大剂量、长时间使用;非病情必需,尽量避免联合用药和妊娠早期用药;能局部用药应避免全身用药;母亲的疾病使胎儿染病时,应选用在胎儿、羊水的药物浓度与母体药物浓度相接近的安全药物,母子同治;近临产期或分娩期用药时,要考虑药物通过胎盘对生产时的胎儿及出生后的新生儿的影响。

4.定期产前检查　尽可能避免妊娠期并发症,加强对高危孕妇的随访,积极预防流产、早产和异常分娩的发生。通过产前检查,可以了解胎儿发育和母体的生理变化,一旦发现异常及早治疗。经过系统检查,可以预测分娩时有无困难,并决定分娩的方式及地点,从而可以减轻产时或产后的危险,保证生育安全。

5.孕妇应加强运动,以顺利分娩　分娩时正确处理各产程,提高助产技术,预防产伤的发生。高危儿娩出需立即送入重症监护室。

(二)新生儿期保健

新生儿期是从胎儿娩出、脐带结扎到满28 d。生后1周内发病率和死亡率极高。新生儿期保健重点是出生时预防缺氧、窒息,出生后要注意保暖,并积极预防新生儿感染。

1.出生时的护理　出生后要立即清除其口腔和鼻腔的黏液,保持呼吸道通畅,避免发生缺氧、窒息。新生儿的体温调节功能差,因此要注意保暖,尤其北方地区天气严寒时更应注意预防低体温和寒冷损伤综合征的发生。脐带要严格消毒、结扎;新生儿的皮肤、眼、耳等处要注意卫生和清洗,预防感染。注意新生儿疾病筛查,目前我国主要筛查的是苯丙酮尿症和先天性甲状腺功能减退症。

2.新生儿居家保健　保持居室内一定的温、湿度,一般温度为20~22 ℃、湿度50%~60%。提倡母乳喂养,尽早开奶,母婴同室。保持皮肤清洁,特别注意脐带残端的清洁和干燥,一旦发生感染及早进行治疗。预防新生儿感染,保持室内空气新鲜、流通和干净整洁,家庭人员护理新生儿前后要洗手,尤其在喂奶及更换尿布时。尽量避免与有感染的患者接触。新生儿时期要慎用药物,一旦患病,要在医生的指导下用药。

(三)婴儿期保健

1.科学喂养　婴儿期是小儿生长发育的第一高峰,保证充足的能量、营养摄取和合理喂养非常重要。4~6个月内的婴儿应鼓励纯母乳喂养,6个月后开始添加辅食,应注意按照添加辅食的原则和顺序进行,以免造成不适引起胃肠功能紊乱。

2.智能训练　婴儿期是感知觉快速发展的时期,家长应当采取各种措施促进婴儿感知觉的发育。

3.体格锻炼　家长每日应带婴儿进行户外活动,呼吸新鲜空气和晒太阳,有条件者可进行空气浴和日光浴,以增强体质和预防佝偻病的发生。

4.计划免疫和疾病预防　按计划完成各种预防接种。婴儿期呼吸道和消化道感染发病率高,同时也易发生贫血、维生素 D 缺乏症等营养性疾病,应当注意预防和治疗。

5.定期体检　定期进行生长发育监测,密切关注婴儿生长发育情况,早期筛查营养障碍性疾病和发育异常,早期干预。

（四）幼儿期保健

1. 加强营养　合理安排膳食,饮食的种类和性质逐渐接近成人。锻炼孩子自己用勺、筷进食,训练独立进食技能。不要强迫进食,避免给太多的零食,在三餐之间可添加点心,同时培养良好的生活及卫生习惯,养成不挑食、不偏食的习惯。

2. 加强安全管理　此期小儿已经能够自由行走、活动,活动范围增大,但对危险的识别能力差,容易发生意外,要加强监护。不要让幼儿单独外出或者单独留在家中;不要让小儿接触煤气、电器等物品;外出时,注意预防其跌伤、交通事故、溺水等。对儿童进行安全教育,预防意外事故及中毒。

3. 加强智力开发　幼儿期是语言、动作、神经精神发育较快的时期,家长要有目的、有计划地进行早期教育,更多地利用游戏活动促进小儿的心理发育,并注意培养小儿有规律的生活和休息,逐步训练孩子独立生活的能力。

4. 预防疾病　定期进行体检,监测生长发育情况,定期进行视力、听力的检查,发现生长偏离及早实施干预措施,注意口腔卫生,预防龋齿,预防传染病的发生。

（五）学龄前期保健

1. 合理安排膳食　此期仍应合理安排小儿的膳食,保证营养和能量的充足供应。

2. 预防疾病　注意饮食卫生,养成饭前便后洗手的习惯。在托幼机构中加强对传染性疾病(手足口病、痢疾、麻疹、肝炎等)的预防,避免疾病传播。

3. 安全管理　仍要注意预防孩子外伤、交通事故、溺水、食物中毒、误服药物等意外的发生。

4. 日常生活安排　保证充足睡眠和充足的户外活动,积极锻炼身体。要重视入学前期的教育,培养孩子的学习习惯,注意发展小儿的想象和思维能力,学习一些简单的功课如手工作业、绘画等,为入学做好准备。

（六）学龄期保健

此期是小儿接受大量科学文化知识的关键时期。应供给充足的营养,满足学习、活动和生长发育的需要。学校和家长应提供良好的教育环境,使学龄期儿童在学习知识的同时,养成良好的学习习惯,并注意培养健康的心理素质。同时仍需要培养良好的卫生习惯,如按时进食、按时睡眠、早晚刷牙、饭后漱口等;养成正确的坐、站和行走姿势,以免造成骨骼和脊柱畸形。注意用眼卫生,避免长时间用眼,预防近视的发生。学校应根据儿童年龄特点安排体育锻炼,进行户外活动,促进体格发育。重视儿童的安全教育,培养对安全事故的防范能力。

（七）青春期保健

青春期是小儿生长发育的第二高峰,也是生殖系统发育成熟的关键时期。此期体格发育迅速,必须加强营养,保证食物的充足供应,加强体育锻炼,合理安排作息时间。教师、家长和保健工作者都应该特别关心青少年的心理活动,给以正确的引导和教育。心理教育尤其是性教育是青春期教育的重点内容,学校和家庭要对青春期少年进行生理卫生知识教育,帮助他们了解人体的生理特点及青春期发育的特征和规律,应按不同年龄,针对学生的生理、心理状态及理解能力,略早或同步于身心发育,循序进行适当内容的性教育。教育青少年不要吸烟、酗酒,正确对待恋爱、婚姻等问题。

第二节　儿童保健原则

一、生活管理

1.居室　小儿居住环境应阳光充足、空气新鲜、通风良好。居室应维持适宜的温度和湿度,冬季应维持在18~20 ℃,相对湿度保持在55%左右;新生儿以20~24 ℃为宜,主张母婴同室。急性感染性、传染性疾病患者避免进入小儿居室,尤其是早产儿、新生儿的居室,应适当实施保护性隔离。

2.衣着　小儿衣着应宽松、柔软、穿脱方便,注意保持清洁、干燥,以浅色、吸水强的纯棉织物为宜。冬季不宜穿盖过多、过厚,婴儿襁褓不宜过厚、包裹过紧。衣物、尿布应勤换勤洗。

3.营养　详见第一章第三节。

4.培养良好的生活习惯

(1)睡眠习惯　足够的睡眠是保证小儿健康成长的关键。年龄越小,每日睡眠所需时间越长。良好睡眠习惯的培养,是保证小儿充足睡眠的前提。在婴儿出生后即可开始训练,睡眠的床位固定,保持周围环境安静,光线柔和。睡前避免过度兴奋,婴儿可用固定乐曲催眠,避免用摇晃、吸吮乳头、抱起等方式促进睡眠,应使其自然入睡。年长儿也应养成早睡早起的习惯,保证充足睡眠。

(2)进食习惯　良好的进食习惯是保证小儿摄入充足营养的前提。在婴儿期就应开始培养有规律的进食习惯,按时添加辅食。注意食物多样化、色香味俱全,避免食物单调而造成偏食。尽早让小儿练习自己用勺、筷进食,勿强迫进食,尊重儿童对食物的爱好和拒绝态度,不要暴饮暴食。进餐环境应安静,地点应相对固定,不边玩边食,逐渐养成不偏食、不挑食的习惯。

(3)排便习惯　主张从小训练小儿大小便,使用尿布并不会影响小儿控制大小便的能力培养。随着条件反射的建立,便可养成主动、定时排便的习惯。一般1岁左右可表示便意,2~3岁后夜间可不排尿。

(4)卫生习惯　卫生习惯的培养应从婴儿期开始,定期洗澡、勤换衣裤、勤剪指甲、不随地大小便。幼儿期以后应培养饭前便后洗手、早晚刷牙、饭后漱口、不饮生水、不乱扔果皮等卫生习惯。青春期少女经期应保持会阴部清洁、避免坐浴。

二、早期教育

早期教育是指根据婴幼儿发展的内在规律,依据一定的教育理论,根据个体差异,进行有目的、有计划、系统地对0~3岁的婴幼儿以环境启发和诱导为主要形式的特殊教育。

小儿大脑的发育在3岁以内最快。出生时脑重量约为370 g,第1年内脑重增长迅速,6个月时为出生时的2倍,占成人脑重的50%,而儿童体重要到10岁才达到成人的50%。可见大脑发育远远超过了身体发育的速度。在大脑发育的关键时期给予适当的教育非常重要。

早期教育应从新生儿开始，根据小儿发育的特点，及时给予适当的刺激，锻炼各种感觉器官功能，促进感知觉的发育。如在婴儿睡床的周围，挂一些红、绿、黄等色彩鲜艳的玩具或实物，放置鲜花或塑料花等，通过观察可刺激视觉，促使其功能的成熟。也可让婴儿多听悦耳的音乐，注意音量不要太大，声源不宜离耳朵太近，以免损害小儿的听力。此外，还应适当让婴儿在床上练习翻、滚、爬、蹬、踢等动作，有助于提高小儿对外界接触、观察和认识能力。

语言的发育和智能的关系密切。为了发展婴儿的语言和表达能力，应多跟婴儿接触，经常与其"说话""提问"，逗引发声和发笑，训练叫"爸、妈"等单音词，教一些简单的动作，给孩子讲解画片的内容等。经常与婴儿交流，不仅使其语言表达能力和理解能力得到发展，同时使小儿身心感到舒适、愉快和满足，婴儿的智能也得到发展。

早期教育的目的并不是单纯地灌输知识、提高智商，而是要了解小儿天生的学习与探究动力，满足大脑发育所迫切需要的感觉刺激和学习经历。因此，早期教育有助于开发小儿内在的潜能。

三、体格锻炼

1. 户外活动　一年四季均可进行户外活动。婴儿出生后在条件允许的情况下应尽早进行户外活动，以提高机体对气温和外界环境的适应能力。户外活动时间因小儿年龄、个体情况、气候和季节而定，户外活动可由每日 1~2 次、每次 15~20 min，逐渐延长到每次 1~2 h。冬季注意保暖，年长儿除恶劣天气外，应多鼓励在户外活动。

2. 皮肤锻炼

(1) 婴儿皮肤按摩　皮肤按摩不仅能促进新陈代谢，促进对食物的消化、吸收和排泄，还能帮助婴儿睡眠，减少烦躁情绪，也是父母与婴儿进行情感交流的最佳方式之一。每日早晚各按摩一次，每次 15 min 左右。按摩时可涂抹婴儿润肤露使之润滑，按从头到脚的顺序，用拇指及四指指腹或掌面采用按、推、揉、捏的手法，在婴儿面部、胸、腹、背及四肢、足底有规律的轻柔地捏握。

(2) 温水浴　可提高皮肤适应冷热变化的能力，还可促进新陈代谢、增进食欲。水温 37~37.5 ℃，洗浴时间 7~12 min，洗后立即擦干，防止受凉。冬季应注意室温、水温。

(3) 擦浴　7~8 个月以后的婴儿可进行擦浴。开始水温 32~33 ℃，待婴儿适应后，水温降至 26 ℃。擦浴时用温水将毛巾浸湿拧至半干，先擦身体，然后自婴儿手、臂和脚、腿开始做向心性擦拭，擦毕再用干毛巾擦拭至皮肤微红。每日 1 次，每次 5~6 min。擦浴时室温不低于 20 ℃。

(4) 淋浴　适用于 3 岁以上儿童，效果比擦浴更好。开始水温 35~36 ℃，适应后可逐渐将水温降至 26 ℃。每日 1 次，每次冲淋身体 0.5~1 min，冲淋时应先冲背部，后冲两肋、胸腹部，淋浴后立即用毛巾擦干全身，轻擦至皮肤微红。

3. 体育运动

(1) 婴儿被动操　适用于 2~6 个月婴儿，每日 1~2 次。由成人给婴儿做四肢伸屈运动，不但可以增强婴儿的生理功能，提高对外界自然环境的适应能力，使小儿的动作变得更加灵敏，肌肉更发达；同时也可促进小儿神经、心理的发育。长期坚持做婴儿

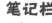

操可使婴儿初步的、无意的、无秩序的动作,逐步形成和发展分化为有目的的协调动作,为思维能力打下基础。

(2)婴儿主动操   7~12 个月婴儿随着大运动开始发育,可有意识地训练婴儿爬、坐、仰卧起身、扶站、扶走、双手取物等动作,可进一步促进婴儿大动作的发育和手眼、肢体的协调发展。

(3)幼儿体操   12~18 个月的幼儿在行走尚不稳时,可由成人扶持,进行有节奏的四肢运动;18 个月至 3 岁幼儿可配合音乐做模仿操。

(4)儿童体操   稍大儿童可做广播体操和健美操锻炼,不仅可以促进动作的协调性,也有利于肌肉和骨骼的发育。

(5)游戏、田径和球类   适于年长儿。由于课业繁重,我国学龄期儿童的体格锻炼时间明显减少,应注意每日尽量抽出时间进行户外活动。年长儿可利用木马、滑梯等进行锻炼,还可进行各种田径活动和球类、舞蹈、跳绳等运动。

四、疾病的预防

(一)定期健康检查

0~6 岁散在儿童和托幼机构的集体儿童应进行定期的健康检查,系统观察小儿的生长发育、营养状况,及早发现异常,及时进行健康指导,并采取干预措施。如在访视中发现严重问题应立即送医院诊治。

1. 新生儿访视   在新生儿出生 28 d 内家访 3~4 次。高危新生儿则增加访视次数。主要由社区卫生服务中心的妇幼保健人员实施。

第一次访视为新生儿出生后 7 d 或出院后 1~3 d。着重询问新生儿出生情况、出生方式、有无窒息史、出生体重,有无接种卡介苗、乙肝疫苗,以及哺乳、睡眠、大小便情况。注意观察新生儿皮肤颜色,有无黄疸,如为病理性黄疸则需送医院治疗。测量体重,观察生理性体重下降的程度,指导科学合理母乳喂养及注意事项,宣传新生儿期的家庭护理知识,并填写访视卡。

第二次访视为新生儿出生后 12~14 d。观察和了解新生儿一般情况,如脐部是否正常,黄疸是否消退,体重是否恢复到出生时体重;了解喂养及护理中出现的问题,并帮助分析原因,给予及时指导。指导合理补充维生素 D 的方法、剂量。

第三次访视为新生儿出生后 28 d。对新生儿进行全面体格检查和评估。体重增长不满意者应分析原因,给予指导,并纳入体弱儿管理,预约每月一次的儿童保健门诊检查。

2. 儿童保健门诊   是各级医疗保健机构为健康儿童保健和咨询所开设的,通过采取各种保健措施,及早发现生长发育偏离或疾病,以提高儿童健康水平。小儿应定期接受健康检查,以早期发现问题。年龄越小,定期检查的间隔时间应越短。定期检查的频度:6 个月以内婴儿每月 1 次,7~12 个月婴儿每 2~3 个月 1 次,生后第 2 年、第 3 年每 6 个月 1 次,3 岁以上每年 1 次。高危儿、体弱儿应适当增加检查次数。定期检查内容:①体格测量及评价,3 岁以后每年测量 1 次视力和血压;②询问个人史及既往史;③全身各系统体格检查;④常见病的实验室检查,如缺铁性贫血、寄生虫病等,对可疑佝偻病、微量元素缺乏、发育迟缓等疾病者,应进行相应的进一步检查。

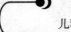

笔记栏

（二）计划免疫

计划免疫是根据某些特定传染病的疫情监测和人群免疫状况分析,按照规定的免疫程序,有计划、有组织地利用生物制品进行免疫接种,以提高人群的免疫水平,达到预防、控制乃至最终消灭相应传染病的目的。20世纪70年代中期,在全国范围内开始实行计划免疫,使得绝大多数疫苗针对的传染病得到了有效控制。

1.计划免疫程序　计划免疫程序是指需要接种疫苗的种类及接种的先后次序与要求,以提高群体免疫水平,到达控制和消灭传染病的目的。主要包括儿童基础免疫和成人或特殊职业人群、特殊地区需要接种疫苗的程序。我国儿童计划免疫工作的主要内容是"五苗七病"。"五苗"是卡介苗、脊髓灰质炎三价混合疫苗、百白破混合制剂、麻疹疫苗和乙肝疫苗;"七病"主要是结核病、脊髓灰质炎、百日咳、白喉、破伤风、麻疹和乙型肝炎。2008年国家扩大了计划免疫免费提供的疫苗种类,在原有"五苗七病"基础上增加至对12种传染病的预防,新增了甲肝疫苗、乙脑疫苗、流脑多糖疫苗、麻腮风疫苗、白破疫苗、麻风疫苗。2016年国家卫生计生委为配合《疫苗流通和预防接种管理条例》的贯彻实施,组织编写了《国家免疫规划儿童免疫程序及说明(2016年)》,见表2-1。

表2-1　扩大的儿童计划免疫程序

疫苗种类名称	接种年(月)龄														
	出生时	1月	2月	3月	4月	5月	6月	8月	9月	18月	2岁	3岁	4岁	5岁	6岁
乙肝疫苗	1	2					3								
卡介苗	1														
脊灰灭活疫苗			1												
脊灰减毒活疫苗				1	2								3		
百白破疫苗				1	2	3				4					
白破疫苗															1
麻风疫苗								1							
麻腮风疫苗										1					
乙脑减毒活疫苗								1			2				
或乙脑灭活疫苗								1、2			3				4
A群流脑多糖疫苗							1		2						
A群C群流脑多糖疫苗												1			2
甲肝减毒活疫苗										1					
或甲肝灭活疫苗										1	2				

注:①选择乙脑减毒活疫苗接种时,采用两剂次接种程序。选择乙脑灭活疫苗接种时,采用四剂次接种程序;乙脑灭活疫苗第1、2剂间隔7~10 d。②选择甲肝减毒活疫苗接种时,采用一剂次接种程序。选择甲肝灭活疫苗接种时,采用两剂次接种程序。

2. 接种禁忌证　世界卫生组织规定具有以下情况者作为常规免疫的禁忌证:①免疫缺陷、恶性疾病(肿瘤、白血病)及应用放射治疗或抗代谢药而使免疫功能受到抑制者,不能使用活疫苗;②接种对象正在患有发热或明显全身不适的急性疾病,应推迟接种;③以往接种疫苗有严重的不良反应者,不应继续接种;④有神经系统疾病的患儿,如癫痫、婴儿痉挛等,不应接种含有百日咳抗原的疫苗;⑤接种部位皮肤化脓感染者。

3. 注意事项　不同疫苗的接种途径、接种年龄及接种剂量有所不同。若接种途径及剂量不当,不仅影响免疫效果,而且还会加重接种反应,甚至造成接种事故。因此在接种前应详细阅读疫苗使用说明书。预防接种和药物注射一样,应做好各种准备工作,备好消毒用具和抢救药品,认真执行无菌操作,防止交叉感染。

4. 预防接种反应及处理　免疫制剂是一种异体蛋白,接种后可引起有益的免疫反应,但也可产生有害机体的不良反应或变态反应。绝大多数反应轻微,个别小儿可出现严重反应。预防接种反应包括一般反应、异常反应、偶合疾病、预防接种事故。

(1)一般反应　接种 24 h 内出现,接种部位有红、肿、痛、热等炎症反应,有时伴有附近淋巴结肿痛,可同时伴有发热(体温多在 37.5~38.5 ℃)、头晕、恶心、腹泻等症状,1~2 d 内可消失。一般反应属正常免疫反应,无须做任何处理。适当休息、多饮水可促进恢复,倘若反应强烈也仅需对症治疗。如果接种人群中的强度反应超过 5%,则该批疫苗不宜继续使用,应上报上级卫生机关检验处理。

(2)异常反应　少数小儿在接种后出现并发症,如晕厥、过敏性休克、变态反应性脑脊髓膜炎、过敏性皮炎、血管神经性水肿等。虽出现概率极低,但其后果常较严重。若遇到异常反应应及时抢救,注意收集材料进行分析,并向上级卫生机构报告。

(3)偶合疾病　偶合疾病与预防接种无关,只是因为时间上的巧合而被误认为由接种疫苗所引起。冬季常偶合流脑,夏季常偶合肠道传染病,可经诊断加以鉴别。在接种时,应严格按照说明书规定进行,注意一些传染病的早期症状,尽量避免偶合疾病的发生,同时应向患者家属做好解释。

(4)预防接种事故　生物制品质量不合格、消毒及无菌操作不严密和接种技术(部位、剂量、途径)错误而引起,常误认为接种反应。

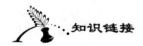

冷链(cold chain)

在国家《疫苗流通和预防接种管理条例》(2016 年修正)中明确,冷链是指为保证疫苗从疫苗生产企业到接种单位运转过程中的质量而装备的储存、运输冷藏设施、设备,是保证疫苗质量的重要措施之一。包括疫苗从生产单位发出,经冷藏保存并逐级运输到基层卫生机构,直到进行接种,全程都按疫苗保存要求妥善冷藏,以保持疫苗的效价不受损害。由于大多数疫苗是蛋白质,一般怕热、怕光,所以需要冷藏。

五、预防意外伤害

1. 窒息与异物吸入   3 个月以内尚不会翻身的婴儿应注意防止因被褥、母亲身体、吐奶等造成的窒息。较大婴幼儿由于兴趣爱好较为广泛，但自我控制能力不够，咀嚼功能差，吞咽功能不完善，家长看护不当，常造成异物的吸入引起窒息。如进食花生、核桃、瓜子、豆子、果冻、西瓜及橘子等均可造成吸入窒息。一旦发生吸入窒息，应就地采取抢救措施，推荐使用海姆立克急救法，当异物排出后，小儿仍有窒息则需做人工呼吸，情况允许者应立即转送医院继续治疗。

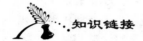

海姆立克急救法

海姆立克急救法又名"海氏急救法"，是美国外科医师亨利·海姆立克1974 年发明的一套利用肺部残留气体、形成一股气流冲出异物的急救方法。海姆立克急救法是全世界抢救气管异物患者的标准方法。抢救时，救护者站在受害者身后，从背后抱住其腹部，双臂围环其腰腹部，一手握拳，拳心向内按压于受害人的肚脐和肋骨之间的部位；另一手成掌捂按在拳头之上，双手急速用力向内向上挤压，反复实施，直至阻塞物吐出为止。

2. 中毒   家庭饮食应保证小儿食品洁净，托幼机构尤其要防止食物在制作、存放、运送过程中处理不当而造成食物中毒。农村地区和城市家庭还要防止小儿在日常生活中接触农药和家用药品，以防发生农药和药品中毒。药物应放置在小儿拿不到的地方，内服药和外服药分开放置，以免误服、误用造成伤害。出现中毒现象应立即送到医院救治。

3. 外伤   是造成小儿意外伤害的常见原因。应特别注意不要使小儿独居一室，睡床应设置栏杆，高层窗户应加装护栏，禁止小儿攀爬窗户、阳台和楼顶，防止小儿从高处跌落。保管好易燃品、易伤品，避免开水、油等烫伤，远离厨房，避免刀叉误伤。室内热源、电源、气源必须有安全防范措施。

4. 溺水与交通事故   教育儿童在无成人看护的情况下，不要独自去江河、湖泊、池塘等无安全性防护措施的地方玩耍、游泳。注意交通安全，不要在马路和铁路边玩耍，不要随意横穿马路，遵守交通法规。

5. 教会孩子自救   教育儿童在危急情况下学会拨打急救电话求助，如发生火灾拨打 119，遭受外来人侵犯拨打 110，意外伤害急救拨打 120 等。

思考题

1. 我国卫计委规定的儿童计划免疫程序的疫苗有哪些？进行预防接种时应注意哪些事项？

2. 一夫妇怀抱满月婴儿前来儿童保健门诊进行咨询，该如何指导父母进行日常护理和智能训练？对婴儿应实施哪些保健措施？

（南阳医学高等专科学校　刘　菲）

第三章

儿科疾病防治概论

第一节　儿科病史采集和体格检查

病史采集和体格检查在诊疗疾病的过程中具有重要地位。小儿在疾病发生原因、病理生理、临床表现、病情演变、治疗和预防等方面都与成人有很大不同，故儿科的病史采集和体格检查在记录、方法及分析判断等方面具备自身的特点，熟练掌握儿科病史采集的特点和体格检查的方法与技巧，是开展儿科临床诊疗工作的重要环节。

一、病史采集和记录

（一）儿科病史采集和记录的特点

1. 询问病史难度大　由于小儿语言发育的特点，在采集病史时应注意针对不同年龄小儿采用不同的询问方法。婴幼儿的病史应由其家人代为提供，年长儿虽能叙述病情，但可能存在描述不清和夸大、隐瞒病情的情况，也可由家长补充叙述。采集病史时应注意技巧，语言应通俗易懂，态度应和蔼亲切，并表达出对患儿的关爱，消除患儿恐惧心理，以取得家长和患儿的信任。同时注意询问时应耐心听取，切不可先入为主，尤其不能用暗示和诱导的语言让家长做出主观期望的回答，否则会造成诊断错误。

2.病史记录特点　儿科病史记录切忌千篇一律,应结合小儿的年龄和病情特点而有所侧重。记录应真实、准确,不可随意虚加描述,既要突出重点,又要全面、详细。发病情况复杂的患儿,无须一次问清详细病史,可在诊疗过程中继续补充。急危重患儿病史采集时不可延误抢救时机,应边检查边询问,待患儿病情稳定后再详细询问补充记录。同时在病史采用和记录时应注意保护家长和患儿的隐私。

（二）主要内容

1.一般内容　准确记录患儿的姓名、性别、年龄（采用实际年龄:新生儿记录天数、婴儿记录月数、1岁以上记录几岁几个月）、种族、入院日期、家庭住址,父母或抚养人的姓名、职业、年龄、文化程度、联系方式（如电话）,病史代述者与患儿的关系、病史可靠程度。

2.主诉　用病史提供者的语言概括本次就诊的主要症状和（或）体征及其时间,要求文字精练。例如"发热3 d,间断发作腹痛1 d"。

3.现病史　为病历的主要部分,主要记述疾病发生、发展、演变和诊治经过。应详细记录患儿此次患病的情况,包括起病情况及患病的时间、主要症状和（或）体征、病情发展和诊疗经过。其中,应特别注意以下特点:

（1）一般按照症状出现的先后顺序记录,要注意描述症状的特征（发生发作时间、持续和间隔时间、特点、伴随症状等）,阴性症状如有鉴别意义也需要详细询问和记录。

（2）对与现在所患疾病密切相关的疾病也应详细询问和记录,如怀疑患风湿热时,应询问近期有无扁桃体炎史。

（3）病后患儿的一般情况,如精神状态、吃奶或食欲、大小便、睡眠及其他系统的症状等有无改变。

（4）详细询问诊疗过程,包括辅助检查的方法与结果、用药情况（尤其是药物名称、剂量、给药方法和时间、治疗效果、有无不良反应）等。

4.个人史　在儿科病史记录中个人史最具特点。包括出生史、喂养史、生长发育史和生活史,询问时应根据不同年龄和不同疾病有所侧重。

（1）出生史　应注意询问患儿母亲妊娠和分娩情况、胎次、产次、胎龄、出生体重、出生时有无窒息或产伤、Apgar评分情况等;新生儿和小婴儿疑有中枢神经系统发育不全或智力发育迟缓等更应详细记录围生期有关情况。

（2）喂养史　婴幼儿应详细了解喂养方式（母乳喂养、混合喂养或人工喂养）、辅食添加情况（时间、品种、数量）,进食及大小便情况;年长儿则应注意了解有无挑食、偏食及吃零食的习惯;患有营养性或消化系统疾病的患儿更应详细记录喂养情况。

（3）生长发育史　婴幼儿应着重了解体格指标增长情况、前囟闭合及乳牙萌出的时间、大动作发育（包括学会抬头、翻身、独坐、爬、站、走的时间）、语言发育（何时会叫"爸爸""妈妈"）等;年长儿应询问学习情况、行为表现及与家人和师生相处的情况等。

（4）生活史　包括患儿家庭教养、居住环境、生活和睡眠习惯及户外活动情况等,询问时应根据不同年龄和不同疾病有所侧重。

5.既往史　应着重询问以往患过何种疾病、患病时间和治疗结果,特别是与现在

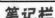

所患疾病有密切关系者。年长儿或病程较长的疑难病例,应对各系统疾病进行系统回顾。预防接种史应详细记录接种疫苗的种类、时间和次数,有无不良反应及处理情况等。同时详细记录传染病史、药物或食物及其他过敏史。

6. 家族史　注意询问父母的年龄、职业、健康状况,是否近亲结婚;母亲历次妊娠和分娩情况;同胞的健康状况(死亡者应了解死亡原因及年龄);家庭经济情况、居住环境;家庭中或其他密切接触者有无患类似疾病;家族中有无遗传性、过敏性或急慢性传染病病史等。

7. 传染病接触史　应详细了解有无传染病接触史,包括患儿与疑诊或确诊传染病者的关系、接触的密切程度和时间,以及该患者治疗的经过及其效果、转归等。

二、体格检查

为了获得准确无误的体格检查资料,医师在与患儿开始接触时就应建立良好的关系,以取得患儿及家长的信任和配合,以利体格检查顺利进行。

（一）注意事项

1. 注意卫生　儿童特别是婴幼儿免疫功能较差,检查前后均应洗手,检查用具(如压舌板)应消毒或使用一次性产品,检查者的工作衣和听诊器要勤消毒,以防交叉感染。

2. 心理呵护　为了消除和减少患儿的恐惧,增加患儿安全感,检查者应顺应患儿的体位。婴幼儿可坐或躺在家长的怀里检查,对年长儿要照顾其害羞心理和自尊心,不要过多暴露患儿身体部位。检查时态度和蔼,动作轻柔,冬天时注意保暖。体格检查完毕后,应对患儿的合作表示赞许和鼓励。

3. 检查顺序　检查顺序可根据患儿情况灵活安排,不易接受的或疼痛的部位最后检查,容易观察的部位(皮肤、浅表淋巴结、躯干、四肢等)随时检查,安静时宜进行心肺听诊。当所有检查项目不能一次完成时,可在休息或入睡后再补充检查。对急症或危重抢救病例,应先重点检查生命体征或与疾病有关的部位,全面的体格检查最好在病情稳定后再进行,也可边抢救边检查。

（二）检查项目

1. 一般状况　开始询问病史时,就应注意观察患儿生长发育情况、皮肤颜色、神志、营养状况、对周围事物的反应、语言表达及活动能力、行走姿势等。

2. 一般测量　除常规测量体温、呼吸、脉搏、血压外,小儿还应注重体重、身高(长)、坐高、前囟大小、头围、胸围等的测量。

（1）体温　腋下测温法常用、安全和方便,测温时间不少于 5 min,正常为 36~37 ℃;肛内测温法适用于 1 岁以内小儿、不合作的儿童和病重患儿,36.5~37.5 ℃为正常;口腔测温法适用于 6 岁以上神志清楚、合作的儿童,正常不超过 37 ℃。

（2）呼吸和脉搏　应在患儿安静时测量。婴幼儿可按腹部起伏计数,或用少量棉花纤维贴近小儿鼻孔边缘,观察其摆动次数计数。同时注意观察呼吸的节律和深度。测量脉搏时,要注意脉搏的速率、节律、强弱及紧张度。年长儿一般检查桡动脉,婴幼儿可计数颈动脉或股动脉搏动。各年龄组小儿呼吸和脉搏正常范围见表3-1。

表3-1　各年龄组小儿呼吸和脉搏(次/分)

年龄	呼吸	脉搏	呼吸：脉搏
新生儿	40 ~ 45	120 ~ 140	1 : 3
<1 岁	30 ~ 40	110 ~ 130	1 : 3 ~ 1 : 4
1 ~ 3 岁	25 ~ 30	100 ~ 120	1 : 3 ~ 1 : 4
4 ~ 7 岁	20 ~ 25	80 ~ 100	1 : 4
8 ~ 14 岁	18 ~ 20	70 ~ 90	1 : 4

（3）血压　一般用汞柱血压计测量左上肢血压,不同年龄儿童选择袖带宽度应为上臂长度的1/2~2/3,袖带过宽或过窄时测得的血压较实际值偏低或偏高。新生儿及小婴儿宜采用多普勒超声监听仪或心电监护仪测定血压,也可用简易潮红法测量。血压随年龄而变化,年龄越小,血压越低。不同年龄小儿收缩压正常值可按以下公式推算:收缩压(mmHg)= 年龄(岁)×2+80;舒张压为收缩压的2/3。

3. **皮肤和皮下组织**　仔细观察身体各部位皮肤的颜色,天冷时注意保暖,应在自然光线下观察有无苍白、黄染、发绀、潮红、出血点、瘀点(斑)、皮疹、脱屑、色素沉着、血管瘤、溃疡、瘢痕,毛发有无异常;触摸皮肤的温度、湿度、弹性和皮下组织及脂肪的厚度,注意有无脱水或水肿性质等。

4. **淋巴结**　尤其注意检查耳后、颈部、枕部、腹股沟等部位的浅表淋巴结,观察淋巴结大小、数目、活动度、质地、有无粘连和(或)压痛等。正常情况下可触及单个质软、黄豆大小(颈部和腹股沟的淋巴结直径<1 cm,其他部位的淋巴结直径<0.5 cm)的浅表淋巴结,活动、无压痛。

5. **头部**

（1）头颅　检查头颅大小、形状(新生儿注意有无产瘤、血肿)、有无畸形,并测量头围(2 岁以下);检查前囟大小(如闭合,记录闭合时间)、有无凹陷或隆起等。

（2）面部　注意观察面部表情,有无特殊面容、眼距宽窄、鼻梁高低、面部两侧是否对称、双耳的位置和形态等。

（3）眼、耳、鼻　检查眼裂大小,有无眼睑水肿与下垂,结膜有无充血、分泌物等。检查耳郭有无畸形,双侧外耳道有无分泌物、异物、局部红肿等。注意检查鼻腔通气情况、有无鼻翼扇动、鼻出血、鼻腔分泌物等。

（4）口腔　注意检查唇及口腔有无畸形,口唇色泽,口角有无炎症、糜烂、疱疹;口腔黏膜有无出血、溃疡;乳牙萌出情况、龋齿数;双侧扁桃体是否肿大,有无充血、脓点、假膜,咽部有无溃疡、充血、滤泡增生、咽后壁脓肿等情况。

6. **颈部**　注意检查颈部姿势及活动度,有无斜颈、短颈或颈蹼等畸形;甲状腺、腮腺、颌下腺及舌下腺有无肿大;气管是否居中,有无颈静脉怒张、颈动脉搏动等。

7. **胸部**

（1）胸廓　注意检查有无鸡胸、漏斗胸、肋膈沟、肋缘外翻、肋骨串珠等胸廓畸形,胸廓两侧是否对称,有无肋间隙饱满、凹陷、增宽及变窄,心前区有无隆起及呼吸运动异常。

（2）肺部　观察呼吸频率、节律、深浅度，有无呼吸困难。注意检查有无双侧语颤增强、减弱及胸膜摩擦感。婴幼儿胸壁较薄，叩诊时用力要轻，可用两个手指直接叩击胸壁，同时注意对比两侧检查结果。正常小儿呼吸音较成人响，呈支气管肺泡呼吸音，应注意听诊腋下、肩胛间区、肩胛下区及肺底部有无啰音。

（3）心脏　应仔细观察心前区是否隆起、心尖搏动强弱和范围。触诊主要检查心尖搏动的部位、强度、范围及有无震颤，还需注意检查有无心包、胸膜摩擦感。叩诊时用力要轻才能分辨，婴幼儿一般只叩心脏左、右界，可粗略估计心脏大小、形状及其在胸腔的位置。不同年龄小儿心脏浊音界参考表3-2。听诊应注意心率、心律、心音及杂音，宜在安静环境下进行，听诊器胸件要小。小婴儿第一、二心音响度几乎相等，随年龄增长，心尖部第一心音较第二心音响，而心底部第二心音超过第一心音。若闻及杂音，应注意检查杂音的部位、时限、性质、强度及传导方向，需注意鉴别杂音是生理性还是器质性。

表3-2　各年龄小儿心界

年龄	左界	右界
<1岁	左乳线外1~2 cm	沿右胸骨旁线
1~4岁	左乳线外1 cm	右胸骨旁线与右胸骨线之间
5~12岁	左乳线上或乳线内0.5~1 cm	接近右胸骨线
>12岁	左乳线内0.5~1 cm	右胸骨线

8.腹部　检查时应注意腹部形态、大小，新生儿应注意脐部有无分泌物、出血、炎症、脐疝。触诊腹部动作要轻柔，要取得患儿配合，如哭闹不止，可利用其吸气时作快速扪诊。注意有无压痛，可观察患儿表情反应，并注意腹肌的紧张度及有无反跳痛。正常婴幼儿肝可在右肋缘下1~2 cm处触及，柔软、无压痛；6~7岁后肋下不应触及。正常除肝和脾所在部位叩诊呈浊音外，其余均为鼓音。正常情况下每10~30 s可听到一次肠鸣音，注意腹部有无血管杂音及杂音的性质、强弱及部位。

9.脊柱和四肢　注意检查脊柱的活动度，有无畸形（如脊柱侧弯或后凸）。四肢注意有无"O"形或"X"形腿、多指（趾）畸形、手及足镯、杵状指（趾）等。

10.肛门和外生殖器　观察有无畸形（如先天性肛门闭锁、尿道下裂、两性畸形等），女孩有无异常阴道分泌物，男孩有无包皮过长、包茎、鞘膜积液和腹股沟疝等。

11.神经系统　根据年龄、病种、病情等选择必要的检查。

（1）神经反射　注意检查各种原始反射、生理反射和病理反射。有些神经发射有其年龄特点：如正常新生儿存在吸吮反射、拥抱反射、握持反射等原始反射；新生儿和小婴儿提睾反射、腹壁反射较弱或不能引出，但跟腱反射亢进，且可出现踝阵挛；2岁以下的小儿巴宾斯基征可呈阳性，但一侧阳性、另一侧阴性则有临床意义。

（2）脑膜刺激征　颈部有无抵抗，凯尔尼格征和布鲁津斯基征（Brudzinski征）是否阳性。检查方法同成人，正常婴儿由于屈肌紧张，生后前几个月凯尔尼格征和布鲁津斯基征可呈阳性。

第二节　儿科疾病治疗原则

小儿起病急、病情变化快,容易并发一个甚至多个器官或系统病变,故对小儿进行治疗时,措施既要及时、全面,又要仔细、突出重点,在治疗过程中更需爱心、耐心和精湛的医术。因此,在疾病的治疗和处理上必须采取融护理、饮食、药物和心理为一体的综合治疗,才有可能保证小儿身心顺利康复。

一、儿科护理

护理在儿科疾病治疗过程中是极为重要的环节,许多治疗操作均需通过护理工作来实施。儿科医师应与护理人员密切协作,熟悉并掌握儿科护理原则,以提高治疗效果。

1.耐心细致的观察　年龄越小(特别是新生儿和小婴儿),临床表现越不典型。这就需要医护人员耐心细致的观察,一旦出现不哭、不动、不吃、体温不升等症状要引起警惕,此时往往预示着病症发生,但无明显的定位症状和体征。另外还要仔细分辨婴儿哭闹的原因,可以是正常的生理要求,也可能是疾病的表现,不轻易放过任何可疑表现。

2.科学管理病室　儿科病室应整齐、清洁、安静、舒适,温度、湿度适宜,保持空气清新。可按年龄、病种、病情轻重和护理要求合理安排病房及病区,避免过于拥挤,新生儿病房应严格执行消毒隔离制度。安排患儿规律的生活起居,定时进餐,按时就寝,诊疗操作应尽可能集中进行,避免不必要的操作和检查,以保证患儿充足的睡眠和休息。

3.预防医源性损伤和意外伤害　病室要定时清洁、消毒,医护人员在接触患儿前、后均应洗手;定期消毒各种医疗用具、仪器及设备,正确、规范地应用各种导管及穿刺疗法。还应注意儿科病床应加设安全防护栏,在检查及处理完毕患儿后应及时托好床栏。所用物品(如体温表、药杯等)用毕立即拿走,以免患儿玩耍误伤;在喂药、喂奶后要将婴儿竖抱,以免呛咳、呕吐引起窒息。

二、饮食治疗

合理的饮食对疾病的辅助治疗有十分重要的作用,不当的饮食可使病情加重,甚至危及生命。根据患儿年龄、病情、病种选择适当的饮食有助于治疗和康复。

1.乳品　①稀释奶:供新生儿、早产儿食用。②酸奶:供腹泻及消化力弱的患儿食用。③脱脂奶:脂肪含量低,仅供腹泻或消化功能差的患儿短期食用。④豆奶:适用于乳糖不耐受和牛乳过敏的小儿。

2.一般膳食　①普通饮食:膳食内容与健康同龄儿童相当,采用易消化、营养丰富、热能充足的食物。②流质饮食:易于消化吸收,如牛乳、豆浆、米汤、果汁等,适用于高热、极度衰弱、吞咽困难、急性胃肠炎、胃肠道手术后患儿。③半流质饮食:介于软食和流质饮食之间,适用于消化功能尚弱、不能咀嚼及吞咽固体食物、手术恢复期的患

笔记栏

儿。④软食:介于普通饮食和半流质饮食之间,如稠粥、烂饭等,适用于低热、轻度胃肠道疾病、咀嚼能力弱、疾病恢复期的患儿。

3.特殊膳食 ①少渣饮食:膳食中纤维素含量少、易消化,适用于胃肠道感染和胃肠道术后的患儿。②无盐及少盐饮食:每日饮食含钠量<3 g时为无盐饮食,每日额外供给1 g氯化钠为少盐饮食,适用于心力衰竭及肝肾疾病导致的水肿、高血压患儿。③贫血饮食:每日膳食中增加含铁食物,如动物肝、各种肉类等,适用于营养性缺铁性贫血患儿。④高蛋白质饮食:每日三餐中添加富含蛋白质的食物,如鸡蛋、瘦肉等,适用于蛋白质-热能营养不良、慢性消耗性疾病的患儿。⑤低蛋白质饮食:膳食中减少蛋白质含量,以碳水化合物补充能量,用于急性肾炎少尿期、尿毒症、肝性脑病的患儿。⑥低脂饮食:膳食中不用或禁用油脂、肥肉等,适用于腹泻、肝病患儿。⑦高热能饮食:每日三餐普通饮食之外添加含热能较高的食物,如鸡蛋、牛奶、鱼肉等,适用于营养不良、慢性消耗性疾病的患儿。

4.禁食 因消化道出血或手术等原因不能进食的患儿,应采用静脉营养液供给各种营养;同时,应注意维持水和电解质平衡。

三、药物治疗

药物治疗是儿科疾病防治的重要环节,处于生长发育期的小儿对药物的毒副作用较成年人敏感,更应考虑药物的毒副作用对其产生的重要影响。因此,根据不同年龄小儿用药的特点和用药目的,应慎重选择药物、精确计算剂量,做到合理、准确用药。

(一)药物治疗的特点

1.年龄对药物的运输、分布及组织反应性的影响 氨苄西林、呋喃西林、氯霉素、吗啡、苯巴比妥、阿托品等药物在新生儿使用时,与血清蛋白质的结合力较差,其药理效果较差;吗啡、巴比妥类、四环素在婴幼儿脑组织内的浓度明显高于年长儿。同一种药物对于相同疾病的不同个体,发挥作用也存在差异,吗啡对新生儿呼吸中枢的抑制作用明显强于年长儿,麻黄碱使血压升高的作用在未成熟儿却较弱。

2.肝、肾功能发育不完善对药物毒性的影响 新生儿和早产儿(尤其是生后2周内)的肝酶系统发育不成熟,对某些药物的代谢延长,药物的半衰期延长,增加了药物的血浓度和毒性作用,易出现毒性反应。同时新生儿(特别是早产儿)的肾功能尚未发育成熟,以致药物及其分解产物在体内滞留时间延长,增加了药物的毒、副作用。

3.先天遗传因素对药物反应性的影响 家族中有遗传病史的患儿对某些药物可产生先天性异常反应(如G-6-PD缺乏症使用阿司匹林、磺胺类等可导致溶血),对家族中有药物过敏史(如青霉素、磺胺类)者,要禁用该类药物。

4.药物对生长发育的影响 长期应用肾上腺皮质激素可造成儿童生长发育障碍,四环素可引起儿童牙釉质发育不良等,喹诺酮类药物对年幼者的软骨有危害,可抑制软骨的生长。

(二)常用药物的注意事项

主要依据小儿年龄、病种和病情选择药物,同时还需考虑小儿对药物的特殊反应和药物对机体的远期影响。

1. 抗生素　感染性疾病尤其是呼吸道和肠道感染是小儿时期的常见病,临床常采用抗生素治疗。滥用抗生素可因各种毒副作用产生不良后果,使用时应注意:①根据病原体的种类和药物敏感性,选择有效抗生素,疗程要足,不要频繁更换抗生素;②抗生素联合应用时,种类不宜过多,应注意有无协同或拮抗作用;③长期使用抗生素易引起肠道菌群失调、双重感染及耐药等;④严格掌握抗生素的药理作用和用药指征,重视毒副作用(如氨基糖苷类可造成肾和听力损害、氯霉素可抑制造血功能等)。

2. 肾上腺皮质激素　短疗程常用于治疗严重感染、过敏性疾病等,长疗程常用于肾病综合征、自身免疫性疾病等,哮喘与皮肤病提倡局部用药。儿科医师在使用肾上腺皮质激素时应注意在诊断未明确前不轻易使用,以免掩盖病情;长期大量使用时应规律、全程用药,同时考虑毒副作用对小儿的影响。在应用肾上腺皮质激素治疗过程中,出现应激状况(如严重感染或手术)时,需增加剂量,以防发生危象。水痘患儿禁用糖皮质激素,以防加重病情。

3. 退热药　儿科常用退热药物为对乙酰氨基酚和布洛芬,剂量不宜过大,可反复使用,不能随意加大剂量或缩短给药时间,不宜联合用药。婴儿不宜使用阿司匹林,以免引起瑞氏(Reye)综合征。

4. 镇静止惊药　在高热、烦躁不安、易激惹、惊厥等情况下可考虑使用苯巴比妥、地西泮、水合氯醛等镇静止惊药物。

5. 镇咳止喘药　婴幼儿一般不用镇咳药,多用祛痰药口服或雾化吸入,使分泌物稀释、易于咳出。哮喘患儿提倡局部吸入 β_2 受体激动剂类药物,必要时也可用茶碱类药物,但新生儿和小婴儿慎用。

6. 止泻药和泻药　对腹泻患儿慎用止泻药,以免掩盖病情和加重中毒症状。小儿便秘一般不用泻药,多采用饮食疗法和通便法。

(三)给药方法

1. 口服法　是最常用的给药方法。婴幼儿常用糖浆、水剂、冲剂等,也可将药片研碎兑水化开喂服,年长儿可用片剂或药丸。病情需要时可鼻饲给药。

2. 注射法　注射法比口服法起效快,但对小儿刺激大,多用于急、重症和口服困难者,常用肌内、静脉、皮内、皮下注射等。肌内注射次数过多可造成臀肌挛缩,影响下肢功能,故非病情必需不宜采用。静脉注射多在抢救时应用,静脉滴注应根据年龄大小、病情严重程度控制滴速。

3. 其他方法　外用药常用软膏,也可用水剂、混悬剂、粉剂等。婴幼儿皮肤薄、体表面积相对大,外用药物容易吸收,但不能涂抹过多,并注意防止误入口中。还可用雾化吸入、滴鼻和气管内给药。

(四)药物剂量的计算

1. 按体重计算　是最常用、最基本的计算方法,可计算出每日或每次需用的药物剂量。每日(次)剂量=体重(kg)×每日(次)每千克体重所需药量。患儿体重应以实际测得值为准。年长儿按体重计算若超过成人量,则以成人量为上限。

2. 按体表面积计算　此法较按体重计算准确,因其与基础代谢、肾小球滤过率等生理功能的关系更加密切。但计算复杂,临床不常用。

计算公式为:药物剂量=体表面积(m^2)×药物剂量/(m^2)。

体表面积计算公式为:

体重<30 kg 的儿童,体表面积(m^2)=体重(kg)×0.035+0.1

体重>30 kg 的儿童,体表面积(m^2)=[体重(kg)-30]×0.02+1.05

3.按年龄计算　使用剂量幅度大、不需十分精确的药物(如营养类药物等)时可按年龄计算。

4.按成人剂量折算　此法仅用于未提供儿童剂量的药物,一般剂量偏小。儿童剂量=成人剂量×儿童体重(kg)/50。

四、心理治疗

儿童心理行为障碍既可能是疾病的后果,又可能是使病情加重或是使治疗效果不佳的原因之一。随着医学模式的转变,对儿童的心理治疗或心理干预应贯穿于儿科疾病的诊治过程中。患病使儿童产生心理负担,加之又进入陌生的医院环境,容易引起患儿紧张、焦虑、抑郁,甚至出现抗拒和恐怖症状。心理治疗尤其强调注意创造良好、安静、舒适和整洁的环境,医务工作者要做到语言亲切、动作轻柔、态度和蔼和服务周到,以获得患儿的信任和配合。不必强求患儿改变其行为以适合治疗者的意愿,可用暗示和循循善诱的方法帮助儿童疏泄其内心郁积的压抑,激发其情绪释放,促进疾病的痊愈和身心的康复。患儿应当享有治疗权、知情权、自主权、隐私权和不受伤害权,保护和实现这些权利是医学道德和伦理学的基本要求。在体格检查中,应重视儿童隐私权,注意避免暴露与检查无关的部位,并使患儿乐于配合。在检查异性或畸形患儿时,医师要注意态度庄重,为患儿保密。

第三节　小儿液体疗法

一、小儿体液平衡特点

维持体液平衡是维持生命的重要条件,而小儿调节体液平衡的系统和器官发育不成熟,其体液调节功能极易受疾病和外界环境的影响,故小儿极易出现水、电解质和酸碱平衡紊乱。

(一)体液总量与分布

体液可分为细胞内液和细胞外液。存在于细胞内的称为细胞内液,存在于细胞外的称为细胞外液。细胞外液又分为存在于组织细胞之间的组织间液(包括淋巴液和脑脊液)和血浆。小儿年龄愈小,体液总量相对愈多。其中血浆和细胞内液量相对较为固定,而间质液所占比例较多,发生急性脱水时,间质液先丢失,脱水症状可在早期出现。不同年龄的体液分布见表3-3。

表3-3　不同年龄的体液分布(占体重的百分比)

体液分布	足月新生儿	1岁	2~14岁	成人
总量	78%	70%	65%	55%~60%
细胞内液	35%	40%	40%	40%~45%
细胞外液	43%	30%	25%	15%~20%
血浆	6%	5%	5%	5%
间质液	37%	25%	20%	10%~15%

(二)体液的电解质组成

小儿体液中电解质的组成和成人相似,但新生儿生后数日内血钾、氯、磷和乳酸偏高,血钠、钙和碳酸氢盐偏低。细胞内液和细胞外液的电解质组成有显著的差别。细胞内液的阳离子以 K^+、Ca^{2+}、Mg^{2+} 和 Na^+ 为主,阴离子以蛋白质、HPO_4^{2-}、HCO_3^- 和 Cl^- 离子为主,其中 K^+ 占78%,对维持细胞内液的渗透压起重要作用。细胞外液的阳离子以 Na^+、K^+、Ca^{2+} 和 Mg^{2+} 为主,阴离子以 Cl^-、HCO_3^- 和蛋白质为主,其中 Na^+ 含量占细胞外液阳离子总量的90%以上,对维持细胞外液的渗透压起主要作用。

(三)水代谢的特点

1. 水的需要量　每日需水量与新陈代谢、摄入热量、食物性质、经肾排出溶质量、不显性失水、活动量及环境温度有关。小儿由于生长发育快、活动量大、新陈代谢旺盛、摄入热量和蛋白质多、经肾排出溶质量高、呼吸频率快、体表面积相对较大等原因,因此对每日水的需要量,年龄越小,相对越大。

2. 水的排出量　机体主要通过肾排出水分,其次为经皮肤和肺的不显性失水和消化道(粪便)排出水分,另有极少量的水贮存在体内供新生组织生长所需。汗液属显性失水,也是调节体温的重要机制,与环境温度及机体的散热机制有关。不显性失水主要是经皮肤和肺蒸发的水分,小儿体表面积相对较大、呼吸频率快、活动量大,不显性失水量相对多。

3. 水的交换率　小儿由于新陈代谢旺盛,排泄水的交换速度也较成人快。年龄愈小,出入水量相对愈多。婴儿每日水的交换量为细胞外液量的1/2,成人仅为1/7,因此,婴儿对缺水的耐受力比成人差。在水分摄入不足或有额外丢失(频繁呕吐、腹泻等)情况下,由于肾的浓缩功能有限,将比成人更易发生脱水。

4. 水平衡的调节　肾的浓缩和稀释功能对体液平衡调节起着十分重要的作用。小儿年龄愈小,肾对体液平衡的调节作用愈差。因此,当摄入水量不足或失水量增加时易发生代谢产物滞留和高渗性脱水;当摄入水量过多时易致水肿和低钠血症。此外,年龄愈小,肾排钠、排酸和产氨的能力愈差,愈容易发生高钠血症和酸中毒。

二、水与电解质平衡失调

(一)脱水

脱水是指由于水的摄入不足和(或)丢失过多引起的体液总量的减少。脱水时除丧失水分外,同时伴有钠、钾和其他电解质的丢失。评定脱水时应注意脱水的程度和性质。

1.脱水程度 常以丢失液体量占体重的百分比来表示累积的体液损失量。临床上主要根据前囟及眼窝凹陷、皮肤弹性、循环情况、尿量、精神状态等表现来评估脱水程度,将脱水程度分为轻、中、重三度(表3-4)。

表3-4 脱水的分度及临床表现

临床表现	轻度	中度	重度
体液丢失量	30~50 ml/kg	50~100 ml/kg	100~120 ml/kg
失水量占体重百分比	5%以下	5%~10%	10%以上
精神状态	无明显改变	烦躁或萎靡	昏睡或昏迷
呼吸	正常	深、可快	深和快
脉搏	可触及	减弱	明显减弱
血压	正常	直立性低血压	低血压
前囟及眼窝	正常	轻度凹陷	明显凹陷
眼泪	有	少	无
口腔黏膜	稍干燥	干燥	极干燥
皮肤弹性	稍差	差	极差
尿量	正常	明显减少	少尿或无尿
酸中毒	无	有	严重
周围循环衰竭	无	不明显	明显

2.脱水的性质 反映水和电解质的相对丢失。临床上常根据血清钠及血浆渗透压的水平,将脱水分为等渗性脱水、低渗性脱水和高渗性脱水三种,其中以等渗性脱水最为常见,其次为低渗性脱水,高渗性脱水少见。低渗性脱水以丢失细胞外液为主,高渗性脱水以丢失细胞内液为主,低渗性脱水临床表现相对高渗性脱水程度重。不同性质脱水的临床表现见表3-5。

表3-5 不同性质脱水的临床表现

病因及临床表现	低渗性	等渗性	高渗性
病因	以失盐为主	失水与失盐大致相同	以失水为主
口渴	不明显	明显	极明显
血压	很低	低	正常或稍低
神志	嗜睡或昏迷	精神萎靡	烦躁易激惹
皮肤弹性	极差	稍差	尚可
血钠浓度	<130 mmol/L	130~150 mmol/L	>150 mmol/L

（二）低钾血症

正常血清钾维持在 3.5~5.0 mmol/L,它在调节细胞的各种生理功能中起重要作用。当血清钾浓度<3.5 mmol/L 时称为低钾血症。

1. 病因　①钾的摄入量不足:如长期禁食,静脉补钾不足。②消化道丢失过多:如呕吐、腹泻、胃肠道引流或频繁灌肠。③肾排钾过多:如长期应用排钾利尿剂(呋塞米、甘露醇)、原发性醛固酮增多症、糖尿病酮症酸中毒、肾小管性酸中毒等。④钾在体内分布异常:如家族性周期性低钾麻痹或纠正酸中毒治疗过程中。⑤各种原因的碱中毒。

2. 临床表现　低钾血症的临床表现不仅取决于血钾浓度,更重要的是缺钾发生的速度。一般当血清钾浓度<3.0 mmol/L 时即可出现临床症状。主要表现有以下方面:

（1）神经肌肉兴奋性降低　表现为肌无力,腱反射及腹壁反射减弱或消失,腹胀、肠鸣音减弱,重者(血清钾浓度<2.5 mmol/L 时)出现呼吸肌麻痹、麻痹性肠梗阻等。

（2）心血管　出现心律失常、心肌收缩无力、血压降低,甚至心力衰竭。心电图显示 T 波降低、变宽、双向或倒置,S-T 段下降,Q-T 间期延长,出现 U 波等。

（3）肾损害　肾浓缩功能下降,出现多尿、夜尿、口渴、多饮,远曲小管排 K^+ 减少、排 H^+ 增多,导致低钾、低氯性碱中毒。

3. 治疗　主要为补钾。口服补钾安全、方便,能口服者尽量口服,每日口服氯化钾 3~4 mmol/kg。重症需静脉补钾者,每日总量为 4~6 mmol/kg,均匀分配于全天静脉输液中,浓度不超过 0.3%（新生儿为 0.15%~0.20%）,输入时间不少于 8 h,输注速度应小于 0.3 mmol/(kg·h),切忌静脉注射。补钾治疗期间需严密监测血钾水平和心电监护,随时调整输入含钾溶液的浓度和速度。

（三）高钾血症

血清钾浓度≥5.5 mmol/L 时称为高钾血症。

1. 病因

（1）钾摄入过多　常见于静脉补钾速度过快或浓度过高、输入大量青霉素钾盐或库存过久的全血等。

（2）肾排钾减少　肾衰竭、肾小管性酸中毒、肾上腺皮质功能减退、长期使用保钾利尿剂等使排钾减少。

（3）钾异常分布　重度溶血、严重挤压伤、代谢性酸中毒、休克等导致钾由细胞内转移至细胞外。

2. 临床表现

（1）神经、肌肉症状　表现为精神萎靡、嗜睡、手足感觉异常、肌无力、腱反射及腹壁反射减弱或消失,严重者出现弛缓性瘫痪、尿潴留、呼吸肌麻痹等。

（2）心血管　心率减慢而不规则,出现室性期前收缩和心室颤动,心电图显示 T 波高尖、P 波消失、QRS 波群增宽、心室颤动及心脏停搏等。心电图的异常与否对决定是否需要治疗有很大帮助。

3. 治疗

（1）积极治疗原发病,停用一切含钾药物和食物,提供足够的热量,防止内源性蛋白质分解释放钾。

（2）紧急治疗。快速静脉应用 5% 碳酸氢钠 3~5 ml/kg 促使钾向细胞内转移；或葡萄糖加胰岛素（葡萄糖 0.5~1 g/kg，每 3 g 葡萄糖加 1 U 胰岛素）输注，促进糖原合成使血钾降低；10% 葡萄糖酸钙 0.5 ml/kg，在数分钟内缓慢静脉注射，起效后改用 10% 葡萄糖酸钙 10~20 ml 加入 10% 葡萄糖注射液 100~200 ml 静脉滴注，使心肌细胞膜稳定，拮抗高钾对心肌的毒性作用；应用排钾利尿剂（如呋塞米）；严重者可行血液或腹膜透析等。

（四）酸碱平衡紊乱

正常小儿血 pH 值与成人一样，维持在 7.35~7.45 的平衡状态。细胞外液 pH 值相对稳定，主要取决于血液中 HCO_3^-/H_2CO_3 的比值、肺排出或保留 CO_2 和肾排酸保碱。病理情况下，可引起酸碱超负荷或严重不足或调节机制障碍，导致体液内环境酸碱稳态破坏。因代谢紊乱使血浆中 $[HCO_3^-]$ 的量增加或减少而引起的酸碱平衡紊乱，称为代谢性碱中毒或酸中毒；因肺呼吸功能障碍使 CO_2 排出过少或过多，使血浆中 H_2CO_3 的量增加或减少，从而引起酸碱平衡紊乱，称为呼吸性酸中毒或碱中毒。

1. 代谢性酸中毒　是最常见的酸碱平衡紊乱，由于细胞外液 $[HCO_3^-]$ 丢失或 $[H^+]$ 增加所致。常见于：①酸性代谢产物产生过多，如组织缺氧、摄入过多酸性物质（如氯化钙、氯化铵）、糖尿病酮症酸中毒、肾衰竭、休克、各种原因引起的高乳酸血症等。②碳酸氢盐的丢失，如腹泻、低位肠梗阻、小肠瘘管引流、肾小管酸中毒等。

（1）临床表现　轻度可无明显症状，仅表现为呼吸稍快；重度表现为呼吸深快（有时呼出酮味）、口唇可呈樱桃红色、心率增快、精神萎靡、嗜睡或烦躁不安，进而昏睡或昏迷。

（2）治疗　去除病因，积极治疗缺氧、组织低灌注、腹泻等原发疾病。采用碳酸氢钠或乳酸钠等碱性药物，增加碱储备，纠正酸中毒。补充碱性溶液量（mmol）= 剩余碱（BE）负值 × 0.3 × 体重（kg）。因 5% 碳酸氢钠 1 ml = 0.6 mmol，故所需 5% 碳酸氢钠量（ml）=（−BE）× 0.5 × 体重（kg）。一般将 5% 碳酸氢钠稀释 3.5 倍成为 1.4% 的等渗溶液输入，先给计算量的 1/2，静脉滴注 4 h 后复查血气分析，再调整剂量，避免因过量而致碱中毒。

2. 代谢性碱中毒　是由于细胞外液 H^+ 丢失或 HCO_3^- 增加所致。主要原因有：①过多的氢离子丢失，如严重呕吐、先天性肥厚性幽门狭窄、胃液引流等；②应用过多的碱性溶液或利尿剂；③低血钾，使细胞内 K^+ 逸出，Na^+、H^+ 进入细胞内，导致低钾性碱中毒。

（1）临床表现　无特征性表现。轻度可无其他明显症状，重症者表现为呼吸浅慢或抑制、精神萎靡、低钙者手足抽搐等。

（2）治疗　①去除病因，停用碱性药物，治疗原发病。②轻者补充生理盐水或纠正低钾血症即可；重症者静脉滴注氯化铵治疗。③伴有低钾、低钙血症者，应同时补钾、补钙。

3. 呼吸性酸中毒　由于通气障碍导致体内 CO_2 潴留、H_2CO_3 量增高所致。常见于：①呼吸道阻塞，如异物、羊水堵塞、喉头水肿、肺不张、肺炎、哮喘等；②胸部疾病，如气胸、胸腔积液等；③呼吸中枢抑制和（或）呼吸肌麻痹，如脑炎、脑膜炎、脑外伤、麻醉药中毒等；④神经肌肉病变，如重症肌无力、吉兰-巴雷综合征、脊髓灰质炎等。

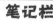

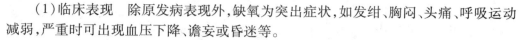

（1）临床表现　除原发病表现外,缺氧为突出症状,如发绀、胸闷、头痛、呼吸运动减弱,严重时可出现血压下降、谵妄或昏迷等。

（2）治疗　积极治疗原发病,解除呼吸道阻塞,低流量吸氧;重症患儿应行气管插管或气管切开、人工辅助通气。

4.呼吸性碱中毒　由于肺泡通气过度增加导致体内 CO_2 过度减少、血 CO_2 分压降低所致。常见于:①通气过度,如紧张、大哭、高热、癔症等;②神经系统疾病,如脑炎、脑肿瘤、脑外伤等;③使用机械通气不当,通气量过大、呼吸过频过深、持续时间过长等。

（1）临床表现　除原发疾病所致的症状及体征外,主要表现为呼吸深快。

（2）治疗　以病因治疗为主,同时积极纠正电解质紊乱。

三、常用溶液及其配制

儿科常用液体包括非电解质溶液、电解质溶液和口服补液盐(oral rehydration salts,ORS)。

1.非电解质溶液　常用5%或10%葡萄糖注射液,因葡萄糖输入人体内被氧化成水和 CO_2,最终对血浆渗透压不产生影响,故属于无张力溶液。

2.电解质溶液　常用电解质溶液包括一定浓度的氯化钠溶液、氯化钾溶液、碳酸氢钠溶液、乳酸钠溶液等。

3.口服补液盐(ORS)　是世界卫生组织推荐用以急性腹泻防治脱水的一种溶液,经临床应用取得了良好效果,其理论基础是小肠微绒毛上皮细胞的 Na^+-葡萄糖偶联转运机制,即小肠微绒毛上皮细胞膜上存在着 Na^+-葡萄糖共同载体,此载体上有 Na^+-葡萄糖两个结合位点,当 Na^+-葡萄糖同时与结合位点结合时方能运转,并显著增加钠和水的吸收。目前 ORS 有多种配方,2002 年世界卫生组织推荐的低渗透压 ORS 配方(口服补液盐Ⅲ)与传统的配方比较同样有效,但更为安全。该配方为:氯化钠2.6 g,枸橼酸钠2.9 g,氯化钾1.5 g,葡萄糖13.5 g,临用前加温开水1 000 ml 溶解。ORS 的总渗透压为245 mmol/L、钾浓度为0.15%。

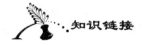知识链接

关于 ORS

世界卫生组织和 UNICEF(联合国儿童基金会)1978 年建议口服补液盐作为腹泻病治疗的首选用药。通过近 30 年的临床研究,在口服补液盐Ⅰ、Ⅱ的基础上推出最佳 ORS 配方。口服补液盐Ⅲ与传统 ORS 相比减少了钠和葡萄糖的含量,渗透压由 311 mOsm/L 降至 245 mOsm/L。新配方可使溶液迅速吸收,减少静脉输液的必要性,并且能减少粪便量,具有补液和止泻双重作用,使用口服补液盐Ⅲ治疗腹泻是最为简单、有效和便宜的方法,尤其适合于儿童腹泻的治疗,安全有效,无须住院。

4. 常用混合溶液 临床上为了满足不同情况输液的需要,常把各种电解质液和非电解质液按不同比例配制成混合溶液使用。儿科静脉补液中常用混合溶液的组成和配制见表3-6。

表3-6 常用混合溶液的配制(份)

溶液名称	张力(渗透压)	生理盐水	5%或10%葡萄糖注射液	1.4%碳酸氢钠溶液
2:1液	等张	2	0	1
4:3:2液	2/3张	4	3	2
2:3:1液	1/2张	2	3	1
2:6:1液	1/3张	2	6	1
1:1液	1/2张	1	1	
1:2液	1/3张	1	2	
1:3液	1/4张	1	3	
1:4液	1/5张	1	4	

注:溶液张力是指溶液中电解质所产生的渗透压

四、液体疗法

液体疗法是儿科疾病治疗(尤其是腹泻病)的重要手段。通过补液可以恢复血容量,纠正水、电解质和酸碱平衡紊乱,并能补充部分热量,从而保证机体维持正常生理功能。一般情况下,只要输入液体基本符合病情需要,机体就能留其所需、纠其所偏,逐渐恢复正常的体液平衡。液体疗法包括口服补液和静脉补液,补充的液体包括生理需要量、累积损失量和继续丢失量,这三部分的每一部分都可独立计算和补充。

(一)口服补液

常用ORS。此法适用于轻、中度脱水而无呕吐及腹胀患儿,也可用于预防脱水。口服补液主要用于补充累积损失量和继续丢失量。补充累积损失量:轻度脱水50 ml/kg、中度脱水100 ml/kg,每5~10分钟喂一次,每次10~20 ml,8~12 h内喂完。继续丢失量的补充按实际丢失量补给。

(二)静脉补液

适用于严重呕吐和腹泻伴中、重度脱水的患儿。静脉补液需掌握以下原则:三定(定量、定性、定速)、三先(先盐后糖、先浓后淡、先快后慢)及两补(见尿补钾、防惊补钙)。

1. 补充累积损失量 即发病后已经损失的水及电解质总量。

(1)定量 一般根据脱水程度估计:轻度脱水30~50 ml/kg,中度脱水50~100 ml/kg,重度脱水100~120 ml/kg。先给2/3量。

(2)定性 根据脱水性质决定补液的种类。低渗性脱水补2/3张含钠液,等渗性脱水补1/2张含钠液,高渗性脱水补1/5~1/3张含钠液。脱水性质由所测血清钠含量、临床资料决定,若暂时难以判定,可先按等渗性脱水补给。一般临床上,急性腹泻多为等渗性脱水,慢性腹泻、营养不良小儿腹泻多为低渗性脱水,伴高热病例或中暑多为高渗性脱水。

（3）定速　输液速度取决于脱水程度及性质。低渗性脱水输液速度可稍快;高渗性脱水防止进入神经细胞的水量过多引起脑细胞水肿、惊厥,补液速度宜稍慢。重度脱水伴休克者应先扩容,一般用 2∶1 等张含钠液 20 ml/kg,总量不超过 300 ml,于 30~60 min 快速输入,然后补充累积损失量（总量减去扩容量）。累积损失量在 8~12 h 输入,以 8~10 ml/(kg·h)速度补给。

2.补充继续丢失量　开始补充累积损失量后,由于呕吐、腹泻等症状大多持续存在,以致体液继续丢失。根据实际损失量计算,临床上很难精确估计,可根据腹泻次数及脱水恢复情况进行评估。如禁食情况下,腹泻患儿每日大便量为 10~40 ml/kg,一般可用 1/3~1/2 张含钠液补充。同时注意补钾。

3.补充生理需要量　每日生理需要量主要供给不显性失水(皮肤、肺)、显性失水(汗、大小便)和基础代谢。一般需水 60~80 ml/(kg·d);每日需电解质 2~3 mmol/100 kcal。可用 1/5~1/4 张含钠液。发热、呼吸增快的患儿适当增加液体入量;营养不良者注意能量和蛋白质补充;必要时用部分或全静脉营养。

4.纠正酸中毒和低钾血症　见本节水与电解质平衡失调部分。

5.纠正低钙和低镁血症　营养不良、佝偻病患儿,补液过程中易发生低钙抽搐,可采用 10% 葡萄糖酸钙每次 1~2 ml/kg(最大量≤10 ml)加葡萄糖溶液稀释后静脉滴注,必要时可重复使用。补钙后手足搐搦未控制,应考虑可能存在低镁血症,可用 25% 硫酸镁每次 0.1~0.2 ml/kg,深部肌内注射,每 6 小时一次,每日 3~4 次,症状缓解后停用。

五、儿科常用的几种液体疗法

1.新生儿液体疗法　新生儿体液总量约占体重的 80%,细胞外液相对多,肝、肾功能发育不成熟,故调节水、电解质和酸碱平衡的能力差,易致水、电解质和酸碱平衡紊乱。新生儿生后前 2 d 内水的需求量较少,补液时每日补液总量要适当减少,补液速度要慢,全日总量应在 24 h 内均匀静脉滴注;补液的电解质成分应适当减少,宜用 1/5~1/3 张含钠溶液或生理维持液;纠正酸中毒时,首先用 1.4% 碳酸氢钠。一般不补钾。

2.婴幼儿肺炎的液体疗法　婴幼儿重症肺炎因发热、多汗可引起高渗性脱水,因通气和换气功能障碍可引起混合性酸中毒。液体疗法时能口服尽量口服补液,必须静脉补液时,液体总量不能过多,以满足生理需要量的低限为度,每日 60~80 ml/kg,有发热、呼吸增快时可适当增加液体量。静脉补充液体的张力宜低(用 1/5~1/3 张含钠液),静脉输液速度宜慢,一般控制在 5 ml/(kg·h),以防发生心功能不全。出现酸中毒时,重点是纠正缺氧、改善肺通气和换气功能,尽量少用碱性溶液;严重酸中毒需要补充碱性溶液时,可给予 5% 碳酸氢钠溶液,用量不宜过多,一般先给 1/2,再根据病情变化和血气分析检测结果调整用量。肺炎合并腹泻时,补液总量按腹泻补液总量的 3/4 计算,且静脉输液速度要慢。

3.营养不良伴腹泻的液体疗法　营养不良小儿在评估脱水程度时往往容易估计

笔记栏

偏高,因此在计算补液总量时,宜比普通腹泻减少 1/3 的量,不要求在第 1 天内补足,可分 2~3 d 完成。脱水性质多为低渗性脱水,静脉补液含钠量宜适当增高,应采用 2/3 张液为宜。注意观察有无低钙和低镁血症(尤其是合并佝偻病的患儿),尽早补充,以防惊厥。营养不良伴腹泻时易发生低血糖和低蛋白血症,纠正低血糖症时采用 10% 葡萄糖注射液为宜,同时注意热量和蛋白质的补充。

思考题

1. 在采集儿科病史和体格检查时,应注意哪些问题?

2. 小儿常用溶液都有哪些?作用是什么?混合溶液如何配制?

3. 一患儿,年龄 1 岁,体重 10 kg,诊断为腹泻伴中度等渗性脱水。请制订第 1 天液体疗法方案。

(南阳医学高等专科学校　刘　菲)

第四章

营养性疾病

第一节 蛋白质-能量营养障碍

一、蛋白质-能量营养不良

蛋白质-能量营养不良(protein-energy malnutrition,PEM)是由于各种原因导致缺乏能量和(或)蛋白质的一种营养缺乏症,主要见于 3 岁以下婴幼儿,临床特征为体重不增、体重下降、渐进性消瘦或水肿、皮下脂肪减少或消失,常伴全身各组织脏器不同程度的功能低下及新陈代谢失常。PEM 常伴多种微量营养素缺乏,可导致儿童生长障碍、抵抗力下降、智力发育迟缓、学习能力下降等后果,对其成年后的健康和发展也可产生长远的不利影响。

【病因】

1.摄入不足 喂养不当是导致营养不良的重要原因,如母乳不足而未及时添加其他乳品;奶粉配制过稀;突然停奶而未及时添加辅食;长期以淀粉类食品(粥、米粉等)为主食。儿童和年长儿不良的饮食习惯,如偏食、挑食、吃零食过多等。其他的如精神性厌食。

2.消化吸收不良 消化系统解剖或功能上的异常(包括唇裂、腭裂、幽门梗阻等)、迁延性腹泻、过敏性肠炎、肠吸收不良综合征等均可影响食物的消化和吸收。

3.需要量增加 急慢性传染病(如麻疹、伤寒、肝炎、结核)的恢复期、生长发育快速阶段等均可因需要量增多而造成营养相对缺乏;糖尿病、大量蛋白尿、发热性疾病、甲状腺功能亢进、恶性肿瘤等均可使营养素的消耗量增多而导致营养不足。先天不足和生理功能低下,如早产、双胎因追赶生长而需要量增加可引起营养不良。

【病理生理】

1. 新陈代谢异常

(1)蛋白质 蛋白质摄入不足或蛋白质丢失过多,使体内蛋白质代谢处于负平衡,以维持基础代谢。当血清总蛋白浓度<40 g/L、白蛋白<20 g/L 时,胶体渗透压下降,便可发生低蛋白性水肿。

(2)脂肪 体内脂肪大量消耗致血清胆固醇浓度降低。当脂肪消耗超过肝的代谢能力时,即引起肝脂肪浸润及变性。

(3)糖类 因糖原不足或消耗过多,体内能量不足引起血糖降低,轻者症状并不明显,重者可引起低血糖昏迷甚至猝死。

(4)水、盐代谢 脂肪大量消耗,细胞外液容量相应增加,低蛋白血症可进一步加剧而呈现水肿;ATP 合成减少影响细胞膜上 Na^+,K^+-ATP 酶的运转,钠在细胞内潴留,细胞外液一般为低渗状态,易出现低渗性脱水、酸中毒、低钾血症、低钠血症、低钙血症和低镁血症。

(5)体温调节 由于热能摄入不足、皮下脂肪菲薄、散热快,血糖降低,氧耗量低、脉率和周围血液循环量减少,患儿体温偏低。

2. 各系统功能低下

(1)消化系统 受累最突出,由于消化液和酶的分泌减少、酶活力降低,肠蠕动减弱,菌群失调,致消化功能低下,易发生腹泻。

(2)循环系统 心脏收缩力减弱,心搏出量减少,血压偏低,脉细弱。

(3)泌尿系统 肾小管重吸收功能降低,尿量增多而尿比重下降。

(4)神经系统 精神抑郁或烦躁不安,表情淡漠、反应迟钝、记忆力减退、条件反射不易建立。

(5)免疫功能 非特异性(如皮肤黏膜屏障功能、白细胞吞噬功能、补体功能)和特异性免疫功能均明显降低。患儿结核菌素等可呈阴性;常伴 IgG 亚类缺陷和 T 细胞亚群比例失调等。患儿极易并发各种感染。

【临床表现】

体重不增是最早出现的症状,继之体重下降,皮下脂肪和肌肉逐渐减少或消失。皮下脂肪消耗的顺序先是腹部,其次为躯干、臀部、四肢,最后为面颊。皮下脂肪层厚度是判断营养不良程度的重要指标之一。皮肤干燥、苍白、渐失去弹性,额部出现皱纹,肌张力渐降低、肌肉松弛、肌肉萎缩呈"皮包骨"时,四肢可有挛缩。营养不良初期,身高不受影响,但随病情加重,骨骼生长减慢,身高亦低于正常。轻度 PEM 精神状态正常;重度可有精神萎靡、反应差、体温偏低、脉细无力、无食欲,腹泻、便秘交替。血浆白蛋白明显下降时出现凹陷性水肿,严重时感染形成慢性溃疡。重度营养不良可伴有重要脏器功能损害。严重蛋白质-能量营养不良可分为能量摄入严重不足的消瘦型、蛋白质严重缺乏为主的水肿型(又称恶性营养不良)和中间型。

在基层临床,可根据一些指标来判断 PEM 的程度,分为轻、中、重三度(表4-1)。

表 4-1　3 岁以下儿童营养不良（消瘦型）分度标准

分度	轻度	中度	重度
体重低于正常均值	15%~25%	25%~40%	>40%
腹壁皮下脂肪厚度	0.8~0.4 cm	<0.4 cm	消失
身长	基本正常	稍低	明显低于正常
消瘦	轻微	明显	皮包骨样
皮肤	正常	苍白、松弛	苍白、无弹性
精神状态	正常	萎靡、迟钝	抑制、烦躁交替
肌张力	正常	降低	明显降低

PEM 常见并发症有营养性贫血，以小细胞低色素性贫血最常见。可有多种维生素缺乏，以维生素 A 缺乏常见；营养不良恢复期生长发育加快时可伴有维生素 D 缺乏。约 3/4 患儿伴有锌缺乏。由于免疫功能低下，易患各种感染，加重营养不良，从而形成恶性循环。还可并发自发性低血糖，表现为突发性面色灰白、神志不清、脉搏减慢、呼吸暂停、体温不升但无抽搐，若诊治不及时，可危及生命。

【实验室检查】

1.血清蛋白　血清白蛋白浓度降低为其特征性改变，但其半衰期较长而不够灵敏。前白蛋白和视黄醇结合蛋白质较敏感，胰岛素样生长因子-1 不受肝功能影响，被认为是早期诊断的灵敏、可靠的指标。

2.血清氨基酸　血清必需氨基酸、牛磺酸、支链氨基酸水平明显降低，非必需氨基酸变化不大。

3.血清酶测定　血清淀粉酶、脂肪酶、胆碱酯酶、转氨酶、碱性磷酸酶、胰酶和黄嘌呤氧化酶等活性下降甚至丧失。

4.其他测定　血脂、血胆固醇、微量元素及电解质水平均有不同程度的下降，血糖水平减低。

【诊断】

根据小儿年龄及喂养史，体重下降、皮下脂肪减少、全身各系统功能紊乱及其他营养素缺乏的临床症状和体征，典型病例的诊断并不困难。诊断营养不良的基本测量指标为身长和体重。现对 5 岁以下 PEM 进行科学的分型和分度如下：

1.体重低下　体重低于同年龄、同性别参照人群值的均值减 2SD 以下为体重低下。如低于同年龄、同性别参照人群值的均值减 2~3SD 为中度；低于均值减 3SD 为重度。该项指标主要反映慢性或急性营养不良。

2.生长迟缓　身长低于同年龄、同性别参照人群值的均值减 2SD 为生长迟缓。如低于同年龄、同性别参照人群值的均值减 2~3SD 为中度；低于均值减 3SD 为重度。此指标多反映慢性长期营养不良。

3.消瘦　体重低于同性别、同身高参照人群值的均值减 2SD 为消瘦：如低于同性别、同身高参照人群值的均值减 2~3SD 为中度；低于均值减 3SD 为重度。此项指标主要反映近期、急性营养不良。

临床常综合应用以上指标来判断 PEM 的类型和严重程度。以上三项判断营养不良的指标可以同时存在,也可仅符合其中一项。符合一项即可做出营养不良的诊断。

【治疗】

营养不良应采取祛除病因,调整饮食,营养支持和积极治疗并发症的综合措施。对于住院重度营养不良患儿的治疗,治疗时间表见表 4-2。

整个治疗分 3 个阶段。

1. 第一阶段:调整机体内环境 主要包括防治低血糖、低体温、脱水,纠正电解质紊乱及抗感染。具体处理措施及时间见表 4-2 和表 4-3。

表 4-2 住院重度营养不良儿童治疗时间表

治疗或预防	初始治疗		恢复期治疗	后期治疗
	第 1~2 天	第 3~7 天	第 2~6 周	第 7~26 周
低血糖	⟶			
低体温	⟶			
脱水	⟶			
纠正电解质紊乱	⟶			
治疗感染	⟶			
纠正微量营养素缺乏	←—无铁—→		←—加铁—→	⟶
初始喂养	⟶			
增加喂养量以恢复丢失的体重("追赶生长")				⟶
刺激情绪和感知的发育				⟶
准备出院				⟶

表 4-3 PEM 常见问题及处理措施

问题	处理
低体温	保暖;监测体温
低血糖症	监测血糖;口服(或静脉输入)葡萄糖
脱水	口服补液(低钠、低钾)纠正脱水
微量营养素缺乏	补充铜、锌、铁、叶酸、多种维生素
感染	抗生素、抗疟治疗,即使无典型临床症状
电解质失衡	补充充足的钾和镁
初始营养	保持低蛋白质和容量负荷
组织恢复营养支持	高能量密度、高蛋白、含所有基本营养素,易于吞咽和消化的饮食
刺激	通过精神运动刺激预防饥饿产生的长期社会心理效应
预防复发	尽早寻找导致蛋白质-能量营养不良的原因,预防应家庭和社区均参与

2. 第二阶段:纠正微量营养素的缺乏

(1)多种维生素及无机盐的补充 所有严重 PEM 患儿都有维生素和无机盐的缺乏,应按需给予(表4-4)。

表4-4 维生素及无机盐补充时间及其剂量

营养素	开始/持续时间	补充剂量
维生素 A	第1天	>12 个月:200 000 IU*
		6~12 个月:100 000 IU*
		0~5 个月:50 000 IU*
叶酸	第1天	5 mg/d
	至少持续到2周	1 mg/d
锌	至少持续到2周	2 mg/d
铜	至少持续到2周	0.3 mg/(kg·d)
铁#	至少持续到2周	3 mg/(kg·d)

注:*,最近1个月内未补充维生素 A 的患儿;#,仅在体重开始增加时补充

(2)开始喂养 在病情稳定阶段,患儿可以进食后应马上进行喂养,给予充足的能量和蛋白质,以维持患儿的基本生理过程。

具体操作步骤如下。①吃多餐低渗透压和低乳糖的食物。②口服或鼻胃管管饲喂食(禁止肠外制剂);能量补充 100 kcal/(kg·d)[418.4 kJ/(kg·d)];蛋白质 1~1.5 g/(kg·d);液体 130 ml/(kg·d)[严重水肿时给予 100 ml/(kg·d),液体量包括牛奶]。③母乳喂养的患儿,鼓励继续母乳喂养,但要确保各种营养素达到其需要量。具体喂养时间及剂量见表4-5。

表4-5 儿童牛奶每天补充量推荐表

时间(d)	频率(小时/次)	每次(ml/kg)	ml/(kg·d)
1~2	2	11	130
3~5	3	16	130
6~7+	4	22	130

食欲良好、非水肿儿童可在 2~3 d 内完成表4-5规定的进食量。

监测指标及其注意事项包括进食量及食物的残留量、呕吐情况、水样便的频率和每日的体重。患儿在稳定阶段,腹泻应该逐渐减少,水肿患儿体重应该减轻。

3. 第三阶段:追赶性生长 患儿食欲的恢复是进入康复阶段的一个信号,通常在可以进食后1周出现,建议逐步过渡,以避免当患儿突然大量进食时发生心力衰竭。在康复阶段,为达到高的摄入量和快速的体重增长[>10 g/(kg·d)],需要积极的喂养方式。建议采用每 100 ml 能量 100 kcal(418.4 kJ),蛋白质 2.9 g 的牛奶进行喂养。

具体操作如下：

（1）过渡时期的喂养　①在初始的 48 h 采用每 100 ml 含能量 100 kcal（418.4 kJ）、蛋白质 2.9 g 的牛奶进行喂养。②之后在连续的喂养中每次增加 10 ml，直至喂食后有食物剩余。大约当进食量达到每次 30 ml/kg[200 ml/(kg·d)]时会出现食物剩余。③每 4 小时一次，连续监测，如果呼吸频率增加幅度>5 次/分、脉搏增加幅度>25 次/分，则减少每次的喂养量。

（2）过渡后期的喂养　①每 100 ml 含能量 100 kcal（418.4 kJ）、蛋白质 2.9 g 的牛奶（至少 4 小时/次）不限量喂食；②能量 150~220 kcal/(kg·d)[627.6~920.48 kJ/(kg·d)]；③蛋白质 4~6 g/(kg·d)；④母乳喂养的患儿，鼓励继续进行母乳喂养（注意，母乳并不能为生长追赶提供足够的能量和蛋白质）。

（3）过渡期后评估体重增长水平的监测　①每日清晨喂食前测量患儿体重。②每周以 g/(kg·d)的形式计算并记录体重增长情况。如果体重增长 A. 差[<5 g/(kg·d)]，患儿需要全面的重新评估；B. 中等[5~10 g/(kg·d)]，检查摄入需求是否得到满足，或是否有被忽视的感染；C. 良好[>10 g/(kg·d)]，继续鼓励母亲和托养者。

4.其他

（1）提供感官刺激和情绪上的支持　严重 PEM 患儿，其精神和行为的发展均有延迟，应给予：①温柔地呵护；②一个快乐、有刺激的环境；③结构化的游戏治疗，15~30 分/天；④在患儿症状好转的前提下尽早开始身体活动；⑤母亲的参与（例如安抚、喂食、洗澡、游戏等）。

（2）出院后的随访　患儿身高的体重达到 90% 可以认定为疾病康复，但因生长迟缓，患儿年龄的体重可能仍然偏低。良好的喂养方法和感官刺激在家庭也应继续坚持。①应教会父母怎样频繁喂食能量和营养密集型食物，怎样给予结构化的游戏治疗。②给父母建议：定期儿保门诊复查，确保疫苗的接种，确保每 6 个月给 1 次维生素 A。

【预后】

取决于营养不良的发生年龄、持续时间及程度，其中尤以发病年龄最为重要。发病年龄越小，远期后果越严重，尤其是认知觉和抽象思维能力缺陷。

【预防】

1.合理喂养　大力提倡母乳喂养，对母乳不足或不宜母乳喂养者应及时给予指导，采用混合喂养或人工喂养并及时添加辅助食品；纠正偏食、挑食、吃零食的不良习惯，小学生早餐要吃饱，午餐应保证供给足够的能量和蛋白质。

2.测体重　推广应用生长发育监测图定期测量体重，并将体重值标在生长发育监测图上，如发现体重增长缓慢或不增，应尽快查明原因，及时予以纠正。

二、儿童单纯性肥胖

儿童单纯性肥胖是由于长期能量摄入超过人体的消耗，使体内脂肪过度积聚、体重超过参考值范围的一种营养障碍性疾病。肥胖不仅影响儿童健康，且与成年期代谢综合征发生密切相关，已成为当今大部分公共健康问题的根源。目前不仅是发达国家和地区城市儿童超重和肥胖发病率持续上升，在我国及农村，儿童超重和肥胖发生率

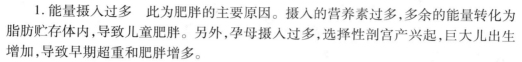

也逐年增加。

【病因】

1.能量摄入过多 此为肥胖的主要原因。摄入的营养素过多,多余的能量转化为脂肪贮存体内,导致儿童肥胖。另外,孕母摄入过多,选择性剖宫产兴起,巨大儿出生增加,导致早期超重和肥胖增多。

2.活动量过少 长期缺乏适当的活动和体育锻炼是引发肥胖症的重要因素,即使摄食不多,也可引起肥胖。肥胖儿童大多不喜爱运动,形成恶性循环。

3.遗传因素 与环境因素相比,遗传因素对肥胖的作用更大。目前研究认为,人类肥胖与 600 多个基因、标志物和染色体区域有关。肥胖的家族性与多基因遗传有关。双亲均肥胖的后代发生肥胖者高达 70%～80%;双亲之一肥胖者,后代肥胖发生率为 40%～50%;双亲正常的后代发生肥胖者仅 10%～14%。

4.其他 如进食过快,或饱食中枢和饥饿中枢调节失衡以致多食;精神创伤(如亲人病故或学习成绩低下)及心理异常等因素亦可致儿童过量进食。

【病理生理】

引起肥胖的原因为脂肪细胞数目增多或体积增大。人体脂肪细胞数量的增多主要在出生前 3 个月、生后第 1 年和青春期三个阶段,若肥胖发生在这三个时期,即可引起脂肪细胞数目增多性肥胖,治疗较困难且易复发;而不在此脂肪细胞增多时期发生的肥胖,脂肪细胞体积增大而数目正常,治疗较易奏效。肥胖患儿可有下列代谢及内分泌改变:

1.体温调节与能量代谢 肥胖儿对外界温度的变化反应欠敏感,用于产热的能量消耗较正常儿少,使肥胖儿有低体温倾向。

2.脂类代谢 肥胖儿常伴有血浆甘油三酯、胆固醇、极低密度脂蛋白及游离脂肪酸增加,但高密度脂蛋白(HDL)减少,故以后易并发动脉硬化、冠心病、高血压、胆石症等疾病。

3.蛋白质代谢 肥胖儿嘌呤代谢异常,血尿酸水平增高,易发生痛风症。

4.内分泌变化 较常见。

(1)甲状腺功能变化 总 T_4、游离 T_4、总 T_3、游离 T_3 等均正常,下丘脑-垂体-甲状腺轴也正常,但 T_3 受体减少,被认为是产热减少的原因。

(2)甲状旁腺激素及维生素 D 代谢 血清 PTH 水平升高,25-(OH)D_3 及 24,25-(OH)$_2D_3$ 水平也增高,可能与肥胖的骨质病变有关。

(3)生长激素 血浆生长激素减少;睡眠时生长激素分泌高峰消失;在低血糖或精氨酸刺激下,生长激素分泌反应迟钝。但肥胖儿 IGF-1 分泌正常,胰岛素分泌增加,对生长激素的减少起到了代偿作用,故患儿无明显生长发育障碍。

(4)性激素 青春期女性雌激素水平增高,可有月经不调和不孕;男性患者因体内脂肪将雄激素芳香化转变为雌激素,故雌激素水平增高,可有轻度性功能低下、阳痿,但不影响睾丸发育和精子形成。

(5)糖皮质激素 患儿尿 17-羟类固醇、17-酮类固醇及皮质醇均可增加,但血浆皮质醇正常或轻度增加,昼夜规律存在。

(6)胰岛素与糖代谢 高胰岛素血症的同时又存在胰岛素抵抗,致糖代谢异常,

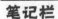

可出现糖耐量减低或糖尿病。

【临床表现】

肥胖可发生于任何年龄,但最常见于婴儿期、5~6岁和青春期,且男童多于女童。患儿食欲旺盛,喜食甜食和高脂肪食物。明显肥胖儿童常有疲劳感,用力时气短或腿痛。严重肥胖者由于脂肪的过度堆积限制了胸廓和膈肌运动,使肺通气量不足、呼吸浅快,故肺泡换气量减少,造成低氧血症、气急、发绀、红细胞增多、心脏扩大或出现充血性心力衰竭甚至死亡,称肥胖-换氧不良综合征。

体格检查可见患儿皮下脂肪丰满,但分布均匀,腹部膨隆下垂。严重肥胖者可因皮下脂肪过多,使胸腹、臀部及大腿皮肤出现皮纹;因体重过重,走路时双下肢负荷过重可致膝外翻和扁平足。女孩胸部脂肪堆积应与乳房发育相鉴别,后者可触到乳腺组织硬结。男性肥胖儿因大腿内侧和会阴部脂肪堆积,阴茎可隐匿在阴阜脂肪垫中而被误诊为阴茎发育不良。

肥胖小儿性发育常较早,故最终身高常略低于正常小儿。由于怕被别人讥笑而不愿与其他小儿交往,故常有心理上的障碍,如自卑、胆怯、孤独等。

【实验室和其他检查】

甘油三酯、胆固醇大多增高,常有高胰岛素血症,血生长激素水平降低,生长激素刺激试验的峰值较正常儿低。肝超声波检查常有脂肪肝。

【诊断和鉴别诊断】

2岁以上儿童肥胖诊断标准有两种:一种是年龄的体质指数(BMI),指体重(kg)/身长的平方(m^2),当儿童的BMI在P_{85}~P_{95}为超重,超过P_{95}为肥胖;另一种是用身高(身长)的体重评价肥胖,当身高(身长)的体重在P_{85}~P_{97}为超重,>P_{97}为肥胖。

单纯性肥胖需与以下由各种遗传、内分泌、代谢性疾病引起的继发性肥胖相鉴别。

1. Prader-Willi综合征　常染色体显性遗传,与位于15ql2的SNRPN基因缺陷有关。呈周围型肥胖体态、身材矮小、智能低下、手脚小、肌张力低、外生殖器发育不良。

2. Laurence-Moon-Biedl综合征　周围型肥胖、智能轻度低下、视网膜色素沉着,多指趾、性功能减低。

3. Alstrom综合征　中央型肥胖、视网膜色素变性、失明、神经性耳聋、糖尿病。

4. 肥胖生殖无能症　本症继发于下丘脑及垂体病变,其体脂主要分布在颈、颏下、乳房、下肢、会阴及臀部,手指、足趾显得纤细、身材矮小,第二性征延迟或不出现。

5. 其他内分泌疾病　如肾上腺皮质增生症、甲状腺功能减退症、生长激素缺乏症等,虽有皮脂增多的表现,但均各有其特点,故不难鉴别。

【治疗】

治疗原则:减少产热能性食物的摄入,增加机体对热能的消耗,使体内脂肪不断减少,体重逐步下降。饮食疗法和运动疗法是两项最主要的措施,药物治疗效果不肯定,外科手术治疗的并发症严重,不宜用于小儿。

1. 饮食疗法　应进食低脂肪、低糖类和高蛋白、高微量营养素、含适量纤维素食物。低脂饮食可迫使机体消耗自身的脂肪储备,但也会使蛋白质分解,故需同时供应优质蛋白质。应鼓励其多吃体积大而热能低的蔬菜类食品,使患儿产生饱腹感,同时其纤维还可减少糖类的吸收和胰岛素的分泌,并能阻止胆盐的肝肠循环,促进胆固醇排泄,还有一定的通便作用。

良好的饮食习惯对减肥具有重要作用,如避免不吃早餐或晚餐过饱,不吃夜宵,不吃零食,减慢进食速度等;不要经常用食物对儿童进行奖励;父母、兄弟姐妹及同伴建立平衡膳食、健康饮食习惯,多尝试新食物。

2. 运动疗法　适当的运动能促使脂肪分解,减少胰岛素分泌,使脂肪合成减少,蛋白质合成增加,促进肌肉发育。鼓励和选择患儿坚持运动,如晨间跑步、散步、做操等,每天坚持至少运动 30 min,活动量以运动后轻松愉快、不感到疲劳为原则。

3. 药物治疗　一般不主张用药,苯丙胺类和马吲哚类等食欲抑制剂及甲状腺素等药物疗效不持久且副作用大,应慎用。

【预防】

世界卫生组织建议,预防儿童肥胖应从胎儿期开始,是全社会的责任。特别注意以下几方面:①儿童肥胖预防从孕期开始,防止胎儿体重过大;②母乳喂养儿肥胖者明显低于牛乳喂养者,固应坚持母乳喂养;③婴儿期养成良好的饮食习惯,保持平衡膳食;④加强健康教育,摒弃"越胖越健康"的陈旧观念,多加运动。

第二节　维生素 D 缺乏症

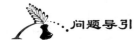

问题导引

患儿,女,10 个月,因"烦闹、多汗、夜间惊啼 2 个月"就诊。患儿出生于冬季,生后牛奶喂养,未加辅食,户外活动少。体格检查:枕秃,前囟 2.0 cm×2.0 cm,方颅,未出牙,胸部可见肋骨串珠及肋膈沟,心、肺、腹无异常,轻度"O"形腿。腕部 X 线显示:尺桡骨远端呈"毛刷样"及"杯口样"改变,干骺端骨皮质疏松,临时钙化带模糊不清。

请分析:

(1)此患儿该如何诊断?

(2)本病的治疗原则是什么?

一、维生素 D 缺乏性佝偻病

维生素 D 缺乏性佝偻病(简称佝偻病)是由于儿童体内维生素 D 不足,导致钙磷代谢紊乱、生长着的长骨干骺端生长板和骨基质矿化不全,表现为生长板变宽和长骨的远端周长增大,在腕、踝部扩大及软骨关节处呈串珠样隆起、软化的骨干受重力作用及肌肉牵拉出现畸形等。佝偻病目前仍然是发展中国家的一个重要问题,我国婴幼儿,特别是小婴儿是高危人群,北方佝偻病患病率高于南方。近年来,随着社会经济文化水平的提高,我国佝偻病发病率逐年降低,病情也趋向轻度。

【病因】

1.围生期维生素 D 不足　母亲妊娠期,特别是妊娠后期维生素 D 营养不足,如母亲严重营养不良、肝肾疾病、慢性腹泻,以及早产、双胎均可使得婴儿体内维生素 D 贮存不足。

2.日照不足　因紫外线不能通过玻璃窗,婴幼儿被长期过多的留在室内活动,使内源性维生素 D 生成不足。城市高大建筑可阻挡日光照射,大气污染,如雾霾、尘埃可吸收紫外线。气候的影响,如冬季日照短,紫外线较弱,亦可影响部分内源性维生素 D 的生成。

3.需要量增加　如早产及双胎婴儿生后生长发育快,需要维生素 D 多,而体内贮存的维生素 D 不足。婴儿早期生长速度较快,也易发生佝偻病。重度营养不良婴儿生长迟缓,发生佝偻病者不多。

4.食物中补充维生素 D 不足　因天然食物中含维生素 D 少,即使纯母乳喂养,婴儿若户外活动少亦易患佝偻病。

5.疾病影响　消化道疾病影响维生素 D 的吸收,如婴儿肝炎综合征、慢性腹泻等;肝、肾严重损害可致维生素 D 羟化障碍,$1,25-(OH)_2D_3$ 生成不足而引起佝偻病。长期服用抗惊厥药物可使体内维生素 D 不足,如苯妥英钠、苯巴比妥,可刺激肝细胞微粒体的氧化酶系统活性增加,使维生素 D 和 $25-(OH)D_3$ 加速分解为无活性的代谢产物。糖皮质激素有对抗维生素 D 对钙的转运的作用。

【发病机制】

维生素 D 缺乏性佝偻病是机体为维持血钙水平而对骨骼造成的损害。长期严重维生素 D 缺乏造成肠道吸收钙、磷减少,血钙水平降低,以致甲状旁腺功能代偿性亢进,PTH 分泌增加以动员骨钙释出,使血清钙浓度维持在正常或接近正常的水平;但 PTH 同时也抑制肾小管重吸收磷,血磷浓度降低(图 4-1)。细胞外液钙、磷浓度不足,破坏了软骨细胞正常增殖、分化和凋亡的程序,钙化管排列紊乱,使长骨钙化带消失、骺板失去正常形态,参差不齐。骨基质不能正常矿化,成骨细胞代偿增生,碱性磷酸酶分泌增加,新形成、未钙化的骨样组织堆积于干骺端,骺端增厚,向外膨出,形成"串珠""手足镯"等征。骨膜下骨矿化不全,成骨异常,骨皮质被不坚硬的骨样组织替代,骨膜增厚,骨质疏松,负重出现弯曲;颅骨骨化障碍而颅骨软化,颅骨骨样组织堆积出现"方颅"。

【临床表现】

常见于 3 个月~2 岁婴幼儿,尤其是小婴儿。主要表现为生长最快部位的骨骼改变、肌肉松弛及神经兴奋性改变。不同年龄小儿的骨骼生长速度不同,故佝偻病的骨骼方面的临床表现与年龄密切相关(表 4-6)。

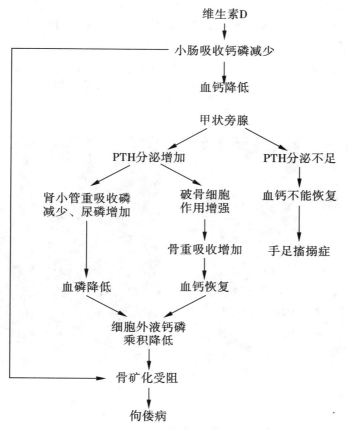

图4-1 维生素D缺乏性佝偻病和手足搐搦症的发病机制

表4-6 佝偻病的骨骼畸形与好发年龄

部位	名称	好发年龄
头部	颅骨软化	3~6个月
	方颅	8~9个月
	前囟增大及闭合延迟	迟于1.5岁
	出牙迟	1岁出牙,2.5岁仍未出齐
胸部	肋骨串珠	1岁左右
	肋膈沟	
	鸡胸、漏斗胸	
四肢	手镯、足镯	>6月
	"O"形腿或"X"形腿	>1岁
脊柱	后弯、侧弯	学坐后
骨盆	扁平	

佝偻病在临床上可以分为4期。

1. 初期（早期）　多见于6个月以内,特别是3个月以内的小婴儿。多为神经兴奋性增高,如易激惹、烦闹、汗多刺激头皮时摇头等。但这些并非佝偻病的特异症状,仅作为临床早期诊断的参考依据。血清 $25-(OH)D_3$ 下降,PTH升高,一过性血钙下降,血磷降低,碱性磷酸酶正常或稍高;此期常无骨骼病变,骨骼X线可正常,或钙化带稍模糊(图4-2)。

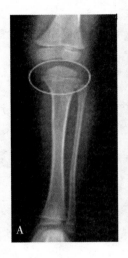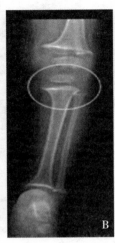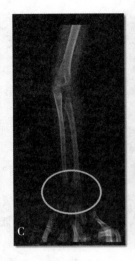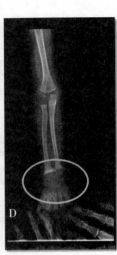

图4-2　佝偻病的X线表现

A和C为正常的膝部和腕部,B和D为佝偻病患儿的膝部和腕部

2. 活动期（激期）　早期患儿未经治疗、继续加重则进入活动期。除初期症状外,主要表现为典型骨骼改变和运动功能发育迟缓。

（1）头部畸形　①颅骨软化:由于6月龄以内婴儿头颅发育最快,是佝偻病最早出现的体征。检查者用双手固定婴儿头部,指尖稍用力压颞部或枕骨中央部位时,可有压乒乓球样的感觉,称"乒乓头"。②方颅:额骨和顶骨中心部分常常逐渐增厚,至7~8个月时,变成"方盒样"头形(从上向下看)。③前囟闭合延迟:严重者可至2~3岁,头围也较正常增大。④乳牙萌出延迟:可迟至10个月甚至1岁多方出牙,3岁才出齐,有时出牙顺序颠倒,或牙釉质发育差,易患龋齿,甚至可影响恒牙钙化。

（2）胸部改变　多见于1岁左右婴儿。①肋骨串珠:又称佝偻病串珠,因骨骺端骨样组织堆积膨大,沿肋骨方向于肋骨与肋软骨交界处可扪及圆形隆起,从上至下如串珠样突起,以第7~10肋骨最明显。②鸡胸及漏斗胸:由于肋骨骺部内陷,以致胸骨向前突出,形成鸡胸;如胸骨剑突部向内凹陷,则形成漏斗胸。③肋膈沟:严重佝偻病小儿胸廓的下缘形成一水平凹陷,即肋膈沟或郝氏沟。

（3）四肢畸形　①手(足)镯征:多见于6个月以上,手腕、足踝部形成钝圆形环状隆起。②"O"形腿或"X"形腿:见于能站立或行走的1岁左右的婴儿,由于骨质软化和肌肉关节松弛,小儿开始站立与行走后双下肢负重,可出现股骨、胫骨、腓骨弯曲,形成严重的膝内翻("O"形腿)或膝外翻("X"形腿)。

（4）脊柱畸形　患儿会坐和站立后,因韧带松弛可致脊柱畸形。

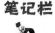

（5）肌肉改变 严重低血磷使肌肉糖代谢障碍,全身肌肉松弛,肌张力降低和肌力减弱。

此期血生化除血清钙稍低外,其余指标改变更加显著。X线显示长骨钙化带消失,干骺端呈毛刷样、杯口状改变;骨骺软骨盘(生长板)增宽(>2 mm);骨质稀疏,骨皮质变薄;可有骨干弯曲畸形或青枝骨折,骨折可无临床症状。

3. 恢复期 患儿经治疗及日光照射后,临床症状和体征逐渐减轻或消失。血钙、磷逐渐恢复正常,碱性磷酸酶需 1~2 个月降至正常水平。治疗 2~3 周后骨骼 X 线改变有所改善,出现不规则的钙化线,骨骺软骨盘<2 mm,逐渐恢复正常。

4. 后遗症期 多见于 2 岁以后的儿童。严重佝偻病残留不同程度的骨骼畸形。无任何临床症状,血生化正常,X 线检查骨骺干骺端病变消失,无须治疗。

【诊断和鉴别诊断】

根据维生素 D 摄入不足或日光照射缺乏史,佝偻病的临床症状和体征,结合血生化及骨骼 X 线检查首先做出是否为佝偻病的诊断;其次,如果存在佝偻病,诊断出疾病的分期;再次,是否需要治疗。佝偻病早期血清 $25-(OH)D_3$ 即明显降低,维生素 D_3 治疗时则升高,当<8 ng/mL 时可诊断本病,是最为可靠的诊断指标。当无条件进行该项检查时,血生化及骨骼 X 线为诊断的金标准。

本病需与以下疾病相鉴别。

1. 与佝偻病体征的鉴别

（1）黏多糖病 表现为多发性骨发育不全,如头大、头型异常、脊柱畸形、胸廓扁平等体征。此病主要依靠临床表现、骨骼的 X 线变化及尿中黏多糖的测定做出诊断。

（2）软骨营养不良 出生时即有头大、前额突出、四肢及手指短粗,五指齐平,腰椎前凸、臀部后凸等,为遗传性软骨发育障碍。根据特殊的体态及骨骼 X 线做出诊断。

（3）脑积水 出生数月起病,除头围增大外,前囟饱满紧张、骨缝分离,甚至两眼向下呈落日状,伴有智力和动作发育落后。头颅 B 超、CT 可做出诊断。

2. 与佝偻病体征相同但病因不同的鉴别

（1）低血磷抗维生素 D 佝偻病 本病多为 X 连锁遗传病,也有散发病例。原发缺陷为肾小管重吸收磷和 $25-(OH)D_3$ 羟化过程障碍。佝偻病的症状多发生在 1 岁以后,2~3 岁后仍有活动性佝偻病表现。血钙多正常,血磷明显降低,尿磷增加。用治疗剂量维生素 D 治疗佝偻病无效,可与本病鉴别。

（2）远端肾小管性酸中毒 远曲小管泌氢不足,大量钠、钾、钙从尿中丢失,继发甲状旁腺功能亢进,骨质脱钙及佝偻病体征,且维生素 D 疗效不显著。患儿骨骼畸形明显,身材矮小,有代谢性酸中毒、多尿、碱性尿,除低血钙、低血磷之外,血钾亦低,血氨增高,常伴有低血钾症状。

（3）维生素 D 依赖性佝偻病 常染色体隐性遗传,肾 1-羟化酶缺陷或靶器官 $1,25-(OH)_2D_3$ 受体缺陷。临床表现为重症佝偻病,可有高氨基酸尿症或脱发,血清钙、磷显著降低,碱性磷酸酶明显升高,并继发甲状旁腺功能亢进。

（4）肾性佝偻病 先天或后天原因所致的慢性肾功能障碍均会导致血钙低,血磷高,甲状旁腺功能亢进,骨质普遍脱钙,骨骼呈佝偻病改变。体征多于幼儿后期逐渐明显,形成侏儒状态。

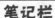

（5）肝性佝偻病　肝功能不良可使 25-（OH）D₃ 生成障碍。若伴有胆道阻塞，不仅影响维生素 D 的吸收，而且会进一步抑制钙的吸收。急性肝炎、先天性肝外胆管缺乏或其他肝疾病时，循环中 25-（OH）D₃ 可明显降低，出现低血钙、抽搐和佝偻病体征。

【治疗】

目的：控制活动期表现，防止骨骼畸形。

1. 补充维生素 D　口服为主，一般剂量为每日 50~125 μg（2 000~5 000 IU），持续 4~6 周；之后婴儿改为 400 IU/d，大于 1 岁小儿改为 600 IU/d，同时给予多种维生素。1 个月后复查效果。

2. 补充钙剂　主张从膳食的牛奶、配方奶和豆制品补充钙和磷。

3. 其他辅助治疗　加强营养，保证足够奶量，及时添加转乳期食品，坚持每日户外活动。

【预防】

日光照射和生理剂量的维生素 D（400 IU）可治疗佝偻病。

1. 围生期　孕妇应多做户外运动，饮食应含丰富的维生素 D、钙、磷和蛋白质等营养物质，防止胎儿宫内维生素 D 储存不足。

2. 婴幼儿期　出生 1 个月后可让婴儿逐渐坚持户外活动，冬季也要注意保证 1~2 h 的户外活动。早产儿、低出生体重儿、双胎儿生后 1 周开始补充维生素 D 800 IU/d，3 个月后改预防剂量；足月儿生后 2 周开始补充维生素 D 400 IU/d，均补充至 2 岁。夏季阳光充足，可在上午和傍晚户外活动，暂停或减量服用维生素 D。

二、维生素 D 缺乏性手足搐搦症

维生素 D 缺乏性手足搐搦症又称低钙惊厥，是维生素 D 缺乏性佝偻病的伴发症状之一，多见于 6 个月以内的小婴儿。目前由于维生素 D 缺乏预防工作的开展，本病已较少发生。

【病因和发病机制】

维生素 D 缺乏时，血钙下降而甲状旁腺不能代偿性分泌增加，血钙继续降低，一般血清总钙量<1.75~1.88 mmol/L（7~7.5 mg/dl）或钙离子<1.0 mmol/L（4 mg/dl）时，可导致神经肌肉兴奋性增高，出现手足抽搐、喉痉挛甚至全身性惊厥等症状。

当婴儿体内钙营养状况较差时，维生素 D 缺乏的早期甲状旁腺急剧代偿分泌增加，以维持血钙正常；当体内维生素 D 继续缺乏，甲状旁腺功能因反应过度而疲惫，以致出现血钙降低。因此，维生素 D 缺乏性手足搐搦症的患儿，同时存在甲状旁腺功能亢进所致佝偻病的临床表现和甲状旁腺功能低下所致低血钙的临床表现。

【临床表现】

主要为手足搐搦、喉痉挛和惊厥，患儿常同时伴有不同程度的佝偻病表现。

1. 隐匿型　血清钙在 1.75~1.88 mmol/L，没有典型发作的症状，但可通过刺激神经肌肉而引出下列体征。①面神经征：以手指尖或叩诊锤轻击患儿颧弓与口角间的面颊部，引起眼睑和口角抽动为阳性；②腓反射：以叩诊锤骤击膝下外侧腓神经处可引起足向外侧收缩即为阳性;③陶瑟征:以血压计袖带包裹上臂,使血压维持在收缩压与舒张压之间,5 min 之内该手出现痉挛状属阳性。

2.典型发作　血清钙低于 1.75 mmol/L 时可出现惊厥、喉痉挛和手足搐搦。①惊厥:患儿突然发生四肢抽动,两眼上窜,面肌颤动,神志不清,发作时间从数秒至数分钟以上,发作时间长者可伴口周发绀;发作停止后,意识恢复,精神萎靡而入睡,醒后活泼如常。可数日发作 1 次,或 1 d 数次甚至数十次。一般不发热,发作轻时仅有短暂的眼球上窜和面肌抽动,神志清楚。无热惊厥为最常见的发作形式。②手足搐搦:患儿突发手足痉挛,双手腕部屈曲,手指伸直,拇指内收掌心,强直痉挛;足踝关节伸直,足趾同时向下弯曲。见于较大婴幼儿。③喉痉挛:喉部肌肉及声门突发痉挛,呼吸困难,有时可突然发生窒息、严重缺氧,甚至死亡,婴儿多见。

【诊断和鉴别诊断】

突发无热惊厥,且反复发作,发作后神志清醒而无神经系统体征,同时有佝偻病存在,总血钙低于 1.75 mmol/L,离子钙低于 1.0 mmol/L,应首先考虑本病,并与下列疾病鉴别。

1.其他无热惊厥性疾病

(1)低血糖症　常发生于清晨空腹时,有进食不足或腹泻史,严重惊厥后转入昏迷,一般口服或静脉注射葡萄糖后抽搐立即停止,血糖常<2.2 mmol/L。

(2)低镁血症　常有触觉、听觉过敏,引起肌肉颤动,甚至惊厥抽搐,常见于新生儿或<3 个月牛乳喂养的婴儿,血清镁常<0.58 mmol/L。

(3)婴儿痉挛症　为癫痫的一种类型。起病于 1 岁内,呈突然发作,头及躯干、上肢均屈曲,手握拳,下肢弯曲至腹部,伴点头状抽搐和意识障碍,发作数秒至数十秒后自停;常伴智力异常,脑电图有特征性的高辐异常节律波出现。

(4)原发性甲状旁腺功能减退症　表现为间歇性惊厥或手足搐搦,间隔几天或数周发作 1 次;血磷升高>3.2 mmol/L,血钙降低<1.75 mmol/L,碱性磷酸酶正常或稍低;颅骨 X 线可见基底节钙化灶。

2.中枢神经系统感染　脑膜炎、脑炎、脑脓肿等大多伴有发热和感染中毒症状、颅内压增高体征及脑脊液改变。

3.急性喉炎　大多伴有上呼吸道感染症状,声音嘶哑伴犬吠样咳嗽和吸气困难,无低钙症状,钙剂治疗无效。

【治疗】

1.急救处理

(1)吸氧　惊厥时应立即吸氧,喉痉挛者须立即将舌头拉出口外,并进行口对口呼吸或加压给氧,必要时行气管插管。

(2)止惊　可用 10% 水合氯醛,每次 40~50 mg/kg,保留灌肠;或地西泮每次0.1~0.3 mg/kg 肌内注射或缓慢静脉注射。

2.钙剂治疗　尽快给予 10% 葡萄糖酸钙 5~10 ml 加入 10% 葡萄糖注射液 5~20 ml 中,缓慢静脉注射(10 min 以上),惊厥停止后口服钙剂。

3.维生素 D 治疗　急诊症状控制后,按维生素 D 缺乏性佝偻病给予维生素 D治疗。

三、维生素 D 中毒*

近年来屡有因维生素 D 摄入过量引起中毒的报道,应引起儿科医师的重视。中毒原因多为:①短期内多次给予大剂量维生素 D 治疗佝偻病;②预防量过大,每日摄入维生素 D 过多,或大剂量维生素 D 数月内反复肌内注射;③误将其他骨骼代谢性疾病或内分泌疾病诊为佝偻病而长期大剂量摄入维生素 D。维生素 D 中毒剂量的个体差异大。一般小儿每日服用 500 ~ 1 250 μg(2 万 ~ 5 万 IU),或每日 50 μg/kg(2 000 IU/kg),连续数周或数月即可发生中毒。敏感小儿每日 100 μg(4 000 IU),连续 1~3 个月即可中毒。

【发病机制】

当机体大量摄入维生素 D,使体内维生素 D 反馈作用失调,血清 $1,25-(OH)_2D_3$ 的分泌增加,肠吸收钙、磷增加,血钙浓度过高,继而诱发降钙素(CT)调节,使血钙大量沉积于各器官组织,则引起相应器官组织受损的表现。如钙盐沉积于肾可产生肾小管坏死和肾钙化,严重时可发生肾萎缩、慢性肾功能损害;钙盐沉积于小支气管与肺泡,损坏呼吸道上皮细胞引起溃疡或钙化灶,易继发呼吸道感染;如在神经系统、心血管等重要器官组织出现较多钙化灶,可产生不可逆的严重损害。

【临床表现】

早期症状为厌食、恶心、倦怠、烦躁不安、低热,继而出现呕吐、顽固性便秘,体重下降。重症可出现惊厥、血压升高、心律不齐、烦渴、尿频、夜尿甚至脱水、酸中毒;尿中出现蛋白质、红细胞、管型等改变,随即发生慢性肾衰竭。

【诊断】

有维生素 D 过量的病史 因早期症状无特异性,且与早期佝偻病的症状有重叠,如烦躁不安,多汗等,应仔细询问病史加以鉴别。早期血钙升高>3 mmol/L;尿钙强阳性,尿蛋白阳性,严重时可见红细胞、白细胞、管型。X 线检查可见长骨干骺端钙化带增宽(>1 mm)、致密,骨干皮质增厚,骨质疏松或骨硬化;颅骨增厚,呈现环形密度增深带;重症时大脑、心、肾、大血管、皮肤有钙化灶。可出现氮质血症、脱水和电解质紊乱,肾 B 超示肾萎缩。

【治疗】

疑维生素 D 中毒即应停用维生素 D,如血钙过高应限制钙的摄入,包括减少富含钙的食物的摄入。加速钙的排泄,口服氢氧化铝或依地酸二钠减少肠钙的吸收,使钙从肠道排出;口服泼尼松抑制肠内钙结合蛋白的生成而降低肠钙的吸收;亦可试用降钙素。注意保持水、电解质的平衡。

第三节　锌缺乏症

锌与胎儿发育、儿童智力、生长发育、新陈代谢、组织修复均密切相关。锌是人体必需的微量元素之一,在体内的含量仅次于铁。锌缺乏是由于锌摄入不足或体内代谢障碍导致体内锌缺乏,引起食欲减退、生长发育迟缓、皮炎和异食癖等临床表现的营养素缺乏性疾病。

【病因】

1. 摄入不足　动物性食物不仅含锌丰富而且易于吸收,故素食者容易缺锌。全胃肠道外营养如未加锌也可致严重缺锌。

2. 吸收障碍　锌在小肠被吸收,各种原因所致的腹泻皆可妨碍锌的吸收。谷类食物中含大量植酸和粗纤维,这些均可与锌结合而妨碍其吸收。牛乳含锌量与母乳相似,但牛乳锌的吸收率(39%)远低于母乳锌(65%),故长期纯牛乳喂养也可致缺锌。肠病性肢端皮炎是一种常染色体隐性遗传病,因小肠缺乏吸收锌的载体,故可致严重缺锌。

3. 需要量增加　在生长发育迅速阶段的婴儿,或组织修复过程中,或营养不良恢复期等皆可发生锌需要量增多,而发生相对锌缺乏。

4. 丢失过多　如反复出血、溶血,大面积烧伤、慢性肾病、长期透析、蛋白尿及应用金属螯合剂(如青霉胺)等均可因锌丢失过多而导致锌缺乏。

【临床表现】

1. 消化功能减退　缺锌影响味蕾细胞更新和唾液磷酸酶的活性,使舌黏膜增生、角化不全,以致味觉敏感度下降,发生食欲不振、厌食、异嗜癖等症状。

2. 生长发育落后　缺锌妨碍生长激素轴功能及性腺轴的成熟,故常表现为生长发育线性下降,体格矮小,性发育延迟。

3. 免疫功能降低　缺锌会影响 T 淋巴细胞功能、自然杀伤细胞的活性、胸腺刺激的结构或活性、γ-干扰素、细胞因子及免疫调节因子的分泌或合成等多种环节,引起机体的免疫功能降低,患儿易发生感染。

4. 智能发育延迟　缺锌可使脑 DNA 和蛋白质合成障碍,脑内谷氨酸浓度降低,从而引起智能发育延迟。

5. 其他　如脱发、皮肤粗糙、皮炎、地图舌、反复口腔溃疡、创伤愈合迟缓、视黄醛结合蛋白减少出现夜盲、贫血等。

【实验室和其他检查】

1. 空腹血清锌浓度　正常最低值为 11.47 μmol/L(75 μg/dl)。

2. 餐后血清锌浓度反应试验(PICR)　测空腹血清锌浓度(A0)作为基础水平,然后给予标准饮食(按全天总热量的 20% 计算,其中蛋白质为 10% ~ 15%,脂肪为 30% ~ 35%,碳水化合物为 50% ~ 60%),2 h 后复查血清锌(A2),按公式 PICR = (A0~A2)/A0×100% 计算,若 PICR>15% 提示缺锌。

3. 发锌测定　不同部位的头发和不同的洗涤方法均可影响测定结果,轻度缺锌时发锌浓度降低,严重时头发生长减慢,发锌值反而增高,故发锌不能反映近期体内的锌营养状况。

【诊断和鉴别诊断】

根据缺锌的病史和临床表现,如生长发育线性下降和食欲下降等,血清锌<11.47 μmol/L,PICR>15%,锌剂治疗有效等即可诊断。

笔记栏

【治疗】

1. 针对病因　治疗原发病。

2. 饮食治疗　鼓励多进食富含锌的动物性食物,如肝、鱼、瘦肉、禽蛋、牡蛎等。初乳含锌丰富。

3. 补充锌剂　常用葡萄糖酸锌,每日剂量为锌元素 0.5~1.0 mg/kg,相当于葡萄糖酸锌 3.5~7 mg/kg,疗程一般为 2~3 个月。长期静脉输入高能量者,每日锌用量为:早产儿 0.3 mg/kg;足月儿至 5 岁 0.1 mg/kg;>5 岁 2.5~4 mg/d。

锌剂的毒性较小,但剂量过大也可引起恶心、呕吐、胃部不适等消化道刺激症状,甚至脱水和电解质紊乱。长期服用高浓度锌盐可抑制铜的吸收而造成低铜血症、贫血、中性粒细胞减少、肝细胞中细胞色素氧化酶活力降低等。

【预防】

锌的每日推荐量为:6 个月以下 1.5 mg;6 个月~1 岁以下 8 mg;1~4 岁以下 12 mg;4~7 岁以下 13.5 mg。提倡母乳喂养,坚持平衡膳食是预防锌缺乏的主要措施,戒挑食、偏食、吃零食的习惯。对可能发生缺锌的情况如早产儿、人工喂养者、营养不良儿、长期腹泻、大面积烧伤等,均应适当补锌。

思考题

1. 蛋白质-能量营养不良患儿有何主要临床表现? 如何进行分型和分度?

2. 病例分析

患儿,女孩,11 个月,因“睡眠不安 2 个月”就诊。患儿约 2 个月前起出现睡眠不安,夜间为重,经常夜间醒来哭闹。白天患儿烦躁、不易安慰。爱出汗,夜间为重。既往史无特殊。个人史:第 1 胎第 1 产,足月自然分娩(4 月份出生),生后母乳喂养,按时添加辅食,未补充维生素 D 和钙剂。查体:T 36.9 ℃,P 120 次/分,R 35 次/分,BP 80/50 mmHg(1 mmHg＝0.133 kPa),体重 9.2 kg,身长 73 cm。可见肋膈沟,双肺呼吸音清,HR 135 次/分,律齐,腹膨隆呈蛙腹,肝脾未及。下肢轻度“O”形腿。实验室检查:血清钙稍低,血磷降低,碱性磷酸酶增高。

请分析:

(1)请提出该患儿的初步诊断和诊断依据。

(2)如何进行鉴别诊断? 进一步应做哪些有价值的辅助检查?

(3)请提出该病的治疗原则。

(河南医学高等专科学校　王　彦)

第五章

新生儿与新生儿疾病

学习目标

◆掌握　新生儿的护理、生理性黄疸与病理性黄疸的鉴别、常见疾病的临床表现及诊断与治疗。

◆熟悉　新生儿的分类、特点、常见疾病的病因及预防措施。

◆了解　新生儿常见疾病的发病机制。

◆能够正确进行新生儿窒息复苏、黄疸光照治疗、寒冷损伤综合征暖箱复温的操作。初步具有开展新生儿居家护理、常见疾病预防宣教与指导的能力,具有进行新生儿常见疾病诊断与治疗的能力。

第一节　新生儿概述

新生儿(neonate)是指从出生断脐开始到生后满28 d的婴儿。新生儿出生后机体内外环境发生巨大变化,机体需要进行调整和适应,但由于各器官系统功能尚不成熟,调节和适应能力差,发病率和死亡率极高,尤其是生后24 h内。

【新生儿分类】

1. 根据出生时的胎龄分类

(1)足月儿　指胎龄满37周至未满42周出生的新生儿。

(2)早产儿　指胎龄未满37周出生的新生儿。其中胎龄未满28周出生的新生儿为极早早产儿或超未成熟儿。

(3)过期产儿　指胎龄满42周或以上出生的新生儿。

2. 根据出生体重分类

(1)正常出生体重儿　指出生体重在2 500~4 000 g的新生儿。

(2)低出生体重儿　指出生体重不足2 500 g的新生儿。其中出生体重不足1 500 g者称极低出生体重儿,出生体重不足1 000 g者称超低出生体重儿。

(3)巨大儿　指出生体重超过4 000 g的新生儿。

3. 根据出生体重和胎龄的关系分类

(1)适于胎龄儿　指出生体重在同胎龄儿平均出生体重的第 10~90 百分位之间者。

(2)小于胎龄儿　指出生体重在同胎龄儿平均出生体重的第 10 百分位以下者。

(3)大于胎龄儿　指出生体重在同胎龄儿平均出生体重的第 90 百分位以上者。

4. 根据出生后的周龄分类

(1)早期新生儿　指出生后 1 周以内的新生儿,属于围生儿。其发病率和死亡率在整个新生儿期最高,需要加强护理和监测。

(2)晚期新生儿　指出生后第 2 周至第 4 周末的新生儿。

5. 高危儿　指已经发生或可能发生危重疾病需要密切监护的新生儿。常见于以下情况:

(1)孕母有异常妊娠史　孕母年龄小于 16 岁或大于 40 岁;母亲为 Rh 阴性血型;有糖尿病、感染、慢性心肺疾病、吸毒、吸烟、酗酒史;孕期有阴道流血、妊娠高血压、先兆子痫、子痫、前置胎盘、胎盘早剥、羊膜早破等;既往有死胎、死产或性传播疾病史等。

(2)分娩过程异常　难产、手术产、急产、产程延长,或分娩过程中使用镇静或止痛药等。

(3)出生时存在异常　窒息、早产儿、巨大儿、多胎儿、先天畸形、宫内感染等。

第二节　正常足月儿和早产儿的特点及护理

正常足月儿是指胎龄在≥37 周且<42 周,出生体重≥2 500 g 并≤4 000 g,无畸形和疾病的活产婴儿。早产儿因其各器官系统发育尚未成熟,故又称未成熟儿(premature infant)。近年来,我国的早产儿出生率呈逐年上升趋势,死亡率高达12.7%~20.8%,且胎龄越小,体重越轻,死亡率越高。因此,预防早产对降低新生儿死亡率、儿童伤残率具有重要的意义。引起早产的原因较多,其中母孕期感染、吸烟、酗酒、吸毒、外伤、过度劳累、多胎等是引起早产的主要原因,遗传因素与早产也有一定的关系。

一、足月儿和早产儿的特点

(一)外观特点

正常足月儿哭声响亮;皮肤红润,皮下脂肪丰满,胎脂多,毳毛少;头大,头发分条清楚;外耳郭软骨发育良好,耳舟清晰;四肢屈肌张力高,呈屈曲状;乳晕清楚,乳房可扪到结节,且直径>4 mm;指(趾)甲长达到或超过指(趾)端,足底纹理多而交错;男婴双侧睾丸完全下降至阴囊,女婴大阴唇完全遮盖小阴唇。

早产儿与足月儿在外观上有着明显的不同(表 5-1),因此可根据初生婴儿的体格特征和神经发育成熟度来判断其胎龄。

表5-1　正常足月儿与早产儿的外观特点

	正常足月儿	早产儿
皮肤	红润,皮下脂肪丰满,毳毛少	绛红,水肿,毳毛多
头	占身长比例的1/4	占身长比例的1/3
头发	分条清楚	分条不清楚,细、软、乱
耳壳	软骨发育良好,耳舟成形、直挺	软,缺乏软骨,可折叠,耳舟不清楚
乳腺	乳晕清楚,结节直径>4 mm	乳晕不清,无结节或结节直径<4 mm
外生殖器	男婴睾丸已降至阴囊、阴囊皱裂形成,女婴大阴唇遮盖小阴唇	男婴睾丸未降或未完全降至阴囊、阴囊少皱裂,女婴大阴唇不能遮盖小阴唇
指(趾)甲	达到或超过指(趾)端	未达到指(趾)端
跖纹	足纹遍及整个足底,多而交错	足底纹理少

（二）生理特点

1.呼吸系统　胎儿肺内充满液体。自然分娩出生时,1/3~1/2肺液经产道挤压后,由口鼻排出,其余肺液在建立呼吸后由肺间质内的毛细血管和淋巴管吸收,如吸收延迟,则出现湿肺。选择性剖宫产儿因缺少产道挤压和自然分娩过程中所形成的促进肺液清除的肺部微环境,易导致肺液吸收延迟,引起新生儿暂时性呼吸困难。新生儿胸廓几乎呈桶状,肋间肌较薄弱,呼吸主要靠膈肌的升降,呈腹式呼吸。新生儿呼吸较表浅,呼吸频率较快,安静时约为40次/分,如持续超过60~70次/分称呼吸急促,常由呼吸或其他系统疾病所致。呼吸道管腔狭窄,黏膜柔嫩,血管丰富,纤毛运动差,易发生感染、气道阻塞而致呼吸困难、拒乳。

早产儿呼吸中枢、肺及肋间肌发育未成熟,呼吸浅表而不规则,易出现周期性呼吸、呼吸暂停及青紫。周期性呼吸是指呼吸停顿5~10 s又出现呼吸,不伴有心率、血氧饱和度变化及青紫;呼吸暂停是指呼吸停止>20 s,伴心率<100次/分及发绀者。呼吸暂停发生率与胎龄有关,胎龄越小,发生率越高,常于生后1~2 d出现。早产儿肺泡表面活性物质少,易发生呼吸窘迫综合征。

2.循环系统　胎儿出生后血液循环动力学发生巨大变化。①呼吸建立:肺循环阻力降低,肺血流量增加,回流至左心房的血量明显增加,体循环压力增高;②脐带结扎:胎盘-脐血循环终止,右心血流量减少,右心房压力降低;③卵圆孔和动脉导管在功能上关闭,从而完成胎儿血液循环向成人血液循环的转变。严重肺炎、酸中毒、低氧血症时,肺血管压力升高,可致卵圆孔、动脉导管重新开放,出现右向左分流,称持续胎儿循环。新生儿心率波动范围较大,一般为90~160次/分。足月儿血压平均为70/50 mmHg。

早产儿心率快,血压较足月儿低,因毛细血管脆弱,缺氧时易发生出血。部分早产儿早期可有动脉导管开放。

3.消化系统　足月儿出生时吞咽功能已较完善,但胃呈水平位、容量小,贲门括约肌松弛,幽门括约肌较发达,易发生溢乳甚至呕吐。除淀粉酶外,新生儿消化道内已能分泌充足的消化酶,因此不宜过早喂淀粉类食物。消化道面积相对较大,管壁薄、黏膜通透性高,有利于大量流质食物中营养物质的吸收,但也易使肠腔内毒素及消化不全产物进入血液循环,引起中毒症状。肝内尿苷二磷酸葡萄糖醛酸基转移酶的量及活力不足,易引起生理性黄疸;肝对多种药物处理能力(葡萄糖醛酸化)低下,易发生药物中毒。足月儿生后 24 h 内排出糊状、墨绿色的胎便,2~3 d 排完;如生后 24 h 仍未排胎便,应排除肛门闭锁等消化道畸形。

早产儿吸吮能力差,吞咽反射弱,胃容量小,易呛奶、溢乳、呕吐,常导致哺乳困难、吸入性肺炎。各种消化酶虽接近足月儿,但胆酸分泌少,对脂肪的消化吸收较差。肝功能更不成熟,生理性黄疸较足月儿重且持续时间长,易发生胆红素脑病。肝合成蛋白能力差,肝糖原储备少,易发生低蛋白血症、水肿和低血糖。

4. 泌尿系统　足月儿出生时肾的结构发育已完成,但功能不成熟。肾小球滤过率低,肾小管浓缩功能较差,不能迅速有效地排出过多的水和溶质,易出现水肿。肾处理酸负荷能力低,易发生代谢性酸中毒。一般在生后 24 h 内开始排尿,如超过 48 h 无尿,应寻找原因。生后 1 周内每日排尿可达 20 次。

早产儿肾小管浓缩功能更差,对钠的重吸收能力差,易发生低钠血症。葡萄糖阈值低,易发生糖尿。碳酸氢根阈值极低,肾小管排酸能力差,更易发生代谢性酸中毒。人工喂养的早产儿应注意采用早产儿配方奶粉,因普通牛乳中蛋白质含量及酪蛋白比例高,可致内源性氢离子增加,易引起晚期代谢性酸中毒。

5. 血液系统　足月儿出生时血红蛋白约 170 g/L(140~200 g/L),其中胎儿血红蛋白占 70%~80%,数周后逐渐为成人血红蛋白所代替。出生后因摄入量少、不显性失水等原因,血液浓缩,血液中的红细胞和血红蛋白相对较高,通常于生后 24 h 达高峰,约于第 1 周末恢复至出生水平,以后逐渐下降。因出生时及出生后对各种刺激产生应激反应,生后第 1 天白细胞可达 $(15~20)×10^9$/L,3 d 后明显下降,5 d 时约为 $10×10^9$/L。在白细胞分类中,出生时以中性粒细胞为主,生后 4~6 d 中性粒细胞与淋巴细胞比例相近,以后淋巴细胞占优势。血小板数与成人相似。由于肝内维生素 K 储存量少,血液中凝血因子Ⅱ、Ⅶ、Ⅸ、Ⅹ活性较低,易发生新生儿出血症。

早产儿周围血液中有核红细胞较多,白细胞和血小板稍低于足月儿,血液中凝血因子Ⅱ、Ⅶ、Ⅸ、Ⅹ活性更低,更易发生出血,尤其是肺出血与颅内出血。因红细胞生成素水平低、先天储铁不足等,生理性贫血出现早,且出生胎龄越小,贫血程度越重,持续时间越长。

6. 神经系统　新生儿的脑相对较大,但脑沟回未完全形成,皮质功能发育不完善。大脑皮质兴奋性低,睡眠时间长,一昼夜觉醒时间仅有 2~3 h。大脑皮质对下级中枢的抑制较弱,且锥体束、纹状体发育不全,常出现不自主、不协调动作。出生时具有觅食反射、吸吮反射、拥抱反射、握持反射等原始神经反射,生后 3~4 个月自然消失。如新生儿期这些反射减弱或消失,或数月后仍然存在,常提示神经系统疾病。此外,正常足月儿的凯尔尼格征、巴宾斯基征可呈阳性,腹壁反射、提睾反射不稳定,偶可出现阵发性踝阵挛。新生儿脊髓相对较长,其末端位于第 3、4 腰椎水平,故腰椎穿刺时应在第 4~5 腰椎间隙进针。

早产儿神经系统成熟度与胎龄有关,胎龄越小,功能越差,原始反射越难引出或反射不完全。此外,早产儿脑室管膜下存在发达的胚胎生发基质,易发生脑室周围-脑室内出血及脑室周围白质软化;易发生缺氧而导致缺氧缺血性脑病。

7.体温 新生儿体温调节中枢功能尚不完善,体表面积相对较大,皮下脂肪薄,易于散热。寒冷时无寒战反应,主要依靠棕色脂肪氧化代谢产热,故体温不稳定,在保暖不当时容易出现低体温,甚至发生寒冷损伤综合征。环境温度过高、进水少时,蒸发散热增加2~3倍,可致脱水、血液浓缩而发热,称为脱水热。

早产儿体温调节中枢功能更不完善,皮下脂肪薄,棕色脂肪少,产热能力差,寒冷时更易发生低体温。同时,汗腺发育差,环境温度高时体温亦易升高。

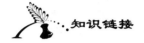 知识链接

脱水热

多发生于炎热的夏季,约1/3的新生儿于生后3~4 d出现发热,体温可高达39~40 ℃,常伴有烦躁不安、哭闹、皮肤潮红等,但小儿能吃奶、精神状态良好。多由于环境温度过高导致新生儿脱水、血液浓缩所致。处理方法是:喂温开水或5%~10%葡萄糖注射液,每次10~30 ml,每2小时一次,也可静脉补充1∶4盐糖溶液200~300 ml。水分补足后多于12~24 h体温恢复正常。

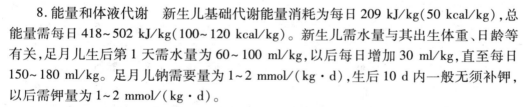

8.能量和体液代谢 新生儿基础代谢能量消耗为每日209 kJ/kg(50 kcal/kg),总能量需每日418~502 kJ/kg(100~120 kcal/kg)。新生儿需水量与其出生体重、日龄等有关,足月儿生后第1天需水量为60~100 ml/kg,以后每日增加30 ml/kg,直至每日150~180 ml/kg。足月儿钠需要量为1~2 mmol/(kg·d),生后10 d内一般无须补钾,以后需钾量为1~2 mmol/(kg·d)。

早产儿生后第1周内每日所需能量较足月儿低,而每日所需水量较足月儿高,吸吮、吞咽、消化能力差,生后数周内常需要肠道外营养。出生胎龄小于32周的早产儿钠需要量为3~4 mmol/(kg·d),因甲状旁腺功能低下,易发生低钙血症。

9.免疫系统 新生儿的非特异性免疫和特异性免疫功能均不成熟。皮肤黏膜薄嫩易损伤,结扎的脐部未完全闭合,呼吸道纤毛运动差,呼吸道与消化道局部的分泌型IgA缺乏,胃酸杀菌力弱,血-脑屏障功能差,血清补体含量低,调理素活性低,白细胞吞噬作用差。T细胞对特异性抗原应答能力不足;新生儿血清IgG含量低,而IgM和IgA不能通过胎盘,故新生儿易发生消化道和呼吸道感染,尤其是革兰阴性杆菌感染。

早产儿免疫功能更差。皮肤娇嫩,屏障功能差,体液及细胞免疫功能均很不完善,血清IgG和补体水平较足月儿更低,极易发生感染,且预后较差。

10.常见的几种特殊生理状态

(1)生理性黄疸 见本章第八节。

(2)生理性体重下降 足月儿出生后因摄入不足,以及不显性失水及排便、排尿致水分丢失等,生后数天出现体重下降(占体重的6%~9%),约于1周降至最低点

（不超过体重的 10%），10 d 左右恢复到出生体重，称生理性体重下降。早产儿生理性体重下降的幅度大（占体重的 15%~20%），体重恢复速度也较足月儿慢。

（3）生理性乳腺肿大　男女新生婴儿出生后 4~7 d 均可出现乳腺肿大，如蚕豆至鸽蛋大小，部分婴儿乳房尚可分泌少许乳汁，多于 2~3 周自行消退。此种现象与新生儿体内存在一定数量来自于母体的雌激素、孕激素有关。无须治疗，切忌挤压，以免感染。

（4）假月经　部分女婴于生后 5~7 d 阴道可流出少量血性分泌物或非脓性分泌物，可持续 1 周。是由于来自母体的雌激素突然中断所致。一般无须处理。

（5）"马牙"和"螳螂嘴"　在新生儿口腔上腭中线和齿龈切缘部位常有黄白色、米粒大小的小颗粒，是上皮细胞堆积或黏液腺分泌物积留所致，俗称"马牙"或"上皮珠"，数周后可自行消失。在口腔两侧的颊部各有一隆起的脂肪垫，俗称"螳螂嘴"，有利于吸吮。"马牙"和"螳螂嘴"均属生理现象，不可挑割，以免发生感染。

（6）新生儿红斑和粟粒疹　新生儿生后 1~2 d，在头部、躯干及四肢常出现大小不等的多形斑丘疹，1~2 d 后自然消退，称"新生儿红斑"。因皮脂腺分泌物堆积，在鼻尖、鼻翼、颜面部出现小米粒大小、黄白色皮疹，脱皮后自然消失，称"新生儿粟粒疹"。两者均无须处理。

二、足月儿和早产儿的护理

1. 呼吸管理　原则是保持呼吸道通畅，及时处理呼吸暂停，维持有效呼吸。出生后立即清除新生儿口腔、鼻腔内的黏液及羊水。避免新生儿口、鼻被捂及颈部弯曲，早产儿仰卧时在肩下放置软垫，保持气道通畅。早产儿呼吸暂停时，用手轻弹、拍打足底或托背等恢复呼吸，无效时可使用甲基黄嘌呤类药物，如枸橼酸咖啡因等，枸橼酸咖啡因的首次负荷量为 20 mg/（kg·d），以后 5 mg/（kg·d）维持。如有发绀、呼吸急促等缺氧表现时，给予低流量、低浓度、间歇吸氧，以维持动脉血氧分压 50~80 mmHg（早产儿 50~70 mmHg）或经皮血氧饱和度 90%~95%（小于 29 周的早产儿为 85%~92%）为宜。早产儿禁止常规吸氧、长时间吸氧、高浓度吸氧，以防眼睛晶状体后纤维增生而失明。

2. 保暖　出生后应用温暖毛巾擦干新生儿体表，并采取适当的保暖措施，使其处于中性温度之中。中性温度是指机体维持体温正常所需的代谢率和耗氧量最低时的环境温度。出生体重、出生日龄不同，中性温度也不同，出生体重越低、日龄越小，所需要的中性温度越高（表 5-2）。足月新生儿居室室温以 22~24 ℃、湿度以 55%~65% 为宜；早产儿的室温应保持 24~26 ℃，晨间护理时升高到 27~28 ℃，相对湿度为 55%~65%。出生体重小于 2 000 g 或体温过低者，应采用暖箱保暖，根据出生体重、日龄选择暖箱温度，各种操作集中进行，并尽量缩短操作时间。无条件者可采用热水袋、电热毯等简易保暖措施。因头部表面积大，易散热，寒冷季节新生儿应带柔软的帽子。每 4 小时测体温 1 次，如发现异常，及时处理。

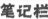

表 5-2　不同体重新生儿的中性温度

出生体重（kg）	中性温度			
	35 ℃	34 ℃	33 ℃	32 ℃
1.0	初生 10 d 内	10 d 以后	3 周以后	5 周以后
1.5		初生 10 d 内	10 d 以后	4 周以后
2.0		初生 2 d 内	2 d 以后	3 周以后
>2.5			初生 2 d 内	2 d 以后

3. 喂养　出生后即可试哺母乳，最迟不超过 30 min，以促进母乳分泌。新生儿期采用按需哺乳，喂乳后将其竖抱，轻拍背部，排出咽下的空气，防止溢乳，然后将其放置右侧卧位。无母乳者采用配方乳喂养，每 3 小时一次，每日 7~8 次；每日喂乳量根据能量及婴儿耐受情况计算，从小量开始，逐渐增加，以哺乳后安静、无腹胀和理想的体重增长（15~30 g/d，平均 20 g/d）为宜。

早产儿也应尽早母乳喂养，对吸吮力能力差、吞咽功能不协调者，可将母乳吸出消毒后用滴管或管饲喂养。无法母乳喂养者采用早产儿配方乳喂养。喂乳量根据早产儿耐受力而定，胎龄越小、出生体重越低，每次喂乳量越小，喂乳间隔的时间越短，以不发生呕吐及胃潴留为宜，根据喂养后有无腹胀、呕吐、胃内残留（管饲喂养）及体重增长情况（理想的体重增长是每天增长 10~15 g/kg）进行调整。喂乳量不能满足能量需要者采用静脉补充营养液。对于出院时矫正胎龄已经达到适于胎龄儿标准的早产儿，应尽可能采用母乳喂养，无母乳者采用标准的婴儿配方乳喂养；对于出院时矫正胎龄为小于胎龄儿的早产儿，母乳喂养儿应加母乳强化剂，配方乳喂养儿应选择含较高蛋白质、无机盐、微量元素的配方乳喂养，直至达到追赶生长标准。

4. 预防感染　保持新生儿室内清洁、卫生，避免拥挤、空气污染。工作人员进入新生儿室必须戴口罩、帽子，护理和检查新生儿前应严格洗手，遵守无菌操作，避免交叉感染。感染性疾病患者避免进入新生儿室。

5. 皮肤、黏膜护理　新生儿应勤洗澡，头、颈、腋窝等皮肤皱折处应保持清洁、干燥，以免糜烂。保持口腔清洁，口腔黏膜不易擦洗。每次大便后用温水洗臀部，软毛巾蘸干，使用柔软、吸水强的尿布，并勤换勤洗，以防尿布疹。衣服宜柔软而宽适，衣带不宜过紧。保持脐部清洁干燥，避免污染，脐带残端脱落后如有渗液或渗血，应用碘伏消毒或重新结扎；如有肉芽形成，可用硝酸银溶液烧灼局部；如有化脓性感染，用过氧化氢或碘伏消毒，并酌情应用抗生素治疗。

6. 补充维生素与微量元素　足月儿生后应肌内注射一次维生素 K_1 0.5~1.0 mg，早产儿则连用 3 d。生后 4 d 开始添加维生素 C 50~100 mg/d，10 d 后添加维生素 A 500~1 000 IU/d、维生素 D 400~1 000 IU/d。4 周后添加铁剂，足月儿给元素铁 2 mg/(kg·d)，极低出生体重儿 3~4 mg/(kg·d)，并同时添加维生素 E 25 U 和叶酸 2.5 mg，每周 2 次。

7. 预防接种　①乙肝疫苗：生后 24 h 内、1 个月、6 个月时各注射重组酵母乙肝疫苗 1 次，每次 5 μg。如母亲为乙肝病毒携带者，婴儿应于生后 6 h 内肌内注射高价乙肝免疫球蛋白(HBIG)100~200 IU,同时换部位注射重组酵母乙肝疫苗 10 μg;如母亲为 HBeAg 和 HBV-DNA 阳性患者,婴儿生后 2 周时应再使用相同剂量的高价乙肝免疫球蛋白 1 次。②卡介苗:足月儿出生后第 2~3 天接种卡介苗,早产儿应暂缓接种,对疑有先天免疫缺陷的新生儿,绝对禁止接种卡介苗。

8. 疾病筛查　应进行先天性甲状腺功能减退症、苯丙酮尿症等先天代谢缺陷病的筛查。

第三节　新生儿窒息

新生儿窒息是指婴儿出生后不能建立正常的自主呼吸而导致低氧血症、高碳酸血症、代谢性酸中毒及全身多脏器损伤,是引起新生儿死亡和儿童伤残的重要原因之一。

【病因】

窒息的本质是缺氧,凡能影响胎儿和新生儿肺气体交换的因素均可引起窒息。新生儿窒息多为胎儿窒息(宫内窘迫)的延续。

1. 孕母因素　孕母患全身性慢性或严重疾病,如心肺功能不全、严重贫血、糖尿病、高血压等;妊娠高血压综合征,多胎妊娠,孕母吸毒、吸烟;孕母年龄大于 35 岁或不满 16 岁。

2. 胎儿因素　早产儿、巨大儿、先天畸形、羊水或胎粪吸入、宫内感染等。

3. 分娩因素　头盆不称、宫缩无力、臀位产等,致使产程延长,使用器械助产,如使用高位产钳、胎头吸引器等;子宫过度收缩,产程中应用药物不当,如麻醉剂、镇静剂、止痛药、催产药等。

4. 胎盘和脐带因素　前置胎盘、胎盘早剥、胎盘老化等;脐带脱垂、绕颈、打结、过短或牵拉等。

【病理生理】

新生儿窒息时,不能正常建立呼吸,肺泡不能扩张,肺液不能清除;缺氧、酸中毒引起肺泡表面活性物质生成减少、活性降低,以及肺血管阻力增加,胎儿血液循环重新开放、肺动脉持续高压。后者进一步加重组织缺氧、酸中毒,最终导致不可逆性脏器损伤。窒息早期,体内血液重新分布,肺、肠、肾、肌肉、皮肤等组织器官血管收缩,血流量减少,以保证脑、心和肾上腺等生命器官的血液供应。同时,促肾上腺皮质激素、肾上腺糖皮质激素、儿茶酚胺、肾素、心钠素等分泌增加,使心肌收缩力增强、心率加快、心排血量增加,外周血压轻度上升,使脑、心血液灌注得以维持;随着窒息时间延长,低氧血症持续存在,无氧代谢进一步加重代谢性酸中毒,体内储存的糖原耗尽、能量耗竭,导致脑、心和肾上腺的血流量减少,心肌受损,心率减慢、血压下降,生命器官供血减少,造成脑损伤,最终非生命器官的血流量也进一步减少,导致多脏器受损。

【临床表现】

1. 胎儿宫内窒息　早期表现为胎动增加,胎儿心率加快(≥160 次/分);晚期则胎动减弱甚至消失,胎儿心率减慢(100<次/分)或不规则,羊水被胎粪污染而成黄绿或墨绿色。

2. 生后窒息　新生儿出生后无呼吸,或刚出生 1~2 min 内呼吸加深、加快,并很快转为呼吸停止、心率减慢、血压稍升高,伴有发绀,此为原发性呼吸暂停,若能解除病因,清理呼吸道和物理刺激,即可恢复自主呼吸。若缺氧持续存在,则出现几次深度喘息样呼吸后,继而出现呼吸停止,即为继发性呼吸暂停,此时肌张力消失,皮肤苍白,心率减慢,血压下降,此阶段需正压通气方可恢复自主呼吸,否则将死亡。临床上很难区分原发性呼吸暂停和继发性呼吸暂停,均应按继发性呼吸暂停处理。

临床上采用 Apgar 评分来判断新生儿窒息程度(表 5-3)。评分项目包括皮肤颜色、心率、对刺激的反应、肌张力和呼吸 5 项指标,每项 0~2 分,总分为 10 分,分别于 1 min、5 min 和 10 min 进行。结果判定:8~10 分为正常,4~7 分为轻度窒息,0~3 分为重度窒息。1 min 评分反映窒息严重程度,是复苏的依据;5 min 和 10 min 评分反映复苏的效果并有助于判断预后。

表 5-3　新生儿窒息 Apgar 评分标准

项　目	评　分　标　准		
	0 分	1 分	2 分
皮肤颜色	青紫或苍白	身体红,四肢青紫	全身红
心率(次/分)	无	<100	>100
弹足底或插鼻管反应	无反应	有些动作,如皱眉	哭,喷嚏
肌张力	松弛	四肢略屈曲	四肢活动
呼吸	无	慢、不规则	正常、哭声响

3. 多脏器受损表现　因缺血、二氧化碳潴留、酸中毒等造成多器官功能损伤,其中脑细胞损伤最早最明显。①循环系统:心率增快,心音减弱,严重者出现心律失常、心力衰竭和心源性休克。②呼吸系统:羊水或胎粪吸入综合征、肺出血、呼吸窘迫综合征等。③神经系统:缺氧缺血性脑病和颅内出血。④消化系统:黄疸程度加重、持续时间延长,应激性溃疡、坏死性小肠结肠炎等。⑤肾损害:急性肾衰时,表现出尿少、蛋白尿、血尿素氮及肌酐增高;肾静脉栓塞时,可见血尿。⑥代谢紊乱:低血糖、低钠血症、低钙血症、高碳酸血症或代谢性酸中毒等。⑦血液系统:血小板减少、DIC 等。

【辅助检查】

对宫内缺氧胎儿,可通过羊膜镜观察羊水污染程度,或在胎头露出宫口时取胎儿头皮血进行血气分析,判断胎儿宫内的缺氧程度。出生后,应检测动脉血气、肾功能、电解质,可见 $PaCO_2$ 升高,pH 值和 PaO_2 降低,血清钾、钠、钙、镁及血糖降低。头颅 B 超可显示脑水肿或颅内出血,必要时可做头颅 CT 或 MRI 检查。

【诊断】

根据宫内窒息史(胎儿缺氧)、Apgar 评分、多器官受损表现及相关的辅助检查进行诊断。单用 Apgar 评分诊断窒息会使窒息的诊断扩大化。因此,美国儿科学会(AAP)和美国妇产科学会(ACOG)1996 年共同制定了新生儿窒息的诊断标准:①脐动脉血显示严重代谢性或混合型酸中毒,pH 值<7;②Apgar 评分 0~3 分,并且持续时

间>5 min;③新生儿早期有神经系统表现,如惊厥、昏迷或肌张力低下等;④出生早期有多器官功能不全的证据。

【治疗】

1. 复苏方案　采用公认的 ABCDE 复苏方案。①A(airway),通畅呼吸道;②B(breathing),建立呼吸;③C(circulation),维持正常循环;④D(drugs),药物治疗;⑤E(evaluation),评估。前三项最重要,其中 A 是根本,B 是关键,评估应贯穿于整个复苏过程中。应密切监测呼吸、心率和血氧饱和度三大评估指标,并遵循评估→决策→措施,如此循环往复,直至复苏成功。

2. 复苏步骤和程序

(1)快速评估　出生后立即用数秒的时间快速评估:①是足月儿吗? ②羊水清吗? ③有哭声或呼吸吗? ④肌张力好吗? 以上任何一项为"否",即进行以下初步复苏。

(2)初步复苏　在 30 s 内完成以下操作。①保暖:将患儿置于预热的辐射保暖台上,或因地制宜采用保暖措施;②摆好体位:将患儿仰卧,肩部垫高 2~3 cm,使颈部稍后伸至中枕位(图 5-1);③清理呼吸道:用吸球或吸管立即清除口、鼻、咽及气道分泌物,先吸口咽,再吸鼻腔;④擦干全身:用温热干毛巾快速擦干全身;⑤触觉刺激:用手拍打或手指轻弹患儿足底,或摩擦背部 2 次,以诱发患儿自主呼吸。

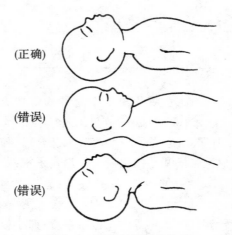

(正确)

(错误)

(错误)

图 5-1　复苏时摆放的体位

(3)正压通气　如患儿仍呼吸暂停或喘息样呼吸,心率<100 次/分,立即采取复苏气囊正压通气,面罩应密闭患儿口、鼻(图 5-2)。正压通气原则上要在氧饱和度仪的监测指导下进行,通气频率为 40~60 次/分(胸外心脏按压时为 30 次/分),吸呼比为1:2。足月儿可用空气复苏,早产儿开始给予 30%~40% 的氧,最好用空氧混合仪根据氧饱和度调整给氧浓度,使氧饱和度达到目标值。通气有效可见胸廓起伏、心率增快、肺部听到呼吸音。经 30 s 充分正压通气后,如有自主呼吸,且心率>100 次/分,可逐步减少并停止正压通气;如自主呼吸不充分,或心率<100 次/分,需继续用气囊面罩或气管插管正压通气。

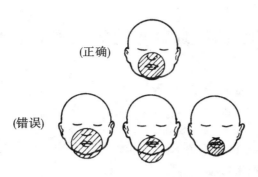

（正确）

（错误）

图 5-2　面罩正压通气时面罩放置的位置

（4）胸外心脏按压　充分正压通气 30 s 后，心率持续 <60 次/分，应同时实施胸外心脏按压。采用双手环抱拇指按压法（图 5-3），将双拇指并排或重叠于患儿胸骨体中下 1/3 处，其他手指围绕胸廓托在后背，按压频率为 90 次/分（每按压 3 次，正压通气 1 次），按压深度为胸廓前后径的 1/3。按压有效可摸到颈动脉和股动脉搏动。

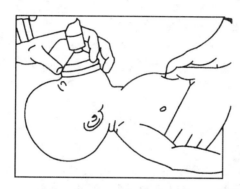

图 5-3　复苏气囊面罩正压通气，双手环抱拇指按压

（5）药物治疗　①肾上腺素：正压通气、同时胸外按压心脏 30 s 后，心率仍 <60 次/分，应立即静脉给予 1：10 000 肾上腺素 0.1~0.3 ml/kg，如难以建立静脉通道，可气管导管内注入，5 min 后可重复 1 次；②扩容剂：给药 30 s 后，如心率 <100 次/分，并有血容量不足的表现时，给予生理盐水 10 ml/kg 缓慢静脉输入（10 min 以上）。大量失血时可输血。

3. 复苏后监护与转运　复苏后仍需监测体温、呼吸、心率、血压、尿量、氧饱和度及窒息引起的多器官损伤。如并发症严重，需转运到 NICU 治疗。

【预后和预防】

1. 预后　新生儿窒息的预后取决于窒息持续的时间。慢性宫内窒息、中度窒息复苏不及时或方法不当，预后不良、死亡率和后遗症发生率高。

2. 预防　①加强围产期保健，及时处理高危妊娠；②加强胎儿监护，避免和纠正胎儿宫内缺氧；③孕母临产时慎用麻醉药或催产素等，加强产程监护，提高助产技术；④产房内配备复苏设备，便于及时进行正确复苏。

第四节 新生儿缺氧缺血性脑病

新生儿缺氧缺血性脑病(hypoxic ischemic encephalopathy,HIE)是指围生期窒息引起的部分或完全缺氧、脑血流量减少或暂停而导致的胎儿或新生儿脑损伤。据统计,我国新生儿 HIE 的发生率占活产婴儿的 0.3%~0.6%,其中 15%~20% 在新生儿期死亡,存活者中 20%~30% 可能遗留不同程度的神经系统后遗症。因此 HIE 是引起新生儿急性死亡和慢性神经系统损伤的主要原因之一。

【病因】

围生期窒息是最主要的原因,缺氧是发病的核心。此外,严重的肺部疾病、心脏病及严重的失血或贫血等影响机体氧合状态的新生儿疾病均可引起 HIE。

【发病机制】

1. 脑血流灌注改变　当缺氧缺血为部分性或慢性时,体内血流重新分布,以保证脑、心的血液供应;如缺氧持续存在,代偿机制丧失,脑血流灌注减少,并出现第二次血流重新分布,即供应大脑半球的血流量减少,以保证代谢最旺盛的基底神经节、脑干、丘脑及小脑的血流灌注,此时大脑皮质矢状旁区及其下的白质则易受损。但如窒息缺氧为急性完全性时,则不发生上述代偿机制,脑损伤可发生在基底神经节等代谢最旺盛的部位,而大脑皮质不受影响。足月儿易损区为大脑矢状旁区的脑组织,早产儿易损区则是脑室周围的白质区。

2. 脑血管自主调节功能障碍　新生儿尤其是早产儿的脑血管自主调节功能较差,缺氧和高碳酸血症又可导致脑血管自主调节功能障碍,形成"压力被动脑血流",即脑血流灌注随全身血压的变化而波动。当血压升高时,脑部血流过度灌注,可导致脑血管破裂出血;当血压下降时,脑部血流量减少,则进一步引起缺血性脑损伤。

3. 脑组织代谢异常　缺氧时,脑组织的有氧代谢不能正常进行,无氧酵解增加,组织中乳酸堆积、能量产生急剧较少,最终因酸中毒、能力耗竭,出现一系列瀑布样反应,导致脑损伤进一步恶化,造成脑细胞水肿、凋亡和坏死。

HIE 的病理改变,早期主要是脑水肿,继则出现选择性神经元死亡及梗死,后期表现为脑组织软化、多囊性变及瘢痕形成。部分表现为脑出血,包括脑室、蛛网膜下隙和脑实质出血。

【临床表现】

主要表现为意识与肌张力改变,并常伴有原始反射异常和惊厥,严重者可伴有脑干功能障碍。症状出现在生后 24 h 之内者,提示病变多在两侧大脑半球,其中 50%~70% 可发生惊厥,并常伴前囟隆起等颅内高压的表现。病变在脑干、丘脑者,可出现中枢性呼吸衰竭、瞳孔缩小或扩大、顽固性惊厥等脑干症状,常于 24~72 h 病情恶化或死亡。根据临床表现、病程及预后等,临床上分为轻、中、重三度(表5-4)。

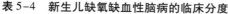

表5-4　新生儿缺氧缺血性脑病的临床分度

	轻度	中度	重度
意识	兴奋、易激惹	嗜睡	昏迷
肌张力	正常	减低	松软
拥抱反射	活跃	减弱	消失
吸吮反射	正常	减弱	消失
惊厥	可有肌阵挛	常有	有,可呈持续状态
中枢性呼吸衰竭	无	有	严重
瞳孔改变	正常或扩大	缩小	不等大,对光反射迟钝
EEG	正常	低电压,可有痫样放电	爆发抑制,等电位
病程及预后	症状在72 h内消失,预后好	症状在14 d内消失,可有后遗症	症状可持续数周,病死率高,存活者多有后遗症

【辅助检查】

1. 血液检查　出生时取脐血行血气分析,可了解患儿宫内缺氧状况。脑组织受损时,血清和脑脊液磷酸肌酸激酶同工酶(CPK-BB)升高(正常值<10 U/L),测定此酶有助于判断脑损伤的程度及预后。神经元特异性烯醇化酶(NSE)是神经元的特异性生化标志物,神经元损伤时,血浆中NSE活性升高(正常值<6 μg/L),可作为早期判断脑损伤的灵敏指标。

2. 脑影像学检查　可在HIE病程早期(72 h内)进行B超检查,并进行动态监测,了解脑水肿及基底核和丘脑、脑室内及其周围出血等病变,但对矢状旁区损伤不敏感。CT检查可了解颅内出血的范围和类型,对基底核和丘脑损伤、脑梗死等有一定参考作用,最适宜检查时间为生后4~7 d。磁共振成像(MRI)有助于判断脑损伤的类型、范围、严重程度及评估预后,能清晰显示B超和CT不易探及的部位,对于矢状旁区损伤尤为敏感。

3. 脑电生理检查　①EEG:生后1周内检查,可反映脑损伤的严重程度、判断预后,有助于对惊厥的诊断。可见脑电活动延迟(落后于实际胎龄)、异常放电、背景活动异常(以低电压和爆发抑制为主)等。②振幅整合脑电图(aEEG):具有简便、床边动态监测等优点,可评估HIE程度、预测预后。

【诊断】

根据围生期窒息等病史,意识、肌张力和原始反射改变、惊厥等表现,头颅影像学检查等进行诊断。

2005年中华医学会儿科分会新生儿学组制定了足月儿HIE的诊断标准(目前尚无早产儿HIE的诊断标准):

(1)有明确的可导致胎儿宫内窒息的异常产科病史,以及严重的胎儿宫内窘迫表现,胎心率<100次/分,持续5 min以上;和(或)羊水Ⅲ度污染,或者在分娩过程中有明显窒息史。

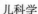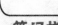
（2）出生时有重度窒息，Apgar 评分 1 min≤3 分，延续至 5 min 时仍≤5 分；或者出生时脐动脉血气 pH 值≤7.0。

（3）出生后不久出现神经系统症状，并持续至 24 h 以上，如意识改变（过度兴奋、嗜睡、昏迷）、肌张力改变（增高或减弱）、原始反射异常（吸吮、拥抱反射减弱或消失）、惊厥、脑干症状（呼吸节律改变、瞳孔改变、对光反应迟钝或消失）和前囟张力增高。

（4）排除电解质紊乱、产伤和颅内出血等原因引起的抽搐，以及宫内感染、遗传代谢性疾病和其他先天性疾病所引起的脑损伤。

同时具备上述 4 条者可确诊，第 4 条暂时不能确定者可作为拟诊病例。

【治疗】

1. 支持疗法　①维持良好的通气功能，保持 $PaO_2>60\sim80$ mmHg、$PaCO_2$ 和 pH 值在正常范围。根据血气分析选择不同的氧疗方式，严重者可应用机械通气。②维持良好的血液灌注，避免脑灌注过低或过高。低血压者可用多巴胺 $2\sim5$ μg/（kg·min）静脉滴注，也可同时加用等剂量的多巴酚丁胺。③维持血糖在正常高值（$4.16\sim5.55$ mmol/L），以保证神经细胞代谢所需能量。

2. 控制惊厥　首选苯巴比妥，负荷量为 20 mg/kg，于 $15\sim30$ min 内静脉滴注，若惊厥未被控制，1 h 后可加用 10 mg/kg。$12\sim24$ h 以后给予维持量 $3\sim5$ mg/（kg·d）。顽固性惊厥可加用地西泮，每次 $0.1\sim0.3$ mg/kg，静脉滴注，应注意观察有无呼吸抑制；或加用水合氯醛 50 mg/kg 灌肠。

3. 治疗脑水肿　避免输液过量是预防和治疗脑水肿的基础，每日液体总量不超过 $60\sim80$ ml/kg。颅内压增高时，首选呋塞米，每次 $0.5\sim1$ mg/kg，静脉注射；严重者可用 20% 甘露醇，每次 $0.25\sim0.5$ g/kg，静脉注射，每 $6\sim12$ 小时一次，连用 $3\sim5$ d。一般不主张应用糖皮质激素。

4. 亚低温治疗　原理是采用人工方法使脑温下降 $2\sim5$ ℃，以降低脑代谢、减轻脑损伤。应于发病 6 h 内治疗，持续 $48\sim72$ h。其安全性和疗效已得到初步肯定，是一项有前景的治疗措施。

5. 其他治疗　新近研究认为，HIE 急性期，应用神经节苷脂、神经生长因子等，可促进损伤的中枢神经系统功能恢复。病情稳定后尽早进行视觉、听觉、触觉、语言、运动功能及认知和交往能力等训练，同时采取经络抚触疗法，有利于促进脑功能恢复，减少后遗症。

【预后和预防】

本病预后与病情严重程度、抢救是否正确和及时有关。病情严重，意识障碍、惊厥、脑干症状持续 1 周以上，血清 CPK-BB 和脑电图持续异常者预后差，死亡率高；幸存者常遗留不同程度的后遗症，如智力障碍、癫痫等。积极推广新法复苏，防治围生期窒息是预防本病的重要措施。

第五节　新生儿颅内出血

新生儿颅内出血是由缺氧和（或）产伤等原因引起的新生儿严重脑损伤。早产儿多见,病死率高,存活者常遗留神经系统后遗症。

【病因及发病机制】

1. 缺氧　可因宫内窘迫、产时和产后窒息缺氧引起。缺氧可使血管通透性增加,血液外渗出血;或低氧血症、高碳酸血症损害脑血流自主调节功能,形成压力被动性脑血流,脑血管扩张、血管内压力增加,毛细血管破裂出血。胎龄<32周的早产儿,其脑血管缺少胶原和弹力纤维,脑血流自主调节功能差,且对缺氧及酸中毒十分敏感,故更易导致毛细血管破裂出血。

2. 外伤　主要为产伤所致。多见于足月儿。多因胎头过大、胎位不正、急产、产程过长等,使胎头所受压力过大、局部压力不均或头颅在短时间内变形过速,导致大脑镰、小脑幕撕裂和脑表面静脉撕裂,造成硬脑膜下出血。其他如头皮静脉穿刺、吸痰、搬动、气管插管等频繁操作,或机械通气时呼吸机参数设置不当等,可造成头部过分受压、脑血流动力学突然改变,引起毛细血管破裂出血。

3. 其他　新生儿患其他出血性疾病,可引起颅内出血;不适当输入甘露醇、碳酸氢钠等高渗液体,导致毛细血管破裂;孕母使用苯巴比妥、利福平、苯妥英钠等药物,可引起新生儿血小板或凝血因子减少,导致颅内出血。

【临床表现】

临床表现与出血部位、出血量及出血速度有关。轻者可无症状,大量出血者可在短时间内病情恶化而死亡。典型病例是在缺氧或产伤的基础上,先出现神经系统兴奋症状,继则出现神经系统抑制表现,最终因呼吸、循环衰竭而死亡。常见的症状和体征有以下几点:

1. 意识改变　激惹、过度兴奋、嗜睡或昏迷等。
2. 呼吸改变　增快或减慢、不规则或呼吸暂停。
3. 颅内压增高　脑性尖叫、前囟隆起、呕吐、惊厥、角弓反张等。
4. 眼及瞳孔改变　凝视、斜视、眼球震颤等,瞳孔不等大、对光反射减弱或消失。
5. 肌张力改变　早期增高,以后减低或消失。
6. 其他　不明原因的苍白、黄疸和贫血等。

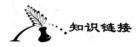
知识链接

新生儿颅内出血部位不同,临床表现不同

蛛网膜下腔出血多见于早产儿,常为缺氧引起的毛细血管内血液外渗,多数出血量少,无临床症状,预后良好;部分典型病例表现为生后第2天出现惊厥。脑实质出血多见于足月儿,多因小静脉栓塞后毛细血管

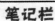

内压力增高、破裂出血,出血部位和量不同,临床表现差异很大,轻者可无明显症状,重者发病即为瞳孔改变、呼吸不规则、心动过缓等。硬膜下出血量少者可无症状,出血量较多者在出生24 h后出现惊厥、偏瘫和斜视等症状。脑室周围-脑室内出血和小脑出血均多见于早产儿,前者病情轻重不一,多有不同程度的颅内压增高表现,严重者死亡率高达50%;后者严重时主要表现为脑干压迫症状,可在短期内死亡。

【诊断】

病史、症状和体征可提供诊断线索,但确诊需靠头颅影像学检查。

1.病史 主要是异常的生产史,如缺氧窒息、难产、器械助产等。

2.症状体征 烦躁不安,尖叫,嗜睡,呕吐,惊厥,呼吸节律不整或暂停。前囟门隆起、紧张,出血严重者可见贫血。

3.头颅影像学检查 头颅B超是诊断脑室内出血的特异性手段,应为首选,并在出生后尽早进行。蛛网膜下腔出血、硬膜下出血需进行CT、MRI检查确诊。

4.脑脊液检查 当需与其他中枢神经系统疾病鉴别时,可行脑脊液检查。颅内出血时可见皱缩红细胞,蛋白含量增高,严重者在出血后24 h内脑脊液糖含量降低,5~10 d最明显。

【治疗】

1.支持疗法 保持安静,尽可能避免搬动和刺激性操作。维持正常的 PaO_2、$PaCO_2$、pH值、渗透压及灌注压。

2.止血 可选择使用维生素 K_1、酚磺乙胺、巴曲酶,酌情使用新鲜冰冻血浆。

3.止惊 可选用苯巴比妥钠、地西泮、10%水合氯醛等。

4.降低颅内压 有颅内压增高者用呋塞米,每次0.5~1.0 mg/kg,静脉注射,每日2~3次。有中枢性呼吸衰竭者可用小剂量20%甘露醇,每次0.25~0.5 g/kg,静脉注射,每6~8小时一次。

5.治疗脑积水 乙酰唑胺可减少脑脊液的产生,剂量为10~30 mg/(kg·d),分2~3次口服,疗程不超过2周。对较重的脑积水或梗阻性脑积水,可于病情稳定后每日或隔日一次腰椎穿刺,无效者可行脑室外引流。

【预后】

预后与出血部位、出血量、胎龄及其他围生期因素有关。早产儿及慢性缺氧、脑实质大量出血、脑室内出血伴脑室扩大者预后差,幸存者常遗留不同程度的神经系统后遗症。

【预防】

1.加强孕期保健 预防早产,预防胎儿缺氧,禁止孕母滥用药物,对患有出血性疾病的孕妇及时治疗。

2.提高助产技术 严密观察产程,及时发现异常产,提高器械助产技术,减少出生时窒息和产伤的发生。

3. 提高医护质量　提高气管插管、机械通气等技能操作水平,减少医源性颅内出血。

第六节　新生儿感染性肺炎

新生儿感染性肺炎(neonatal infectious pneumonia)是新生儿最常见的感染性疾病,也是新生儿死亡的主要原因。据统计,围生期感染性肺炎的死亡率为5%~20%。因新生儿感染性肺炎临床症状、体征不典型,常易被误诊或漏诊。

【病因】

1. 宫内感染　主要病原体为病毒,如风疹病毒、巨细胞病毒、单纯疱疹病毒等,也可见细菌(大肠埃希菌、克雷伯菌)、原虫(弓形虫)、衣原体或支原体感染。常因孕母感染,病原体经血行途径,通过胎盘屏障感染胎儿。

2. 出生时感染　常见病原体为大肠埃希菌、肺炎球菌、克雷伯菌等,也可为病毒、支原体等。常因羊膜早破、产程过长、分娩时消毒不严、孕母患绒毛膜炎、泌尿生殖器感染等,胎儿出生时吸入污染的羊水或母亲产道分泌物,导致感染。

3. 出生后感染　病原体以金黄色葡萄球菌、大肠埃希菌多见,近年来克雷伯菌、铜绿假单胞菌等机会菌感染增多,病毒则以呼吸道合胞病毒、腺病毒多见。常见感染途径如下:

(1)呼吸道途径　与呼吸道感染者接触、保暖不当受凉等,上呼吸道感染向下蔓延所致。

(2)血行途径　常为败血症的一部分,常见皮肤、黏膜及脐部原发感染,病原体通过血液循环感染肺部。

(3)医源性途径　常因医用器械消毒不严,如吸痰器、雾化器、吸氧面罩、气管插管等消毒不严;医护人员不严格洗手,病原体通过医护人员的手传播等。

【临床表现】

因感染时间、病原体不同,发病时间及临床表现差异较大。

1. 宫内感染性肺炎　多在生后24 h内发病,出生时常有窒息史,复苏后可出现气促、呻吟、发绀、呼吸困难,反应差、体温不稳定,肺部呼吸音粗糙、减低或闻及湿啰音,严重者出现心力衰竭、呼吸衰竭、休克、DIC等。血行感染者以黄疸、肝脾大等全身多系统受累表现为主,肺部体征不明显。病毒感染者出生时可无明显症状,而在生后2~3 d甚至1周左右逐渐出现呼吸困难,并进行性加重。

2. 出生时及出生后感染性肺炎　发病较晚,一般在出生后数日至数周出现症状。全身症状表现为发热或体温不升、反应差、拒乳等;呼吸系统表现气促、鼻翼扇动、发绀、口吐白沫、三凹征等,早期肺部体征不明显,病程中可出现细湿啰音。呼吸道合胞病毒感染者可表现喘息,肺部闻及哮鸣音。金黄色葡萄球菌性肺炎易并发脓气胸。沙眼衣原体肺炎出生后常有眼结膜炎。

【辅助检查】

1. 血液检查　血白细胞计数可升高、正常或降低。宫内感染者脐血 IgM>200~

300 mg/L。血清特异性抗体检测有助于病原学诊断。

2.胸部 X 线摄片　不同病原体感染所致肺炎胸部 X 线改变有所不同。病毒性肺炎早期无改变,发病 24 h 后显示为间质性肺炎改变,可伴肺气肿。细菌性肺炎则为支气管肺炎影像,常表现为两肺弥漫性模糊影,密度不均。金黄色葡萄球菌性肺炎可见脓胸、气胸或肺大疱影像改变。

3.其他检查　可取新生儿鼻咽分泌物、气管分泌物、胃液或血液进行细菌培养、病毒分离、免疫荧光抗体检测,有助于病原学诊断。

【诊断】

根据感染病史,临床表现有吃奶差或不吃、发热或体温不升、呼吸急促、口周发绀、口吐白色泡沫等症状,可做临床诊断。肺部体征对早期诊断意义不大。胸部 X 线检查有助于诊断。脐血 IgM>200 mg/L 对宫内感染有诊断意义。有条件者可进行病原学检查,以明确病原体。

【治疗】

1.保持呼吸道通畅　定期翻身、拍背,雾化吸入,及时清理呼吸道分泌物,保持呼吸道通畅。

2.供氧　有发绀、呼吸困难或有低氧血症、高碳酸血症时,可采用鼻导管、面罩、鼻塞持续气道正压通气(CPAP)或机械通气供氧,维持血气或经皮氧饱和度在正常范围。

3.抗感染治疗　对细菌性肺炎,病原体未明确前,可根据当地菌种流行病学特点和耐药菌株情况,联合应用针对革兰阳性菌和革兰阴性菌的两种抗生素;病原体明确后,可根据药敏试验结果选择用药,如青霉素、苯唑西林、羧苄西林、头孢拉定、头孢呋辛酯、头孢噻肟、头孢曲松等。支原体、衣原体肺炎首选红霉素等大环内酯类抗生素,单纯疱疹病毒性肺炎可用阿昔洛韦,巨细胞病毒性肺炎可用更昔洛韦。

4.支持疗法　供给充足的能量和营养素,可酌情静脉输注血浆、免疫球蛋白,以提高机体免疫功能。及时纠正水、电解质及酸碱平衡紊乱,每日输液总量 60~100 ml/kg,输液速度宜慢,以免发生心力衰竭及肺水肿。

【预防】

做好孕期保健,防止宫内感染。孕母产前有感染、产时有羊膜早破等时,孕母产前与新生儿出生后均应选用抗生素预防。注意新生儿保护,分娩时严格执行无菌技术,避免医源性感染。

第七节　新生儿肺透明膜病

新生儿肺透明膜病(hyaline membrane disease,HMD)又称新生儿呼吸窘迫综合征(respiratory distress syndrome,RDS),临床上以出生后不久出现呼吸窘迫并进行性加重为特征。多见于早产儿,胎龄越小,发病率越高。

【病因和发病机制】

基本病因是缺乏肺泡表面活性物质(pulmonary surfactant,PS)。PS 是由 Ⅱ 型肺泡上皮细胞合成并分泌的一种磷脂蛋白复合物,覆盖在肺泡表面,具有降低肺泡表面张力、防止呼气末肺泡萎陷、保持功能残气量、稳定肺泡内压和减少液体自毛细血管向肺泡渗出的作用。PS 在胎龄 18~20 周时开始产生,35~36 周迅速增加达肺成熟水平。故早产是本病的主要原因,缺氧、低体温、酸中毒等可影响 PS 分泌;分娩发动前的择期剖宫产及母亲糖尿病等使新生儿肺成熟延迟,发病率高;前置胎盘、胎盘早剥和母亲低血压等所致的胎儿血容量较少,可诱发 RDS。此外,少数患儿存在 PS 中的表面活性物质蛋白基因变异或缺陷,PS 不能发挥作用,不论足月还是早产,均易发生 HMD。

PS 缺乏时,肺泡表面张力增加,肺的顺应性降低,致使吸气时张开的肺泡在呼气末逐渐萎陷,并呈广泛性的进行性肺不张,导致通气不良,通气/血流比值降低,气体弥散障碍,出现呼吸困难、缺氧、发绀、酸中毒;缺氧、酸中毒又使肺毛细血管通透性增高,液体漏出,造成肺间质水肿和纤维蛋白沉着在肺泡表面,形成嗜伊红性透明膜,进一步阻碍气体弥散,加重缺氧、酸中毒,并抑制 PS 生成,形成恶性循环。

【临床表现】

一般在生后 6 h 内出现呼吸困难,并呈进行性加重。主要表现为呼吸急促、呼气时呻吟、吸气性三凹征、鼻翼扇动等,呼吸>60 次/分,面色青灰或苍白、发绀;严重时呼吸表浅、呼吸节律不整、呼吸暂停,四肢肌张力低下。由于呼气时肺泡萎陷、肺不张逐渐加重,视诊可见胸廓扁平;听诊两肺呼吸音减低,肺泡有渗出液时可闻及细湿啰音。心音减弱,胸骨左缘可闻及收缩期杂音(急性期肺血管阻力增加,或恢复期肺血管阻力降低,导致动脉导管开放)。严重者可发生心力衰竭、肺水肿、呼吸衰竭,以致死亡。

HMD 生后 24~48 h 病情最重,病死率高,重症患儿常于 3 d 内死亡。存活 72 h 以上者,肺成熟度增加,病情逐渐恢复。未使用 PS 的早产儿,若生后 12 h 出现呼吸窘迫,一般不考虑本病。此外,近年来因选择性剖宫产的增加,足月儿 HMD 的发病率有不断上升趋势,与早产儿相比,足月儿的发病稍迟,但症状可能更重。

【辅助检查】

1. 胸部 X 线检查　是目前确诊 HMD 的最佳手段。其特征性表现有:①毛玻璃样改变,两肺透明度普遍性减低,可见均匀一致的细小颗粒网状阴影;②双肺野均呈白色(肺泡弥漫性不张),肺肝界和肺心界消失;③支气管充气征,在"白肺"背景下,可见清晰的树枝状支气管黑影(充气的支气管)。

2. 血气分析　血 pH 值和 PaO_2 降低、$PaCO_2$ 升高,碳酸氢根减少。

3. 肺成熟度测定　测定羊水或患儿气管吸引物中卵磷脂/鞘磷脂(L/S),若≥2 提示肺发育成熟,1.5~2 为可疑,<1.5 提示肺未成熟。

4. 泡沫试验　取患儿胃液或气管吸引物 1 ml,加 95% 乙醇 1 ml,震荡 15 s 后再静置 15 min,若沿试管壁有多层泡沫形成,则可除外 HMD;若无泡沫形成,可考虑为HMD;介于二者之间,为可疑。其原理是 PS 有利于泡沫的形成和稳定,而乙醇则起抑制作用。

【诊断与鉴别诊断】

依据早产等病史,生后 6 h 内出现进行性加重的呼吸困难,胸部 X 线检查呈毛玻璃样改变、支气管充气征或"白肺",可以诊断。

需与以下疾病进行鉴别:

1. 湿肺　即新生儿暂时性呼吸增快。多见于足月儿,系肺内淋巴和(或)静脉吸收肺液功能暂时低下,使肺液清除延迟而滞留于肺内,影响气体交换,为自限性疾病。生后数小时出现呼吸增快,超过 60~80 次/分,但吃奶、哭声、反应等正常,重者可有发绀、呻吟等表现。听诊呼吸音减低,可闻及湿啰音。X 线检查以肺泡、间质、叶间胸膜积液为特征,甚至合并胸腔积液。一般对症治疗即可,2~3 d 症状可缓解。

2. B 组链球菌肺炎 是由 B 组链球菌败血症引起的宫内感染性肺炎,有时临床表现及 X 线检查与 HMD 相似。但母亲妊娠晚期多有感染、羊膜早破或羊水异味史,母血或宫颈拭子培养有 B 组链球菌生长,抗生素治疗有效。

3. 膈疝 表现为阵发性呼吸急促及发绀。腹部凹陷,患侧胸部听诊呼吸音减弱、消失,但可闻及肠鸣音;X 线胸片可见患侧胸部有充气的肠曲或胃泡影、肺不张,纵隔向对侧移位。

【治疗】

治疗目的是保证通气换气功能,待自身 PS 生成增加,病情得以恢复。机械通气和应用 PS 是治疗的重要手段。

1. 一般治疗 ①保暖:维持环境温度在 22~24 ℃,相对湿度在 55%~65%,使患儿体温保持在 36~37 ℃之间,减少氧耗,防止低氧血症。②保证能量和液体供给:第 1 天供给 5% 或 10% 的葡萄糖注射液 65~75 ml/kg,以后逐渐增加;不能吸吮、吞咽者可用鼻饲法或静脉补充营养。③监测:体温、呼吸、心率、血压、动脉血气等。④保持呼吸道通畅:及时清除呼吸道分泌物,必要时行雾化吸入后吸痰。⑤纠正酸中毒;⑥抗生素应用:若合并感染,应根据药敏试验选用抗生素。

2. 氧疗和辅助通气 ①吸氧:根据缺氧程度选用鼻导管、面罩、头罩或鼻塞吸氧,维持 PaO_2 在 50~80 mmHg 和经皮血氧饱和度($TcSO_2$)为 90%~95%。②持续气道正压通气(CPAP):鼻塞最常用,也可经面罩、鼻咽管或气管插管进行;为防止呼气时肺泡萎陷,维持气道正压为 4~6 cmH_2O;吸入氧分数(FiO_2)>0.3,PaO_2<50 mmHg 或 $TcSO_2$<90%。③常频机械通气:在此不做详细介绍。应积极预防机械通气引发的呼吸机相关肺炎、肺气漏、支气管肺发育不良、早产儿视网膜病等并发症。

3. PS 替代治疗 PS 有天然制剂(从猪肺、牛肺中提取)和人工合成制剂,重组 PS 为合成的天然型 PS,临床疗效较好。对于胎龄较小和出生体重较低的早产儿,出生后最好立即给予 PS,以预防 HMD 的发生;对于已确诊的 HMD 患儿,应立即给予;对部分 HMD 仍在进展的患儿,需使用第 2 剂或第 3 剂。推荐剂量:首次 100~200 mg/kg,再次给予 100/kg。用法:药物(干粉剂需稀释)摇匀后经气管插管缓慢注入肺内。每次注入后,需用复苏气囊加压通气,以助药液扩散,并防止因药液黏滞而致气道阻塞。

4. 关闭动脉导管 ①限制液体入量,使用利尿剂,减少血液分流,减少肺液积聚,减轻心脏前负荷。②吲哚美辛:为前列腺素合成酶抑制剂,可减少前列腺素 E 的合成,促进动脉导管关闭。首次剂量 0.2 mg/kg,静脉给药,用药后 12 h、24 h 可再重复给药 1 次,每次 0.1 mg/kg。③布洛芬:为非选择性氧化酶抑制剂,治疗动脉导管未闭与吲哚美辛具有同样疗效。首次剂量 10 mg/kg,口服,用药后 24 h、48 h 再重复 1 次,每次 5 mg/kg,但对胎龄<27 周的早产儿用药应慎重。④手术治疗:药物治疗无效者可考虑手术结扎动脉导管。

【预后与预防】

1. 预后 新生儿肺透明膜病的预后与出生胎龄、缺氧程度、出生 3 d 内的病情程度等有关。病情重者多于 3 d 内死亡,存活者 3 d 后可逐渐好转、恢复,但缺氧重、时间长者易引起新生儿缺氧缺血性脑病、颅内出血等。

2. 预防　①加强高危妊娠和分娩的监护及治疗,预防早产、新生儿窒息;②及早治疗孕妇糖尿病,严格掌握剖宫产指征;③对欲行剖宫产或提前分娩者,应准确测双顶径和羊水中 L/S 值,以判定胎儿大小和胎肺成熟度,可在分娩前 7 d 至 24 h 给孕母肌内注射或静脉注射地塞米松或倍他米松,促进胎儿肺成熟;④对于胎龄小于 30~32 周的早产儿,力争生后 30 min 内常规应用 PS,若条件不允许也应争取 24 h 内应用。

第八节　新生儿黄疸

新生儿黄疸(neonatal jaundice)是由于新生儿血液中胆红素积聚而引起的皮肤、黏膜、巩膜或其他器官的黄染现象。分生理性与病理性两类,生理性黄疸是由新生儿胆红素代谢特点决定,病理性黄疸是由各种致病因素所致,病情轻重不一,重者可导致胆红素脑病,常引起严重的神经系统后遗症。

【新生儿胆红素代谢特点】

1. 胆红素产生过多　新生儿每日产生的胆红素多,为成人的 2 倍以上(新生儿 8.8 mg/kg,成人 3.8 mg/kg)。其主要原因是胎儿的红细胞数量过多、寿命短,生后过多的红细胞破坏,且血红蛋白快速分解;此外,旁路胆红素和其他组织来源的胆红素多。

2. 血清白蛋白联结胆红素的能力不足　血液中的胆红素需与白蛋白联结,才能被运送到肝进行代谢,且联结的胆红素不能透过血-脑屏障,但未联结的非结合胆红素则呈脂溶性,能透过血-脑屏障,进入中枢神经系统,引起胆红素脑病。新生儿血中的白蛋白量少,且刚娩出的新生儿存在不同程度的酸中毒,会减少胆红素与白蛋白的联结。早产儿胎龄越小,联结胆红素的量也越少。

3. 肝细胞处理胆红素的能力差　新生儿肝细胞膜上的 Y、Z 蛋白受体含量少,致使肝细胞摄取胆红素的能力差;新生儿肝细胞内的尿苷二磷酸葡萄糖醛酸转移酶含量较少、活力不足,不能及时将未结合胆红素转变为结合胆红素;新生儿尤其是早产儿易出现暂时性的肝内胆汁淤积,细胞将胆红素排泄到肠道的能力暂时低下。

4. 肝肠循环量增加　新生儿出生后前几天,肠蠕动差、肠道正常菌群尚未建立,随胆汁进入肠道的结合胆红素不能被还原为粪胆素原及其代谢产物而排出体外;同时,新生儿肠道内 β-葡萄糖醛酸苷酶的活性较强,易将结合胆红素水解为未结合胆红素,被肠黏膜吸收,经门静脉返回至肝,加重肝负担。

【分类】

1. 生理性黄疸　由于新生儿肝功能不成熟、生理性溶血等原因,新生儿的胆红素代谢不同于年长儿及成年人,致使约有 85% 的足月儿和绝大多数早产儿在新生儿期会出现暂时性的血清胆红素增高,引起黄疸。

生理性黄疸的特点为:①一般情况良好;②足月儿生后 2~3 d 出现,4~5 d 最明显,5~7 d 消退,最迟不超过 2 周消退;早产儿多于生后 3~5 d 出现,5~7 d 最明显,7~

9 d 消退,最长延迟至 3~4 周消退;③每日血清胆红素升高<85 μmol/L(5 mg/dl)或每小时升高<8.5 μmol/L(0.5 mg/dl);④足月儿的血清胆红素<221 μmol/L(12.9 mg/dl),早产儿<256 μmol/L(15 mg/dl),但在临床上,早产儿的血清胆红素水平即便是低于此值,也有发生胆红素脑病的案例。因此,目前多数学者接受采用日龄或小时龄血清胆红素值进行评估,并根据不同出生胎龄和生后小时龄,以及是否存在高危因素来进行判断(图 5-4)。

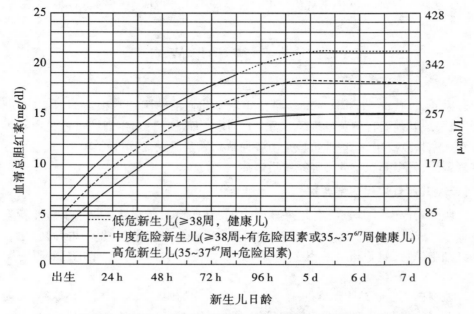

图 5-4　胎龄>35 周新生儿不同胎龄和生后小时龄的光疗标准

2. 病理性黄疸　是在一种或多种致病因素作用下出现的黄疸,其特点为:①黄疸出现早(生后 24 h 内);②黄疸持续时间长,足月儿>2 周,早产儿>4 周;③黄疸或退而复现;④血清胆红素迅速增高,每日血清胆红素上升>85 μmol/L(5 mg/dl)或每小时上升>8.5 μmol/L(0.5 mg/dl),或血清总胆红素已达到相应日龄及相关危险因素下光疗干预标准(图 5-4);⑤血清结合胆红素>34 μmol/L(2 mg/dl)。

具备以上五项中一项即可诊断为病理性黄疸。

【引起新生儿病理性黄疸的常见疾病】

1. 新生儿溶血病　是指母、婴血型不合所引起的同族免疫性溶血。在已发现的 26 个人类血型系统中,ABO 血型不合最常见,其次是 Rh 血型不合。ABO 溶血病多发生于母亲为 O 型、子女为 A 型或 B 型血者,Rh 溶血病发生于母亲为 Rh 阴性(主要是无血型抗原 D)、子女为 Rh 阳性血型者。当胎儿的红细胞通过胎盘进入母体,或母体通过输血、接种疫苗等接触过血型抗原后,刺激机体产生相应抗体,当此种抗体(IgG)进入胎儿血液循环后,即可引发抗原抗体反应,造成溶血,但并不是所有母子血型不合都发生溶血病,ABO 血型不合者仅有 1/5 发病,RhD 血型不合者也仅有 1/20 发病。此外,因血型抗原 A 和 B 物质在自然界分布较广,而血型抗原 D 物质等在自然界很少,且绝大多数的中国人为 Rh 阳性血,因此,ABO 溶血多见、多发生于第一胎,而 Rh

溶血病少见、一般不发生于第一胎(除外既往输过 Rh 阳性血者)，但 Rh 溶血病情较重，且胎次越多，病情越重。

临床表现的轻重与溶血程度基本一致。多数 ABO 溶血病主要表现黄疸、贫血，其他表现不明显。Rh 溶血病症状较重，患儿生后 24 h 内出现黄疸，并迅速加重，伴重度贫血，甚至出现心力衰竭；因重度贫血、低蛋白血症、心力衰竭，可导致全身水肿(胎儿水肿)；同时，因骨髓外造血增加，可出现肝脾大等。

新生儿溶血病时，血清非结合胆红素升高。当非结合胆红素过高，透过血-脑屏障，造成中枢神经系统功能障碍时，称胆红素脑病，是新生儿溶血病最严重的并发症。胆红素脑病依据其临床表现，分为 4 期，其中第 1~3 期称为急性胆红素脑病；第 4 期称为慢性胆红素脑病，即核黄疸，是指胆红素造成基底神经节、海马、下丘脑神经核和小脑神经元坏死和相应的神经核黄染，形成慢性、永久性临床后遗症。具体表现如下：

(1)警告期　表现嗜睡、吸吮无力、反应低下、肌张力降低、拥抱反射减弱或消失。历经 12~24 h。

(2)痉挛期　出现双眼凝视、肌张力增高、发热、脑性尖叫、惊厥、呼吸暂停、双手紧握、双臂内旋，可呈角弓反张状。持续 12~48 h，如不及时治疗，1/3~1/2 患儿死亡。

(3)恢复期　吸吮力、对外界的反应、呼吸好转，惊厥次数减少，角弓反张逐渐消失，肌张力逐渐恢复。约持续 2 周。

(4)后遗症期　常在生后 2 个月左右出现后遗症状。表现手足徐动、眼球运动障碍、听觉障碍和牙釉质发育不良，也可遗留脑性瘫痪、智能落后、抬头无力、流涎等。

血清总胆红素和非结合胆红素均明显升高。改良直接抗人球蛋白试验(改良 Coombs)、抗体释放试验为检测致敏红细胞的敏感试验，阳性可确诊。游离抗体试验阳性表明血清中存在游离的血型抗体，有助于评估是否继续溶血、换血后效果。

2. 新生儿肝炎　多为宫内病毒感染所致，常见病毒有乙型肝炎病毒、巨细胞病毒、风疹病毒、单纯疱疹病毒等感染。一般于生后 2~3 周出现黄疸，逐渐加重，伴不吃奶、体重不增、大便色浅，尿色深黄，肝(脾)大。血清非结合胆红素和结合胆红素均增高，查肝功能异常。

3. 新生儿败血症　见本章第九节。

4. 先天性胆道闭锁　生后 1~3 周出现黄疸，进行性加重，肝进行性增大，质硬、光滑，粪便呈灰白色(陶土色)。如不及时治疗，3~4 个月可发展为胆汁淤积性肝硬化。血清胆红素以结合胆红素增高为主。

5. 母乳性黄疸　一般于母乳喂养后 4~5 d 出现黄疸，持续加重，1~3 周达高峰，血清胆红素可高达 342 μmol/L，患儿一般状态良好，黄疸于 6~12 周后下降，停喂母乳 3 d 后黄疸明显减轻或消退。血清胆红素以非结合胆红素增高为主。

此外，缺氧、酸中毒、脱水、头颅血肿或颅内出血等，影响胆红素的代谢，亦可诱发或加重黄疸。

【诊断与鉴别诊断】

首先应根据黄疸出现的时间、达到高峰的时间、持续的时间，以及一般情况和有无伴随症状、血清胆红素的测定结果等，鉴别生理性黄疸与病理性黄疸。如判断为病理性黄疸，应根据黄疸的特点、伴随的临床表现及实验室检查等，明确病因诊断(表5-5)。

表5-5　新生儿黄疸的鉴别诊断

原因	黄疸出现时间	伴随临床表现	实验室检查
生理性黄疸	生后2~3 d	一般情况良好,无伴随症状	以非结合胆红素增高为主
新生儿溶血病	生后24 h内	贫血、肝脾大、胎儿水肿等	以非结合胆红素增高为主
新生儿肝炎	生后2~3周	畏食、呕吐、体重不增、大便色浅,尿色深黄,肝(脾)大	非结合和结合胆红素均增高
新生儿败血症	多于1周内	伴全身感染中毒症状,有脐炎、皮肤脓疱疮等感染病灶	早期以非结合胆红素增高为主 晚期则以结合胆红素增高为主
先天性胆道闭锁	生后1~3周	肝进行性增大,质硬、光滑,粪便呈灰白色(陶土色)	以结合胆红素增高为主
母乳性黄疸	母乳喂养后4~5 d	一般状态良好	以非结合胆红素增高为主

【治疗】

1.生理性黄疸　无须特殊治疗。注意保暖,及时喂乳,多喂水,可加快黄疸消退。

2.病理性黄疸　尽早查明病因,针对病因治疗。黄疸明显者采取以下治疗措施。

(1)光照疗法　简称光疗,是降低血清非结合胆红素简单而有效的方法。常选用蓝光照射,可使非结合胆红素转变为一种水溶性的同分异构体,直接经胆汁和尿液排出。

1)光疗指征　足月儿血清总胆红素>205 μmol/L(12 mg/dl)。早产儿因血-脑屏障发育不完善,胆红素更易透过血-脑屏障而引起神经系统损害,可放宽指征,积极治疗。对有窒息、低蛋白血症、感染、酸中毒等情况的高危新生儿可放宽光疗指征,对极低和超低出生体重儿可进行预防性光疗。根据患儿日龄、出生胎龄及有无其他危险因素进行光疗(图5-4)。

2)光疗设备与方法　光疗设备为光疗箱,分双面光疗箱和单面光疗箱两种,以单面光160 W、双面光320 W为宜;一般采用双面光疗箱,上、下灯管距床面的距离分别为40 cm和20 cm,采用波长为425~475 nm的蓝光和波长为510~530 nm的绿光效果最佳。光疗时,先清洁患儿皮肤,用黑色眼罩保护患儿双眼,用尿布遮盖会阴部,然后将患儿裸体放入光疗箱进行光照。光疗期间,应补充水分、维生素 B_2;每小时测体温1次,如体温超过37.8 ℃或低于35.0 ℃应暂停光疗,待体温恢复正常后再继续照射。一般光疗24~48 h可获得满意效果,连续光疗时间不宜超过4 d。

3)光疗副作用　①发热:最常见,应注意调节光疗箱温度,保持患儿体温稳定,必要时暂停光疗;②腹泻:大便为绿色稀便,一般无须处理,光疗结束即可停止,但应补充足量的水分;③皮疹:可为斑丘疹或瘀点,多不严重,可继续光疗;④青铜症:皮肤呈青铜色,血清结合胆红素高且有肝功能损害时易出现,应停止光疗,青铜症可自行消失。

(2)药物治疗　①肝药酶诱导剂:能诱导尿苷二磷酸葡萄糖醛酸基转移酶的活性,增加肝处理胆红素的能力,常用苯巴比妥 5 mg/(kg·d),分 2~3 次口服,连用 4~5 d。②清蛋白:每次 1 g/kg,可增加其与非结合胆红素的联结,降低血清游离胆红素浓度,预防胆红素脑病。③免疫球蛋白:用于新生儿溶血病,可阻断单核吞噬细胞系统 Fc 受体,抑制吞噬细胞破坏已被抗体致敏的红细胞,早期应用效果好。多采用一次大剂量疗法,1 g/kg,于 6~8 h 内静脉滴注。④口服肠道益生菌,改变肠道内环境,减少肝肠循环。⑤纠正代谢性酸中毒,利于清蛋白与非结合胆红素联结。

(3)换血疗法　可换出血中部分游离抗体和致敏红细胞,减轻溶血;换出血中大量胆红素,预防胆红素脑病;纠正贫血,改善氧的携带与利用,防止心力衰竭。

1)指征　①产前已明确诊断,出生时脐血总胆红素>68 μmol/L(4 mg/dl),血红蛋白<120 g/L、伴水肿、肝脾大和心力衰竭者;②生后 12 h 内血清胆红素每小时上升>12 μmol/L(0.7 mg/dl)者;③光疗 4~6 h 后血清胆红素仍每小时上升 8.6 μmol/L(0.5 mg/dl),光疗失败者;④已有胆红素脑病早期表现者。

2)方法　临床多采用经外周的动、静脉同步换血,也可选择脐动、静脉同步换血。ABO 溶血病者最好选用 O 型红细胞加 AB 型血浆的混合血,或用抗 A、抗 B 效价不高的 O 型血;Rh 溶血病患儿可用 Rh 阴性、ABO 血型与患儿相同的血。一般换血量为患儿血量的 2 倍(150~180 ml/kg)。

第九节　新生儿败血症

新生儿败血症是指病原体侵入新生儿血液循环,并在其中生长、繁殖、产生毒素而造成的全身炎症反应。常见病原体为细菌,也可见真菌、病毒及原虫。新生儿败血症尤其是早产儿败血症发病率、病死率较高。

【病因及发病机制】

1.内在因素　①非特异性免疫功能差:皮肤薄嫩易受损伤,脐部存在天然的创口,呼吸道纤毛运动差,胃液酸度低、杀菌力弱,肠黏膜通透性高,黏膜局部缺乏分泌型 IgA,淋巴结过滤与局限感染的作用差,血-脑屏障功能不全,血液中补体水平低,溶菌酶含量低,白细胞吞噬和杀菌力低下,粒细胞-集落刺激因子、白细胞介素 8 等细胞因子的能力低下。②特异性免疫功能差:新生儿体内主要为来自于母体的 IgG,且含量与出生胎龄有关,胎龄越小,IgG 含量越低,故早产儿更易感染;IgM、IgA 分子量较大,不能通过胎盘,新生儿体内含量很低,因此新生儿易患革兰阴性菌感染;因未曾接触特异性抗原,T 细胞为初始 T 细胞,产生细胞因子的能力低下,不能有效辅助 B 细胞、巨噬细胞、自然杀伤细胞和其他细胞参与免疫反应。

2.病原菌　葡萄球菌最常见,其次是大肠埃希菌等革兰阴性杆菌。克雷伯菌属感染在发达城市呈上升趋势,其次为铜绿假单胞菌。近年来条件致病菌、厌氧菌感染有增加趋势。

3.感染途径　①出生前感染:孕妇患菌血症时细菌可通过胎盘感染胎儿,羊膜囊

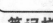

穿刺、经宫颈取绒毛标本时消毒不严格,均可直接感染胎儿。②出生时感染:羊膜早破、产程延长时,细菌上行污染羊水,胎儿吞入污染的羊水;经阴道取胎儿头皮血、产钳助产损伤、急产消毒不严等可使细菌直接感染新生儿。③出生后感染:最常见,细菌常从脐部、皮肤与黏膜损伤处侵入,也可由呼吸道、消化道侵入。出生前、出生时感染病原体以大肠埃希菌等革兰阴性菌为主,出生后感染病原体以葡萄球菌、机会致病菌为主。

【临床表现】

出生前、出生时感染发病早,一般在出生后 7 d 内发病,为早发型;出生后感染发病较晚,一般在出生 7 d 以后发病,为晚发型。

早期表现不典型,无特异性,一般表现为反应低下、发热或体温不升、哭声减弱等,进而出现精神萎靡、嗜睡、少吃、少哭、少动,或不吃、不哭、不动,体重不增或增长缓慢等,常有脐炎、肺炎等感染病灶。出现以下特殊表现则高度疑似败血症:①黄疸,表现为黄疸突然加重、消退延迟或退而复现,严重者发生胆红素脑病;②肝脾大,出现较晚,一般为轻至中度肿大;③出血倾向,皮肤黏膜瘀点、瘀斑,穿刺处渗血不止,消化道出血、肺出血等;④休克,面色苍灰、脉搏细速、血压下降、皮肤呈花纹状、四肢凉、尿量减少或无尿;⑤硬肿症,常提示预后不良;⑥其他,中毒性肠麻痹、中毒性脑病、呼吸窘迫或暂停;⑦合并脑膜炎、化脓性关节炎、骨髓炎等。

【实验室检查】

1. 细菌学检查

(1)细菌培养　血液培养是确诊的主要依据,应争取在使用抗生素前抽血。疑似肠源性感染者同时进行厌氧菌培养,长时间用青霉素类或头孢类抗生素者应进行 L 型细菌培养,以提高阳性率。根据病情可进行脑脊液、尿液、胃液、外耳道分泌物、咽拭子、皮肤脓疱液、脐部分泌物等培养,培养阳性有助于诊断。血培养阴性并不能排除败血症,血培养和病灶分泌物培养结果一致更具有临床意义。

(2)病原菌抗原及 DNA 检测　常用对流免疫电泳(CIE)、酶联免疫吸附试验(ELISA)、乳胶颗粒凝集(LA)等方法,用已知抗体检测血液、脑脊液、尿液中的未知病原菌抗原,特异性与敏感性强。采用 16SrRNA 基因的 PCR 分型、DNA 探针等分子生物学技术协助诊断。

2. 非特异性检查

(1)周围血象　白细胞总数减少,在 $5 \times 10^9/L$ 以下,或增高达 $20 \times 10^9/L$ 以上(≤3 d 者,白细胞>$25 \times 10^9/L$)。

(2)白细胞分类　杆状核细胞/中性粒细胞≥0.16。

(3)血小板计数　通常<$100 \times 10^9/L$。

(4)C 反应蛋白(CRP)　在急性感染 6~8 h 后即升高,8~60 h 达高峰,感染控制后血中浓度迅速下降,可用于新生儿败血症的早期诊断和治疗效果的判断。末梢血 CRP≥8 μg/ml 为异常。

(5)血清降钙素原(PCT)　细菌感染后 PCT 出现较 CRP 早,抗生素治疗有效后血清 PCT 迅速下降,具有高度特异性和敏感性。

(6)血清白细胞介素6(IL-6)　IL-6 反应较 CRP 早,感染控制后 24 h 内恢复正常。

【诊断】

1.临床诊断　具有临床表现,且具备下列之一:①非特异性检查2项及2项以上异常;②血标本病原菌抗原或DNA检测阳性。

2.确定诊断　具有临床表现,且具备下列之一:①血培养或无菌体腔内培养出致病菌;②如果血培养培养出机会致病菌,则必须于另次(份)血或无菌体腔内或导管头培养出同种致病菌。

【治疗】

1.抗生素治疗　用药原则为早期、联合、静脉、足疗程用药。病原菌未明确前,应结合当地菌种流行病学特点和耐药菌株情况,选择针对革兰阳性菌和革兰阴性菌的两种抗生素联合应用;病原菌明确后可根据药敏试验结果选择抗生素,但药敏试验不敏感而临床有效者可暂不换药。

肺炎球菌、链球菌可选择青霉素、哌拉西林等;葡萄球菌大多对青霉素耐药,宜选用苯唑西林、头孢拉定、头孢曲松、万古霉素等;革兰阴性杆菌选用氨苄西林、羧苄西林、哌拉西林、头孢噻肟、头孢曲松、头孢他啶等;厌氧菌感染首选甲硝唑;支原体、衣原体、螺旋体、立克次体感染选择红霉素。

对血培养阴性者,应在经抗生素治疗后病情好转时起,继续用药5~7 d;对血培养阳性者,疗程至少需要10~14 d;有并发症者应治疗3周以上。用药期间应注意药物毒副作用,1周以内的新生儿尤其是早产儿,肝肾功能不成熟,给药次数应减少。

2.清除感染灶　局部有脐炎、皮肤脓疱疹、口腔黏膜溃烂等感染病灶者,应做相应处理。

3.支持疗法　不能正常喂养者,可鼻饲喂养或静脉补充营养,供给足够能量和液体,维持血糖和电解质在正常水平。

4.对症治疗　注意保暖,发热时降温。有发绀等缺氧表现时吸氧,烦躁、惊厥者可用镇静止惊药。有休克者输新鲜血浆或白蛋白,应用多巴胺或多巴酚丁胺。注意纠正酸中毒。有脑水肿时应用脱水剂。

5.免疫疗法　静脉注射免疫球蛋白(IVIG),200~600 mg/kg,每日1次,连用3~5 d,可提高IgG水平。重症患儿可行交换输血,换血量100~150 ml/kg。中性粒细胞明显减少者可输粒细胞,每次1×10^9/kg粒细胞。

【预防】

加强孕期保健,预防出生前感染;提高助产技术,及时处理异常分娩、胎膜早破,严格无菌操作,预防出生时感染;做好新生儿护理,适当进行保护性隔离等,预防出生后感染。

第十节　新生儿破伤风*

新生儿破伤风是由破伤风梭状杆菌侵入新生儿脐部,并产生痉挛毒素引起以牙关紧闭、全身肌肉强直性痉挛为特征的急性感染性疾病,临床多于4~7 d发病,故又称

"脐风""锁口风""七日风"。

【病因和发病机制】

破伤风梭状杆菌为革兰阳性厌氧菌,广泛存在于土壤、尘埃和粪便中,其芽胞抵抗力强,普通消毒剂无效。出生时断脐、结扎脐带的用物、接生者的手或覆盖脐带残端的敷料等消毒不严,可使破伤风梭状杆菌污染脐部,并在脐部缺氧的环境中生长繁殖,产生痉挛性神经毒素。毒素沿神经干、淋巴液等到达脊髓前角细胞和脑干运动神经核,与中枢神经组织中的神经节苷脂结合,使其不能释放抑制性神经递质甘氨酸、氨基丁酸,引起全身肌肉持续强烈收缩。此外,神经毒素还可兴奋交感神经,引起心动过速、血压升高、多汗等。

【临床表现】

潜伏期为3~14 d,其中4~7 d多见,发病越早,病情越重,预后越差。初期表现为哭闹、烦躁不安、张口及吸吮困难,随后逐渐发展为全身肌肉强直性痉挛,表现为牙关紧闭、面肌紧张、口角上提,呈"苦笑"面容,伴阵发性双拳紧握、上肢过度屈曲、下肢伸直,呈角弓反张状;呼吸肌和喉肌痉挛可引起呼吸困难、发绀,甚至窒息、死亡。声、光、触摸等轻微刺激即可诱发痉挛发作。痉挛发作时患儿神志清楚;病程早期患儿多不发热,后因肌肉痉挛或继发肺部感染往往出现体温升高。经合理治疗,1~4周后痉挛逐渐减轻,发作间隔时间逐渐延长,吸吮好转,但完全恢复正常需要2~3个月。病程中常并发肺炎、败血症等感染,也是致死的主要原因之一。

【诊断】

具有不洁接生史,以及典型的牙关紧闭、苦笑面容、全身肌肉痉挛等,不难做出诊断。但在早期患儿吸吮困难时,可用压舌板对其进行压舌检查,如果患儿不出现咽反射,反而是越用力压舌,口越紧闭,即"压舌板试验"阳性,即可早期诊断。

【治疗】

1. 护理 将患儿安置于单独病房,专人看护,并保持安静,避免声、光等刺激,避免不必要的检查和护理操作,喂药、更换尿布、测量体温等必要的操作应在止惊药发挥最大作用时集中完成。对不能进食者可采用鼻饲或静脉补充能量和液体,但要保持鼻饲食物及静脉液体的温度、输注速度适宜,避免冷、热与速度过快的刺激。做好呼吸道隔离,预防呼吸道感染。

2. 破伤风抗毒素(TAT) 可中和痉挛外毒素,减轻肌肉痉挛症状,但TAT只能中和游离的外毒素,对已与神经节苷脂结合的外毒素无效,因此用药越早,效果越好。TAT 1万~2万U,静脉滴注或肌内注射,同时用TAT 3 000 U注射于脐周皮下,注射之前须做皮肤过敏试验。此外,可用破伤风免疫球蛋白(TIG)500 U肌内注射。

3. 止痉药 痉挛可导致机体缺氧、窒息和能量消耗增加,有效控制惊厥至关重要。①地西泮:首选,每次0.3~0.5 mg/kg,缓慢静脉注射,每4~8小时一次,该药起效快,但因半衰期短,不适合维持治疗;②苯巴比妥:首次负荷量为15~20 mg/kg,缓慢静脉注射;维持量为5 mg/(kg·d),每4~8小时可静脉注射1次,可与地西泮交替使用;③10%水合氯醛:每次0.5 ml/kg,加生理盐水后灌肠或由胃管注入,可作为痉挛发作时临时用药。

4. 抗生素 常用青霉素,一般剂量为10万~20万U/(kg·d),每日2次,静脉注

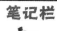

射;或用甲硝唑,首次 15 ml/kg,以后 7.5 ml/kg,每 12 小时一次,静脉滴注,疗程 7~10 d,以杀灭破伤风杆菌。

5. 脐部处理 用 3% 过氧化氢溶液清洗脐部,涂抹 2.5% 碘酊,每日 1 次,直至伤口愈合。

【预防】

积极推广无菌接生法,可预防本病。对未经严格消毒接生的婴儿,应争取在 24 h 内将婴儿脐带远端剪去一段,重新结扎,并用 3% 过氧化氢溶液清洗脐部,然后涂 2.5% 碘酊,同时肌内注射 TAT 1 500~3 000 U 或注射 TIG 75~250 U。

第十一节 新生儿寒冷损伤综合征*

新生儿寒冷损伤综合征(neonatal cold injuey syndrome)指新生儿期由寒冷、早产、感染、窒息等引起的以低体温和皮肤硬肿为主要表现,重者可出现多器官功能损害的临床综合征,也称新生儿硬肿症(sclerema neonatorum)。近年,随着生活条件改善、新生儿保暖技术的普及等,新生儿寒冷损伤综合征的患病率已显著下降。

【病因和发病机制】

1. 内因 ①新生儿尤其是早产儿的体温调节中枢发育不完善,寒冷时,增加产热和减少散热的调节能力不足,易使体温随着环境温度的降低而降低;②新生儿体表面积相对大,皮肤薄、皮下脂肪少、血管丰富,寒冷时散热增加,易发生低体温;③新生儿躯体小、体液总量少,体内贮存热量少,对失热的耐受性差,寒冷时易发生低体温;④新生儿缺乏寒战反应,寒冷时以棕色脂肪组织代谢产热为主,棕色脂肪分布在颈、腋下、中心动脉、肾和肾上腺周围,代偿产热的能力差,尤其是早产儿棕色脂肪储存少,代偿产热的能力更差,寒冷时易出现低体温;⑤新生儿的皮下脂肪主要是饱和脂肪酸,其熔点高,体温低时易凝固,出现皮肤硬肿。

2. 外因 寒冷、早产、缺氧、严重感染和严重的颅脑疾病等可使新生儿能源物质消耗增加、能量摄入不足、能源物质的代谢障碍等,使得新生儿产热更少或(和)散热更多,从而引起体温下降,皮肤和皮下脂肪硬化与水肿。

低体温和皮肤硬肿使局部血液循环缓慢淤滞,造成组织缺氧、代谢性酸中毒和微循环障碍,毛细血管通透性增加,出现水肿,严重者引起弥漫性血管内凝血、多器官肾功能障碍。

【临床表现】

一般在出生后 1 周内发生,以寒冷季节多见,夏季发病大多由严重感染、重度窒息引起。

1. 全身表现 主要是反应低下和低体温。表现为吸吮差或拒乳,哭声低弱或不哭,活动减少或不动,反应差。体温常低于 35 ℃,严重者低于 30 ℃;四肢甚至全身皮肤冰凉;因体温低,常伴有心率减慢。

2. 局部表现 主要是皮肤硬肿。局部皮肤呈暗红或青紫色、发亮,触之如橡皮样、凉,皮肤紧贴皮下组织,不能捏起、移动,按之可伴有凹陷性水肿。硬肿发生顺序为:小腿→大腿外侧→整个下肢→臀部→面颊→上肢→全身,硬肿常呈对称性;硬肿面积可按头颈部20%、双上肢18%、前胸及腹部14%、背部和腰骶部14%、臀部8%、双下肢26%进行计算。

3. 并发症　重症者易并发DIC、肺出血、急性肾功能衰竭等,其中肺出血是较常见的并发症。

根据临床表现、硬肿范围可将新生儿寒冷损伤综合征分为轻、中、重度(表5-6)。

表5-6　新生儿寒冷损伤综合征的病情分度

分　度	体温(℃)		硬肿范围	全身情况、脏器功能
	肛温	腋-肛温差		
轻度	≥35	>0	<20%	稍差
中度	<35	≥0	20%~50%	差,功能明显低下
重度	<30	<0	>50%	休克、DIC、肺出血等

【辅助检查】

根据病情,可检查血常规、血小板计数、动脉血气分析、血糖、血清电解质、血清尿素氮与肌酐、DIC筛查试验等。必要时做心电图和胸部X线检查等。

【诊断与鉴别诊断】

在寒冷季节,环境温度低、保暖不足,或存在严重的感染、窒息缺氧等疾病,有体温降低、皮肤硬肿,即可诊断。但需要与以下疾病进行鉴别诊断。

1. 新生儿皮下坏疽　多见于寒冷季节,常有难产或产钳助产史。多发生于枕部、背部、腰骶部等身体受压部位或受损部位。病变局部皮肤变硬,略有红肿,边缘不清,并迅速蔓延。病变中央初期较硬,以后软化,先呈暗红色,以后变为黑色,重者逐渐坏死形成溃疡,可有出血,也可融合成大片坏疽。新生儿皮下坏疽常由金黄色葡萄球菌感染所致。

2. 新生儿水肿　新生儿局限性水肿常见于女婴会阴部,数日可自愈。早产儿常见下肢凹陷性水肿,可延及手背、眼睑或头皮,多数可自行消退。新生儿全身水肿原因较多,如新生儿溶血病、先天性肾病等,水肿较严重,并各有其临床特点,易于鉴别。

【治疗】

1. 复温　是低体温患儿治疗的关键。原则是循序渐进,逐步复温。

(1)对肛温≥30℃、T_{A-R}为正值的患儿,可通过减少散热使体温回升。直接将患儿置于预热至中性温度的暖箱中,使患儿体温于6~12 h恢复正常。无条件时,可将患儿置于母亲怀抱中或用热水袋保暖。

(2)对肛温<30℃、T_{A-R}为负值的重度患儿,应将患儿置于比其肛温高1~2℃的暖箱中进行外加温。加温过程中每小时监测肛温、腋温1次,并提高暖箱温度0.5~1℃,最高箱温不超过34℃,使患儿体温在12~24 h恢复正常。无条件时,也可采用温水浴、热水袋、电热毯,或将患儿置于母亲怀抱中等方法加热复温。

2. 补充能量与液体　充足的能量有利于恢复和维持体温。能量开始按210 kJ/(kg·d)

[(50 kcal)/(kg·d)],随体温复升逐渐增加至419~502 kJ/(kg·d)[(100~120 kcal)/(kg·d)],液体量按0.24 ml/kJ(1 ml/kcal)给予。能喂养者尽量采用消化道营养,对喂养困难者,可进行部分或全部静脉营养。对有心、肾功能损害者,应严格控制输液速度及输液量,以防心功能不全及肺出血。

3.控制感染 根据感染情况选用抗生素,如青霉素、氨苄西林或头孢菌素等,静脉给药。慎用对肝、肾有毒性的药物。

4.治疗并发症 对心力衰竭、休克、DIC、肾衰竭、肺出血等,应及时进行治疗。

【预防】

1.做好围生期保健,积极预防早产、窒息、产伤、感染等。

2.做好新生儿保暖,新生儿出生后立即擦干,用温热的包被包裹,保持产房和新生儿室内温度不低于24 ℃,若室温低于24 ℃,应增加包被,或采用热水袋保暖等措施。早产儿出生后尽量放置于保暖箱中,保持箱温于中性温度,待体重>1 800 g或室温下体温稳定,再出箱。

3.尽早开始母乳喂养,供给充足的能量与液体量。

4.积极治疗感染、产伤、颅脑疾病等各种疾病。

思考题

1.如何鉴别新生儿生理性黄疸与病理性黄疸?

2.足月儿出生时窒息,复苏后20多小时出现惊厥,初步考虑哪些疾病? 如何进行诊断与鉴别诊断?

3.出生后不久出现呼吸困难,如何判断是肺部感染还是呼吸窘迫综合征?

4.对重症新生儿寒冷损伤综合征患儿采用保暖箱复温时,如何调整暖箱的温度?

5.患儿,女,出生36 h,皮肤黄染1 d。患儿系第2胎第1产,生后哭声响亮,但生后即发现皮肤发黄,并进行性加重。T 37.5 ℃,P 150次/分,R 38次/分,体重3.5 kg。发育正常,营养中等。面色及全身皮肤明显黄染。心肺检查无明显异常。腹软,肝达左锁骨中线肋缘下4 cm,脾达肋缘下2 cm,双下肢轻度水肿。问题:

(1)该患儿的初步诊断是什么? 需排除哪些诊断?

(2)需要进一步做哪些检查以明确诊断?

(3)若明确诊断,治疗的原则与措施有哪些?

6.患儿,男,6 d,皮肤发黄1 d,不吃、不哭2 d。患儿足月出生,顺产,哭声响亮,生后3 d出现面色、皮肤发黄,吃奶尚可。2 d前哭声变小,吃奶减少,1 d来不吃、不哭、不动,皮肤黄染加重。T 35.5 ℃,P 160次/分,R 52次/分,体重3.0 kg。精神萎靡,面色苍黄,呼吸表浅急促,巩膜、皮肤明显黄染,胸部可见散在的出血点,心肺听诊正常。脐部有少量脓性分泌物,肝达右肋缘下2.5 cm,质软。两大腿外侧皮肤硬肿发凉,拥抱、握持反射减弱。问题:

(1)该患儿的初步诊断是什么? 请列出诊断依据。

(2)需要进一步做什么检查以明确诊断?

(3)该患儿应采取哪些治疗措施?

(洛阳职业技术学院 刘笑梦)

第六章

消化系统疾病

🌀 **学习目标**

◆掌握 儿童腹泻病的病因、发病机制及轮状病毒性肠炎的临床特点,轻型腹泻与重型腹泻的临床特点与治疗原则。

◆熟悉 鹅口疮及疱疹性口腔炎的临床表现与治疗要点。

◆了解 儿童消化系统的解剖生理特点。

◆能够正确诊断儿童腹泻病脱水程度、脱水性质。初步具备运用液体疗法的能力。

第一节 儿童消化系统解剖生理特点

1. 口腔 足月新生儿出生时已有舌乳头,唇肌、咀嚼肌、两颊脂肪垫发育良好,故生后即具有较好的吸吮能力和吞咽能力,但早产儿较差。新生儿及婴幼儿口腔黏膜柔嫩,血管丰富,唾液腺发育不够完善,唾液分泌少,口腔黏膜干燥,易受损和局部感染。3个月以下小儿唾液中淀粉酶含量低,此阶段不宜喂哺淀粉类食物。3~4个月时唾液分泌开始增加,5~6个月时明显增多。此时,由于婴儿口底浅,不会及时吞咽所分泌的全部唾液,故常有流涎现象,称为"生理性流涎"。

2. 食管 新生儿和婴儿的食管呈漏斗状,黏膜纤弱、腺体缺乏、弹力组织及肌层发育不完善,食管下段括约肌发育不成熟,故10个月以下婴儿常发生胃食管反流。婴儿吸奶时常吞咽过多空气,易发生溢乳。新生儿食管长约10 cm,1岁时11~12 cm,5岁时16 cm,年长儿20~25 cm,以上数据可作为插胃管时的参考。

3. 胃 婴儿胃呈水平位,贲门括约肌发育差,控制能力弱,特别在吮吸时吞咽过多的空气后,易出现溢乳。幽门括约肌发育良好,但自主神经调节差,易引起幽门痉挛而出现呕吐。胃容量在新生儿为30~60 ml,1~3个月为90~150 ml,1岁时为250~300 ml,5岁时为700~850 ml。胃排空时间因食物种类不同而异,一般水为1.5~2 h,母乳为2~3 h,牛奶为3~4 h。早产儿胃排空慢,易发生胃潴留。小儿胃黏膜有丰富的血管,但腺体和杯状细胞较少,盐酸和各种酶的分泌均较成人少且酶活力低,故胃消化能力差。

4.肠 儿童肠管相对比成人长,为身长的 5~7 倍(成人仅为 4 倍)。肠黏膜富含血管和淋巴组织,利于食物的消化吸收;但由于肠壁薄、通透性高且屏障功能差,肠内毒素、消化不全产物和变应原等易经肠黏膜吸收入血,引起全身感染和变态反应性疾病。婴幼儿肠黏膜肌层发育差,肠系膜柔软而长,固定性差,易发生肠套叠和肠扭转。小儿直肠相对较长,黏膜和黏膜下层固定性差,肌层发育不良,易发生脱肛现象。婴儿大脑皮质功能发育不完善,进食时常引起胃-结肠反射,故大便次数常多于成人。

5.肝 小儿肝较成人相对大。婴幼儿正常肝可在右肋下触及 1~2 cm,柔软、无压痛,6~7 岁后右肋下即触不到。小儿肝血管丰富,但肝细胞和肝小叶发育不成熟,肝功能也不健全,解毒能力差,在发生感染、心力衰竭、中毒等情况时,易出现肝大和变性。婴儿肝结缔组织发育差,肝细胞再生能力强,不易发生肝硬化。此外,婴儿期胆汁分泌较少,影响脂肪的消化和吸收。

6.胰腺 出生时胰腺分泌量少,3~4 个月时增多,但胰淀粉酶活性较低,1 岁后才接近成人,故不宜过早(生后 3 个月内)喂淀粉类食物。新生儿和婴幼儿胰脂肪酶和胰蛋白酶活性均较低,故对脂肪和蛋白质的消化不够完善,因此对脂肪和蛋白质的摄入应有一定比例。

7.肠道细菌 胎儿肠道内无细菌,生后数小时细菌即从空气、乳头、用具等经口、鼻、肛门入侵至肠道,主要分布于结肠和直肠。肠道菌群主要受食物成分影响,母乳喂养儿以双歧杆菌为主,人工喂养和部分母乳喂养儿,肠道内大肠埃希菌、嗜酸杆菌、双歧杆菌及肠球菌所占比例几乎相等。婴幼儿肠道正常菌群脆弱,易受多种因素影响而发生菌群失调,引起消化功能紊乱,此时肠道内细菌大量繁殖并上移至小肠甚至胃内而致病。

8.正常儿童粪便特点

(1)母乳喂养儿粪便 多呈黄色、金黄色或绿色,均匀糊状或较稀薄,偶有细小乳凝块(奶瓣),不臭,呈酸性反应,每日 2~4 次或更多,添加辅食后次数常减少。

(2)人工喂养儿粪便 常呈淡黄色或灰黄色,较干稠而成形,含乳凝块较多,有臭味,呈中性或碱性反应,每日 1~2 次,易发生便秘。

部分母乳喂养的婴儿粪便:喂食母乳加配方乳(或牛、羊乳)婴儿的粪便与人工喂养者相似,但较软、黄,添加淀粉类食物可使大便增多,稠度稍减,稍呈暗褐色,臭味重,便次每日 1 次左右。

无论人乳、配方乳或牛、羊乳喂养,添加淀粉类、蛋、肉、蔬菜等辅食后,粪便性状会逐渐接近成人。

第二节　口　炎

口炎是指口腔黏膜的炎症。可单独发生,也可继发于腹泻、急性感染、营养不良和维生素 B、维生素 C 缺乏等,多由细菌、病毒、真菌或螺旋体引起。好发于婴幼儿。若病变仅局限于舌、牙龈、口角亦可称为舌炎、牙龈炎或口角炎等。

一、鹅口疮

鹅口疮又名雪口病,为白念珠菌感染所致。多见于新生儿和婴幼儿,营养不良、腹泻、长期应用广谱抗生素或类固醇激素的小儿易患此病。

【临床表现】

口腔黏膜表面覆盖白色乳凝块样小点或小片状物,可逐渐融合成大片,不易擦去,强行剥离后局部黏膜潮红、粗糙、可有渗血,患处不痛、不流涎,不影响吃奶,一般无全身症状。最常见于颊黏膜,其次是舌、口唇内侧、齿龈和上腭,重者则整个口腔均被白色斑膜覆盖,甚至蔓延至咽、喉、食管、气管、肺等处,此时会出现低热、拒食、呕吐、吞咽困难或呼吸困难等。取白膜少许放玻片上加 10% 氢氧化钠溶液 1 滴,在显微镜下可见真菌菌丝和孢子。注意:使用广谱抗生素可能加重病情,促进蔓延。

【治疗】

去除诱因,治疗原发疾病。哺乳前后用 2% 碳酸氢钠溶液清洗口腔,局部再涂以 10 万~20 万 U/ml 制霉菌素鱼肝油混悬液,每日 2~3 次,疗程要够,以防复发。加强营养,适当增加维生素 B_2 和维生素 C,注意哺乳卫生和口腔卫生。

二、疱疹性口腔炎

疱疹性口腔炎(herpetic stomatitis)为单纯疱疹病毒 I 型感染所致。多见于 1~3 岁婴幼儿,全年均可发生,传染性强,常在托幼机构引起小流行。

【临床表现】

起病时常突然发热,体温可达 38~40 ℃,1~2 d 后,齿龈、舌、唇内、颊黏膜等处出现散在或成簇的黄白色小疱疹,直径 2~3 mm,周围有红晕,迅速破溃后形成浅溃疡,上面覆盖黄白色纤维素性渗出物,有时累及上腭及咽部。口角及唇周皮肤亦常发生疱疹。局部疼痛剧烈,患儿常表现拒食、流涎、烦躁,伴颌下淋巴结肿大、疼痛。体温在 3~5 d 后恢复正常,病程 1~2 周。

本病应与疱疹性咽峡炎(herpangina)相鉴别,后者由柯萨奇病毒感染所致,多发生于夏秋季节,疱疹主要分布在咽部和软腭,有时见于舌,但不累及齿龈和颊黏膜,颌下淋巴结多不肿大。

【治疗】

保持口腔清洁,勤饮水,进食微温或凉的流质食物。局部可喷洒西瓜霜、锡类散等,口角和唇周皮肤可涂碘苷软膏和阿昔洛韦软膏等。疼痛严重者可在进餐前用 2% 利多卡因涂抹局部。发热时可用退热剂。继发感染者可应用抗生素。预防继发感染可涂 2.5%~5% 金霉素鱼肝油。

第三节　腹泻病

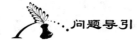问题导引

　　患儿,男,8 个月,混合喂养儿。因"呕吐、腹泻 3 d"入院。3 d 前受凉后出现呕吐、腹泻,大便十余次/天,蛋花汤样稀便,伴低热,曾在当地诊所诊治,但效果不佳,近 1 d 来呕吐、腹泻明显加重,尿量明显减少,烦躁不安,故急来就诊。病后食欲不振,精神差。体格检查:T 38.3 ℃,P 148 次/分,BP 70/50 mmHg,体重 7.5 kg。精神差,烦躁,呼吸深长,皮肤弹性差,前囟及双眼窝凹陷,口唇干燥,颈软,双肺无异常。HR 148 次/分,R 40 次/分,心音低钝,腹软,肝、脾不大,肠鸣音亢进。四肢冷,有花纹,脉细弱。血常规:WBC 8.7×10^9/L,N 0.44,L 0.56;大便常规:黄稀水样,白细胞 0~3 个/HP,潜血(−)。

　　请分析:

　　该患儿初步考虑为什么疾病? 说出诊断依据。

　　腹泻病(diarrhea)是由多病原、多因素引起的以大便次数增多、性状改变为特点的一组临床综合征,严重者可伴有脱水、酸碱失衡及电解质紊乱。本病为婴幼儿时期的常见病,是我国重点防治的"四病"之一。0.5~2 岁发病率高,其中 1 岁以内约占 50%,可导致儿童营养不良和生长发育障碍,严重者可致死亡。全年均有发病,夏季(6~8 月)及秋冬季(10~12 月)有 2 个发病高峰。

【病因】

　　1. 易感因素

　　(1)消化系统特点　婴幼儿消化系统发育尚未成熟,胃酸和各种消化酶分泌少,且酶活力低下,不能适应食物质和量的较大变化,同时生长发育快,所需营养物质相对较多,胃肠道负担重,因而容易发生消化功能紊乱。

　　(2)机体防御功能差　婴儿胃酸偏低,杀菌能力较弱;血清免疫球蛋白(IgA、IgM)和胃肠道 SIgA 均较低,免疫功能较差;新生儿出生后正常肠道菌群尚未完全建立,或因营养不良、免疫功能低下、长期应用糖皮质激素或广谱抗生素等导致肠道菌群失调,使肠道对入侵的致病微生物缺乏拮抗作用,均易促发肠道感染。

　　(3)人工喂养　牛乳等动物乳类含有的一些抗感染物质(SIgA、溶酶体等),在乳类加热过程中会被破坏,且人工喂养的食物和食具易受污染,故人工喂养儿肠道感染发病率明显高于母乳喂养儿。

2.感染因素

（1）肠道内感染　可由病毒、细菌、真菌、寄生虫等引起,尤以病毒、细菌多见。

1）病毒　秋冬季节的婴幼儿腹泻80%由病毒感染引起,其中以人类轮状病毒引起者最常见,其次是星状和杯状病毒（包括诺沃克病毒）、埃可病毒、柯萨奇病毒、冠状病毒等。

2）细菌（不包括法定传染病病原）　大肠埃希菌是引起夏季腹泻的主要病原,包括致病性、产毒性、侵袭性、出血性和黏附-集聚性大肠埃希菌5种类型。其他有空肠弯曲菌、耶尔森菌、沙门菌、难辨梭状芽孢杆菌、金黄色葡萄球菌、铜绿假单胞菌、变形杆菌等。

3）真菌　常见为白念珠菌,其次有曲霉菌、毛霉菌等。

4）寄生虫　常见为蓝氏贾第鞭毛虫、阿米巴原虫和隐孢子虫等。

（2）肠道外感染　患上呼吸道感染、肺炎、中耳炎、肾盂肾炎、皮肤感染或急性传染病等感染性疾病时可引起腹泻,其发生机制为发热、病原体释放毒素、抗生素治疗或直肠局部激惹作用等,一些病原体尤其是病毒可同时感染肠道。不合理地使用广谱抗生素,可引起肠道菌群紊乱,肠道正常菌群减少,而耐药性金黄色葡萄球菌、变形杆菌、铜绿假单胞菌、难辨梭状芽孢杆菌或白念珠菌等大量繁殖,引起药物较难控制的肠炎,称为抗生素相关性腹泻（antibiotic-associated diarrhea,AAD）。

3.非感染因素

（1）饮食因素　喂养不当是引起非感染性腹泻的主要原因,多见于人工喂养儿,如喂养量不当、喂养不定时,或食物成分不适宜、过早喂淀粉类或大量脂肪类食物、突然改变食物种类等,均可造成消化功能紊乱而引起腹泻。对牛奶、大豆等食物过敏亦可引起腹泻（过敏性腹泻）。原发性或继发性双糖酶（主要为乳糖酶）缺乏或活性下降,对糖的消化吸收不良可致腹泻。

（2）气候因素　气候突然变冷,腹部受凉使肠蠕动增加;天气过热使消化液分泌减少,而喂奶过多则增加消化道负担,易诱发腹泻。

【发病机制】

腹泻的发生机制:①渗透性腹泻:肠腔内积聚大量不能吸收的具有渗透活性的物质;②分泌性腹泻:肠腔内电解质分泌过多;③渗出性腹泻:由炎症引起的液体大量渗出;④肠道功能异常性腹泻:肠道蠕动功能异常。小儿腹泻大多非单一机制引起,而是多种机制共同作用的结果。

（一）感染性腹泻

1.病毒性肠炎　病毒侵入肠道后,在小肠绒毛顶端的柱状上皮细胞上复制,使细胞发生变性、坏死,微绒毛肿胀、变短、脱落,致小肠黏膜吸收水分和电解质的功能受损,肠液在肠腔内大量积聚而引起水样腹泻。同时,病变的肠黏膜细胞分泌双糖酶不足且活性下降,使食物中糖类消化不全而积滞在肠腔内,并被细菌分解成小分子的短链有机酸,使肠液渗透压增高。加之微绒毛破坏后使载体减少,上皮细胞钠转运功能障碍,引起水和电解质进一步丧失,致腹泻加重,并出现水、电解质及酸碱平衡紊乱（图6-1）。

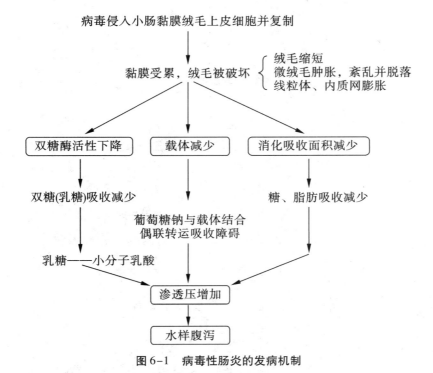

图 6-1　病毒性肠炎的发病机制

2. 细菌性肠炎

（1）肠毒素性肠炎　由各种产生肠毒素的细菌（如肠产毒性大肠埃希菌、霍乱弧菌等）感染所致的分泌性腹泻。细菌侵入肠道后，在肠腔内繁殖，并产生不耐热肠毒素（heat-labile toxin, LT）和耐热肠毒素（ST），两者与小肠黏膜上皮细胞膜上的受体结合后分别激活腺苷酸环化酶和鸟苷酸环化酶，使三磷酸腺苷（ATP）转变为环磷酸腺苷（cAMP）、三磷酸鸟苷（GTP）转变为环磷酸鸟苷（cGMP）均增多，两者均导致肠上皮细胞对 Na^+、Cl^- 和水的吸收减少，并促进 Cl^- 的分泌，使小肠液总量增加，当超过结肠的吸收限度时即排出大量水样便，引起脱水和电解质紊乱（图 6-2）。

（2）侵袭性肠炎　由各种侵袭性细菌（如肠侵袭性大肠埃希菌、沙门菌属、空肠弯曲菌、耶尔森菌、金黄色葡萄球菌等）感染所致的渗出性腹泻。细菌直接侵袭小肠或结肠壁，使肠黏膜充血、水肿、渗出，甚至发生溃疡而出现黏液脓血便，大便中可有大量白细胞和红细胞。由于肠道受损后吸收水分受限，以及细菌毒素的作用，也可出现水样便。

（二）非感染性腹泻

主要由饮食不当引起。当食物的成分不当或量过多时，可使正常消化过程发生障碍，食物不能充分消化吸收而积滞于小肠上部，使局部酸度降低，肠道下部细菌上移、繁殖，食物发酵和腐败，造成内源性感染和消化功能紊乱。同时产生的短链有机酸使肠腔内渗透压增加，腐败性毒性产物刺激肠道，使肠蠕动增加而发生腹泻、脱水和电解质紊乱（图 6-3）。

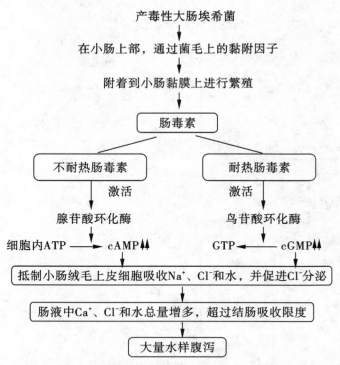

图6-2　肠毒素性肠炎发病机制（以产毒性大肠埃希菌为例）

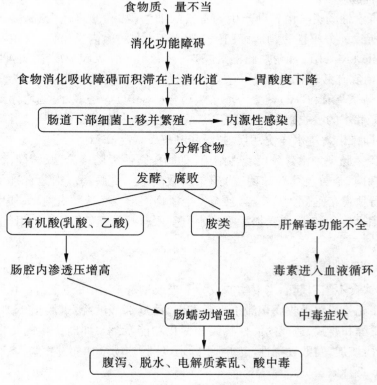

图6-3　饮食不当引起腹泻的发病机制

【临床表现】

不同病因引起的腹泻各具其临床特点。根据病程可分为急性腹泻(病程2周以内)、迁延性腹泻(病程2周至2个月)和慢性腹泻(病程2个月以上)。

1.急性腹泻

(1)轻型腹泻 多由饮食因素及肠道外感染引起。以胃肠道症状为主,主要表现为食欲不振,可有溢乳或呕吐;大便次数增多,每日多在10次以下,每次量不多,呈黄色或黄绿色稀便或水样便,常有白色或黄白色奶瓣和泡沫,有酸味。无脱水及明显全身症状,偶有低热。多在数日内痊愈。

(2)重型腹泻 多由肠道内感染引起或由轻型腹泻加重、转变而来。除有较重的胃肠道症状外,还有明显的全身中毒症状、脱水及电解质紊乱。①胃肠道症状:食欲低下,常有呕吐,严重者可吐咖啡渣样物;腹泻频繁,大便每日10次以上,甚至可达数十次,为黄色水样或蛋花汤样便,量多,可有少量黏液。②全身中毒症状:发热、面色苍灰、烦躁不安、精神萎靡、嗜睡甚至昏迷、惊厥、休克等。③水、电解质及酸碱平衡紊乱:可出现不同程度(轻、中、重)和不同性质(等渗、低渗或高渗)的脱水,以及低血钾、低血钙、代谢性酸中毒等电解质和酸碱失衡(参阅第三章第三节)。

2.迁延性和慢性腹泻 病因复杂,急性腹泻治疗不彻底、营养不良、免疫功能低下、感染、食物过敏、药物因素、肠道菌群失调、先天性畸形等均可导致急性腹泻迁延不愈甚至转为慢性,营养不良婴幼儿患病率高。患儿多无全身中毒症状,脱水、电解质紊乱及代谢性酸中毒也不明显,主要以消化功能紊乱和慢性营养紊乱为特点。营养不良患儿易致腹泻迁延不愈,持续腹泻又加重了营养不良,二者互为因果、相互影响形成恶性循环。

3.几种常见腹泻病的临床特点

(1)轮状病毒性肠炎 秋冬季最常见的小儿腹泻(又称秋季腹泻),轮状病毒也是1岁以内小儿腹泻最常见的病原。多发生在6~24个月的婴幼儿,呈散发或小流行。起病急,常伴发热和上呼吸道感染症状,一般无明显感染中毒症状。病初常先发生呕吐,随后出现腹泻,大便次数多、量多,每日可达数十次,呈黄色或淡黄色水样或蛋花汤样,可含少量黏液,无腥臭味。常伴有脱水、电解质紊乱和酸中毒。需注意,轮状病毒感染亦可侵犯多个脏器,引起无热惊厥、心肌炎、肺炎等。病程有自限性,一般3~8 d。大便镜检常检出脂肪球,偶有少量白细胞。临床上可用ELISA法或胶体金法检测粪便中的轮状病毒抗原以协助诊断。

(2)产毒性细菌所致肠炎 多发生于夏季。起病较急。轻症仅大便次数稍增多,重症则腹泻频繁,大便呈蛋花汤样或水样,含有黏液,量多。常伴呕吐,易发生脱水、电解质紊乱和酸中毒。该病亦为自限性疾病,病程多为3~7 d。大便镜检无白细胞。

(3)侵袭性细菌所致肠炎 多见于夏季,临床症状与细菌性痢疾相似。起病急,高热,腹泻频繁,大便呈黏液脓血便,有腥臭味。常伴恶心、呕吐、腹痛和里急后重,可出现严重的全身中毒症状,如惊厥、意识改变,甚至休克。大便镜检可见大量白细胞及数量不等的红细胞,细菌培养可找到相应致病菌。空肠弯曲菌常侵犯空肠和回肠,腹痛剧烈,且有脓血便,易误诊为阑尾炎或肠套叠。鼠伤寒沙门菌肠炎,大便呈深绿色脓性或白色胶冻样,多见于新生儿和婴儿,分为败血症型和胃肠型,新生儿多为败血症型,易在新生儿时流行。

（4）抗生素相关性腹泻　①金黄色葡萄球菌肠炎：多继发于长期应用大量广谱抗生素后。主要表现为发热、呕吐、腹泻及不同程度的中毒症状、脱水和电解质紊乱，甚至发生休克。典型大便为暗绿色似海水样，量多，含有黏液，少数为血便。大便镜检有大量脓细胞和成簇的革兰阳性球菌，培养有葡萄球菌生长，凝固酶试验阳性。②真菌性肠炎：多见于 2 岁以下婴幼儿，特别是营养不良、长期应用广谱抗生素的患儿。多为白念珠菌感染所致，病程迁延，常伴鹅口疮。主要表现为大便次数多，为黄色稀便，泡沫较多，带黏液，有时可见豆腐渣样细块（菌落）。大便镜检可见真菌孢子和菌丝，真菌培养可确定诊断。③假膜性小肠结肠炎：由难辨梭状芽孢杆菌引起，多种抗生素均可诱发。主要表现为腹泻，轻者大便每日数次，停抗生素后很快痊愈；重者腹泻频繁，黄色或黄绿色水样便，可有假膜（为坏死毒素所致肠黏膜坏死组织）排出，假膜脱落后，黏膜下层暴露，可使大便带血。可出现脱水、电解质紊乱和酸中毒。伴有腹痛和全身中毒症状，甚至休克。大便厌氧菌培养可助诊断。

【实验室和其他检查】

1. 大便检查　大便常规检查无或偶见白细胞者，常见于非侵袭性细菌肠炎、病毒性肠炎或非感染性腹泻；有较多白细胞者，多由各种侵袭性细菌引起，大便细菌培养可检出致病菌。真菌性肠炎大便涂片可发现真菌孢子和菌丝。病毒感染者可进行病毒分离、病毒抗体测定，或利用 PCR 及核酸探针技术检测病核酸。

2. 血常规　白细胞总数及中性粒细胞增多提示细菌感染，降低常提示病毒感染；嗜酸粒细胞增多常提示过敏性病变或寄生虫感染。

3. 血液生化检查　血钠测定可反映脱水性质，血钾、钙、镁测定可反映体内电解质变化情况。血气分析及 CO_2CP 测定可了解酸碱失衡的程度和性质。肝、肾功能及心肌酶检测可了解相应脏器功能。

4. 其他检查　十二指肠液检查可了解肠道的消化吸收能力；纤维结肠镜检和小肠黏膜活检可了解肠黏膜的病理变化；腹部 X 线平片有助于鉴别坏死性小肠结肠炎；腹部彩超有助于鉴别肠套叠等。

【诊断和鉴别诊断】

根据发病季节、病史、临床表现和大便性状等，较易做出临床诊断。同时应判定有无脱水（程度和性质）、电解质紊乱和酸碱失衡，查找腹泻病因，确定病原。迁延性和慢性腹泻的病因诊断，需选用有效的辅助检查。需与以下疾病相鉴别：

1. 生理性腹泻　多见于 6 个月以内、外观虚胖、常有湿疹的婴儿。生后不久即出现腹泻，除大便次数增多外，无其他症状，精神、食欲好，不影响生长发育。无须特殊治疗，添加辅食后，大便即逐渐转为正常。

2. 细菌性痢疾　常有流行病学史，多为夏季发病，起病急，全身症状重，大便次数多、量少，为黏液脓血便，里急后重明显。大便镜检可见较多脓细胞、红细胞和吞噬细胞，大便细菌培养检出志贺痢疾杆菌可确诊。

3. 坏死性肠炎　中毒症状重，腹痛、腹胀明显，频繁呕吐，大便呈暗红色糊状，逐渐出现典型的赤豆汤样血水便，有腐败腥臭味。大便潜血试验早期即呈阳性。腹部 X 线平片可见小肠呈局限性扩张充气、肠间隙增宽、肠壁积气等，直立位可有大小不等的液气平面。

4.肠套叠 为婴幼儿时期常见的急腹症。常先表现为阵发性规律性哭闹(阵发性腹痛),多伴呕吐,继之排血水样或果酱样大便,右上腹部可触及腊肠样包块。腹部彩超为首选检查手段,套叠部位横断扫描时发现"同心圆"或"靶环状"肿块图像,纵断扫描时可见"套筒征"。

还应与乳糖酶缺陷(乳糖不耐受性腹泻)、过敏性腹泻、阿米巴痢疾等疾病相鉴别。

【治疗】

治疗原则:调整饮食,预防和纠正水、电解质紊乱及酸碱失衡,加强护理,合理用药,预防并发症。

(一)急性腹泻的治疗

1.调整饮食 适宜的营养摄入对促进肠黏膜损伤的恢复、补充疾病的消耗、缩短腹泻病程非常重要,故腹泻患儿除严重呕吐者暂禁食(不禁水)4~6 h 外,均应继续进食。母乳喂养儿继续哺喂母乳,暂停辅食;人工喂养儿可喂以米汤、等量水稀释的牛奶或其他代乳品,腹泻次数减少后,可给予半流质,少量多餐,逐渐过渡到正常饮食;病毒性肠炎多继发有双糖酶缺乏,可暂停乳类喂养,改为豆制代乳品、去乳糖配方奶或发酵乳,以减轻腹泻,缩短病程。腹泻停止后逐渐恢复营养丰富的饮食,并每日加餐 1 次,共 2 周。

2.纠正水、电解质紊乱及酸碱失衡 参见第三章第三节。

(1)口服补液 适用于腹泻时预防脱水和纠正轻、中度脱水。常用 ORS,补液量轻度脱水 50~80 ml/kg,中度脱水 80~100 ml/kg,于 8~12 h 内补足累积丢失量;脱水纠正后将余量用等量水稀释按病情需要随意口服。在农村可就地取材、简易配制,如稀粥、面汤加盐溶液或糖盐水(清洁水+白糖+细食盐煮沸)等。

(2)静脉补液 适用于严重呕吐、腹泻,伴中、重度脱水的患儿。重度脱水时的静脉补液见图 6-4。

第 2 天及以后补液:经第 1 天补液后,脱水及电解质紊乱已基本纠正,第 2 天则主要补充继续损失量和生理需要量,一般可改为口服补液,若腹泻、呕吐仍频繁者需静脉补液。继续损失量按"丢多少补多少""随时丢随时补"的原则补充,用 1/3~1/2 张含钠液;生理需要量一般按 60~80 ml/(kg·d)补充,用 1/5~1/4 张含钠液。将两部分相加于 12~24 h 内均匀静脉滴注。需注意继续补钾。

3.纠正低钙、低镁血症 出现低钙症状时,可用 10% 葡萄糖酸钙每次 1~2 ml/kg(最大量不超过 10 ml),加等量葡萄糖溶液稀释后缓慢静脉注射;低镁或补钙后手足搐搦症状不见好转者,用 25% 硫酸镁深部肌内注射。

4.药物治疗

(1)控制感染 非感染性腹泻病及病毒和非侵袭性细菌感染所致肠炎(多为水样便),一般不用抗生素;如伴有明显感染中毒症状、新生儿和小婴儿、营养不良或免疫功能低下患儿应选用抗生素治疗。侵袭性细菌肠炎(多为黏液便或黏液脓血便)可先根据临床特点经验性选用抗生素治疗,再根据大便细菌培养及药敏试验结果进行调整。大肠埃希菌、空肠弯曲菌、鼠伤寒沙门菌所致肠炎可选用氨苄西林、头孢菌素、喹诺酮类及大环内酯类抗生素;金黄色葡萄球菌肠炎应立即停用原抗生素,选用半合成耐青霉素酶的氯唑西林、苯唑西林或头孢菌素、万古霉素、替考拉宁等;真菌性肠炎应停用抗生素或糖皮质激素,采用制霉菌素、氟康唑等抗真菌药物治疗。病毒性肠炎为自限性疾病,主要是对症治疗和防治脱水、电解质紊乱等并发症,一般无须应用抗病毒药物。

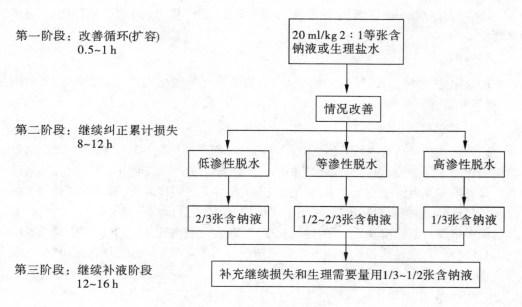

第一阶段:改善循环(扩容) 0.5~1 h

20 ml/kg 2∶1等张含钠液或生理盐水

情况改善

第二阶段:继续纠正累计损失 8~12 h

低渗性脱水 / 等渗性脱水 / 高渗性脱水

2/3张含钠液 / 1/2~2/3张含钠液 / 1/3张含钠液

第三阶段:继续补液阶段 12~16 h

补充继续损失和生理需要量用1/3~1/2张含钠液

图 6-4 重度脱水时的静脉补液

(2)肠黏膜保护剂 能吸附肠腔内的病原体和毒素,维持肠细胞的吸收和分泌功能;可增强肠道的屏障功能,减弱和阻止病原微生物的攻击。临床常用蒙脱石粉(思密达)。

(3)微生态疗法 作用在于恢复肠道正常菌群的生态平衡,抑制病原菌的定植和侵袭。常用双歧杆菌制剂(如金双歧、丽珠肠乐、双歧三联活菌、促菌生等)、乳酸杆菌制剂(如吗咪爱、乐托尔、乳酸菌素等)等。

(4)补锌治疗 建议急性腹泻患儿每日给予元素锌,可缩短病程,减轻病情。6个月以下给予元素锌 10 mg/d,6 个月以上给予 20 mg/d。疗程 10~14 d。

(5)对症治疗 腹泻有利于机体排除病原体和毒素,故急性腹泻和感染性腹泻病急性期,尤其是伴有明显感染中毒症状者,不用止泻剂;经治疗一般情况好转、中毒症状消失、仍频繁腹泻者,可酌情选用,包括吸附收敛剂(如鞣酸蛋白、碱式碳酸铋)、抗分泌制剂(如消旋卡多曲)等。腹胀多因肠道产气过多、低钾血症或中毒性肠麻痹引起,可腹部热敷、肛管排气、早期补钾或肌内注射新斯的明等。呕吐严重者可肌内注射氯丙嗪、甲氧氯普胺(胃复安)等。

5.加强护理 腹泻患儿应选用柔软、吸水性好的尿布,勤更换和清洗,保持臀部及会阴部皮肤干燥、清洁,防止尿布皮炎和上行性泌尿道感染。呕吐频繁者注意勤饮水,保持口腔清洁,并注意防止呕吐误吸。对传染性强的感染性腹泻患儿,需注意隔离,防

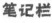

止交叉感染。

（二）迁延性和慢性腹泻的治疗

1. 病因治疗　积极寻找病因，针对病因进行治疗。

2. 调整饮食　继续母乳喂养；人工喂养儿应调整饮食，保证足够热量和营养供给。双糖（包括乳糖、蔗糖、麦芽糖）不耐受者，采用去双糖饮食，如豆浆或去乳糖配方奶粉等。对蛋白质过敏（如对牛奶过敏）者，应改用其他饮食或游离脂肪酸、水解蛋白配方饮食。随着消化功能好转，逐渐过渡到一般饮食。必要时，可根据治疗条件给予要素饮食和静脉营养。

3. 要素饮食　要素饮食是一种化学精制食物，无须经过消化过程即可直接被肠道吸收和利用，因此是肠黏膜损伤患儿最理想的食物，含有氨基酸、葡萄糖、中链三酰甘油、无机盐、多种维生素和微量元素，应用浓度和量视患儿病情而定。

4. 静脉营养　少数不能耐受口服营养者，可用全静脉高营养：复方氨基酸 $2\sim2.5\ g/(kg\cdot d)$，脂肪乳剂 $2\sim3\ g/(kg\cdot d)$，葡萄糖 $12\sim15\ g/(kg\cdot d)$，电解质、维生素（水溶性和脂溶性）及微量元素适量，液体 $120\sim150\ ml/(kg\cdot d)$，热能 $50\sim90\ cal/(kg\cdot d)$。好转后改为口服。

5. 药物治疗　①抗生素应用。只对确认有细菌感染的患儿考虑应用抗生素，如有条件进行细菌培养，最好根据药敏试验选用，切忌滥用，以免造成顽固性肠道菌群失调。②补充微量营养素。供给锌、铁、维生素 A、B 族维生素、维生素 C 和叶酸等，加快肠黏膜修复。③应用微生态调节剂和肠黏膜保护剂。

6. 中医辨证施治　辅以推拿、捏脊、针灸等疗法，常可奏效。

【预防】

1. 合理喂养，提倡母乳喂养，按时、正确添加辅食，科学断乳。人工喂养者选择合适代乳品。

2. 培养良好的饮食卫生习惯，注意食物的新鲜和食具、玩具等的清洁和消毒。

3. 对感染性腹泻患儿应注意隔离治疗，排泄物要消毒处理。感染性腹泻流行期间要注意集体机构的消毒隔离，防止感染的传播。

4. 及时治疗营养不良、佝偻病、贫血等。避免长期应用广谱抗生素或肾上腺皮质激素，并适时加用微生态制剂，防止引起菌群失调。

5. 适当户外活动，增强体质，注意天气变化。有条件者可进行轮状病毒疫苗接种。

第四节　胃炎和消化性溃疡*

一、胃炎

胃炎（gastritis）是指由多种物理性、化学性或生物性有害因子引起的胃黏膜或胃壁炎性病变。根据病程分为急性胃炎和慢性胃炎，后者发病率高，其中以慢性浅表性胃炎最常见，且多见于 3 岁以后小儿。

【病因及发病机制】

1. 急性胃炎　多为继发性,可由多种病因引起。服用对胃黏膜有损害的药物(如阿司匹林等非甾体类抗炎药),误服毒物或腐蚀剂,摄入由细菌及其毒素污染的食物或过热、过冷、粗糙、有刺激性的食物,严重感染、颅脑损伤、休克、呼吸衰竭等急危重症引起的应激反应(又称急性胃黏膜损伤、急性应激性黏膜病变),食物过敏、情绪波动、精神紧张以及各种因素所致的变态反应等,均可引起胃黏膜的急性炎症。

2. 慢性胃炎　致病因素的长期反复作用可引起胃黏膜的慢性炎症。以浅表性(非萎缩性)胃炎最常见,占90%~95%,萎缩性胃炎极少。可能的致病因素有如下几种。①幽门螺杆菌(helicobacter pylori,Hp)感染:已证实Hp所致的胃内感染是胃炎的主要病因,尤其是活动性、重症胃炎中Hp的检出率很高。②胆汁反流:反流的胆盐刺激降低了胃黏膜的屏障功能,使胃液中H^+反弥散进入胃黏膜引起炎症。③长期服用刺激性食物、药物或经常暴饮暴食。④其他:持续的精神紧张、压力过大,一些慢性疾病的影响,以及环境、遗传、营养、免疫等因素均与发病有关。

【临床表现】

1. 急性胃炎　起病急,轻者仅有食欲不振、上腹部不适、腹痛、恶心、呕吐,严重者可出现呕血、黑便、脱水、电解质及酸碱平衡紊乱。有感染者常伴有发热等全身中毒症状。

2. 慢性胃炎　主要表现为反复发作、无规律性的腹痛。年长儿多可指出上腹痛,常出现于进食过程中或餐后;幼儿和学龄前儿童多表现为脐周不适或间歇性隐痛,严重者为剧烈绞痛。常伴有食欲不振、恶心、呕吐、腹胀,胃黏膜糜烂出血者可伴有呕血、黑便。病程迁延不愈可影响患儿的营养状况及生长发育。

【实验室和其他检查】

1. 胃镜检查　为最可靠的诊断手段。可直接观察到胃黏膜广泛充血、水肿、糜烂、出血,有时可见黏膜表面的黏液斑或反流的胆汁。可同时取病变部位组织进行Hp和病理性检查。

2. 幽门螺杆菌检测　分为侵入性和非侵入性两类。侵入性即通过胃镜检查取黏膜活组织进行检测,包括:①胃黏膜组织切片Hp培养,是最准确的诊断方法;②尿素酶试验,快速、简单,特异性和敏感性高;③胃黏膜组织学检查。非侵入性检测包括:①检测血清抗Hp-IgG抗体;②^{13}C尿素呼吸试验,特异性和敏感性达90%以上;③粪便Hp抗原检测。

【诊断和鉴别诊断】

根据病史、临床表现、胃镜和胃黏膜活组织病理学检查等多可确诊。引起儿童腹痛的病因很多,胃炎患儿急性发作的腹痛应与肝、胆、胰、肠等腹内脏器的疾病、外科急腹症及腹型过敏性紫癜相鉴别。慢性反复发作的腹痛需与肠痉挛、功能性腹痛等疾病鉴别。

1. 肠痉挛　多见于婴儿,可出现反复发作的阵发性腹痛,腹部无异常体征,主要表现为哭吵不安、难以安抚,可伴有呕吐、翻滚、双下肢蜷曲等症状,往往于排气、排便后缓解。

2. 心理因素所致功能性腹痛(再发性腹痛)　是一种常见的儿童期心身疾病。原因不明,与情绪改变、生活事件、家庭成员过度焦虑等有关。表现为弥漫性、发作性腹痛,持续数十分钟或数小时而自行缓解,可伴有恶心、呕吐等症状。临床和辅助检查往往无阳性发现。

【治疗】

1. 急性胃炎　去除病因,积极治疗原发病。避免服用一切刺激性食物和药物,及时纠正水、电解质紊乱。给予 H_2 受体拮抗剂和胃黏膜保护剂。疼痛发作时可用阿托品、颠茄合剂或溴丙胺太林等止痛。有上消化道出血者应卧床休息,监测生命体征及呕吐、便血等情况,并给予止血、保护胃黏膜等治疗。有细菌感染者应用有效抗生素。

2. 慢性胃炎

（1）去除病因　积极治疗原发病。

（2）饮食治疗　培养良好的生活规律和饮食习惯,饮食定时定量,避免服用刺激性食物和对胃黏膜有损害的药物。

（3）药物治疗　①黏膜保护剂:如碱式碳酸铋、硫糖铝、蒙脱石粉剂等。②H_2 受体拮抗剂:如西咪替丁、雷尼替丁、法莫替丁等。③胃肠动力药:腹胀、呕吐或胆汁反流明显者可加用多潘立酮(吗丁林)、西沙必利、莫沙比利等。④有 Hp 感染者应进行规范的抗 Hp 治疗(见消化性溃疡的治疗)。药物治疗时间视具体病情而定。

二、消化性溃疡

消化性溃疡(peptic ulcer)是指发生在胃和十二指肠的慢性溃疡,即胃溃疡和十二指肠溃疡。以学龄期儿童多见。婴幼儿多为急性、继发性溃疡,常有明确的原发疾病,胃溃疡和十二指肠溃疡发病率相近。年长儿多为慢性、原发性溃疡,以十二指肠溃疡多见,男孩多于女孩,可有明显的家族史。

【病因及发病机制】

原发性消化性溃疡的病因和发病机制至今尚未完全阐明,目前认为是由于对胃和十二指肠黏膜有损害作用的侵袭因子(如胃酸、胃蛋白酶、胆盐、药物、微生物及其他有害物质等)与黏膜自身的防御因素(黏膜屏障、黏膜血流量、细胞更新等)之间失去平衡的结果。一般认为,胃溃疡主要与组织防御能力减弱有关,十二指肠溃疡则与胃酸分泌增高关系密切。

1. 胃酸和胃蛋白酶的侵袭力　胃液中过多的胃酸和胃蛋白酶破坏黏膜屏障,侵蚀消化黏膜而产生溃疡。因胃酸分泌随年龄而增加,故年长儿原发性消化性溃疡的发病率较婴幼儿高。胃酸和胃蛋白酶是形成溃疡的主要原因。

2. 胃和十二指肠黏膜的防御功能　胃黏膜表面的黏液层、胃上皮细胞分泌的重碳酸盐、黏膜丰富的血流和上皮细胞的再生等,既能保持人体良好的消化功能,又能保护胃、十二指肠黏膜免受损害。暴饮暴食或不规则进食,可破坏胃液分泌的节律性;某些食物或对胃有刺激性的药、肾上腺皮质激素或糖皮质激素等可对胃黏膜造成理化性损害;胃排空延缓和胆汁反流使胃黏膜更易受胃酸和胃蛋白酶的侵蚀,故一旦保护作用削弱,则可发生消化性溃疡。

3. Hp 感染　有调查表明,80% 以上的十二指肠溃疡和 50% 以上的胃溃疡存在 Hp 感染,检出率达 52.6%～62.9%,而 Hp 被根除后溃疡的复发率即下降,提示 Hp 在溃疡病的发病中起重要作用。

4.遗传因素 消化性溃疡属常染色体显性遗传病,20%~60%患儿有家族史。O型血的人十二指肠溃疡的发病率高于其他血型,单卵双胎发生溃疡的一致性较高,2/3的十二指肠溃疡患者家族成员血清胃蛋白酶原升高,均提示溃疡病有遗传因素参与。

5.其他 意外事故、精神创伤、情绪高度紧张、外伤、手术后等因素均可影响胃液的分泌,引发应激性溃疡,或促发消化性溃疡急性穿孔。

继发性溃疡是由于全身危重疾病(如严重感染、休克、颅内损伤、严重烧伤、呼吸衰竭等)的应激反应引起的胃、十二指肠黏膜的局部损害。

【病理】

胃溃疡多发生于胃小弯、胃窦部,少数可发生在胃体、幽门管内。十二指肠溃疡好发于球部,偶发于球后部(称球后溃疡)。溃疡多为单发,少数可有2~3个溃疡并存。胃和十二指肠均有溃疡者称复合溃疡。胃镜下典型的溃疡呈圆形或卵圆形,大小不等,深浅不一,周围黏膜充血、水肿,底部呈灰白色。较深的溃疡可达浆膜层,溃破血管时引起出血,穿破浆膜层时引起穿孔。

【临床表现】

年龄愈小,症状愈不典型。不同年龄患儿因病变类型、好发部位和演变过程不同,各有不同的临床特点。

1.新生儿和小婴儿 继发性溃疡多见,新生儿期常继发于早产、窒息、败血症、低血糖、呼吸窘迫综合征和中枢神经系统疾病等,也可于生后2~3 d因胃酸较高而发生原发性溃疡。急性起病,表现为哭闹、拒食、呕血、黑便、生长发育迟缓等,部分患儿可因消化道出血和穿孔就诊。新生儿期和婴儿期的原发性溃疡均以胃溃疡多见。

2.幼儿 胃和十二指肠溃疡的发病率相等。主要表现为反复无规律的脐周及上腹部疼痛,夜间及清晨痛醒。患儿食欲差,进食后呕吐,与十二指肠水肿、痉挛出现梗阻有关。可发生呕血、黑便,常伴有消瘦及生长发育迟缓。

3.学龄前及学龄儿 随着年龄的增长,溃疡的临床表现逐渐接近成人,以原发性十二指肠溃疡多见,男孩多于女孩。主要表现为反复发作脐周及上腹部节律性胀痛、烧灼感,饥饿时或夜间多发,可持续数分钟至数小时。严重者可出现呕血、便血、贫血甚至穿孔,穿孔时疼痛剧烈并放射至背部或左右上腹部。部分病例平时可无腹痛,而仅表现为粪便潜血试验阳性及贫血。

【并发症】

出血、穿孔和幽门梗阻是本病常见的并发症,并常伴发缺铁性贫血。消化道出血常常是儿童消化性溃疡的首发症状,大量出血可致失血性休克;溃疡穿孔时可并发腹膜炎、胰腺炎等;如炎症和水肿广泛,可出现急慢性梗阻,引起进食后呕吐。

【实验室和其他检查】

1.上消化道内镜检查 因检查准确率高,可作为诊断消化性溃疡的首选方法。不仅能确认溃疡有无、了解溃疡大小、溃疡周围炎症的轻重、溃疡表面有无血管暴露,而且可采取黏膜标本做病理组织学和细菌学检查,还可在内镜下进行止血治疗,控制活动性出血。

2.胃肠 X 线钡餐造影 因敏感性和特异性较差,仅适用于对内镜检查有禁忌者。

直接征象发现胃和十二指肠壁龛影可确诊;间接征象显示溃疡对侧出现切迹,十二指肠球部痉挛、畸形对本病有诊断参考价值。

3.幽门螺杆菌检测　见胃炎部分。

【诊断和鉴别诊断】

儿童消化性溃疡的症状和体征不典型,常易误诊和漏诊,故对出现以下症状的患儿,均应及时进行上消化道内镜检查以明确诊断:原因不明的呕血、便血;反复胃肠不适,且有溃疡病尤其是十二指肠溃疡家族史者;与饮食有关的呕吐;与进食或饥饿有关的反复发作性上腹部疼痛、剑突下疼痛、烧灼感;粪便潜血试验阳性的贫血患儿等。注意以下症状的鉴别:

1.腹痛　应与外科急腹症及肠痉挛、肠寄生虫病、胆道结石、腹内脏器感染及腹型过敏性紫癜等疾病鉴别。

2.呕血　新生儿和小婴儿呕血应与新生儿自然出血症(维生素 K 缺乏症)、食管裂孔疝等鉴别;年长儿需与肝硬化致食管静脉曲张破裂出血及全身出血性疾病鉴别。

3.便血　消化性溃疡出血多为柏油样便,鲜红色便仅见于大量出血者。应与肠套叠、梅克尔憩室、肠息肉、腹型过敏性紫癜及血液病所致出血鉴别。

【治疗】

目的是缓解和消除症状,促进溃疡愈合,防止溃疡复发,预防并发症。

1.一般治疗　培养良好的生活和饮食习惯,进食定时定量、易消化,避免过硬、过冷、过酸、辛辣和粗糙食物。尽量少用或避免服用对胃有刺激性的药物,如非甾体类抗炎药(NSAID)、红霉素、阿司匹林和肾上腺糖皮质激素等。避免精神过度紧张和疲劳,适当休息。急性出血者需卧床休息,给予局部止血(如喷药、胃镜下硬化、电凝治疗)及全身止血治疗,同时密切监测生命体征包括血压、心率及末梢循环等。需禁食者注意保证热量及水的供给,失血严重者应及时输血,保证血容量充足。

2.药物治疗　原则是抑制胃酸分泌和中和胃酸,强化黏膜防御能力,抗 Hp 治疗等。

(1)抑制胃酸分泌　抑制和中和胃酸是消除侵袭因素的主要途径。①H_2 受体拮抗剂(H_2RI):可直接阻止组胺和壁细胞上 H_2 受体的结合,抑制胃酸分泌,促进溃疡愈合,常作为抗 Hp 治疗中的抗分泌药物。常用:西咪替丁 10~15 mg/(kg·d),分 4 次于饭前10~30 min 口服,或每日 1~2 次静脉滴注,疗程 4~8 周;雷尼替丁 3~5 mg/(kg·d),分 2 次或睡前 1 次口服,或每日 2~3 次静脉滴注,疗程 4~8 周;法莫替丁 0.9 mg/(kg·d),睡前 1 次口服,或每日 1 次静脉滴注,疗程 2~4 周。②质子泵抑制剂(PPI):通过降低壁细胞中的 H^+-K^+-ATP 酶活性,阻抑 H^+ 从细胞质内转移到胃腔而抑制胃酸分泌,亦具有抑制 Hp 生长的作用,因此常作为抗 Hp 治疗的主要成分。常用奥美拉唑(洛赛克)0.6~0.8 mg/(kg·d),清晨顿服,疗程 2~4 周。③中和胃酸的抗酸剂:可以缓解症状和促进溃疡愈合,减少复发。常用碳酸钙、氢氧化铝、氢氧化镁等,每次饭后 1 h 及临睡前嚼碎后服用。

(2)胃黏膜保护剂　①硫糖铝:在酸性胃液中与蛋白形成大分子复合物,覆盖于溃疡表面,促进溃疡愈合。常用剂量为 10~25 mg/(kg·d),分 4 次口服,疗程 4~8 周。②枸橼酸铋钾:在酸性胃液中与溃疡面的蛋白质结合,隔离溃疡,保护黏膜,同时具有促进前列腺素分泌及抗 Hp 作用,因此常作为抗 Hp 治疗中的黏膜保护药物。剂量为 6~8 mg/(kg·d),分 3 次口服,疗程 4~6 周。长期大剂量应用时需警惕其对神经系统和肾功能的损害。③双八面体蒙脱石粉、麦滋林–S 颗粒剂:具有保护胃黏膜、促进溃疡愈合的作用。麦滋林–S 颗粒剂每次 30~40 mg,每日 3 次,口服。

(3)抗 Hp 治疗　有 Hp 感染的消化性溃疡,需进行抗 Hp 治疗。临床常用:羟氨苄青霉素(阿莫西林)50 mg/(kg·d),甲硝唑 25~30 mg/(kg·d),呋喃唑酮 5~10 mg/(kg·d),克拉霉素 15~30 mg/(kg·d),枸橼酸铋钾 6~8 mg/(kg·d),以上药物均每日 3 次口服;奥美拉唑 0.6~0.8 mg/(kg·d),清晨顿服。

目前多主张联合用药以达到根治目的,以下方案可供参考:①以 PPI 为中心药物的"三联"方案:PPI+上述抗生素中的 2 种,持续 1~2 周;②以铋剂为中心药物的"三联"或"四联"治疗方案:枸橼酸铋钾 4~6 周+2 种抗生素(阿莫西林 4 周、克拉霉素 2 周、甲硝唑 2 周、呋喃唑酮 2 周),或枸橼酸铋钾 4~6 周+H_2RI 4~8 周+2 种抗生素 2 周。

(4)对症治疗　腹胀、呕吐或有胆汁反流者可加用多潘立酮(吗丁林)每次 0.3~0.5 mg,每日 3 次;西沙比利每次 0.1~0.2 mg,每日 3 次。腹痛剧烈时,可服用抗胆碱能药物如溴丙胺太林(普鲁本辛),1~2 mg/(kg·d),分 3 次口服。多潘立酮系胃动力药物,而溴丙胺太林有减慢胃排空作用,故二者忌同时服用。

3.手术治疗　消化性溃疡一般无须手术治疗,但如合并穿孔、出现难以控制的大出血(失血量大,48 h 内失血量超过血容量的 30%)、合并瘢痕性幽门梗阻经内科积极保守治疗 72 h 仍无缓解者及存在慢性难治性疼痛者,可考虑手术治疗。

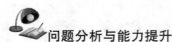

问题分析与能力提升

患儿,男,10 个月,因"腹泻、发热 4 d,加重 2 d"入院。患儿 4 d 前无明显诱因出现腹泻,大便每日 7~8 次,每次量大,呈蛋花汤样,无腥臭味,食后即呕吐,非喷射性,为胃内容物。病初反复发热,体温最高达 39 ℃,近 2 d 呕吐与发热改善,但腹泻加重,每日大便十余次,伴精神、食欲差,烦躁,尿量明显减少,体重下降。无抽搐。体格检查:T 37.5 ℃,体重 8 kg,神志清,精神萎靡,面色略苍白,口唇呈樱桃红色,皮肤弹性差,黏膜干燥,前囟、眼窝明显凹陷,哭时泪少,HR 130 次/分。实验室检查:血钠 137 mmol/L、血钾 4.0 mmol/L、血钙 2.1 mmol/L、CO_2CP 10 mmol/L。请分析:

(1)该患儿可能的临床诊断是什么?请列出诊断依据。

(2)该患儿还需进行哪些辅助检查?

(3)治疗要点有哪些?治疗第 1 天应如何补液?

思考题

1.小儿容易发生溢乳的原因是什么?

2.引起小儿几种常见口炎的病因是什么?怎样治疗?

3.引起小儿腹泻病的病因是什么?

4.试述几种常见的病原菌引起腹泻的特点。

5.治疗小儿腹泻病的主要措施有哪些?

(漯河医学高等专科学校　王建国)

第七章

呼吸系统疾病

🌸 学 习 目 标

◆掌握 急性上呼吸道感染、支气管炎及肺炎的临床特点与治疗原则、诊断与鉴别诊断,支气管哮喘的诱因、临床特点和诊断标准。

◆熟悉 上、下呼吸道感染的病因及防治原则;支气管肺炎的发病机制;支气管哮喘的治疗和预防。

◆了解 小儿呼吸系统的解剖生理特点。

◆初步具备诊断与治疗小儿常见呼吸系统疾病的能力。

第一节 小儿呼吸系统解剖生理特点

小儿时期易患呼吸道疾病,与小儿呼吸系统的解剖、生理、免疫特点关系密切。不同年龄阶段的小儿呼吸系统的解剖、生理、免疫特点各不相同。呼吸系统以环状软骨下缘为界,分为上、下呼吸道。上呼吸道包括鼻、鼻窦、咽、咽鼓管、会厌及喉;下呼吸道包括气管、支气管、毛细支气管、呼吸性细支气管、肺泡管及肺泡。

一、解剖特点

(一)上呼吸道

1.鼻 鼻腔相对短小,鼻道狭窄,没有鼻毛。婴幼儿鼻黏膜柔嫩且血管丰富,感染时黏膜肿胀,易造成堵塞,导致呼吸困难或张口呼吸。

2.鼻窦 新生儿鼻窦多未发育,至青春期才发育完善,婴幼儿患上呼吸道感染时极少引起鼻窦炎。但鼻窦黏膜与鼻腔黏膜相连续,鼻窦口相对大,故急性鼻炎常累及鼻窦,易发生鼻窦炎。

3.鼻泪管和咽鼓管 婴幼儿鼻泪管短,开口接近于内眦部,且瓣膜发育不全,故鼻腔感染常易侵入结膜引起炎症。婴儿咽鼓管较宽,且直而短,呈水平位,故鼻咽炎时易致中耳炎。

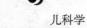

4.咽部　咽部较狭窄且垂直。扁桃体包括腭扁桃体及咽扁桃体,腭扁桃体1岁末才逐渐增大,4~10岁发育达高峰,14~15岁时渐退化,故扁桃体炎常见于年长儿,婴儿则少见。咽扁桃体又称腺样体,6个月已发育,位于鼻咽顶部与后壁交界处,严重的腺样体肥大是小儿阻塞性睡眠呼吸暂停综合征的重要原因。

5.喉　喉部呈漏斗形,喉腔较窄,声门狭小,软骨柔软,黏膜柔嫩而富有血管及淋巴组织,故轻微炎症即可引起声音嘶哑和吸气性呼吸困难。

（二）下呼吸道

1.气管、支气管　婴幼儿的气管、支气管较成人短且狭窄,黏膜柔嫩,血管丰富,软骨柔软,因缺乏弹力组织而支撑作用差,因黏液腺分泌不足而气道较干燥,因纤毛运动较差而清除能力差。故婴幼儿一旦下呼吸道感染则易于发生充血、水肿导致呼吸道不畅。右支气管短而粗,为气管直接延伸,故异物较易进入右支气管。毛细支气管平滑肌在生后5个月以前薄而少,3岁以后才明显发育,故小婴儿呼吸道梗阻主要是由黏膜肿胀和分泌物堵塞引起。

2.肺　肺泡数量少且面积小、弹力纤维发育较差,血管丰富,间质发育旺盛,致肺含血量多而含气量少,易于感染。感染时易致黏液阻塞,引起间质炎症、肺气肿和肺不张等。

（三）胸廓

婴幼儿胸廓较短,前后径相对较长,呈桶状;肋骨呈水平位,膈肌位置较高,胸腔小而肺相对较大;呼吸肌发育差。因此在呼吸时,肺的扩张受到限制,尤以肺的后下部受限为甚,不能充分换气,故当肺部病变时,容易出现呼吸困难。纵隔体积相对较大,周围组织松软,在胸腔积液或气胸时易致纵隔移位。

二、生理特点

1.呼吸频率与节律　小儿呼吸频率快,年龄越小,频率越快。新生儿40~44次/分,呼吸不稳、呼吸节律不整,可出现深、浅呼吸交替,或呼吸间歇、暂停等现象。

2.呼吸型　婴幼儿呼吸肌发育不全,胸廓活动范围小,呼吸时肺主要向膈方向扩张而呈腹膈式呼吸。随年龄增长,膈肌和腹腔脏器下降,肋骨由水平位变为斜位,逐渐转化为胸腹式呼吸。7岁以后以混合式呼吸为主。

3.呼吸功能特点

（1）肺活量　小儿肺活量为50~70 ml/kg。婴幼儿呼吸功能储备量较小。小儿发生呼吸障碍时其代偿呼吸量最大不超过正常的2.5倍,而成人可达10倍,因此易发生呼吸衰竭。

（2）潮气量　小儿潮气量为6~10 ml/kg,年龄越小,潮气量越小;无效腔/潮气量比值大于成人。

（3）气道阻力　由于气道管径细小,小儿气道阻力大于成人,因此小儿发生喘息的机会较多。随年龄增大气道管径逐渐增大,从而阻力递减。

三、免疫特点

小儿呼吸系统的非特异性和特异性免疫功能均较差。如咳嗽反射及纤毛运动功能差,难以有效清除吸入的尘埃和异物颗粒。肺泡吞噬细胞功能不足,婴幼儿辅助性T细胞功能暂时性低下,使分泌型 IgA、IgG,尤其是 IgG_2 亚类含量低微。此外,乳铁蛋白、溶菌酶、干扰素及补体等的数量和活性不足,故易患呼吸道感染。

四、检查方法

(一)体格检查

1.呼吸频率改变 呼吸困难的第一征象为呼吸频率增快,年龄越小越明显。呼吸频率减慢或节律不规则也是危险征象。

2.发绀 肢端发绀为末梢性发绀,舌、黏膜的发绀为中心性发绀。中心性发绀较末梢性发绀发生晚,但更有意义。

3.吸气时胸廓凹陷 上呼吸道梗阻或严重肺病变时,胸骨上、下,锁骨上窝及肋间隙软组织凹陷,称为"吸气性凹陷"。

4.吸气喘鸣和呼气喘息 吸气时出现喘鸣音,同时伴吸气延长,是上呼吸道梗阻的表现。呼气时出现喘鸣音,同时伴呼气延长,是下呼吸道梗阻的表现。小婴儿呼吸困难时常有呻吟、鼻翼扇动和口吐泡沫等表现。

5.肺部听诊 哮鸣音常于呼气相明显,提示细小支气管梗阻。不固定的中、粗湿啰音常来自支气管的分泌物。于吸气相特别是深吸气末,听到固定不变的细湿啰音提示肺泡内存在分泌物,常见于各种肺炎。小婴儿因呼吸浅快,啰音可不明显,啼哭时可在吸气末闻及。

(二)血气分析

反映气体交换和血液的酸碱平衡状态,为诊断和治疗提供依据。小儿血气分析正常值见表 7-1。

表 7-1 小儿血气分析正常值

项目	新生儿	~2岁	>2岁
pH 值	7.35~7.45	7.35~7.45	7.35~7.45
PaO_2(kPa)	8~12	10.6~13.3	10.6~13.3
$PaCO_2$(kPa)	4.00~4.67	4.00~4.67	4.67~6.00
HCO_3^-(mmol/L)	20~22	20~22	22~24
BE(mmol/L)	-6~+2	-6~+2	-4~+2
SaO_2	90%~97%	95%~97%	96%~98%

当动脉血氧分压(PaO_2)<50 mmHg(6.67 kPa),动脉二氧化碳分压($PaCO_2$)>50 mmHg(6.67 kPa),动脉血氧饱和度(SaO_2)<85%时为呼吸衰竭。

(三)胸部影像学

胸部平片仍为呼吸系统疾病影像学诊断的基础,可基本满足 70% 以上的临床需要。胸透对儿童生长发育影响较大,目前已经不用于儿童常规检查。CT 特别是高分辨率 CT 和螺旋 CT 的发展,小儿呼吸系统疾病的诊断率已大为提高。

（四）儿童纤维支气管镜检查

利用纤维支气管镜和电子支气管镜不仅能直视气管和支气管内的各种病变,还能利用黏膜刷检技术、活体组织检查技术和肺泡灌洗技术提高对儿童呼吸系统疾病的诊断率。

（五）肺功能检查

5 岁以上儿童可做较全面的肺功能检查。脉冲振荡技术的优点是受试者可以自由呼吸,无须配合,无创伤性,特别适用于儿童和重症患儿的肺功能检查。

第二节 急性上呼吸道感染

急性上呼吸道感染(acuteupperrespiratoryinfection,AURI)简称上感,俗称"感冒",是小儿最常见的疾病。炎症主要侵犯鼻、鼻咽和咽部,根据主要感染部位的不同可诊断为急性鼻炎、急性咽炎、急性扁桃体炎等。

【病因】

1.病原体　90% 以上为病毒感染引起,最常见的是鼻病毒(包括 100 多种血清型)、呼吸道合胞病毒、流感病毒、副流感病毒、腺病毒、柯萨奇病毒、冠状病毒等。小儿病毒感染后易继发细菌感染,以溶血性链球菌最为常见,其次是肺炎链球菌、流感嗜血杆菌等,肺炎支原体不仅可引起肺炎,也可引起上呼吸道感染。

2.易感因素　被动吸烟、护理不当、气候变化和环境不良等外因,往往是上感的诱发因素。而营养障碍性疾病,如维生素 D 缺乏性佝偻病、维生素 A 缺乏、锌或铁缺乏症等,则可以导致病情加重或病程的迁延。

【临床表现】

轻重不一,与患儿年龄、体质及病变部位的不同有关。婴幼儿多以全身表现为主,病情变化快,易发生危重情况,年长儿症状较轻,多以呼吸道表现为主。

1.一般类型上呼吸道感染

（1）症状　骤然起病,表现为发热、精神萎靡或烦躁不安、全身不适,年长儿可诉头痛;可在受凉后 1~3 d 出现鼻塞、流涕、喷嚏、干咳、咽部不适和咽痛等。部分患儿有食欲不振、呕吐、腹泻、腹痛等消化道症状。腹痛多为脐周阵发性疼痛,无压痛,可能为肠痉挛所致;如腹痛持续存在,多为并发急性肠系膜淋巴结炎。

婴幼儿起病急,以全身症状为主,常有消化道症状,局部症状较轻。多有发热,体温可高达 39~40 ℃,热程 2~3 d 至 1 周,起病 1~2 d 可因高热引起惊厥。

（2）体征　可见咽部充血、扁桃体肿大。有时可见下颌和颈淋巴结肿大。肺部听诊一般正常。肠道病毒感染者可见不同形态的皮疹。

2.两种特殊类型上呼吸道感染

（1）疱疹性咽峡炎　病原体为柯萨奇 A 组病毒。好发于夏秋季。起病急骤,临床表现为高热、咽痛、流涎、厌食、呕吐等。体格检查可发现咽部充血,在咽腭弓、软腭、悬雍垂的黏膜上可见数个至数十个 2~4 mm 大小灰白色的疱疹,周围有红晕,1~2 d 后破溃形成小溃疡,疱疹也可发生于口腔的其他部位。病程为 1 周左右。

（2）咽结合膜热　病原体为腺病毒 3、7 型。以发热、咽炎、结膜炎为特征。好发于春夏季,散发或发生小流行。临床表现为高热、咽痛、眼部刺痛,有时伴消化道症状。体检发现咽部充血、可见白色点块状分泌物,周边无红晕,易于剥离;一侧或双侧滤泡性眼结合膜炎,可伴球结合膜出血;颈及耳后淋巴结增大。病程 1~2 周。

【并发症】

以婴幼儿多见,病变若向邻近器官组织蔓延可引起中耳炎、鼻窦炎、咽后壁脓肿、扁桃体周围脓肿、颈淋巴结炎、喉炎、支气管炎及肺炎等。年长儿若患 A 组溶血性链球菌咽峡炎,以后可引起急性肾小球肾炎和风湿热,其他病原体也可引起类风湿等结缔组织病。

【实验室和其他检查】

1. 血常规　病毒感染者外周血白细胞计数正常或偏低,中性粒细胞减少,淋巴细胞计数相对增高。病毒分离和血清学检查可明确病原。近年来免疫荧光、免疫酶及分子生物学技术可做出早期诊断。细菌感染者外周血白细胞可增高,中性粒细胞增高。

2. 病原学检查　病毒血清学特异性抗体检查、病毒抗原快速诊断、病毒分离,有利于病毒感染的诊断。在使用抗菌药物前行咽拭子培养可发现致病菌。CRP 和前降钙素原（PCT）有助于鉴别细菌感染。

【诊断和鉴别诊断】

根据临床表现及体征一般不难诊断,但需与以下疾病相鉴别:

1. 流行性感冒　简称流感,由流感病毒、副流感病毒引起。有明显的流行病史,局部症状较轻,全身症状较重。常有高热、头痛、四肢肌肉酸痛等,病程较长。

2. 急性传染病早期　上呼吸道感染常为各种传染病的前驱症状,如麻疹、流行性脑脊髓膜炎、百日咳、猩红热等,应结合流行病史、临床表现及实验室资料等综合分析,并观察病情演变加以鉴别。

3. 急性阑尾炎　上感伴腹痛者应注意与急性阑尾炎鉴别。后者腹痛常先于发热,腹痛部位以右下腹为主,呈持续性,有固定压痛点、反跳痛及腹肌紧张、腰大肌试验阳性等体征,白细胞及中性粒细胞增高。

4. 变应性鼻炎　某些学龄前或学龄儿童"感冒"症状如流涕、打喷嚏持续超过 2 周或反复发作,而全身症状较轻,则应考虑变应性鼻炎的可能,鼻拭子涂片嗜酸性粒细胞增多有助于诊断。

【治疗】

1. 一般治疗　注意休息、多饮水,防止交叉感染,预防并发症。

2. 病因治疗

（1）抗病毒药物　单纯病毒性上呼吸道感染属于自限性疾病。临床常用的抗病毒药物有利巴韦林（病毒唑）,10 mg/（kg·d）,疗程 3~5 d。

（2）抗生素　细菌性上呼吸道感染或病毒性上呼吸道感染继发细菌感染者可选用抗生素治疗,常选用青霉素类、头孢菌素类、复方新诺明及大环内酯类抗生素。咽拭子培养阳性结果有助于指导抗菌治疗。若证实为链球菌感染,或既往有风湿热、肾炎病史者,青霉素疗程应为 10~14 d。

3.对症治疗　高热者可给予物理降温,如用冷毛巾湿敷前额,体温超过38.5 ℃可服对乙酰氨基酚或布洛芬,4~6 h重复一次。烦躁不安者可给予水合氯醛、异丙嗪镇静。发生热性惊厥者予以苯巴比妥、地西泮止惊处理。鼻炎患儿可在睡前或进食前酌情使用滴鼻剂。

4.中医药治疗　对于上呼吸道感染亦有较好的效果。

【预防】

加强体格锻炼以增强抵抗力;提倡母乳喂养,及时添加辅食;保持居住条件清洁卫生,经常通风;避免被动吸烟;防治佝偻病及营养不良;尽量避免去人多拥挤的公共场所。

第三节　急性支气管炎

急性支气管炎是指由各种致病原引起的支气管黏膜炎症,主要由病毒等多种病原体及环境刺激物等非生物因素引起。由于气管常同时受累,亦称为急性气管支气管炎。常继发于上呼吸道感染或为急性传染病的一种表现,是儿童时期常见的呼吸道疾病,婴幼儿多见,冬春季高发。

【病因】

病原为各种病毒或细菌,或为混合感染。能引起上呼吸道感染的病原体均可引起支气管炎。免疫功能正常的小儿很少有单纯的细菌感染。非生物致病因素包括二氧化硫、烟雾、被动吸烟、污染的空气等。免疫功能低下如营养不良、维生素 D 缺乏性佝偻病、过敏体质、支气管局部结构异常等是本病常见诱因。

病原体或非生物因素可引起气管、支气管黏膜充血、水肿、分泌物增加等炎症反应,气道受损对外界刺激易产生超敏反应,出现刺激性咳嗽。

【临床表现】

大多先有非特异的上呼吸道感染症状,如鼻塞、流涕、咽痛、乏力等,伴或不伴发热(流感病毒感染体温较高)。之后,以咳嗽为主要症状,开始为刺激性干咳,可表现为持续性或阵发性,冷空气或刺激性气味可加剧咳嗽;以后有痰,由稀薄变黏稠,年龄小的患儿可咽下痰液,积留胃部,咳嗽时可吐出痰液。

查体:早期无异常,随着病情进展、咳嗽加剧后肺部听诊双肺呼吸音粗糙,可有不固定的散在的干啰音和粗中湿啰音,湿啰音常随咳嗽、体位变化而消失。婴幼儿有痰常不易咳出,可在咽喉部或肺部闻及痰鸣音。

【实验室和其他检查】

1.血常规　同急性上呼吸道感染。

2.胸部 X 线检查　显示正常或双肺纹理增粗。

【治疗】

1.一般治疗　同上呼吸道感染。经常变换体位,多饮水,保持室内湿度,使呼吸道分泌物易于咳出。

2.控制感染　由于病原体多为病毒,一般不采用抗生素。怀疑有细菌感染者则可用β内酰胺类抗生素。若为支原体感染,则应予以大环内酯类抗生素。若为流感病毒感染,可用神经氨酸酶抑制剂奥司他韦。

3.对症治疗　婴幼儿一般不用镇咳剂,多用祛痰药口服或雾化吸入使痰液易于咳出。痰多者可给予乙酰半胱氨酸、氨溴素和一些中药制剂口服,也可雾化吸入排痰。喘憋严重者可雾化吸入沙丁胺醇等β受体激动剂。也可短期使用糖皮质激素,如静脉滴注地塞米松3~5 d,亦可用布地奈德雾化治疗。由过敏因素引起者可选用抗过敏药物。

第四节　肺　炎

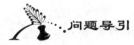
问题导引

　　患儿,女,2岁半。因"发热4 d,咳嗽、气促2 d"入院。患儿4 d前受凉后出现发热,体温最高达40 ℃,无寒战、惊厥,服用退热药体温可暂时下降,很快又升高。2 d前开始出现咳嗽,有痰,随之出现气促,无呕吐、腹泻。发病以来,精神差,进食减少,小便正常。入院查体:T 39.2 ℃,P 140 次/分,R 40 次/分,BP 90/60 mmHg。急性热病容,精神差,皮肤未见出血点和皮疹,浅表淋巴结未触及肿大,口周微发绀,咽部充血,扁桃体Ⅰ度肿大,未见分泌物。胸廓对称,呼吸急促,双下肺可闻及中细湿啰音。心界不大,HR 140 次/分,律齐,心音有力,未闻及杂音。腹软,肝肋下2 cm,质软,脾未触及。双下肢无水肿。神经系统检查无异常。实验室检查:血常规:Hb 120 g/L,RBC 4.0×10^{12}/L,WBC 17.8×10^9/L,N 0.78,L 0.22,Plt 212×10^9/L,CRP 28 mg/L(正常值≤10 mg/L)。大便常规(−),尿常规(−)。

　　请分析:

　　(1)最可能的诊断是什么? 诊断依据是什么?

　　(2)为完善诊断,进一步可做哪些检查?

　　(3)如何进行治疗?

一、肺炎的分类

　　肺炎是由感染或其他因素(吸入或过敏)所致的肺部炎症。临床以发热、咳嗽、气促、呼吸困难和肺部固定中、细湿啰音为主要表现。重症患者可累及循环、神经及消化系统而出现相应的临床症状,如心力衰竭、中毒性脑病及中毒性肠麻痹等。肺炎为婴儿时期死亡的主要病因,5岁以内儿童肺炎死亡总数约占感染性疾病的1/3,是我国住

院小儿死亡的第一位原因。一年四季均可发病,以冬春季节发病率为高。

目前,肺炎常用以下几种分类方法:

1.病理分类　大叶性肺炎、支气管肺炎(小叶性肺炎)和间质性肺炎,婴幼儿以支气管肺炎最为多见,年长儿以大叶性肺炎多见。

2.病原分类

(1)病毒性肺炎　呼吸道合胞病毒(RSV)占首位,其次为腺病毒(ADV)3、7、11、21型,流感病毒、副流感病毒1、2、3型,巨细胞病毒和肠道病毒等。

(2)细菌性肺炎　由肺炎链球菌、金黄色葡萄球菌、肺炎克雷伯杆菌、流感嗜血杆菌、大肠埃希菌、军团菌等引起。

(3)支原体肺炎　由肺炎支原体所致。

(4)衣原体肺炎　由沙眼衣原体(CT)、肺炎衣原体(CP)和鹦鹉热衣原体引起,以CT和CP多见。

(5)真菌性肺炎　由白色念珠菌、曲霉菌、隐球菌、肺孢子菌等引起的肺炎,多见于免疫缺陷病及长期使用免疫抑制剂或抗生素者。

(6)非感染病因引起的肺炎　如吸入性肺炎、嗜酸性粒细胞性肺炎(过敏性肺炎)等。

3.病程分类　①急性肺炎:病程<1个月;②迁延性肺炎:病程1~3个月;③慢性肺炎:病程>3个月。

4.病情分类

(1)轻症　除呼吸系统外,其他系统仅轻微受累,无全身中毒症状。

(2)重症　除呼吸系统外,其他系统亦受累,全身中毒症状明显,甚至危及生命。

5.临床表现典型与否分类

(1)典型性肺炎　肺炎链球菌、金黄色葡萄球菌、肺炎杆菌、流感嗜血杆菌、大肠埃希菌等引起的肺炎。

(2)非典型性肺炎　肺炎支原体、衣原体、军团菌、病毒性肺炎、新型冠状病毒引起的传染性非典型肺炎等。还有近年来发生的禽流感病毒所致的肺炎。

6.发生肺炎的地点分类

(1)社区获得性肺炎(community acquired pneumonia,CAP)　指无明显免疫抑制的患儿在院外或住院48 h内发生的肺炎。

(2)院内获得性肺炎(hospital acquired pneumonia,HAP)　指住院48 h后发生的肺炎。

临床上如果病原体明确,则按病因分类,有助于指导治疗,否则按病理或其他方法分类。

二、支气管肺炎

支气管肺炎是累及支气管壁和肺泡的炎症,儿童时期最常见的肺炎,2岁以内儿童多发。一年四季均可发病,多发生于冬春寒冷季节及气候骤变时,居住环境差、通风不畅、空气污浊,易发生肺炎。此外,营养不良、维生素D缺乏性佝偻病、先天性心脏病及低出生体重儿、免疫缺陷者均易发生本病。

【病因】

发达国家儿童肺炎病原以病毒为主,主要有 RSV、ADV、流感及副流感病毒等。发展中国家以细菌为主,以肺炎链球菌多见,近年来肺炎支原体、衣原体、流感嗜血杆菌呈增加趋势。

【病理及病理生理】

病理变化以肺组织充血、水肿、炎症细胞浸润为主。肺泡内充满渗出物,经肺泡壁通道向周围组织蔓延,呈点片状灶性炎症。若病变融合成片,可累及多个肺小叶或更广泛。炎症累及小支气管、毛细支气管时,导致管腔部分或完全阻塞而引起肺气肿或肺不张。细菌性肺炎以肺实质受累为主,而病毒性肺炎以间质受累为主,亦可累及肺泡。临床上支气管肺炎与间质性肺炎常同时并存。

主要病理生理变化是由于支气管黏膜充血水肿使管腔狭窄甚至堵塞而引起的通气功能障碍;以及肺泡壁因充血、水肿、增厚及肺泡腔内充满炎性渗出物而引起的换气功能障碍,导致缺氧(PaO_2 降低)和 CO_2 潴留($PaCO_2$ 增高),引起机体代谢及器官功能障碍(图7-1)。

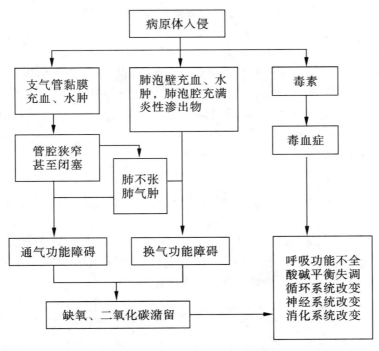

图7-1 支气管肺炎的病理生理

【临床表现】

起病多数较急,发病前数日多先有上呼吸道感染,主要临床表现为发热、咳嗽、气促,肺部固定性的中、细湿啰音。

1. 主要症状 ①发热:早期体温多在38~39 ℃,热型不定,多为不规则发热,或弛张热。新生儿、重度营养不良患儿体温可不升或低于正常。②咳嗽:较频繁,早期为刺激性干咳,极期咳嗽反而减轻,恢复期咳嗽有痰。③气促:多在发热、咳嗽后出现,呼吸和脉搏比由 1:4 升为 1:2,常见呼吸困难、重者呼气时有呻吟声。④全身症状:精神不振、拒食或呕吐、烦躁不安或嗜睡。

2.体征 ①呼吸增快:40~80 次/分,可见鼻翼扇动和三凹征。②发绀:口周、甲床发绀。③肺部啰音:早期不明显,可有呼吸音粗糙、减低,以后可闻及较固定的中、细湿啰音,以背部两侧下方及脊柱两旁较多,于深吸气末更为明显。肺部叩诊多正常,病灶融合扩大时,可出现实变体征。

世界卫生组织强调呼吸增快是小儿肺炎的主要表现。呼吸急促是指:<2 个月的婴儿,呼吸 ≥60 次/分;2~12 个月婴儿,呼吸 ≥50 次/分;1~5 岁幼儿,呼吸 ≥40 次/分。

3.重症肺炎 重症肺炎由于严重的缺氧及毒血症,除呼吸系统改变外,可发生循环、神经和消化等系统功能障碍。

(1)循环系统 可发生心肌炎、心力衰竭。肺炎合并心衰的表现:①呼吸突然加快>60 次/分。②安静状态下心率突然增快>180 次/分。③突然极度烦躁不安,明显发绀,面色苍白或发灰,指(趾)甲微血管再充盈时间延长。④心音低钝、奔马律、颈静脉怒张。⑤肝迅速增大。⑥尿少或无尿,眼睑或双下肢水肿。具备前 5 项即可诊断为肺炎合并心力衰竭。

(2)神经系统 常见烦躁不安、嗜睡,或两者交替出现。婴幼儿易发生惊厥,多因高热或低钙所致。如惊厥同时有明显嗜睡或烦躁,意识障碍,甚至发生强直性及阵挛、偏瘫等,则可能并发中枢神经系统病变如中毒性脑病、脑膜脑炎等。

(3)消化系统 一般为食欲减退、呕吐和腹泻。发生中毒性肠麻痹时表现为严重腹胀,膈肌升高,呼吸困难加重,听诊肠鸣音消失。重症患儿还可呕吐咖啡样物,大便潜血阳性或柏油样便。

【并发症】

早期合理治疗者并发症少见。延误诊断或病原体致病力强,可引起并发症,如脓胸、脓气胸、肺大疱、肺不张、支气管扩张等。

1.脓胸 临床表现有高热不退、呼吸困难加重;患侧呼吸运动受限;语颤减弱;叩诊呈浊音;听诊呼吸音减弱,有时可听到管样呼吸音。当积脓较多时,患侧肋间隙饱满,纵隔和气管向健侧移位。胸部立位 X 线示患侧肋膈角变钝,或呈反抛物线阴影。胸腔穿刺可抽出脓液。

2.脓气胸 肺脏边缘的脓肿破裂与肺泡或小支气管相通即造成脓气胸。表现为突然呼吸困难加剧,剧烈咳嗽,烦躁不安,面色发绀。胸部叩诊积液上方呈鼓音,听诊呼吸音减弱或消失。若支气管破裂处形成活瓣,气体只进不出,形成张力性气胸,可危及生命,必须积极抢救。立位 X 线检查可见液气面。

3.肺大疱 由于细支气管形成活瓣性部分阻塞,气体进得多、出得少或只进不出,肺泡扩大,破裂而形成肺大疱,可一个亦可多个。体积小者无症状,体积大者可引起呼吸困难。X 线可见薄壁空洞。

以上三种并发症多见于金黄色葡萄球菌肺炎、耐药肺炎链球菌肺炎和某些革兰阴性杆菌肺炎。

【辅助检查】

1.外周血检查

（1）血常规　细菌性肺炎白细胞升高，中性粒细胞增多，并有核左移现象，胞质可有中毒颗粒。病毒性肺炎的白细胞计数大多正常或偏低，亦有少数升高者，时有淋巴细胞增高或出现变异型淋巴细胞。

（2）CRP　细菌感染时血清CRP多升高。非细菌感染时升高不明显。

（3）降钙素（PCT）　细菌感染时可升高，抗菌治疗有效后迅速下降。

2.病原学检查

（1）细菌学检查　使用抗生素前应取痰或抽血做细菌培养和鉴定，同时进行药敏试验指导临床用药。

（2）病毒学检查　进行病毒分离和血清学试验检测病毒抗原或病毒抗体。

（3）其他病原学检查　可做肺炎支原体分离培养或特异性IgM和IgG抗体测定。补体结合抗体检测是诊断肺炎支原体的常用方法；基因探针及PCR技术检测MP的特异性强和敏感性高。细胞培养、直接免疫荧光或吉姆萨染色法可检测沙眼衣原体。

3.X线检查　早期肺纹理增强，透光度减低，以后两肺下野、中内带出现大小不等的点状或小斑片状影，或融合成大片状浸润影，甚至累及节段。可有肺气肿、肺不张。肺气肿是早期常见征象之一。部分患儿表现为肺间质X线征象，肺门淋巴结不肿大或仅呈肺门阴影增深。伴发脓胸时，早期患侧肋膈角变钝；积液较多时，可呈反抛物线状阴影，纵隔向健侧移位。

【诊断和鉴别诊断】

一般有发热、咳嗽、呼吸急促的症状，肺部听到中、细湿啰音或X线有肺炎的改变均可诊断为支气管肺炎。确诊支气管肺炎后应进一步了解引起肺炎的可能病原体、病情的轻重、有无并发症。应与以下疾病鉴别：

1.急性支气管炎　一般不发热或低热，全身状况好，以咳嗽为主要症状，肺部可闻及干湿啰音，多不固定，随咳嗽而改变。X线示肺纹理增多、排列紊乱。若鉴别困难，则按肺炎处理。

2.支气管异物　有异物吸入史，突然出现呛咳，可有肺不张和肺气肿，可资鉴别。若病程迁延，有继发感染类似肺炎或合并肺炎，须注意鉴别。

3.支气管哮喘　儿童哮喘可无明显喘息发作，主要表现为持续性咳嗽，X线示肺纹理增多、排列紊乱和肺气肿，易与本病混淆。患儿具有过敏体质，肺功能检查及激发和舒张试验有助于鉴别。

4.肺结核　一般有结核接触史，结核菌素试验阳性，X线示肺部有结核病灶可资鉴别。粟粒性肺结核可有气急和发绀，与肺炎极其相似，但肺部啰音不明显。

【治疗】

采用综合治疗，原则为控制炎症、改善通气功能、对症治疗、防治并发症。

1.一般治疗　室内空气流通，温度20℃左右、相对湿度60%为宜。给予营养丰富的饮食，进食困难者可给予肠道外营养。经常变换体位，以减少肺部淤血，促进炎症吸收。注意隔离，以防交叉感染。烦躁不安可加重缺氧，可予以镇静剂，但要注意剂量,避免抑制咳嗽反射,不利于痰液的排出。避免使用呼吸兴奋剂,以免加重烦躁。纠正酸中毒和电解质紊乱,适当的液体补充还有助于气道的湿化,但要注意输液速度和量,以免加重心脏负担。

2.抗感染治疗

(1)抗生素治疗　明确为细菌感染或病毒感染继发细菌感染者应使用抗生素。

1)原则　①有效和安全是选择抗生素的首要原则。②在使用抗菌药物前应采集合适的呼吸道分泌物进行细菌培养和药敏试验,以便指导治疗;在未获培养结果前,可根据经验选择敏感的药物。③选用的药物在肺组织有较高的浓度。④重症患儿宜静脉联合用药。⑤适宜剂量,足量疗程。

2)根据不同病原选择抗菌药物　①肺炎链球菌首选青霉素或阿莫西林;对青霉素耐药者首选头孢曲松、头孢噻肟、万古霉素;青霉素过敏者选用大环内酯类如红霉素等。②金黄色葡萄球菌首选苯唑西林钠,耐药者选用万古霉素或联用利福平。③流感嗜血杆菌首选阿莫西林/克拉维酸、氨苄西林/舒巴坦。④大肠埃希菌和肺炎杆菌首选头孢曲松或头孢噻肟,铜绿假单胞菌肺炎首选替卡西林+克拉维酸。⑤肺炎支原体和衣原体首选大环内酯类抗生素如阿奇霉素、红霉素及罗红霉素。⑥真菌性肺炎可用氟康唑、两性霉素 B、伏立康唑等。

3)用药时间　一般应持续至体温正常后 5~7 d,症状、体征消失后 3 d 停药。支原体肺炎至少使用抗菌药物 2~3 周。葡萄球菌肺炎在体温正常后 2~3 周可停药,一般总疗程≥6 周。停药过早不能完全控制感染;滥用抗生素则会引起体内菌群失调,造成致病菌耐药和真菌感染。

(2)抗病毒治疗　利巴韦林(病毒唑),可滴鼻、雾化吸入、肌内注射和静脉滴注,肌内注射和静脉滴注的剂量为 10~15 mg/(kg·d),可抑制多种 RNA 和 DNA 病毒。更昔洛韦是巨细胞病毒感染的首选;奥司他韦是神经氨酸酶抑制剂,可用于甲型和乙型流感病毒的治疗。部分中药制剂有一定的抗病毒疗效。

3.对症治疗

(1)氧疗　有缺氧表现,如烦躁、口周发绀时需吸氧,多用鼻前庭导管给氧,经湿化的氧气的流量为 0.5~1 L/min,氧浓度不超过 40%。新生儿或婴幼儿可用面罩、氧帐、鼻塞给氧,面罩给氧流量为 2~4 L/min,氧浓度为 50%~60%。

(2)气道管理　及时清除鼻痂、鼻腔分泌物和吸痰,以保持呼吸道通畅,改善通气功能。气道湿化非常重要,有利于痰液的排出。雾化吸入有助于解除支气管痉挛和水肿。分泌物堆积于下呼吸道,经湿化和雾化仍不能排除,使呼吸衰竭加重时,应行气管插管以利于清除痰液。严重病例宜短期使用机械通气。接受机械通气者尤应注意气道湿化、变换体位和拍背,保持气道湿度和通畅。

(3)腹胀的治疗　低钾血症者,应补充钾盐。中毒性肠麻痹时,应禁食使胃肠减压,亦可使用酚妥拉明每次 0.3~0.5 mg/kg 加 5% 葡萄糖注射液 20 ml 静脉滴注,最大量≤10 mg/次。

(4)其他　高热患儿可用物理降温,如温热擦身或冷敷(冰袋置于腋窝、腹股沟或头部);口服对乙酰氨基酚或布洛芬等。若伴烦躁不安可给予氯丙嗪、异丙嗪每次各 0.5~1.0 mg/kg 肌内注射,水合氯醛或苯巴比妥每次 5 mg/kg 肌内注射。

4.糖皮质激素　可减少炎症渗出,解除支气管痉挛,改善血管通透性和微循环,降低颅内压。使用指征为：①全身中毒症状明显，如出现休克、中毒性脑病、超高热（>40 ℃）等；②严重憋喘或呼吸衰竭；③早期胸腔积液，为防止胸膜粘连，可局部应用。可用氢化可的松 5~10 mg/(kg·d)或地塞米松 0.1~0.3 mg/(kg·d)入瓶静脉滴注，一般疗程 3~5 d。

5. 并发症及并存症的治疗

（1）肺炎合并心力衰竭的治疗　吸氧、镇静、利尿、强心、血管活性药物。①利尿：可用呋塞米、依他尼酸，剂量为每次 1 mg/kg，稀释成 2 mg/mL，静脉注射或加滴壶中静脉滴注；亦可口服呋塞米、依他尼酸或双氢克尿噻等。②强心药：可使用地高辛或毛花苷 C 静脉注射。③血管活性药物：常用酚妥拉明每次 0.5~1.0 mg/kg，最大剂量不超过每次 10 mg，肌内注射或静脉注射，必要时间隔 1~4 h 重复使用。

（2）肺炎合并中毒性脑病的治疗　脱水疗法、改善通气、扩血管、止痉、糖皮质激素、促进脑细胞恢复。①脱水疗法：主要使用甘露醇，根据病情每次 0.25~1.0 g/kg，每 6 小时一次。②改善通气：必要时应给予人工辅助通气、间歇正压通气，疗效明显且稳定后应及时改为正常通气。③扩血管药物：可缓解脑血管痉挛、改善脑微循环，从而减轻脑水肿，常用酚妥拉明、山莨菪碱。酚妥拉明每次 0.5~1.0 mg/kg，新生儿每次 ≤3 mg，婴幼儿每次 ≤10 mg，快速静脉滴注，每 2~6 小时一次；山莨菪碱每次 1~2 mg/kg，视病情需要，可以每 10~15 分钟一次，或 2~4 小时一次，也可静脉滴注维持。④止痉：选用地西泮每次 0.2~0.3 mg/kg，静脉注射，1~2 h 可重复一次；也可采用人工冬眠疗法。⑤糖皮质激素的使用：非特异性抗炎、减少血管与血-脑屏障的通透性，故可用于治疗脑水肿。常用地塞米松每次 0.25 mg/kg，静脉滴注，每 6 小时一次，2~3 d 后逐渐减量或停药。⑥促进脑细胞恢复的药物：常用的有 ATP、胞磷胆碱、维生素 B_1 和维生素 B_6 等。

（3）抗利尿激素综合征的治疗　与肺炎合并稀释性低钠血症治疗是相同的。原则为限制水摄入量，补充高渗盐水。当血钠为 120~130 mmol/L，无明显症状，主要措施是限制水的摄入量，以缓解低渗状态。如血钠<120 mmol/L，有明显低钠血症症状时，按 3% 氯化钠 12 ml/kg，可提高血钠 10 mmol/L 计算，先给予 1/2 量，在 2~4 h 内静脉点滴，必要时 4 h 后可重复一次。

（4）脓胸和脓气胸处理　及时穿刺引流，若脓液黏稠，经反复穿刺抽脓不畅或发生张力性气胸时，宜考虑胸腔闭式引流。

（5）并发症治疗　对并发佝偻病、贫血、营养不良者，应给予相应治疗。

6. 生物制剂　输入血浆和静脉注射用丙种球蛋白（IVIG）含有特异性抗体，如 RSV-IgG 抗体，可用于重症患儿，IVIG 400 mg/(kg·d)，3~5 d 为 1 个疗程。

三、几种不同病原体所致肺炎的特点

（一）呼吸道合胞病毒性肺炎

呼吸道合胞病毒性肺炎简称合胞病毒（RSV）肺炎，是最常见的病毒性肺炎。本病多见于婴幼儿，尤多见于 1 岁以内小儿。一般认为其发病机制是 RSV 对肺的直接侵害，引起间质性炎症，而非变态反应所致。轻症患儿表现为发热、呼吸困难等症状；中、重症者呼吸困难明显，出现喘憋、口唇发绀、鼻翼扇动及三凹征，肺部听诊多有中、细湿啰音。X线表现为两肺可见小点片状、斑片状阴影,部分患儿有不同程度的肺气肿。外周血白细胞总数大多正常。

(二)腺病毒肺炎

腺病毒肺炎为腺病毒(ADV)感染所致。本病多见于6个月~2岁儿童,冬春季节多发。临床特点为起病急骤、高热持续时间长、中毒症状重、啰音出现较晚、X线改变较肺部体征出现早,易合并心肌炎和多器官衰竭。①发热:可达39℃以上,呈稽留高热或弛张热,热程长,可持续2~3周。②呼吸道症状:咳嗽频繁,呈阵发性喘憋,轻重不等的呼吸困难和发绀。③中毒症状重:面色苍白或发灰,精神不振,嗜睡与烦躁交替。④消化系统症状:腹泻、呕吐和消化道出血。⑤因脑水肿出现嗜睡、昏迷或惊厥发作。

体征:①肺部啰音出现较迟,多于高热3~7 d后才出现,肺部病变融合时可出现实变体征;②肝脾大,由于单核-吞噬细胞系统反应较强所致;③麻疹样皮疹;④出现心率加速、心音低钝等心肌炎表现,亦可有脑膜刺激征等中枢神经系统体征。

X线特点:①肺部X线改变较肺部啰音出现早,故强调早期摄片;②大小不等的片状阴影或融合成大病灶;③病灶吸收慢,需数周或数月。

腺病毒肺炎易继发细菌感染,表现为:持续高热不退;症状恶化或一度好转又恶化;痰液由白色转为黄色脓样;外周血白细胞明显升高,有核左移;胸部X线见病变增多或发现新的病灶。

(三)金黄色葡萄球菌肺炎

金黄色葡萄球菌(简称金葡菌)由呼吸道入侵或经血行播散入肺。新生儿、婴幼儿发病率高,近年来由于滥用抗生素致耐药性金葡菌株明显增加,由于儿童免疫力低下故易发生。病理改变以肺组织广泛出血性坏死和多发性小脓肿形成为特点。由于病变发展迅速,组织破坏严重,故易形成肺脓肿、脓胸、脓气胸、肺大疱、皮下和纵隔气肿。并可引起败血症及其他器官的迁徙性化脓灶,如化脓性心包炎、脑膜炎、肝脓肿、肝脓肿、骨髓炎等。临床特点为起病急、病情严重、进展快,全身中毒症状明显。发热多呈弛张热型,早产儿和体弱儿可无发热或仅有低热;患者面色苍白、烦躁不安、咳嗽、呻吟,呼吸浅快和发绀;重症者可发生休克;消化系统症状有呕吐、腹泻和腹胀。肺部体征出现较早,两肺有散在中、细湿啰音,发生脓胸、脓气胸时呼吸音减弱或消失。发生纵隔气肿时呼吸困难加重。可有各种类型皮疹,如荨麻疹或猩红热样皮疹等。

X线检查:胸部X线一大特点是初时有小片阴影,病变发展迅速,甚至数小时内可出现小脓肿、肺大疱或胸腔积液,因此在短期内应重复摄片。病变吸收较一般细菌性肺炎缓慢,重症病例在2个月时可能还未完全消失。

外周血白细胞多数明显增高,中性粒细胞增高伴核左移并有中毒颗粒。婴幼儿和重症患者可出现外周血白细胞减少,但中性粒细胞百分比仍较高。

(四)革兰阴性杆菌肺炎

目前有增多趋势,病原体以流感嗜血杆菌和肺炎克雷伯杆菌为多,伴有免疫缺陷者常发生铜绿假单胞菌肺炎,新生儿期易患大肠埃希菌肺炎。革兰阴性杆菌肺炎病情较重,治疗困难,预后较差。病理改变以肺内浸润、实变、出血性坏死为主。大多先有数日呼吸道感染症状,病情呈亚急性,但全身中毒症状明显,表现为发热、精神萎靡、嗜睡、咳嗽、呼吸困难、面色苍白、口唇发绀,严重者甚至出现休克。肺部听诊可闻及湿啰音。病变融合有实变体征。

肺部 X 线改变多种多样,但基本改变为支气管征象,或呈一叶或多叶节段性或大叶性炎症阴影,易见胸腔积液。

(五)肺炎支原体肺炎

学龄儿童及青少年是支原体肺炎的易感人群,近年来有低龄化趋势,婴幼儿亦不少见。本病全年均可发生,占小儿肺炎的 10%~20%,流行年分可达 33%。病原体为肺炎支原体(MP),是一种介于细菌和病毒之间的微生物,无细胞壁结构。起病缓慢,潜伏期 2~3 周,病初有全身不适、乏力、头痛。2~3 d 后出现发热,体温常达 39 ℃ 左右,持续 1~3 周,可伴有咽痛和肌肉酸痛。咳嗽为本病突出的症状,一般于病后 2~3 d 开始,初为刺激性干咳,后转为顽固性剧咳,有时呈百日咳样咳嗽,可持续 1~4 周。肺部体征多不明显,甚至全无。少数可听到干、湿啰音,故肺部体征与剧咳及发热等临床表现不一致,为本病特点之一。婴幼儿起病急,病程长,病情较重,表现为呼吸困难、喘憋、喘鸣音较为突出,肺部啰音比年长儿多。

部分患儿可有皮疹、血管栓塞、溶血性贫血、脑膜炎、心肌炎、肾炎、吉兰-巴雷综合征等肺外表现。

X 线检查:肺部 X 线改变为重要诊断依据。特点为:①支气管肺炎,常见于右肺中下野;②间质性肺炎,两肺弥漫性网状结节样阴影;③大叶性肺炎,均匀一致的片状阴影;④肺门淋巴结阴影增浓。上述改变可相互转化,有时一处消散,而另一处又出现新的病变,呈游走性浸润,有时呈薄薄的云雾状浸润影。体征轻而 X 线改变明显是本病的又一特点。

(六)衣原体肺炎

衣原体肺炎是由衣原体引起的肺炎,衣原体有沙眼衣原体(CT),肺炎衣原体(CP)、鹦鹉热衣原体和家畜衣原体。与人类关系密切的为 CT 和 CP,偶见鹦鹉热衣原体肺炎。

1. 沙眼衣原体肺炎　主要通过母婴垂直传播而感染。①主要见于婴儿,多为 1~3 个月婴儿。②起病缓慢,多不发热或仅有低热,一般状态良好。③开始可有鼻塞、流涕等上呼吸道感染症状,1/2 患儿有结膜炎。④呼吸系统主要表现为呼吸增快和具有特征性的明显的阵发性不连贯的咳嗽,一阵急促的咳嗽后继以一短促的吸气,但无百日咳样回声。阵咳可引起发绀和呕吐,亦可有呼吸暂停。⑤肺部偶闻及干、湿啰音,甚至捻发音和哮鸣音。⑥X 线可显示双侧间质性或小片状浸润,双肺过度充气。CT 肺炎也可急性发病,迅速加重,造成死亡。

2. 肺炎衣原体肺炎　①多见于学龄儿童;②大部分为轻症,发病常隐匿;③无特异性临床表现,早期多为上呼吸道感染的症状,咽痛、声音嘶哑、发热;④呼吸系统最多见的症状是咳嗽,1~2 周后上呼吸道感染症状逐渐消退而咳嗽逐渐加重,并出现下呼吸道感染征象,如未经有效治疗,则咳嗽可持续 1~2 个月或更长;⑤肺部偶闻及干、湿啰音或哮鸣音;⑥X 线可见到肺炎病灶,多为单侧下叶浸润,也可为广泛单侧或双侧性病灶。

第五节　支气管哮喘

支气管哮喘(bronchial asthma)简称哮喘,是儿童时期最常见的慢性呼吸道疾病。哮喘是多种炎症细胞(如嗜酸性粒细胞、肥大细胞、T淋巴细胞、中性粒细胞)及气道上皮细胞等共同参与的气道慢性炎症性疾病,这种慢性炎症导致气道反应性增加,引起广泛多变的可逆性气流受限,引起反复发作性喘息、气促、胸闷、咳嗽和呼气性呼吸困难等症状,常在夜间和(或)凌晨发作或加剧,多数患儿可经治疗缓解或自行缓解。儿童支气管哮喘多在5岁以前发病,约20%的患者有家族史,特应质与本病的形成关系密切,多数患者有婴儿湿疹、变应性鼻炎和(或)食物(药物)过敏史。我国儿童哮喘的患病率呈明显上升趋势。

【发病机制】

哮喘的发病机制极为复杂,尚未完全清楚,目前认为与免疫、神经、精神、内分泌因素和遗传学背景密切相关。

1.免疫因素　气道慢性炎症被认为是哮喘的本质。新近研究表明,哮喘的免疫学发病机制为:Ⅰ型树突状细胞成熟障碍,致 TH_1 细胞过度分化、TH_2 细胞发育不足,TH_1/TH_2 细胞功能失衡,促进 B 细胞产生大量 IgE 和分泌炎症性细胞因子,刺激其他细胞(如上皮细胞、内皮细胞、嗜碱细胞、肥大细胞和嗜酸细胞等)释放一系列炎症介质,最终诱发速发型(IgE 增高)变态反应和慢性气道炎症。

2.神经、精神和内分泌因素　哮喘患儿的 β 肾上腺素能受体功能低下和迷走神经张力亢进,或同时伴有 α 肾上腺能神经反应性增强,从而发生气道高反应性。气道的自主神经系统除肾上腺素能和胆碱能神经系统外,尚存在第三类神经,即非肾上腺素能非胆碱能(nonadrenergicnoncholinergic,NANC)神经系统。NANC 神经系统又分为抑制性 NANC 神经系统(i-NANC)及兴奋性 NANC 神经系统(e-NANC),两者平衡失调,则可引起支气管平滑肌收缩。

3.遗传学背景　哮喘具有明显遗传倾向,患儿及其家庭成员患过敏性疾病和特应性体质者明显高于正常人群。哮喘为多基因遗传性疾病,已发现许多与哮喘发病有关的基因。

【病理和病理生理】

气流受阻是哮喘病理生理改变的核心,支气管痉挛、管壁炎症性肿胀、黏液栓形成和气道重塑均是造成患儿气道受阻的原因。

1.支气管痉挛　急性支气管痉挛为速发型哮喘反应,是 IgE 依赖型介质释放所致(Ⅰ型变态反应),包括肥大细胞释放组胺、前列腺素和白三烯等。

2.管壁炎症性肿胀　抗原对气道刺激后气道直径减小是微血管通透性和漏出物增加导致气道黏膜增厚和肿胀所致,伴随或不伴随平滑肌收缩,为迟发型哮喘反应。

3.黏液栓形成　主要发生于迟发型哮喘,黏液分泌增多,形成黏液栓,重症病例黏液栓广泛阻塞细小支气管,引起严重呼吸困难,甚至发生呼吸衰竭。

4.气道重塑　因慢性和反复的炎症损害,可以导致气道重塑。表现为气道壁增厚和基质沉积、胶原沉积,上皮下纤维化,平滑肌增生和肥大,肌成纤维细胞增殖及黏液腺杯状细胞化生及增生,上皮下网状层增厚,微血管生成。

气道高反应(airway hyperresponsiveness,AHR)是哮喘的基本特征之一,指气道对多种刺激因素,如变应原、理化因素、运动和药物等呈现高度敏感状态,在一定程度上反映了气道炎症的严重性。气道炎症通过气道上皮损伤、细胞因子和炎症介质的作用引起 AHR。

【临床表现】

各年龄段儿童的哮喘由于呼吸系统解剖、生理、免疫、病理等特点不同,临床表现也各有不同。

1. 呼吸道症状　喘息、咳嗽、气促、胸闷为儿童期非特异性的呼吸道症状,可见于哮喘和非哮喘性疾病。典型哮喘表现为咳嗽和喘息呈阵发性发作,发作时呼吸困难,呼气相延长伴有喘鸣声,严重者不能平卧,坐位时耸肩屈背,呈端坐呼吸、恐惧不安、大汗淋漓、面色青灰。

喘息发作具有以下特征。①诱因多样性:常有上呼吸道感染、变应原暴露、剧烈运动、大笑、哭闹、气候变化等诱因。②反复发作性:当遇到诱因时突然发作或呈发作性加重。③时间节律性:常在夜间及凌晨发作或加重。④季节性:常在秋冬季节或换季时发作或加重。⑤可逆性:平喘药通常能够缓解症状,可有明显的缓解期。认识这些特征,有利于哮喘的诊断与鉴别诊断。部分哮喘患儿有湿疹、变应性鼻炎等其他过敏性疾病史,或哮喘等过敏性疾病家族史,增加哮喘诊断的可能性。

2. 肺部体征　可见胸廓饱满,三凹征,叩诊两肺呈鼓音,最常见异常体征为呼气相听诊全肺满布喘鸣音。但慢性持续期和临床缓解期患儿可能没有异常体征。重症哮喘急性发作时,由于气道阻塞严重,呼吸音可明显减弱,喘鸣音反而减弱甚至消失,此时通常存在呼吸衰竭的其他相关体征,甚至危及生命。

哮喘发作在合理应用常规缓解药物治疗后,仍有严重或进行性呼吸困难者,称为哮喘危重状态,应予及时处理。

【实验室和其他检查】

1. 肺通气功能检测　适用于 5 岁以上儿童。

(1)第一秒用力呼气量(FEV1)　对于 FEV1≥正常预计值70%的疑似哮喘患儿,可选择支气管激发试验(常用组胺或醋甲胆碱)测定气道反应性;对于 FEV1<正常预计值70%的疑似哮喘患儿,选择支气管舒张试验测定气流受阻的可逆性。两试验阳性均有助于确诊哮喘。

(2)呼气峰流速(PEF)　是指肺在最大充满状态下,用力呼气时所产生的最大流速。正常气道的直径在 24 h 中是有变化的,因而引起 PEF 的变异,但变异率小于13%。PEF 的日间变异率是诊断哮喘和反映哮喘严重程度的重要指标。若 PEF 日间变异率>13%、使用支气管扩张剂后增加13%,可以诊断为哮喘。

2. 变应原检测　对于所有反复喘息怀疑哮喘的儿童,均推荐进行变应原皮肤点刺试验或血清变应原特异性 IgE 测定,以了解患儿的过敏状态,协助哮喘诊断。但过敏状态检测阴性不能作为排除哮喘诊断的依据。外周血嗜酸性粒细胞分类计数对过敏状态的评估有一定价值。

笔记栏

3.影像学检查 哮喘诊断评估时,在没有相关临床指征的情况下,不建议进行常规胸部影像学检查。反复喘息或咳嗽儿童,怀疑哮喘以外其他疾病,如气道异物、结构性异常(如血管环、先天性气道狭窄等)、慢性感染(如结核)以及其他有影像学检查指征的疾病时,依据临床线索所提示的疾病选择进行胸部 X 线平片或 CT 检查。

【诊断和鉴别诊断】

哮喘的诊断主要依据呼吸道症状、体征及肺功能检查,证实存在可变的呼气气流受限,并排除可引起相关症状的其他疾病。

1.儿童哮喘诊断标准

(1)反复喘息、咳嗽、气促、胸闷,多与接触变应原、冷空气、物理或化学性刺激、呼吸道感染、运动及过度通气(如大笑和哭闹)等有关,常在夜间和(或)凌晨发作或加剧。

(2)发作时双肺可闻及散在或弥漫性,以呼气相为主的哮鸣音,呼气相延长。

(3)上述症状和体征经抗哮喘治疗有效,或自行缓解。

(4)除外其他疾病所引起的喘息、咳嗽、气促和胸闷。

(5)临床表现不典型者(如无明显喘息或哮鸣音),应至少具备以下一项:

1)证实存在可逆性气流受限:①支气管舒张试验阳性,吸入速效 β_2 受体激动剂(如沙丁胺醇压力定量气雾剂 200~400 μg)后 15 min 第一秒用力呼气量增加≥12%;②抗炎治疗后肺通气功能改善,给予吸入糖皮质激素和(或)抗白三烯药物治疗 4~8 周,FEV1 增加≥12%。

2)支气管激发试验阳性。

3)最大呼气峰流量(PEF)日间变异率(连续监测 2 周)≥13%。

符合第(1)~(4)条或第(4)、(5)条者,可诊断为哮喘。

如怀疑哮喘诊断,可尽早参照哮喘治疗方案开始试验性治疗,并定期评估治疗反应,如治疗 4~8 周无明显疗效,建议停药并做进一步诊断评估。大部分学龄前喘息儿童预后良好,其哮喘样症状随年龄增长可能自然缓解,对这些患儿必须定期(3~6 个月)重新评估,以判断是否需要继续进行抗哮喘治疗。

2.咳嗽变异型哮喘(CVA)诊断标准 CVA 是儿童慢性咳嗽最常见原因之一,以咳嗽为唯一或主要表现。诊断依据:

(1)咳嗽持续>4 周,常在运动、夜间和(或)凌晨发作或加重,以干咳为主,不伴有喘息。

(2)临床上无感染征象,或经较长时间抗生素治疗无效。

(3)抗哮喘药物诊断性治疗有效。

(4)排除其他原因引起的慢性咳嗽。

(5)支气管激发试验阳性和(或)PEF 日间变异率(连续监测 2 周)≥13%。

(6)个人或一、二级亲属过敏性疾病史,或变应原检测阳性。

以上第(1)~(4)项为诊断基本条件。

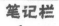

笔记栏

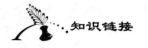

哮喘的病情分期

哮喘可分为急性发作期、慢性持续期和临床缓解期。急性发作期是指患儿出现以喘息为主的各种症状,其发作持续时间和严重程度不尽相同,可分为轻度、中度、重度和危重度;慢性持续期是指虽没有急性发作,但在较长时间(一般为3个月)内不同频度和(或)不同程度地出现过喘息、咳嗽和胸闷;临床缓解期是指经过治疗或未经治疗,症状和体征消失,肺功能(FEV1或PEF)≥80%预计值,并维持3个月以上。

哮喘的鉴别诊断方面需注意:以喘息为主要症状的儿童哮喘应注意与毛细支气管炎、肺结核、气道异物、先天性气管支气管畸形和先天性心血管疾病相鉴别;CVA应注意与支气管炎、鼻窦炎、胃食管反流和嗜酸性粒细胞支气管炎等疾病相鉴别。

【治疗】

1. 哮喘的治疗目标　①达到并维持症状的控制;②维持正常活动水平;③维持肺功能水平尽量接近正常;④预防哮喘急性发作;⑤避免因哮喘药物治疗导致的不良反应;⑥预防哮喘导致的死亡。

2. 防治原则　哮喘控制治疗应尽早开始。坚持长期、持续、规范、个体化治疗原则。

3. 治疗哮喘的药物　包括缓解药物和控制药物。

(1)缓解药物　能快速缓解支气管收缩及其他伴随的急性症状,用于哮喘急性发作期,包括:①吸入型速效 β_2 受体激动剂,疗效可维持4~6 h,严重哮喘发作时第1小时可每20分钟吸入1次,以后每2~4小时可重复吸入。药物剂量:每次沙丁胺醇2.5～5.0 mg或特布他林2.5~5.0 mg。②全身性糖皮质激素,一般不主张长期口服糖皮质激素治疗儿童哮喘,严重哮喘发作时应静脉给予甲基泼尼松龙,每日2~6 mg/kg,分2~3次输注,或琥珀酸氢化可的松或氢化可的松,每次5~10 mg/kg。必要时可加大剂量。使用1~7 d,症状缓解后即停止静脉用药。③抗胆碱能药物。④口服短效 β_2 受体激动剂。⑤短效茶碱等。

(2)控制药物　是抑制气道炎症需长期使用的药物,用于哮喘慢性持续期。①吸入型糖皮质激素(ICS):是哮喘长期控制的首选药物,也是目前最有效的抗炎药物,规范吸入1~3年才能起预防作用。目前临床上常用的吸入型糖皮质激素有布地奈德、丙酸氟替卡松和丙酸倍氯米松。②白三烯调节剂,白三烯受体拮抗剂包括孟鲁司特和扎鲁司特,该药耐受性好,副作用少,服用方便。③缓释茶碱。④长效 β_2 受体激动剂药物包括福莫特罗、沙美特罗、班布特罗及丙卡特罗等。⑤肥大细胞膜稳定剂色甘酸钠,常用于预防运动及其他刺激诱发的哮喘,治疗儿童哮喘效果较好,副作用小。⑥全身性糖皮质激素等。

4.哮喘危重状态的处理

（1）吸氧　需用密闭面罩或双鼻导管提供高浓度湿化氧气，使 PaO_2 保持在 70~90 mmHg。必要时辅助机械通气。

（2）镇静剂　可用水合氯醛灌肠，慎用或禁用其他镇静剂。

（3）糖皮质激素　糖皮质激素作为儿童危重哮喘治疗的一线药物，应尽早使用。

（4）支气管扩张剂应用　可用吸入型速效 β_2 受体激动剂、抗胆碱能药物、静脉滴注氨茶碱或皮下注射肾上腺素。

（5）补液　纠正酸中毒，注意维持水、电解质平衡，纠正酸碱失衡。

（6）抗感染　同时发生细菌感染时，选用敏感的抗生素。

【预防】

虽然目前哮喘尚不能根治，但通过有效的防治教育与管理，建立良好的医患合作，可以实现对哮喘的临床控制。

管理目标是有效控制哮喘症状，维持正常的活动能力，减少哮喘发作的风险，减少肺损伤及药物不良反应。

以医院专科门诊为基础，与患儿及家属建立伙伴关系，让哮喘患儿及其亲属对哮喘防治有一个正确、全面的认识和良好的依从性，教育患儿及家长哮喘的发病机制，避免触发、诱发哮喘发作的各种因素的方法，了解各种长期控制及快速缓解药物的作用特点、药物吸入装置使用方法（特别是吸入技术）及不良反应的预防和处理对策，建立哮喘患儿档案、制订长期防治计划，定期（1~3 个月）随访。随访内容包括检查哮喘日记，检查吸药技术是否正确，监测肺功能。评估哮喘控制情况，维持用药情况，指导治疗。

【预后】

儿童哮喘的预后较成人好，70%~80% 年长后症状不再反复，但仍可能存在不同程度气道炎症和高反应性，30%~60% 的患儿可完全治愈。

 问题分析与能力提升

男孩，2 岁。持续高热、咳嗽 1 周，加重伴烦躁、气促 1 d。查体：T 39.5 ℃，P 144 次/分，R 48 次/分，口唇青紫，可见三凹征，双肺可闻及中、粗湿啰音，肝肋下 2 cm。实验室检查：WBC 20.0×10^9/L，N 0.88，L 0.12。胸部 X 线片示双肺散在斑片状阴影，可见肺大疱。最可能的诊断是什么？

 思考题

1.下呼吸道有哪些解剖生理特点？

2.支气管肺炎重症有哪些表现？出现心功能衰竭时有哪些表现？

3.试述支气管哮喘的诊断标准和治疗原则。

（河南医学高等专科学校　赵　洋）

第八章

循环系统疾病

第一节 小儿心血管解剖生理特点

一、心脏的胚胎发育

胚胎 22 d 左右原始心管形成,之后在一系列基因的调控下,由头至尾,形成了动脉干、心球、心室、心房与静脉窦等结构,与此同时,心球转至右尾侧位,心管逐渐扭曲旋转,心室扩展和伸张较快、渐渐向腹面突出,使出自心球、原来处于心管前后两端的动脉总干和静脉窦都位于心脏的前端。心脏的流入及排出孔道并列在一端,四组瓣膜环也连在一起,组成纤维支架。

至胎龄 29 d 左右,心脏外形基本形成,但此时心脏仍为单一的管道。房和室的最早划分为房室交界的背面和腹面长出心内膜垫,背侧内膜垫与腹侧内膜垫相互融合成为中间的分隔结构,将房室分隔开。心房的左右之分起始于胚胎第 3 周末,在心房腔的前背部长出一镰状隔,为第一房间隔,其下缘向心内膜垫生长,暂时未长合时所留孔道名第一房间孔。在第一房间孔未闭合前,第一房间隔的上部形成另一孔,名第二房间孔,这样使左右心房仍保持相通。至胚胎第 5~6 周,于第一房间隔右侧又长出一镰状隔,名第二房间隔,此隔在向心内膜垫延伸过程中,其游离缘留下一孔道,名卵圆孔,此孔与第一房间隔的第二房间孔上下相对。随着心脏继续成长,第一房间隔与第二房间隔渐渐接近而黏合,第二房间孔被第二房间隔完全掩盖,即卵圆孔处第一房间隔紧贴着作为此孔的幕帘,血流可由右侧推开幕帘流向左侧,反向时幕帘遮盖卵圆孔而阻止血液自左房流向右房(图8-1)。心房内分隔形成时,由心室底部突出室间隔基胚并向房室管方向生长,使心室分成左右两半,至胚胎第7周时室间隔形成,使室间孔完全闭合。室间隔的形成有三个来源:①肌膈,由原始心室底壁向上生长,部分地将左右二室分开;②心内膜垫向下生长与肌膈相合,完成室间隔;③动脉总干及心球分化成向下延伸的部分。后两部分形成室间隔的膜部。室间隔发育过程中任何部分出现异常即可出现室间隔缺损,其中以室间隔膜周部缺损最常见。二尖瓣、三尖瓣分别由房室交界的左右侧及腹背侧心内膜垫及圆锥隔所组成(图8-2)。

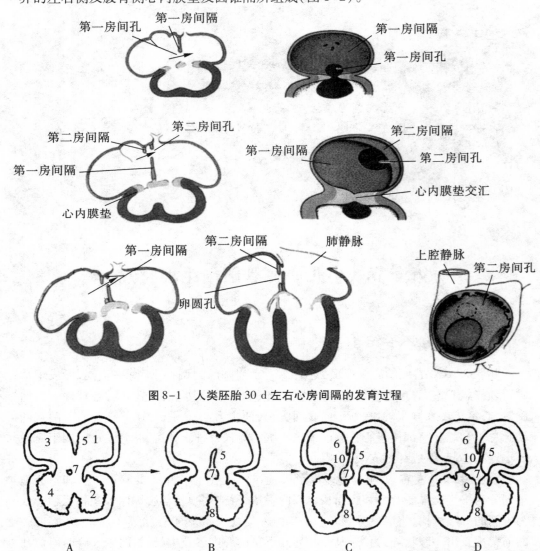

图8-1　人类胚胎30 d左右心房间隔的发育过程

图8-2　人类心脏室间隔的发育

1.左心房　2.左心室　3.右心房　4.右心室　5.第一房间隔　6.第二房间隔
7.心内膜垫　8.室隔肌部　9.室隔膜部　10.卵圆孔

原始的心脏出口是一根动脉总干,在总干的内层对侧各长出一纵嵴,两者在中央轴相连,将总干分为主动脉与肺动脉。由于该纵隔自总干分支处成螺旋形向心室生长,使肺动脉向前、向右旋转与右心室连接,主动脉向左、向后旋转与左心室连接。如该纵隔发育障碍,则可造成主动脉骑跨或大动脉错位等畸形。

原始心脏于胚胎第 2 周开始形成后,约于第 4 周起有循环作用,至第 8 周房室间隔已完全长成,成为四腔心脏。先天性心脏畸形的形成主要就是在这一时期。

二、胎儿–新生儿循环转换

(一)正常胎儿循环

胎儿时期的营养和气体代谢是通过脐血管和胎盘与母体之间以弥散方式进行交换的。由胎盘来的动脉血经脐静脉进入胎儿体内,至肝下缘,约50%血流入肝与门静脉血流汇合,另一部分经静脉导管入下腔静脉,与来自下半身的静脉血混合,共同流入右心房。由于下腔静脉瓣的阻隔,使来自下腔静脉的混合血(以动脉血为主)入右心房后,约1/3经卵圆孔流入左心房,再经左心室流入升主动脉,主要供应心脏、脑及上肢;其余的流入右心室。从上腔静脉回流的来自上半身的静脉血,流入右心房后绝大部分流入右心室,与来自下腔静脉的血一起进入肺动脉。由于胎儿肺处于压缩状态,故肺动脉的血只有少量流入肺,经肺静脉回到左心房,而约80%的血液经动脉导管与来自升主动脉的血汇合后进入降主动脉(以静脉血为主),供应腹腔器官及下肢,同时经过脐动脉流回胎盘,换取营养及氧气。故胎儿期供应脑、心、肝及上肢的血氧量远远较下半身高(图8-3)。右心室在胎儿期不仅要克服体循环的阻力,同时承担着远较左心室多的容量负荷。

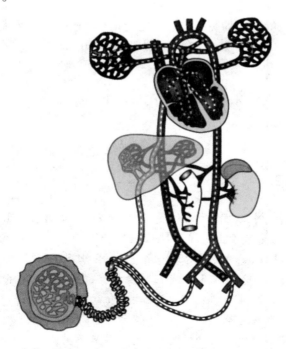

图 8-3　正常胎儿循环特点

（二）出生后血液循环的改变

出生后脐血管被阻断,呼吸建立,肺泡扩张,肺小动脉管壁肌层逐渐退化,管壁变薄并扩张,肺循环压力下降。从右心经肺动脉流入肺的血液增多,使肺静脉回流至左心房的血量也增多,左心房压力因而增高。当左心房压力超过右心房时,卵圆孔瓣膜先在功能上关闭,到出生后 5~7 个月,解剖上大多闭合。自主呼吸使血氧增高,动脉导管壁平滑肌受到刺激后收缩,同时,低阻力的胎盘循环由于脐带结扎而终止,体循环阻力增高,动脉导管处逆转为左向右分流,高的动脉氧分压加上出生后体内前列腺素的减少,使导管逐渐收缩、闭塞,最后血流停止,成为动脉韧带。足月儿约 80% 在生后 10~15 h 形成功能性关闭。约 80% 婴儿于生后 3 个月、95% 婴儿于生后 1 年内形成解剖上关闭。若动脉导管持续未闭,可认为有畸形存在。脐血管则在血流停止后 6~8 周完全闭锁,形成韧带。

（三）小儿心率、血压特点

1. 心率　小儿心脏神经以交感神经占优势,迷走神经兴奋性低,且心排出量有限,为满足生长发育及旺盛的新陈代谢,只有增加心率来提高排出量,故小儿心率快,随着年龄的增长心率逐渐减慢。新生儿 120~140 次/分,1 岁以内 110~130 次/分,1~3 岁 100~120 次/分,3~7 岁 80~100 次/分,7~14 岁 70~90 次/分。

2. 血压

（1）动脉血压　动脉血压的高低取决于心排出量及外周血管的阻力,婴幼儿心排出量较少,外周血管口径相对较粗,动脉壁柔软,动脉血压较低,以后随着年龄的增长而升高。推算公式:收缩压 =（年龄×2）+ 80 mmHg,舒张压 = 收缩压的 2/3（新生儿收缩压/舒张压平均为 70/50 mmHg）。收缩压高于或低于此标准 20 mmHg 可考虑为高血压或低血压。

（2）静脉血压　静脉压的高低与心排出能力、血管的功能及循环血容量有关。学龄前儿童静脉压为 40 mmH$_2$O 左右,学龄儿童约为 60 mmH$_2$O。

第二节　先天性心脏病

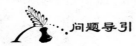问题导引

患儿女,8 个月,因"咳嗽伴气促 5 d,加重伴口唇青紫 1 d"入院。入院前 6 d,患儿受凉后出现流涕、鼻塞,家长未予重视。入院前 5 d 出现阵阵咳嗽伴气促,无发热及抽搐,无恶心、呕吐及腹泻,在当地县医院治疗,病情无好转。入院前 1 d,患儿咳嗽加重,剧烈咳嗽时伴呕吐奶汁,伴口唇及唇周青紫,呻吟。发病以来精神、食欲明显下降,每次吃奶时间大于 40 min,每日黄色稀大便 3 次,小便量减少。既往史:1 个月和 3 个月前分别以肺炎住院治疗,均治愈出院,家族史无特殊。查体:T 37.1 ℃,P 180 次/分,R 65 次/分,BP 84/60 mmHg,SaO$_2$ 96%,体重 4.5 kg。精

神差,呼吸急促,点头样,汗多,面色苍白,口吐白沫,口唇及唇周发绀,鼻翼扇动,可见吸气性三凹征,双肺可闻及大量湿啰音,心前区隆起,心尖搏动强烈、弥散,心尖搏动于胸骨左缘锁骨中线外 1 cm,心脏向左扩大,HR 180 次/分,心音有力,律齐,胸骨左缘第 4 肋间闻及 4/6 级收缩期杂音,P_2 明显增强。腹软,肝肋下 3 cm,质地软,无触痛,脾未及。双下肢凉,无水肿。神经系统无异常。辅助检查:胸片提示,双肺可见较多斑片阴影,肺充血,肺动脉段明显突出;心影增大,心胸比 0.64。

请分析:

(1)患儿最可能的诊断是什么? 哪项检查有助于进一步确诊?

(2)应注意与哪些疾病鉴别?

(3)应采取的关键治疗是什么?

一、概述

先天性心脏病(congenital heart disease,CHD,简称先心病)是胎儿期心脏及大血管发育异常所致的先天性畸形,是小儿最常见的心脏病。流行病学调查资料显示,先天性心脏病的发病率在活产婴儿中为 0.6% ~ 1.0%。先天性心脏病以室间隔缺损最多,其次为房间隔缺损、动脉导管未闭和肺动脉瓣狭窄。法洛四联症则是存活的发绀型先天性心脏病中最常见者。

【病因】

先天性心脏病发病与遗传、母体和环境因素有关。

1.遗传因素 既有单基因遗传缺陷,如 Williams 综合征与 Elastin 基因缺陷相关,马方综合征与 Fibrillin 基因缺陷相关;也可表现为染色体畸变,如唐氏综合征(Down 综合征)、18-三体综合征(Edward 综合征)。但大多数先天性心脏病是多基因遗传缺陷。

2.母体因素 主要为母体的感染和疾病,特别是母孕早期患病毒感染,如风疹、流行性感冒、流行性腮腺炎和柯萨奇病毒感染等,或罹患代谢性疾病,如糖尿病、高钙血症、苯丙酮尿症等;其他如孕母缺乏叶酸、接触放射线、服用药物(抗癌药、抗癫痫药等)、宫内缺氧等均可能与发病有关。

【预防】

鉴于先天性心脏病发生的相关因素,加强孕妇的保健,特别是在妊娠早期适量补充叶酸,积极预防风疹、流感等病毒性疾病,以及避免与发病有关的因素接触,保持健康的生活方式等,都对先天性心脏病的预防具有积极的意义。

根据病因学证据,母亲孕早期补充含叶酸的复合维生素有助于降低子代 CHD 的发病风险,考虑到补充叶酸还有预防其他出生缺陷的效应,应大力推广这项干预策略。患有糖尿病的孕母在妊娠期间,要积极控制血糖;孕母在孕早期服用药物要格外小心,尤其是已有研究证实增加子代 CHD 发病风险的药物,如帕络西汀等。在此基础上,对暴露于危险因素的孕母可以通过二级预防(产前筛查和产前诊断),及早发现胎儿的心血管缺陷,以及时实施干预。同时,开展健康教育和健康促进活动,加强孕母的孕期管理,引导孕母采纳健康的行为和生活方式,将有效降低环境暴露因素的风险。

【分类】

先天性心脏病的种类很多,且可有两种以上畸形并存。根据左、右两侧及大血管之间有无分流分为三大类。

1. 左向右分流型(潜伏青紫型) 正常情况下,由于体循环压力高于肺循环,故平时血液从左向右分流而不出现青紫。当剧哭、屏气或任何病理情况下致使肺动脉或右心室压力增高并超过左心压力时,则可使血液自右向左分流而出现暂时性青紫,如室间隔缺损、动脉导管未闭和房间隔缺损等。

2. 右向左分流型(青紫型) 某些原因(如右心室流出道狭窄)致右心压力增高并超过左心,使血流经常从右向左分流时,或因大动脉起源异常,使大量静脉血流入体循环,均可出现持续性青紫,如法洛四联症和大动脉转位等。

3. 无分流型(无青紫型) 即心脏左、右两侧或动、静脉之间无异常通路或分流,如肺动脉狭窄和主动脉缩窄等。

二、室间隔缺损

室间隔缺损(ventricular septal defect,VSD)(简称室缺)由胚胎期室间隔(流入道、小梁部和流出道)发育不全所致,是最常见的先天性心脏病,约占我国先心病的50%。约40%的室间隔缺损合并其他先天性血管畸形。室缺的种类很多,根据缺损部位分为膜周部缺损和肌部缺损。膜周部缺损最多见,占60%~70%,位于主动脉下,由膜部向与之接触的三个区域(流入道、流出道或小梁肌部)延伸而成。肌部缺损,占20%~30%,分为窦部肌肉缺损(即肌部流入道)、漏斗隔肌肉缺损及肌部小梁部缺损。

【病理生理】

正常人右室的收缩压仅及左室的 $1/6\sim1/4$,肺循环阻力为体循环的 $1/10$ 左右,若存在室缺,左心房血液进入左心室后,一部分从正常途径即左心室到主动脉至体循环,为有效循环,另一部分则自左心室经室缺分流入右心室到肺动脉至肺循环,为无效循环(图8-4)。此时两个循环量不再相等,肺循环血流量大于体循环血流量,从肺动脉瓣或二尖瓣血流量中减去主动脉瓣或三尖瓣血流量即分流量。分流量多少取决于缺损面积、心室间压差及肺小动脉阻力,缺损大致可分为3种类型:

1. 小型室缺(Roger's病) 缺损直径<5 mm 或缺损面积<0.5 cm²/m² 体表面积。缺损小,心室水平左向右分流量少,血流动力学变化不大,可无症状。

2. 中型室缺 缺损直径 5~10 mm 或缺损面积 0.5~1.0 cm²/m² 体表面积。缺损较大,分流量较多,肺循环血流量可达体循环的 1.5~3.0 倍及以上,但因肺血管床有很丰富的后备容受量,肺动脉收缩压和肺血管阻力可在较长时期不增高。

3. 大型室间隔缺损 缺损直径>10 mm 或缺损面积>1.0 cm²/m² 体表面积。缺损巨大,缺损口本身对左向右分流量不构成阻力,血液在两心室自由交通,即非限制性室缺。大量左向右分流量使肺循环血流量增加,当超过肺血管床的容量限度时,出现容量性肺动脉高压,肺小动脉痉挛,肺小动脉中层和内膜层渐增厚,管腔变小、梗阻。随着肺血管病变进行性发展则渐变为不可逆的阻力性肺动脉高压。当右心室收缩压超过左心室收缩压时,左向右分流逆转为双向分流或右向左分流,出现发绀,即艾森门格(Eisenmenger)综合征。

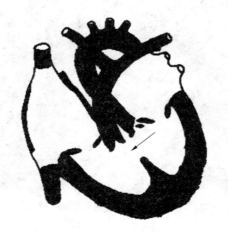

图8-4　室间隔缺损示意

【临床表现】

临床表现决定于缺损大小和心室间压差,小型缺损可无症状,一般活动不受限制,生长发育不受影响。仅体格检查时听到胸骨左缘第3、4肋间响亮的全收缩期杂音,常伴震颤,肺动脉第二心音正常或稍增强。缺损较大时左向右分流量多,体循环血流量相应减少,患儿多生长迟缓,体重不增,有消瘦、喂养困难、活动后乏力、气短、多汗、易患反复呼吸道感染,易导致充血性心力衰竭等。有时因扩张的肺动脉压迫喉返神经,引起声音嘶哑。体格检查发现心界扩大,搏动活跃,胸骨左缘第3、4肋间可闻及3~4级粗糙的全收缩期杂音,向四周广泛传导,可扪及收缩期震颤。分流量大时在心尖区可闻及二尖瓣相对狭窄且较柔和的舒张中期杂音。大型缺损伴有明显肺动脉高压时(多见于儿童或青少年期),右心室压力显著升高,逆转为右向左分流,出现青紫,并逐渐加重,此时心脏杂音较轻而肺动脉第二心音显著亢进。继发漏斗部肥厚时,则肺动脉第二音降低。

室间隔缺损易并发支气管炎、充血性心力衰竭、肺水肿及感染性心内膜炎。20%~50%的膜周部和肌部小梁部缺损在5岁以内有自然闭合的可能,但大多发生于1岁内。肺动脉下或双动脉下的漏斗隔缺损很少能闭合,且易发生主动脉脱垂致主动脉瓣关闭不全,应早期处理。

【实验室及其他检查】

1. X线检查　小型室间隔缺损心肺X线检查无明显改变,或肺动脉段延长或轻微突出,肺野轻度充血。中型缺损心影轻度到中度增大,左、右心室增大,以左室增大为主,主动脉弓影较小,肺动脉段扩张,肺野充血(图8-5)。大型缺损心影中度以上增大,呈二尖瓣型,左、右心室增大,多以右心室增大为主,肺动脉段明显突出,肺野明显充血。当肺动脉高压转为双向或右向左分流时,出现艾森门格综合征,主要特点为肺动脉主支增粗,而肺外周血管影很少,宛如枯萎的秃枝,心影可基本正常或轻度增大。

2. 心电图　小型缺损心电图可正常或表现为轻度左心室肥大;中型缺损主要为左

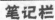

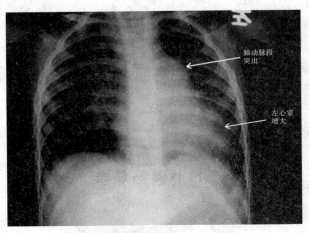

肺动脉段
突出

左心室
增大

图 8-5　室间隔缺损的典型 X 线特征

心室舒张期负荷增加表现,V_5、V_6 导联 R 波升高伴深 Q 波,T 波直立高尖对称,以左心室肥厚为主;大型缺损为双心室肥厚或右心室肥厚。症状严重、出现心力衰竭时,可伴有心肌劳损。

3. 超声心动图　可了解缺损位置和大小,但<2 mm 的缺损可能不被发现。彩色多普勒超声可显示分流束的起源、部位、数目、大小及方向。频谱多普勒超声可测量分流速度,计算跨隔压差和右室收缩压,估测肺动脉压,计算肺循环血流量(Qp)和体循环血流量(Qs)。

4. 心导管检查　可进一步证实诊断及进行血流动力学检查,评价肺动脉高压程度、计算肺血管阻力及体肺分流量等。造影可示心腔形态、大小及心室水平分流束的起源、部位、时相、数目与大小,除外其他并发畸形等。

【治疗】

室间隔缺损有自然闭合可能,中小型缺损可先在门诊随访至学龄前期,有临床症状如反复呼吸道感染和充血性心力衰竭时进行抗感染、强心、利尿、扩血管等内科处理。大中型缺损有难以控制的充血性心力衰竭者,肺动脉压力持续升高超过体循环压的 1/2 或肺循环/体循环量之比大于 2:1 时,或年长的儿童合并主动脉瓣脱垂或反流等应及时手术处理。

三、房间隔缺损

房间隔缺损(atrial septal defect,ASD)(简称房缺)是由于原始心房间隔发育、融合、吸收等异常所致。该病的发病率约为活产婴儿的 1/1 500,占先天性心脏病发病总数的 5%~10%。也是成人最常见的先天性心脏病之一,男女性别比例为 1:2。

【病理生理】

出生后左心房压高于右心房,房间隔缺损时则出现左向右分流,分流量与缺损大小、两侧心房压力差及心室的顺应性有关。生后初期左、右心室壁厚度相似,顺应性也相近,故分流量不多。随年龄增长,肺血管阻力及右心室压力下降,右心室壁较左心室壁薄,右心室充盈阻力也较左心室低,故分流量增加。由于右心血流量增加,舒张期负荷加重,故右心房、右心室增大(图8-6)。肺循环血量增加,压力增高,晚期可导致肺小动脉肌层及内膜增厚,管腔狭窄,引起肺动脉高压,使左向右分流减少,甚至出现右向左分流,临床出现发绀。

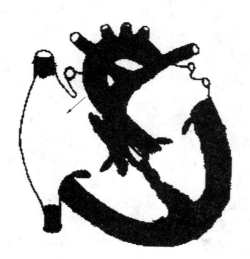

图8-6 房间隔缺损示意

根据胚胎发生,房间隔缺损可分为以下四个类型:

1. 原发孔型 也称为Ⅰ孔型房间隔缺损,约占15%,缺损位于心内膜垫与房间隔交接处,常合并二尖瓣或三尖瓣隔瓣裂。

2. 继发孔型 最为常见,约占75%。缺损位于房间隔中心卵圆窝部位,亦称为中央型。

3. 静脉窦型 约占5%,分上腔型和下腔型。上腔静脉窦型的缺损位于上腔静脉入口处,右上肺静脉常经此缺损异位引流入右心房。下腔静脉型缺损位于下腔静脉入口处,常合并右下肺静脉异位引流入右心房,此种情况常见于弯刀综合征(scimitar syndrome)。

4. 冠状静脉窦型 约占2%,缺损位于冠状静脉窦上端与左心房间,造成左心房血流经冠状静脉窦缺口分流入右心房。此型缺损常合并左侧上腔静脉残存、左右侧房室瓣狭窄或闭锁、完全性房室间隔缺损、无脾综合征、多脾综合征等。部分性冠状静脉窦隔缺损,可单发或多发。

【临床表现】

症状随缺损大小而有所不同。缺损小的可无症状,仅在体格检查时发现胸骨左缘2、3肋间有收缩期杂音。缺损较大时分流量也大,导致肺充血、体循环血流量不足,表现为体形瘦长、面色苍白、乏力、多汗、活动后气促和生长发育迟缓。由于肺循环血流增多而易反复呼吸道感染,严重者早期发生心力衰竭。

多数患儿在婴幼儿期无明显体征,之后心脏增大,前胸饱满,搏动活跃,少数大缺损分流量大者可扪及震颤。听诊有以下4个特点:①第一心音亢进,肺动脉第二心音增强。②由于右心室容量增加,收缩时射血时间延长,肺动脉瓣关闭更落后于主动脉瓣,出现不受呼吸影响的第二心音固定分裂。③由于右心室增大,大量的血流通过正常肺动脉瓣时(形成相对狭窄)在左第 2~3 肋间近胸骨旁可闻及 2~3 级喷射性收缩期杂音。④当肺循环血流量超过体循环达 1 倍以上时,则在胸骨左下第 4~5 肋间隙处可出现三尖瓣相对狭窄的短促与低频的舒张早中期杂音,吸气时更响,呼气时减弱。随着肺动脉高压的进展,左向右分流逐渐减少,第二心音增强,固定性分裂消失,收缩期杂音缩短,舒张期杂音消失,但可出现肺动脉瓣及三尖瓣关闭不全的杂音。

【实验室和其他检查】

1. X 线表现　对分流较大的房间隔缺损具有诊断价值。心脏外形轻至中度增大,以右心房及右心室为主,心胸比大于 0.5。肺动脉段突出,肺叶充血明显,主动脉影缩小。透视下可见肺动脉总干及分支随心脏搏动而一明一暗的"肺门舞蹈"征,心影略呈梨形。原发孔型房间隔缺损伴二尖瓣裂缺者,左心房及左心室增大。

2. 心电图　大多数显示右心室增大伴不完全性右束支传导阻滞。电轴右偏,右心房和右心室肥大。P-R 间期延长,V_1 及 V_{3R} 导联呈 rSr′ 或 rsR′ 等。分流量较大者 R 波可出现切迹。原发孔型房缺的病例常见电轴左偏及左心室肥大。一般为窦性心律,年龄较大者可出现交界性心律或室上性心律失常。

3. 超声心动图　M 型超声心动图可以显示右心房、右心室增大及室间隔的矛盾运动。二维超声可以显示房间隔缺损的位置及大小,结合彩色多普勒超声可以提高诊断的可靠性并能判断分流的方向,应用多普勒超声可以估测分流量的大小,估测右心室收缩压及肺动脉压力。动态三维超声心动图可从左心房侧或右心房侧直接观察到缺损的整体形态、缺损与毗邻结构的关系及其随心动周期的动态变化,有助于提高诊断的正确率。

4. 磁共振　可以清晰地显示缺损的位置、大小及其肺静脉回流情况而建立诊断。

5. 心导管检查　当合并肺动脉高压、肺动脉瓣狭窄或肺静脉异位引流时可行右心导管检查。检查时导管易通过缺损由右心房进入左心房,右心房血氧含量高于腔静脉血氧含量,右心室和肺动脉压力正常或轻度增高,并可按所得数据计算出肺动脉阻力和分流量大小。

6. 心血管造影　临床表现与非创伤性检查能确诊者,心血管造影可省略。导管造影显示造影剂注入右上肺静脉,可见其通过房间隔缺损迅速由左心房进入右心房。

【治疗】

小型继发孔型房间隔缺损在 4 岁内有 15% 的自然闭合率。鉴于成年后发生心力衰竭和肺动脉高压,宜在儿童时期进行修补。外科手术修补创伤较大,现采用导管介入封堵,指征为:年龄>2 岁,缺损边缘至上下腔静脉,冠状静脉窦右上肺静脉之间距离 ≥5 mm,至房室瓣距离 ≥7 mm。

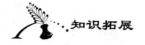

先天性心脏病介入性导管术

介入性导管术是通过将特种导管及装置由外周血管插入到所需治疗的心血管腔内替代外科手术的一种治疗方式。在近 10 年中,由于新技术、新器械的不断涌现,介入性心导管术治疗使部分先天性心脏病的治疗发生了革命性变化。Amplatzer 封堵器具有自中心及自膨胀性能,由镍钛合金丝编制而成,中间填充聚酯纤维,具有超弹性及生物相容性。该方法的特点是适用性广,疗效可靠、操作简便、创伤小、严重并发症少,残余分流发生率低,无瘢痕,对患儿身心健康影响小。本方法的特点是输送鞘管小(6~8 F),堵闭器型号多,可堵闭 4~34 mm 继发孔 ASD。

四、动脉导管未闭

动脉导管未闭(patent ductus arteriosus,PDA)为小儿先天性心脏病常见类型之一,占先天性心脏病发病总数的 10%。胎儿期动脉导管被动开放是血液循环的重要通道,出生后,大约 15 h 即发生功能性关闭,80% 在生后 3 个月发生解剖性关闭。到出生后 1 年,解剖学上应完全关闭。若持续开放并产生病理、生理改变,即称动脉导管未闭。

【病理生理】

出生后动脉导管关闭的机制:动脉导管的肌层丰富,含有大量凹凸不平的螺旋状弹性纤维组织,易于收缩闭塞;出生后体循环中氧分压增高,强烈刺激动脉导管平滑肌收缩;自主神经系统的化学介质(如激肽类)也能使动脉导管收缩。因未成熟儿动脉导管平滑肌发育不良,其平滑肌对氧分压的反应亦低于成熟儿,故早产儿 PDA 发病率高,且伴呼吸窘迫综合征发病率很高。

PDA 的病理生理改变取决于导管引起的分流情况。分流量的大小与导管的粗细及主、肺动脉的压差有关。由于主动脉在收缩期和舒张期的压力均超过肺动脉,因而通过未闭动脉导管的左向右分流的血液连续不断,使肺循环及左心房、左心室、升主动脉的血流量明显增加,左心负荷加重,其排血量达正常时的 2~4 倍(图 8-7),部分患者左心室搏出量的 70% 可通过大型动脉导管进入肺动脉,导致左心房扩大、左心室肥厚扩大,甚至发生充血性心力衰竭。长期大量血流向肺循环的冲击,肺小动脉可反应性痉挛,形成动力性肺动脉高压;继之管壁增厚硬化导致梗阻性肺动脉高压,此时右心室收缩期负荷过重,右心室肥厚甚至衰竭。当肺动脉压力超过主动脉压时,左向右分流明显减少或停止,产生肺动脉血流逆向分流入降主动脉,患儿呈现差异性发绀,下半身青紫,左上肢有轻度青紫,而右上肢正常。

未闭的动脉导管的大小、长短和形态不一,一般按病理分为三型。①管型:导管长度多在 1 cm 左右,直径粗细不等。②漏斗型:长度与管型相似,但其近主动脉端粗大,向肺动脉端逐渐变窄。③窗型:肺动脉与主动脉紧贴,两者之间为一孔道,直径往往较大。动脉导管未闭大都单独存在,但有 10% 的病例合并其他心脏畸形,如主动脉缩窄、室间隔缺损、肺动脉狭窄。

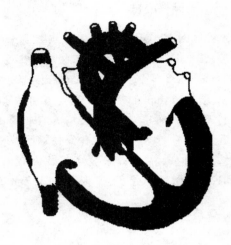

图 8-7　动脉导管未闭示意

【临床表现】

1. 症状　动脉导管细小者临床上可无症状。导管粗大者可有咳嗽、气急、喂养困难及生长发育落后等,分流量大者可有心前区突出、鸡胸等现象。

2. 体征　特点是胸骨左缘上方闻及一连续性"机器"样杂音,伴整个收缩期与舒张期,常伴有震颤,杂音向左锁骨下、颈部和背部传导,当肺血管阻力增高时,杂音的舒张期成分可能减弱或消失。分流量大者因相对性二尖瓣狭窄而在心尖部可闻及较短的舒张期杂音。肺动脉瓣区第二心音增强,婴幼儿期因肺动脉压力较高,主、肺动脉压力差在舒张期不显著,因而往往仅听到收缩期杂音,当合并肺动脉高压或心力衰竭时,多仅有收缩期杂音。由于舒张压降低,脉压增宽,可出现周围血管体征,如水冲脉、指甲床毛细血管搏动等。

早产儿动脉导管未闭时,出现周围动脉搏动洪大,锁骨下或肩胛间闻及收缩期杂音(偶闻及连续性杂音),心前区搏动明显,肝增大,气促,易发生呼吸衰竭而依赖机械辅助通气。

【实验室和其他检查】

1. 心电图　分流量大者可有不同程度的左心室肥大,偶有左心房肥大,肺动脉压力显著增高者,左、右心室肥厚,严重者甚至仅见右心室肥厚。

2. X 线检查　动脉导管细者心血管影可正常。大分流量者心胸比率增大,左心室增大,心尖向下扩张,左心房亦轻度增大。肺血增多,肺动脉段突出,肺门血管影增粗(图 8-8)。当婴儿有心力衰竭时,可见肺淤血表现,透视下左心室和主动脉搏动增强。肺动脉高压时,肺门处肺动脉总干及其分支扩大,而远端肺野肺小动脉狭小,左心室有扩大肥厚征象。主动脉结正常或凸出。

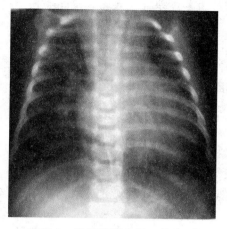

图 8-8　动脉导管未闭 X 线表现

3.超声心动图　对诊断极有帮助。二维超声心动图可以直接探查到未闭合的动脉导管,常选用胸骨旁肺动脉长轴观或胸骨上主动脉长轴观。脉冲多普勒在动脉导管开口处可探测到典型的收缩期与舒张期连续性湍流频谱。

4.心导管检查　当肺血管阻力增加或疑有其他合并畸形时有必要施行心导管检查,可发现肺动脉血氧含量较右心室高。有时心导管可以从肺动脉通过未闭导管插入降主动脉。

5.心血管造影　逆行主动脉造影对复杂病例的诊断有重要价值,在主动脉根部注入造影剂可见主动脉与肺动脉同时显影,未闭动脉导管也能显影。

【治疗】

1.关闭动脉导管　为治疗 PDA 的根本性措施。可有效防止心内膜炎、控制心功能不全及肺动脉高压。采用手术或介入疗法,后者选择蘑菇伞(Amplatzer)等关闭动脉导管。

2.早产儿动脉导管未闭的处理　视分流大小、呼吸窘迫综合征情况而定。症状明显者,需抗心力衰竭治疗,生后 1 周内使用吲哚美辛治疗,但仍有 10% 的患者需手术治疗。

3.择机手术　某些病例,如完全性大血管转位、肺动脉闭锁、三尖瓣闭锁、严重的肺动脉狭窄中,动脉导管为依赖性,对维持患婴生命至关重要,此时应使用前列腺素 E_2 以维持动脉导管开放。

五、法洛四联症

法洛四联症(tetralogy of Fallot,TOF)是婴儿期后最常见的青紫型先天性心脏病,约占所有先天性心脏病的 12%。1888 年法国医生 Etienne Fallot 详细描述了该病的病理改变及临床表现,故而得名。

【病理解剖】

法洛四联症由 4 种畸形组成。①右室流出道狭窄:可为漏斗部狭窄、动脉瓣狭窄或两者同时存在,狭窄的严重程度差异较大。②室间隔缺损:缺损为膜部周围型缺损,并向流出道延伸,多位于主动脉下。③主动脉骑跨:主动脉根部粗大且顺钟向旋转右移并骑跨在室间隔缺损上,骑跨范围在 15% ~ 95%。④右心室肥厚:属继发性病变。以上 4 种畸形中以右室流出道狭窄最主要,它决定了患儿的病理生理、病情严重程度及预后。狭窄可随时间推移而逐渐加重。本病可合并其他心血管畸形,如右位型主动脉弓、房间隔缺损、动脉导管未闭等。

【病理生理】

因右心室流出道狭窄程度不同,心室水平可出现左向右、双向甚至右向左分流。由于肺动脉狭窄,血液进入肺循环受阻,右心室压力增高,引起右心室代偿性肥厚。狭窄严重时,右心室压力超过左心室,血液则通过室间隔缺损从右心室分流到左心室。由于主动脉骑跨于两心室之上,主动脉除接受左心室的血液外,还直接接受一部分来自右心室的静脉血,输送到全身各部,因而出现全身持续性青紫(图 8-9)。同时因肺动脉狭窄,进入肺部进行气体交换的血流量减少,更加重了青紫。在动脉导管关闭前,肺循环血流量减少程度较轻,青紫可不明显;随着动脉导管的关闭和漏斗部狭窄的逐渐加重,青紫日益明显,并出现杵状指(趾)。缺氧导致机体产生过多的红细胞,血液黏稠度高,血流缓慢,可引起脑血栓、脑脓肿。

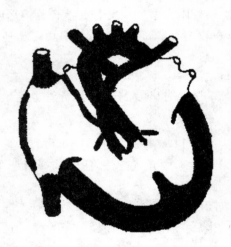

图 8-9　法洛四联症示意

【临床表现】

1.青紫　为其主要表现,其程度和出现的早晚与肺动脉狭窄程度有关。多见于毛细血管丰富的浅表部位,如唇、指(趾)甲床、球结合膜等。因血氧含量下降,活动耐力差,稍一活动如啼哭、情绪激动、体力劳动、寒冷等,即可出现气急及青紫加重。

2.蹲踞　患儿多有蹲踞症状,每于行走、游戏时,常主动下蹲片刻。蹲踞时下肢屈曲,使静脉回心血量减少,减轻了心脏负荷,同时下肢动脉受压,体循环阻力增加,使右向左分流量减少,缺氧症状暂时得以缓解。不会行走的小婴儿,常喜欢大人抱起,双下肢呈屈曲状。

3.杵状指(趾)　患儿长期处于缺氧环境中,可使指(趾)端毛细血管扩张增生,局部软组织和骨组织也增生肥大,表现为指(趾)端膨大如鼓槌状。

4.阵发性缺氧发作 多见于婴儿,发生的诱因为吃奶、哭闹、情绪激动、贫血、感染等。表现为阵发性呼吸困难,严重者可引起突然昏厥、抽搐,甚至死亡。其原因是在肺动脉漏斗部狭窄的基础上,突然发生该处肌部痉挛,引起一时性肺动脉梗阻,使脑缺氧加重。年长儿常诉头痛、头晕。

体格检查,生长发育一般均较迟缓,智能发育亦可能稍落后于正常同龄儿。心前区略隆起,胸骨左缘第 2~4 肋间可闻及 2~3 级粗糙喷射性收缩期杂音,此为肺动脉狭窄所致,一般无收缩期震颤。肺动脉第二心音减弱。部分患儿可听到亢进的第二心音,乃由右跨的主动脉传来。狭窄极严重者或在阵发性呼吸困难发作时,可听不到杂音。有时可听到侧支循环的连续性杂音。发绀持续 6 个月以上,出现杵状指(趾)。

【实验室和其他检查】

1.血液检查 周围血红细胞计数和血红蛋白浓度明显增高,红细胞可达$(5.0\sim8.0)\times10^{12}$/L,血红蛋白 170~200 g/L。血小板降低,凝血酶原时间延长。

2.X 线检查 心脏正常或稍增大,典型者前后位心影呈"靴状",即心尖圆钝上翘,肺动脉段凹陷,上纵隔较宽,肺门血管影缩小,两侧肺纹理减少,透亮度增加,年长儿可因侧支循环形成,肺野呈网状纹理,25% 的患儿可见到右位主动脉弓阴影(图8-10)。

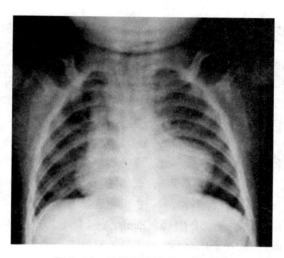

图 8-10 法洛四联症的 X 线特征

3.心电图 典型病例示电轴右偏,右心室肥大,狭窄严重者往往出现心肌劳损,可见右心房肥大。

4.超声心动图 二维超声左心室长轴切面可见到主动脉内径增宽,骑跨于室间隔之上,室间隔中断,并可判断主动脉骑跨的程度;大动脉短轴切面可见到右心室流出道及肺动脉狭窄。此外,右心室、右心房内径增大,左心室内径缩小,彩色多普勒血流显像可见右心室直接将血液注入骑跨的主动脉内。

5.心导管和心血管造影 选择性左心室及主动脉造影可进一步了解左心室发育的情况及冠状动脉的走向。

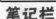

【治疗】

1. 内科治疗

(1) 一般护理 经常饮水,预防感染,及时补液,防治脱水和并发症。婴幼儿则需特别注意护理,以免引起阵发性缺氧发作。

(2) 缺氧发作的治疗 发作轻者使其取胸膝位即可缓解,重者应立即吸氧,给予普萘洛尔每次 0.1 mg/kg;必要时也可皮下注射吗啡每次 0.1~0.2 mg/kg;纠正酸中毒,给予 5% 碳酸氢钠 1.5~5.0 ml/kg 静脉注射。以往有缺氧发作者,可口服普萘洛尔 1~3 mg/(kg·d)。应去除引起缺氧发作的诱因如贫血、感染,尽量保持患儿安静。经上述处理仍不能有效控制发作者,应考虑急症外科手术修补。

2. 外科治疗 轻症患者可考虑于 5~9 岁行一期根治手术,但临床症状明显者应在生后 6~12 个月行根治术。重症患儿也可先行姑息手术,待一般情况改善,肺血管发育好转后,再做根治术。目前常用的姑息手术:锁骨下动脉-肺动脉吻合术、上腔静脉-右肺动脉吻合术等。

第三节 病毒性心肌炎

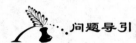
问题导引

患儿男,8 岁,因"头痛、呕吐 1 d,伴心悸半天"入院。无发热、咳嗽、流涕,无腹痛及腹泻,无抽搐。当地医院就诊发现心率缓慢,转来医院。病前 1~3 周无明显呼吸道或消化道感染病史。查体:T 36.8 ℃,R 20 次/分,HR 35 次/分,BP 76/40 mmHg,体重 34.5 kg,精神萎靡,面色青灰,呼吸平稳,瞳孔正常,双肺呼吸音清晰,心界不大,最大左界位于第 5 肋间左锁骨中线内 0.5 cm,心尖搏动弥散,未扪及震颤,心浊音界不大,心率缓慢,节律不齐,心音低钝,未闻及杂音;腹软,肝脾肋下未及,双下肢无水肿,神经系统无异常。入院心电监护显示 Ⅱ 度房室传导阻滞,心率缓慢,30~40 次/分,BP 65/38 mmHg,患儿反复出现濒死感。心肌损伤标志物示肌钙蛋白 128.147 ng/ml,CK-MB 76.99 ng/ml。动态心电图示窦性心律,频发多源室性期前收缩,T 波改变。

请分析:

(1) 患儿最可能的诊断是什么?

(2) 应注意与哪些疾病鉴别?

(3) 应采取的关键治疗是什么?

病毒性心肌炎是由病毒感染引起的心肌损伤所导致的心功能障碍和其他系统损害的疾病。其病理特征为心肌细胞变性、坏死和间质炎症细胞浸润,有时病变也可累及心包或心内膜。

【病因】

引起儿童心肌炎的常见病毒有柯萨奇病毒(B 组和 A 组)、埃可病毒、脊髓灰质炎病毒、腺病毒、肝炎病毒、流感和副流感病毒、麻疹病毒、单纯疱疹病毒及流行性腮腺炎病毒等。值得注意的是,新生儿期柯萨奇病毒 B 组感染可导致群体流行,其死亡率可高达 50% 以上。

【发病机制】

发病机制尚不完全清楚。随着分子病毒学、分子免疫学的发展,揭示病毒性心肌炎发病机制涉及病毒对被感染的心肌细胞直接损害和病毒触发人体自身免疫反应而引起心肌损害。病毒性心肌炎急性期,柯萨奇病毒和腺病毒等通过心肌细胞的相关受体侵入心肌细胞,在细胞内复制,并直接损害心肌细胞,导致变性、坏死和溶解。机体受病毒的刺激,激活细胞和体液免疫反应,产生抗心肌抗体、白细胞介素-$I\alpha$、TNF-α 和 γ-干扰素等,诱导产生细胞黏附因子,促使细胞毒性 T 细胞(CD_8^+)有选择地向损害心肌组织黏附、浸润和攻击。在心肌炎不同时期,机体在免疫系统的作用下产生不同的病理生理变化。大多数心肌炎所致的收缩力减弱,临床表现为慢性充血性心力衰竭。

【临床表现】

1. 症状 表现轻重不一,取决于年龄和感染的急性或慢性过程。预后大多良好,部分患者起病隐匿,有乏力、活动受限、心悸、胸痛症状,少数重症患者可发生心力衰竭并发严重心律失常、心源性休克,死亡率高。部分患者呈慢性进程,演变为扩张型心肌病。新生儿患病时病情进展快,常见高热、反应低下、呼吸困难和发绀,常有神经、肝和肺的并发症。

2. 体征 心脏有轻度扩大,伴心动过速、心音低钝及奔马律,可导致心力衰竭及昏厥等。反复心衰者,心脏明显扩大,肺部出现湿啰音及肝、脾大,呼吸急促和发绀,重症患者可突然发生心源性休克,脉搏细弱,血压下降。

【实验室和其他检查】

1. 心电图 可见严重心律失常,包括各种期前收缩、室上性和室性心动过速、房颤和室颤、Ⅱ度或Ⅲ度房室传导阻滞。心肌受累明显时可见 T 波降低、ST-T 段的改变,但是心电图缺乏特异性,强调动态观察的重要性。

2. 血生化

(1)磷酸激酶(CPK) 在早期多有增高,其中以来自心肌的同工酶(CK-MB)为主。血清乳酸脱氢酶(SLDH)同工酶增高对心肌炎早期诊断有提示意义。

(2)肌钙蛋白 近年来通过随访观察发现心肌肌钙蛋白(cTnI 或 cTnT)的变化对心肌炎诊断的特异性更强。

3. 超声心动图检查 可显示心房、心室的扩大,心室收缩功能受损程度,探查有无心包积液及瓣膜功能。

4. 病毒学诊断 疾病早期可从咽拭子、咽冲洗液、粪便、血液中分离出病毒,但需结合血清抗体测定才有意义。恢复期血清抗体滴度比急性期有 4 倍以上增高、病程早期血中特异性 IgM 抗体滴度在 1∶128 以上,利用聚合酶链反应或病毒核酸探针原位杂交自血液或心肌组织中查到病毒核酸可作为某一型病毒存在的依据。

【诊断】

1. 临床诊断依据

(1)心功能不全、心源性休克或心脑综合征。

(2)心脏扩大(X 线、超声心动图检查具有的表现之一)。

(3)心电图改变:以 R 波为主的 2 个或 2 个以上主要导联(Ⅰ、Ⅱ、aVF、V_5 导联)的 ST-T 改变持续 4 d 以上伴动态变化,窦房、房室传导阻滞,完全右或左束支传导阻滞,成联律、多型、多源、成对或并行期前收缩,非房室结及房室折返引起的异位性心动过速,低电压(新生儿除外)及异常 Q 波。

(4)CK-MB 升高或心肌肌钙蛋白(cTnI 或 cTnT)阳性。

2. 病原学诊断依据

(1)确诊指标 自心内膜、心肌、心包或心包穿刺液检查发现以下之一者可确诊。①分离到病毒;②用病毒核酸探针查到病毒核酸;③特异性病毒抗体阳性。

(2)参考依据 有以下之一者结合临床表现可考虑心肌炎由病毒引起。①自粪便、咽拭子或血液中分离到病毒,且恢复期血清同型抗体滴度较第一份血清升高或降低 4 倍以上;②病程早期血中特异性 IgM 抗体阳性;③用病毒核酸探针自患儿血中查到病毒核酸。

(3)确诊依据 具备临床诊断依据两项,可临床诊断。发病同时或发病前 1~3 周有病毒感染的证据支持诊断者:①同时具备病原学确诊依据之一者,可确诊为病毒性心肌炎;②具备病原学参考依据之一者,可临床诊断为病毒性心肌炎;③凡不具备确诊依据,应给予必要的治疗或随诊,根据病情变化,确诊或除外心肌炎。应除外风湿性心肌炎、中毒性心肌炎、先天性心脏病、由风湿性疾病及代谢性疾病(如甲状腺功能亢进症)引起的心肌损害、原发性心肌病、原发性心内膜弹力纤维增生症、先天性房室传导阻滞、心脏自主神经功能异常、β 受体功能亢进及药物引起的心电图改变。

【治疗】

1. 休息 急性期需卧床休息,减轻心脏负荷。

2. 药物治疗

(1)抗病毒治疗 对于仍处于病毒血症阶段的早期患者,可选用抗病毒治疗。

(2)改善心肌营养 1,6-二磷酸果糖有益于改善心肌能量代谢,促进受损细胞的修复,常用剂量为 100~250 mg/kg,静脉滴注,疗程 10~14 d。同时可选用大剂量维生素 C、泛醌(CoQ10)、维生素 E 和维生素 B,中药生脉饮、黄芪口服液等。

(3)大剂量丙种球蛋白 通过免疫调节作用减轻心肌细胞损害,剂量 2 g/kg,2~3 d 内分次静脉滴注。

(4)激素 通常不使用。对重型患者合并心源性休克、致死性心律失常(Ⅲ度房室传导阻滞、室性心动过速)等应足量、早期应用。

(5)心律失常治疗 对于Ⅱ度房室传导阻滞,当心室率过缓、心脏搏出量减少时可用阿托品、异丙肾上腺素治疗;Ⅲ度房室传导阻滞有心功能不全症状或阿斯综合征表现者需积极治疗。纠正缺氧与酸中毒可改善心脏传导功能。

(6)防治心力衰竭 可根据病情联合应用利尿剂、洋地黄和血管活性药物,应特别注意用洋地黄时饱和量应较常规剂量减少,并注意补充氯化钾,以避免洋地黄中毒。

笔记栏

 问题分析与能力提升

1.患儿女,5个月,2个月前出现面部灰暗,哭闹及吃奶时出现发绀。查体:较瘦,口周发绀,心前区可闻及3/6级左右的收缩期喷射音,X线示:右心室肥大,肺动脉段凹陷,心脏呈靴形,肺野清晰。此患儿最可能的诊断是什么?

2.患儿女,8岁,近5年来活动后感心悸、气促,生长发育尚可,无发绀,胸骨左缘第3~4肋间可闻及3~4级全收缩期杂音,传导广泛,有震颤。胸片示:肺血管影增粗,肺动脉段突出,左右心室大,左心房亦增大。最可能的诊断是什么?

3.患儿女,4岁,因"心悸、多汗"入院。体检:消瘦、气急、水冲脉,HR 120次/分,胸骨左缘第2肋间闻及粗糙的连续性机器样杂音,肺动脉瓣第二心音亢进。最可能的诊断是什么?

4.患儿男,3岁,体格瘦小,乏力,多汗,活动后气促,哭闹时唇周青紫,胸骨左缘2~3肋间可闻及3级收缩期杂音,肺动脉瓣区第二心音亢进并固定分裂,X线示右房、右室扩大。最可能的诊断是什么?

 思考题

1.如何计算2岁以上小儿的血压?

2.左向右分流型先心病和右向左分流型先心病各有什么特点?

(河南医学高等专科学校 张爱娥)

第九章

泌尿系统疾病

第一节　小儿泌尿系统解剖生理特点

（一）解剖特点

1. **肾**　小儿年龄愈小,肾相对愈重。婴儿肾位置较低,其下极可低至髂嵴以下第4腰椎水平,2岁之后始达髂嵴以上。右肾位置稍低于左肾。由于婴儿肾相对较大、位置又低,2岁以下儿童腹部触诊时容易扪及肾。婴儿肾表面呈分叶状,至2~4岁时分叶完全消失。

2. **输尿管**　婴幼儿输尿管长而弯曲,管壁肌肉及弹力纤维发育差,易受压及扭曲而导致梗阻,发生尿潴留而引起泌尿道感染。

3. **膀胱**　婴儿膀胱位置比年长儿高,尿液充盈后,膀胱顶部常在耻骨联合之上,顶入腹腔而容易触到,随年龄增长逐渐下降至盆腔内。

4. **尿道**　女婴尿道较短,新生女婴尿道仅长1 cm(性成熟期3~5 cm),且外口暴露又接近肛门,易受细菌感染。男婴尿道5~6 cm,但常有包茎或包皮过长,尿垢积聚也易引起上行性尿路感染。

（二）生理特点

肾的生理功能:排泄体内代谢终末产物,如尿素、有机酸等;调节体内水、电解质、酸碱平衡,维持内环境相对稳定;内分泌功能,产生激素和生物活性物质,如促红细胞生成素、肾素、前列腺素等。肾完成其生理活动,主要通过肾小球滤过和肾小管的重吸收、分泌及排泄。小儿肾出生后已基本具备上述功能,但功能成熟度低,调节能力较弱,储备能力差,一般 1~2 岁时达到成人水平。

1. 肾小球滤过率(glomerular filtration rate, GFR) 新生儿出生时 GFR 平均约 20 ml/(min·1.73 m^2),早产儿更低,生后 1 周为成人的 1/4,3~6 个月为成人 1/2,6~12 个月为成人 3/4,故不能有效地排出过多的水分和杂质。2 岁时 GFR 达成人水平。

2. 肾小管重吸收及排泄功能 新生儿葡萄糖肾阈较成人低,静脉输入或大量口服葡萄糖时易出现糖尿。氨基酸和磷的肾阈也较成人低。新生儿血浆中醛固酮浓度较高,但新生儿近端肾小管回吸收钠较少,远端肾小管回吸收钠相应增加,生后数周近端肾小管功能发育成熟,大部分钠在近端肾小管回吸收,此时醛固酮分泌也相应减少。新生儿排钠能力较差,如输入过多钠,容易发生钠潴留和水肿。低体重儿排钠较多,如输入不足,可出现低钠血症。生后前 10 d 的新生儿,钾排泄能力较差,故血钾偏高。

3. 浓缩和稀释功能 新生儿及幼婴由于髓袢短,尿素形成量少。婴儿蛋白合成代谢旺盛及抗利尿激素分泌不足,使尿液浓缩功能不足,在应激状态下保留水分的能力低于年长儿和成人。婴儿每由尿中排出 1 mmol 溶质时需水分 1.4~2.4 ml,成人仅需 0.7 ml。脱水时幼婴尿渗透压最高不超过 700 mmol/L,而成人可达 1 400 mmol/L,故摄入量不足时易发生脱水甚至诱发急性肾功能不全。新生儿及幼婴尿稀释功能接近成人,可将尿稀释至 40 mmol/L,但因 GFR 较低,大量水负荷或输液过快时易出现水肿。

4. 酸碱平衡 新生儿及婴幼儿易发生酸中毒,主要原因有:①肾保留 HCO$_3^-$ 的能力差,碳酸氢盐的肾阈低,仅为 19~22 mmol/L;②分泌 NH$_3$ 和分泌 H$^+$ 的能力低;③尿中排磷酸盐量少,故排出可滴定酸的能力受限。

5. 肾的内分泌功能 新生儿的肾已具有内分泌功能,其血浆肾素、血管紧张素和醛固酮均等于或高于成人,生后数周内逐渐降低。新生儿肾血流量低,因而前列腺素合成速率较低。由于胎儿血氧分压较低,故胚肾合成促红细胞生成素较多,生后随着血氧分压的增高,促红细胞生成素合成减少。婴儿血清 1.25(OH)$_2$D$_3$ 水平高于儿童期。

6. 小儿排尿及尿液特点

(1)排尿次数 新生儿多于出生后 24 h 内排尿,少数在 48 h 内排尿。生后前几天内,因摄入量少,每日排尿仅 4~5 次;1 周后,因喂奶和饮水,新陈代谢旺盛,进水量较多而膀胱容量小,排尿突增至每日 20 次左右;1 岁以内每日排尿 15~16 次,以后每日排尿次数逐渐减少,至学龄前和学龄期每日排尿 6~7 次。

(2)排尿控制 正常排尿机制在婴儿期由脊髓反射完成,以后建立脑干-大脑皮质控制,至 3 岁已能控制排尿。在 1.5~3 岁之间,儿童主要通过控制尿道外括约肌和会阴肌控制排尿,若 3 岁后仍保持这种排尿机制,不能控制膀胱逼尿肌收缩,则出现不稳定膀胱,表现为白天尿频尿急,偶然尿失禁和夜间遗尿。

(3)每日尿量 小儿尿量个体差异较大,新生儿生后 48 h 正常尿量:一般每小时为 1~3 ml/kg,2 d 内平均尿量为 30~60 ml/d,3~10 d 为 100~300 ml/d,~2 个月为 250~400 ml/d,~1 岁为 400~500 ml/d,~3 岁为 500~600 ml/d,~5 岁为 600~700 ml/d,~8 岁为 600~1 000 ml/d,~14 岁为 800~1 400 ml/d,>14 岁为 1 000~1 600 ml/d。

若新生儿尿量每小时<1.0 ml/kg 为少尿,每小时<0.5 ml/kg 为无尿。学龄儿童每日排尿量少于 400 ml,学龄前儿童少于 300 ml,婴幼儿少于 200 ml 时为少尿;每日

尿量少于 50 ml 为无尿。

（4）尿的性质

1）尿色　出生后 2~3 d 尿色深,稍混浊,放置后有红褐色沉淀,此为尿酸盐结晶。数日后尿色变淡。正常婴幼儿尿液淡黄透明,但在寒冷季节放置后可有盐类结晶析出而变混,尿酸盐加热后,磷酸盐加酸后可溶解,可与脓尿或乳糜尿鉴别。

2）酸碱度　生后前几天因尿内含尿酸盐多而呈强酸性,以后接近中性或弱酸性,pH 值多为 5~7。

3）尿渗透压和尿比重　新生儿尿渗透压平均为 240 mmol/L,尿比重为 1.006~1.008,随年龄增长逐渐增高;婴儿尿渗透压为 50~600 mmol/L,1 岁后接近成人水平,儿童通常为 500~800 mmol/L,尿比重范围为 1.003~1.030,通常为 1.011~1.025。

4）尿蛋白　正常小儿尿中仅含微量蛋白,通常 ≤100 mg/(m^2・24 h),定性为阴性,一次尿蛋白(mg/dl)/尿肌酐(mg/dl) ≤ 0.2。若尿蛋白含量 >150 mg/d 或 >4 mg/(m^2・h),或>100 mg/L,定性试验阳性均为异常。尿蛋白主要来自血浆蛋白,2/3 为白蛋白,1/3 为 Tamm-Horsfall 蛋白和球蛋白等。

5）尿细胞和管型　正常新鲜尿液离心后沉渣镜检,红细胞<3 个/HP,白细胞<5 个/HP,偶见透明管型。12 h 尿细胞计数(Addis count):红细胞<50 万,白细胞<100 万,管型<5 000 个为正常。

第二节　急性肾小球肾炎

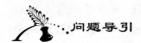

问题导引

患儿,男,13 岁,因"咽部不适半月,水肿、少尿 5 d"来就诊。于半个月前着凉后感咽部不适,轻度干咳,无发热,自服感冒药无好转。5 d 前发现双眼睑水肿,晨起时明显,并感双腿发胀,同时尿量减少,尿色较红。查体:T 36.5 ℃,P 80 次/分,R 18 次/分,BP 155/95 mmHg。神清、精神差,咽充血(+),双侧扁桃体 Ⅱ 度肿大,心肺(−),腹软,肝脾肋下未触及,移动性浊音(−),双肾区无叩击痛,双下肢轻度凹陷性水肿。实验室检查:Hb 142 g/L,WBC 9.2×10^9/L,N 0.76,L 0.24,PLT 220×10^9/L;尿蛋白(++),WBC 0~1/HP,RBC 20~30/HP,偶见颗粒管型,24 h 尿蛋白定量 3.0 g;血白蛋白 35.5 g/L,BUN 8.5 mmol/L,Cr 140 μmol/L,"ASO">1:400。

请分析:

（1）最可能的诊断是什么？诊断依据是什么？

（2）为完善诊断进一步可做哪些检查？

（3）如何进行治疗？

急性肾小球肾炎(acute glomerulo nephritis,AGN)简称急性肾炎,是指一组病因不一,临床表现为急性起病,多有前驱感染,以血尿为主,伴不同程度蛋白尿,可有水肿、高血压,或肾功能不全等特点的肾小球疾患,具有自愈倾向。可分为急性链球菌感染后肾小球肾炎(acute post-streptococcal acute glomerulo nephritis,APSGN)和非链球菌感染后肾小球肾炎,前者占儿童急性肾小球肾炎的绝大多数,故本节做主要叙述。本病多见于儿童和青少年,以5~14岁多见,小于2岁少见,男女之比为2:1。

【病因】

APSGN系由A组β溶血性链球菌急性感染后引起的免疫复合性肾小球肾炎。溶血性链球菌感染后,肾炎的发生率为0~20%。

A组β溶血性链球菌急性感染以上呼吸道感染或扁桃体炎最常见,占51%;脓皮病或皮肤感染次之,占25.8%。急性咽炎(主要为溶血性链球菌12型)后肾炎发生率为10%~15%,脓皮病与猩红热后发生肾炎者1%~2%。

除A组β溶血性链球菌之外,其他细菌如草绿色链球菌、肺炎球菌、金黄色葡萄球菌、伤寒杆菌、流感杆菌等;病毒如柯萨奇病毒B4型、ECHO病毒9型、麻疹病毒、腮腺炎病毒、乙型肝炎病毒、巨细胞病毒、EB病毒、流感病毒等;疟原虫、肺炎支原体、白念珠菌、弓形虫等也可导致急性肾炎。

【发病机制】

目前认为急性肾炎主要与A组β溶血性链球菌中的致肾炎菌株感染有关,所有致肾炎菌株均有共同的致肾炎抗原性,包括菌壁上的M蛋白内链球菌素和"肾炎菌株协同蛋白"。主要发病机制为抗原-抗体复合物引起肾小球毛细血管炎症病变,包括循环免疫复合物和原位免疫复合物形成学说。此外,某些链球菌株可通过神经氨酸苷酶的作用或其产物如某些菌株产生的唾液酸酶,与机体的免疫球蛋白(IgG)结合,改变其免疫原性,产生自身抗体和免疫复合物而致病。另有人认为链球菌抗原与肾小球基膜糖蛋白间具有交叉抗原性,可使少数病例呈现抗肾抗体型肾炎(图9-1)。

【病理】

在疾病早期,肾病变典型,呈毛细血管内增生性肾小球肾炎改变。光镜下见肾小球弥漫性增生性炎症及渗出性病变。肾小球增大、肿胀,内皮细胞和系膜细胞增生,炎症细胞浸润。毛细血管腔狭窄甚或闭锁、塌陷。肾小球囊内可见红细胞、球囊上皮细胞增生。可见到新月体。肾小管病变较轻,呈上皮细胞变性、间质水肿及炎症细胞浸润。电镜检查可见内皮细胞胞质肿胀呈"连拱状"改变,内皮孔消失。电子致密物在上皮细胞下沉积,呈散在的圆顶状驼峰样分布。基膜有局部裂隙或中断。免疫荧光检查在急性期可见弥漫一致性纤细或粗颗粒状的IgG、C3和备解素沉积,主要分布于肾小球毛细血管袢和系膜区,也可见到IgM和IgA沉积。

【临床表现】

急性肾炎临床表现轻重悬殊,轻者全无临床症状,仅发现镜下血尿,重者可呈急进性过程,短期内出现肾功能不全。

1. 前驱感染　90%病例有链球菌的前驱感染,以呼吸道及皮肤感染为主。在前驱感染后经1~3周无症状的间歇期而急性起病。咽炎为诱因者病前6~12 d(平均10 d)多有发热、颈淋巴结大及咽部渗出。皮肤感染见于病前14~28 d(平均20 d)。

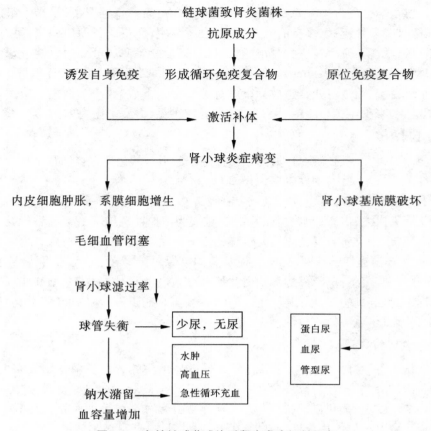

图 9-1 急性链球菌感染后肾炎发病机制示意

2.典型表现 急性期常有全身不适、乏力、食欲不振、发热、头痛、头晕、咳嗽、气急、恶心、呕吐、腹痛及鼻出血等。

(1)水肿 70%的病例有水肿,一般仅累及眼睑及颜面部,重者2~3 d遍及全身,多数为轻、中度水肿,呈非凹陷性。水肿同时尿量减少。水肿一般于病程2~3周内消退,尿量随之增多。

(2)血尿 轻者仅有镜下血尿,50%~70%患儿有肉眼血尿,呈浓茶色或烟灰水样(酸性尿),也可呈鲜红色或洗肉水样(中性或弱碱性尿)。肉眼血尿多在1~2周消失,少数持续3~4周,而镜下血尿一般持续数月,运动后或感染时血尿可暂时加剧。

(3)蛋白尿 程度不等,有20%可达肾病水平。蛋白尿患者病理上常呈严重系膜增生。

(4)高血压 30%~80%可有高血压,学龄前儿童>120/80 mmHg,学龄儿童>130/90 mmHg,病程1~2周后随尿量增多而降至正常。

(5)尿量减少 肉眼血尿严重者可伴有排尿困难。

3.严重表现 少数患儿在疾病早期(2周之内)可出现下列严重症状。

(1)严重循环充血 常发生在起病1周内,由于水钠潴留、血浆容量增加而出现循环充血。当肾炎患儿出现呼吸急促和肺部出现湿啰音时,应警惕循环充血的可能性,严重者可出现呼吸困难、端坐呼吸、颈静脉怒张、频咳、吐粉红色泡沫痰、两肺满布湿啰音、心脏扩大甚至出现奔马律、肝大而硬、水肿加剧。少数抢救不及时可因急性肺水肿于数小时内死亡。

（2）高血压脑病　由于脑血管痉挛，导致缺血、缺氧、血管渗透性增高而发生脑水肿。也有人认为是脑血管扩张所致。常发生在疾病早期，血压突然上升之后，血压往往在 150～160/100～110 mmHg 以上。年长儿会主诉剧烈头痛、呕吐、复视或一过性失明，严重者突然出现惊厥、昏迷。

（3）急性肾功能不全　常发生于疾病初期，由于少尿或无尿，体内代谢产物潴留，出现暂时性氮质血症、代谢性酸中毒、高血钾。即为急性肾功能不全，常发生在病程早期，一般持续 3～5 d，尿量逐渐增加后病情好转。若持续数周仍不恢复，则预后不良。

4. 非典型表现

（1）无症状性急性肾炎　患儿仅有镜下血尿或仅有血 C3 降低而无其他临床表现。

（2）肾外症状性急性肾炎　有的患儿水肿、高血压明显，甚至有严重循环充血及高血压脑病，此时尿改变轻微或尿常规检查正常，可有链球菌前驱感染和血 C3 水平明显降低。

（3）以肾病综合征为表现的急性肾炎　少数患儿以急性肾炎起病，但水肿和蛋白尿突出，伴轻度高胆固醇血症和低白蛋白血症，临床表现似肾病综合征。

【实验室和其他检查】

1. 尿常规　尿蛋白可在（+）～（+++）之间，且与血尿的程度相平行，尿镜检除多少不等的红细胞外，可有透明、颗粒或红细胞管型，疾病早期可见较多的白细胞和上皮细胞，并非感染。

2. 血液检查　外周血白细胞一般轻度升高或正常，红细胞沉降率加快。常见 ASO 增高，10～14 d 开始升高，3～5 周达高峰，3～6 个月恢复正常。咽炎后 APSGN 抗双磷酸吡啶核苷酸酶滴度升高，皮肤感染后 APSGN 抗脱氧核糖核酸酶和抗透明质酸酶滴度升高。急性期多见血清 C3 下降，至第 8 周恢复正常。明显少尿时血尿素氮和肌酐可升高。肾小管功能正常。持续少尿无尿者，血肌酐升高，内生肌酐清除率降低，尿浓缩功能也受损。

3. 肾 B 超检查　双侧肾弥漫性增大。

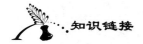
知识链接

迁延性和慢性肾小球肾炎

迁延性肾小球肾炎：有明确急性肾炎病史，血尿和（或）蛋白尿迁延达 1 年以上，或没有明确急性肾炎病史，但血尿和蛋白尿超过半年，不伴肾功能不全或高血压。

慢性肾小球肾炎：病程超过 1 年，或隐匿起病，有不同程度的肾功能不全或肾性高血压的肾小球肾炎。

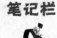
【诊断和鉴别诊断】

临床上在前期感染后急性起病,尿检有红细胞、蛋白和管型,或有水肿、尿少及高血压者,均可诊断急性肾炎。

相关循证诊治指南确定的 APSGN 诊断依据:①血尿伴(或不伴)蛋白尿,伴(或不伴)管型尿;②水肿,一般先累及眼睑及颜面部,继而下行性累及躯干和双下肢,呈非凹陷性;③高血压;④血清 C3 短暂性降低,病程第 8 周多数恢复正常;⑤3 个月内有链球菌感染证据(感染部位细菌培养)或链球菌感染后的血清学证据。

满足以上(1)、(4)、(5)三项即可诊断 APSGN,如伴有(2)、(3)项的任一项则诊断依据更加充分。急进性肾炎、临床不典型或病情迁延者可行肾穿刺活检,以确定诊断。

急性肾炎需与以下疾病鉴别:

1. 有肾病综合征表现的急性肾炎 具有急性肾炎的临床表现,但同时伴有肾病综合征的表现,大量蛋白尿、血尿,但血清补体多正常。

2. IgA 肾病 以血尿为主要症状,表现为反复发作性肉眼血尿,多在上呼吸道感染后 24~48 h 出现血尿,多无水肿、高血压、血 C3 正常。确诊靠肾活检免疫病理诊断。

3. 慢性肾炎急性发作 既往肾炎史不详,无明显前期感染,除有肾炎症状外,常有凹陷性水肿、显著贫血、持续高血压、氮质血症,以蛋白尿为主,低比重尿或固定在1.010,BUN 升高,ASO 可升高。

4. 病毒性肾炎 在病毒感染早期(1~5 d 内)起病,症状轻,大多无水肿、少尿和高血压,以血尿为主,常有肉眼血尿,尿脱落细胞可找到包涵体。血清补体正常。

5. 急进性肾炎 起病急,有尿改变(血尿、蛋白尿、管型尿)、高血压、水肿,并常有持续性少尿或无尿,进行性肾功能减退。若缺乏积极有效的治疗措施,预后严重。

6. 其他 还应与其他系统性疾病引起的肾炎,如紫癜性肾炎、狼疮性肾炎等相鉴别。

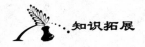 知识拓展

IgA 肾病

IgA 肾病是我国常见的原发性肾小球疾病,临床表现多样,以肾小球系膜区 IgA 沉积或以 IgA 为主的免疫复合物沉积为主要特征。病因和发病机制尚不清楚,典型的病理表现为光镜下系膜细胞增生和基质增多引起的系膜增宽,以局灶阶段性系膜增生肾小球肾炎最为常见,其次为肾小球轻微病变,少数呈弥漫性增生性肾小球肾炎伴灶性新月体形成。儿童发病年龄平均为 10 岁左右,起病前多有感染史,常见上呼吸道感染。临床以持续镜下血尿或反复发作的肉眼血尿和(或)蛋白尿为特征,少数表现为肾病综合征和肾功能损害。治疗主要是保护肾功能,减慢病情发展。儿童 IgA 肾病的预后不容乐观,少数病例呈进行性发展,

并最终发展为终末期肾病,因此,IgA 肾病的早期发现和积极治疗非常重要。

【治疗】

1.休息 急性期须卧床 2~3 周,直到肉眼血尿消失,水肿减退,血压正常,即可下床做轻微活动。红细胞沉降率正常可上学,但应避免重体力活动。尿沉渣细胞绝对计数正常后方可恢复体力活动。

2.饮食 对有水肿高血压者应限盐及水,以低盐饮食 60 mg/(kg·d)为宜。水分一般以不显性失水加尿量计算。有氮质血症者应限蛋白,可给予优质动物蛋白 0.5 g/(kg·d)。

3.抗感染 有感染灶时用青霉素 10~14 d;过敏者改用红霉素,或根据培养结果换用其他敏感抗生素,避免使用肾毒性药物。

4.对症治疗

(1)利尿 经控制水盐入量仍水肿少尿者,可用氢氯噻嗪 1~2 mg/(kg·d),分 2~3 次口服。无效时需用呋塞米,口服剂量 2~5 mg/(kg·d),注射剂量每次 1~2 mg/kg,每日 1~2 次,静脉注射剂量过大时可有一过性耳聋。

(2)降压 凡经休息、控制水盐摄入、利尿而血压仍高者均应给予降压药。①硝苯地平:系钙通道阻滞剂。开始剂量为 0.25 mg/(kg·d),最大剂量 1 mg/(kg·d),分 3 次口服。②卡托普利:系血管紧张素转化酶抑制剂。初始剂量为 0.3~0.5 mg/(kg·d),最大剂量 5~6 mg/(kg·d),分 3 次口服,与硝苯地平交替使用降压效果更佳。

(3)激素治疗 APSGN 表现为肾病综合征或肾病水平的蛋白尿时,可给予糖皮质激素治疗。

5.严重循环充血的治疗

(1)纠正水钠潴留,恢复正常血容量,可使用呋塞米注射。

(2)表现有肺水肿者除一般对症治疗外可加用硝普钠,5~20 mg 加入 5% 葡萄糖注射液 100 ml 中,以 1 μg/(kg·min)速度静脉滴注,用药时严密监测血压,随时调节药液滴速,每分钟不宜超过 8 μg/kg,以防发生低血压。滴注时针筒、输液管等须用黑纸覆盖,以免药物遇光分解。

(3)对难治病例可采用腹膜透析或血液滤过治疗。

6.高血压脑病的治疗 原则为选用降压效力强而迅速的药物。首选硝普钠,用法同上。有惊厥者应及时止痉。

7.急性肾衰竭的治疗 去除病因和治疗原发病,控制水钠摄入,纠正代谢性酸中毒和电解质紊乱,积极利尿,供给足够热量,必要时及早透析治疗等。

【预后和预防】

急性肾炎急性期预后好,95% 的 APSGN 病例能完全恢复,小于 5% 的病例可有持续尿异常,死亡病例在 1% 以下,主要死因是急性肾衰竭。

防治感染是预防急性肾炎的根本,减少呼吸道及皮肤感染,对急性扁桃体炎、猩红热及脓疱患儿应尽早、彻底地用青霉素或其他敏感抗生素治疗。A 组溶血性链球菌感染后 1~3 周内应随时检查尿常规,及时发现和治疗本病。

第三节 肾病综合征

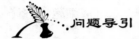问题导引

　　患儿女,4 岁,以"间断水肿、尿少 3 个月"为主诉入院。患儿 3 个月前无明显诱因出现面色苍白,眼睑、双下肢水肿,尿量少、色淡黄清亮有泡沫。给予青霉素、利尿剂等治疗,效果不佳,眼睑及双下肢水肿加重,尿量明显减少。查体: T 36. 3 ℃, P 72 次/分, R 23 次/分, BP 104/72 mmHg,眼睑水肿,咽无充血,心、肺、腹未见明显异常,四肢活动可,双下肢凹陷性水肿(+),神经系统查体未见异常。尿常规:尿蛋白(+++),红细胞(-)。肝功能:血浆蛋白 37 g/L,白蛋白 19 g/L,胆固醇 9.2 mmol/L;肾功能正常,补体 CH_{50} 和 C3 均正常。

　　请分析:

　　(1)最可能的诊断是什么? 诊断依据是什么?

　　(2)为完善诊断进一步可做哪些检查?

　　肾病综合征(nephrotic syndrome, NS)是一组由多种原因引起的肾小球基膜通透性增加,导致血浆内大量蛋白质从尿中丢失的临床综合征。临床有以下四大特点:大量蛋白尿、低白蛋白血症、高脂血症、明显水肿。其中,前两项为必备条件。NS 在小儿肾疾病中发病率仅次于急性肾炎,按病因可分为原发性、继发性和先天性 3 种类型。

　　原发性肾病较多见,病因不明,按其临床表现又分为单纯性肾病和肾炎性肾病两型,其中以单纯性肾病多见;继发性肾病是指在诊断明确的原发病基础上出现肾病表现,病因广泛而复杂,如继发于过敏性紫癜、系统性红斑狼疮、乙型肝炎病毒相关性肾炎、糖尿病等疾病;先天性肾病我国少见,多于新生儿或生后 6 个月内起病,预后差。小儿时期绝大多数为原发性肾病。本节主要叙述原发性肾病综合征(primary nephrotic syndrome, PNS)。

【病因和发病机制】

　　PNS 约占小儿时期 NS 总数的 90%。原发性肾脏损害使肾小球通透性增加导致蛋白尿,低蛋白血症、水肿和高胆固醇血症是继发的病理生理改变。

　　PNS 的病因及发病机制目前尚不明确。近年研究已证实:①肾小球毛细血管壁结构或电化学改变可导致蛋白尿。微小病变时肾小球滤过膜多阴离子丢失,致静电屏障破坏,使大量带阴电荷的中分子血浆白蛋白滤出,形成高选择性蛋白尿。因分子滤过屏障损伤,尿中丢失大中分子量的多种蛋白,形成低选择性蛋白尿。②非微小病变型常见免疫球蛋白和(或)补体成分肾内沉积,局部免疫病理过程可损伤滤过膜正常屏障作用而发生蛋白尿。③微小病变型肾小球未见以上沉积,其滤过膜静电屏障损伤原

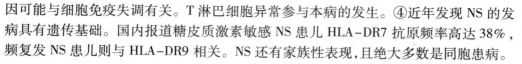

因可能与细胞免疫失调有关。T淋巴细胞异常参与本病的发生。④近年发现NS的发病具有遗传基础。国内报道糖皮质激素敏感NS患儿HLA-DR7抗原频率高达38%，频复发NS患儿则与HLA-DR9相关。NS还有家族性表现，且绝大多数是同胞患病。

【病理生理】

1. 大量蛋白尿 是NS最基本的病理生理改变，是导致本病其他三大临床特点的基本原因，也是诊断本病的必需条件。由于免疫功能紊乱使肾小球毛细血管滤过屏障性质改变，基膜通透性增高，血浆中大量分子较小、带负电荷的清蛋白滤出，其他还有免疫球蛋白、各种凝血因子、维生素D、结合蛋白亦从尿中丢失。持续大量蛋白尿能促进肾小球系膜硬化和间质病变，可导致肾功能不全。

2. 低蛋白血症 血浆蛋白由尿中大量丢失和从肾小球滤出后被肾小管吸收分解是造成NS低蛋白血症的主要原因；肝合成蛋白的速度和蛋白分解代谢率的改变也使血浆蛋白降低。患儿胃肠道也可有少，量蛋白丢失，但并非低蛋白血症的主要原因。

3. 高脂血症 低蛋白血症促进肝合成脂蛋白增加，其中的大分子脂蛋白难以从肾排出而蓄积于体内，导致了高脂血症。血中胆固醇和低密度脂蛋白，尤其脂蛋白持续升高，而高密度脂蛋白却正常或降低，促进了动脉硬化的形成；持续高脂血症，脂质从肾小球滤出，可导致肾小球硬化和肾间质纤维化。

4. 水肿 水肿的发生与下列因素有关：①低蛋白血症降低血浆胶体渗透压，当血浆白蛋白低于25 g/L时，液体将在间质区潴留；低于15 g/L则可有腹水或胸水形成。②血浆胶体渗透压降低使血容量减少，刺激了渗透压和容量感受器，促使ADH和肾素-血管紧张素-醛固酮分泌、心钠素减少，最终使远端肾小管钠、水吸收增加，导致钠、水潴留。③低血容量使交感神经兴奋性增高，近端肾小管Na^+吸收增加。④某些肾内因子改变了肾小管管周体液平衡机制，使近曲小管Na^+吸收增加。

5. 其他 患儿体液免疫功能降低与血清IgG和补体系统B、D因子从尿中大量丢失有关，也与T淋巴细胞抑制B淋巴细胞IgG合成转换有关。抗凝血酶Ⅲ丢失，而Ⅳ、Ⅴ、Ⅶ因子和纤维蛋白原增多，使患儿处于高凝状态。由于钙结合蛋白降低，血清结合钙可以降低；当$25-(OH)D_3$结合蛋白同时丢失时，使游离钙也降低。另一些结合蛋白降低，可使结合型甲状腺素（T_3、T_4）、血清铁、锌和铜等微量元素降低；转铁蛋白减少则可发生低色素小细胞性贫血。

【病理】

儿童NS可见各种病理类型。最主要的病理变化是微小病变型，其次有局灶性节段性肾小球硬化、膜性增生性肾小球肾炎、单纯系膜增生、增生性肾小球肾炎、局灶性球性硬化、膜性肾病等。

【临床表现】

PNS发病年龄多为学龄前儿童，以3~5岁为发病高峰，临床上分为单纯性肾病和肾炎性肾病，前者发病偏早，后者偏迟。男女比例为(1.5~3.7)：1。

1. 单纯性肾病 起病缓慢，主要表现为全身凹陷性水肿，以颜面、下肢、阴囊明显，并常有腹水或胸水。病初患儿一般状况尚好，继之出现面色苍白、疲倦、厌食，水肿严重者可有少尿。临床特点有：①大量蛋白尿，1周内3次尿蛋白定性（+++）~（++++），或随机或晨尿尿蛋白/肌酐（mg/mg）≥2；24 h尿蛋白定量≥50 mg/kg。②低蛋白血

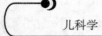

症,血浆白蛋白低于 25 g/L。③高脂血症,血浆胆固醇高于 5.7 mmol/L。④不同程度的水肿。

2.肾炎性肾病 除具备单纯性肾病四大特征外,还具有以下 4 项中之一项或多项者属肾炎性肾病。①尿红细胞≥10 个/HP,2 周内分别 3 次以上离心尿检查,并证实为肾小球源性血尿者;②反复或持续高血压,学龄儿童≥130/90 mmHg,学龄前儿童≥120/80 mmHg,并排除使用糖皮质激素等原因;③持续性氮质血症,血尿素氮>10.7 mmol/L,并排除由于血容量不足所致者;④持续低补体血症,血总补体(CH_{50})或血 C3 反复降低。

【并发症】

1.感染 是最常见的并发症,也是死亡的主要原因。常见呼吸道、皮肤、泌尿道感染和原发性腹膜炎等,其中尤以上呼吸道感染最多见,占 50% 以上。呼吸道感染中病毒感染常见。细菌感染中以肺炎链球菌为主,结核杆菌感染亦应引起重视。另外肾病患儿的医院感染不容忽视,以呼吸道感染和泌尿道感染最多见,致病菌以条件致病菌为主。

2.电解质紊乱和低血容量 常见的电解质紊乱有低钠、低钾、低钙血症。患儿可因不恰当长期禁盐或长期食用不含钠的食盐代用品、过多使用利尿剂以及感染、呕吐、腹泻等因素均可致低钠血症。临床表现可有厌食、乏力、懒言、嗜睡、血压下降甚至出现休克、抽搐等。由于低蛋白血症,血浆胶体渗透压下降、显著水肿而常有血容量不足,尤在各种诱因引起低钠血症时易出现低血容量性休克。

3.血栓形成 NS 高凝状态易致各种动、静脉血栓形成,以肾静脉血栓形成常见,表现为突发腰痛、出现血尿或血尿加重,少尿甚至发生肾衰竭。除肾静脉血栓形成外,可出现:①两侧肢体水肿程度差别固定,不随体位改变而变化。多见有下肢深静脉血栓形成;②皮肤突发紫斑并迅速扩大;③阴囊水肿呈紫色;④顽固性腹水;⑤下肢疼痛伴足背动脉搏动消失等症状体征时,应考虑下肢动脉血栓形成,股动脉血栓形成是小儿 NS 并发的急症之一,如不及时溶栓治疗可导致肢端坏死而需截肢;⑥不明原因的咳嗽、咯血或呼吸困难而无肺部阳性体征时要警惕肺栓塞,其半数可无临床症状;⑦突发的偏瘫、面瘫、失语或神志改变等神经系统症状在排除高血压脑病、颅内感染性疾病时要考虑脑栓塞。血栓缓慢形成者其临床症状多不明显。

4.急性肾衰竭 多数为起病或复发时低血容量所致的肾前性肾功能衰竭;部分与原因未明的滤过系数降低有关;少数为肾组织严重的增生性病变。

5.肾小管功能障碍 除原有肾小球的基础病可引起肾小管功能损害外,由于大量尿蛋白的重吸收,可导致肾小管(主要是近曲小管)功能损害。可出现肾性糖尿或氨基酸尿,严重者呈 Fanconi 综合征。

6.生长延迟 主要见于频繁复发和长期接受大剂量皮质激素治疗的患儿。

【实验室和其他检查】

1.尿液分析

(1)常规检查 尿蛋白定性多在(+++),约15%有短暂镜下血尿,大多可见透明管型、颗粒管型和卵圆脂肪小体。

(2)蛋白定量 24 h 尿蛋白定量检查超过 50 mg/(kg·d)为肾病范围的蛋白尿。

尿蛋白/尿肌酐(mg/mg),正常儿童上限为0.2,肾病>3.0。

2. 血清蛋白、胆固醇和肾功能测定　血清白蛋白浓度为25 g/L(或更少)可诊断为NS的低白蛋白血症。由于肝合成增加,α_2、β球蛋白浓度增高,IgG降低,IgM、IgE可增加。胆固醇>5.7 μmol/L和三酰甘油升高,LDL和VLDL增高,HDL多正常。BUN、Cr多正常,肾炎性肾病可升高,晚期病儿可有肾小管功能损害。

3. 血清补体测定　微小病变型NS或单纯性NS血清补体水平正常,肾炎性NS患儿补体可下降。

4. 系统性疾病的血清学检查　对新诊断的肾病患者需检测抗核抗体(ANA),抗-dsDNA抗体,Smith抗体等。对具有血尿、补体减少并有临床表现的患儿尤其重要。

5. 高凝状态和血栓形成的检查　多数NS患儿都存在不同程度的高凝状态,血小板增多,血小板聚集率增加,血浆纤维蛋白原增加,尿纤维蛋白裂解产物(FDP)增高。对疑有血栓形成者可行彩色多普勒B超检查以明确诊断,有条件者可行数字减影血管造影(DSA)。

6. 经皮肾穿刺组织病理学检查　多数儿童NS不需要进行诊断性肾活检。NS肾活检指征:①对糖皮质激素治疗耐药或频繁复发者;②对临床或实验室证据支持肾炎性肾病或慢性肾小球肾炎者。

【诊断和鉴别诊断】

临床上根据有无血尿、高血压、氮质血症和低补体血症,将原发性肾病综合征分为单纯性和肾炎性NS。

NS按糖皮质激素反应分为以下几类。①激素敏感型肾病:以泼尼松足量治疗≤8周尿蛋白转阴者;②激素耐药型肾病:以泼尼松足量治疗8周尿蛋白仍阳性者;③激素依赖型肾病:对激素敏感,但减量或停药1个月内复发,重复2次以上者;④肾病复发与频复发:复发(包括反复)是指尿蛋白由阴转阳<2周。频复发是指肾病病程中半年内复发≥2次;或1年内复发≥3次。

原发性肾病综合征还需与继发于全身性疾病的肾病综合征鉴别。部分非典型链球菌感染后肾炎、系统性红斑狼疮性肾炎、过敏性紫癜性肾炎、乙型肝炎病毒相关性肾炎及药源性肾炎等均可有NS样表现。临床上须排除继发性NS后方可诊断PNS。有条件的医疗单位应开展肾活体组织检查以确定病理诊断。

【治疗】

1. 一般治疗

(1)休息　除水肿显著或并发感染,或严重高血压外,一般无须卧床休息。病情缓解后逐渐增加活动量。

(2)饮食　显著水肿和严重高血压时应短期限制水钠摄入,病情缓解后不必继续限盐。活动期病例供盐1~2 g/d。蛋白质摄入1.5~2 g/(kg·d),以高生物价的动物蛋白(乳、鱼、蛋、禽、牛肉等)为宜。在应用糖皮质激素过程中每日应给予维生素D 400 U及适量钙剂。

(3)防治感染　抗生素不作为预防用药,一旦发生感染则应积极治疗。预防接种需在病情完全缓解且停用糖皮质激素3个月后进行。

（4）利尿　当水肿较重,尤其有腹水时可给予利尿剂。①氢氯噻嗪:2~5 mg/（kg·d）或螺内酯 3~5 mg/（kg·d）,均分 3 次口服。②呋塞米:每次 1~2 mg/kg,每 6~8 小时口服或肌内注射。③低分子右旋糖酐:每次 10~15 ml/kg,每日一次,快速静脉滴注后 2 h 再静脉注射呋塞米,常可产生良好的利尿效果。

（5）教育和心理治疗　让父母及患儿了解肾病的有关知识,并应教会用试纸检验尿蛋白的方法。鼓励患儿克服焦急、抑郁、恐惧等心理障碍,增强信心,配合治疗。

2. 糖皮质激素　肾上腺皮质激素是目前首选药物,国内多采用中、长程疗法。

（1）初发 NS 的治疗

1）激素治疗　可分以下两个阶段。①诱导缓解阶段:足量泼尼松（泼尼松龙）60 mg/（m²·d）或 2 mg/（kg·d）（按身高的标准体重计算）,最大剂量 80 mg/d,先分次口服,尿蛋白转阴后改为每晨顿服,疗程 6 周。②巩固维持阶段:隔日晨顿服 1.5 mg/（kg·d）或 40 mg/m²（最大剂量 60 mg/d）,共 6 周,然后每 2~4 周减总量 2.5~5.0 mg,直至停药,疗程达 6~9 个月者为中程疗法。开始治疗后 4 周尿蛋白未转阴者可继服至尿蛋白阴转后 2 周,一般不超过 8 周。以后再改为隔日 2 mg/kg 早餐后顿服,继用 6 周,然后每 2~4 周减总量 2.5~5.0 mg,直至停药,疗程 9 个月以上者为长程疗法。

应用激素时注意以下几方面:①初发 NS 的激素治疗须足量和足够疗程,足量和足够的疗程是初治的关键,可降低发病后 1~2 年复发率。激素的疗程超过 2 个月,每增加 1 个月疗程,在停药的 12~24 个月内,复发的危险度降低 11%,可减少复发发生率 7.5%,此效应维持至 7 个月,同时不增加激素副作用。不建议激素的疗程过长,主张 9~12 个月。②激素用量有性别和年龄的差异。初始的大剂量泼尼松对>4 岁的男孩更有效,男孩最大剂量可用至 80 mg/d。③对<4 岁的初发患儿,每日泼尼松 60 mg/m² 4 周,然后改为隔日 60 mg/m² 4 周,以后每 4 周减 10 mg/m² 至停药,此种隔日疗法比每日 60 mg/m² 6 周,然后改为隔日 40 mg/m² 6 周的方法能减少患儿的复发率。④诱导缓解时采用甲泼尼龙冲击治疗 3 次后口服泼尼松治疗与口服泼尼松治疗相比,经 1 年随访观察,缓解率并无区别,因此不建议初治时采用甲泼尼龙冲击治疗。

2）激素加环孢素治疗　不推荐所有初发患儿采用激素加环孢素（CsA）的治疗方案［泼尼松治疗 12 周（每日 60 mg/m² 6 周,隔日 40 mg/m² 6 周）,在尿蛋白转阴后 3 d 加 CsA 150 mg/（m²·d）治疗 8 周］,仅对部分年龄<7 岁、病时血清总蛋白<44 g/L 的患儿可考虑采用 3 个月泼尼松加 2 个月 CsA 的疗法。

（2）非频复发 NS 的治疗

1）控制感染　积极寻找复发诱因,积极控制感染,少数患儿控制感染后可自发缓解。

2）激素治疗　①重新诱导缓解:泼尼松（泼尼松龙）每日 60 mg/m² 或 2 mg/（kg·d）（按身高的标准体系计算）,最大剂量 80 mg/d,分次或晨顿服,直至尿蛋白连续转阴 3 d 后改 40 mg/m² 或 1.5 mg/（kg·d）隔日晨顿服 4 周,然后用 4 周以上的时间逐渐减量。②在感染时增加激素维持量:患儿在巩固维持阶段患上呼吸道感染时改隔日口服激素治疗为同剂量每日口服,可降低复发率。

（3）频复发 NS/激素依赖型 NS 的治疗

1）激素的使用　①拖尾疗法:同上诱导缓解后泼尼松每 4 周减量 0.25 mg/kg,给予能维持缓解的最小有效激素量(0.5~0.25 mg/kg),隔日口服,连用9~18个月。②在感染时增加激素维持量:患儿在隔日口服泼尼松0.5 mg/kg时出现上呼吸道感染时改隔日口服激素治疗为同剂量每日口服,连用7 d,可降低2年后的复发率。③改善肾上腺皮质功能:因肾上腺皮质功能减退患儿复发率显著增高,对这部分患儿可用氢化可的松7.5~15.0 mg/d口服或促肾上腺皮质激素(ACTH)静脉滴注来预防复发。对激素依赖型NS患儿可予ACTH 0.4 U/(kg·d)(总量不超过25 U)静脉滴注3~5 d,然后激素减量,再用1次ACTH以防复发。每次激素减量均按上述处理,直至停激素。④更换激素种类:地夫可特与相等剂量的泼尼松比较,能维持约66%的激素依赖型NS患儿缓解,而副作用无明显增加。

2)免疫抑制剂治疗 ①环磷酰胺(CTX),剂量:2~3 mg/(kg·d)分次口服8周,或8~12 mg/(kg·d)静脉冲击疗法,每2周连用2 d,总剂量≤200 mg/kg,或每月1次静脉注射,每次500 mg/m²,共6次。②环孢素(CsA),剂量:3~7 mg/(kg·d)或100~150 mg/(m²·d),调整剂量使血药浓度维持在80~120 ng/ml,疗程1~2年。③霉酚酸酯(MMF),剂量:20~30 mg/(kg·d)或800~1 200 mg/m²,分2次口服(最大剂量1 g,每天2次),疗程12~24个月。④他克莫司,剂量:0.10~0.15 mg/(kg·d),维持血药浓度5~10 μg/L,疗程12~24个月。⑤利妥昔布,剂量:每次375 mg/m²,每周1次,用1~4次。⑥长春新碱(VCR),剂量:1 mg/m²,每周1次,连用4周,然后1.5 mg/m²,每月1次,连用4个月。能诱导80%激素依赖型NS缓解,对部分使用CTX后仍频复发的患儿可减少复发次数。

3)免疫调节剂治疗 左旋咪唑一般作为激素辅助治疗,适用于常伴感染的频复发NS和激素依赖型NS。剂量2.5 mg/kg,隔日服用12~24个月。

3.抗凝及纤溶药物疗法

(1)肝素 剂量为1 mg/(kg·d),加入10%葡萄糖注射液50~100 ml中静脉滴注,每日1次,2~4周为一疗程。亦可选用低分子肝素。病情好转后改口服抗凝药维持治疗。

(2)尿激酶 有直接激活纤溶酶溶解血栓的作用。一般剂量3万~6万U/d,加入10%葡萄糖注射液100~200 ml中静脉滴注,1~2周为一疗程。

(3)口服抗凝药 双嘧达莫5~10 mg/(kg·d),分3次饭后服,6个月为一疗程。

4.血管紧张素转化酶抑制剂(ACEI) 对改善肾小球局部血流动力学,减少尿蛋白,延缓肾小球硬化有良好作用。尤其适用于伴有高血压的肾病综合征。常用制剂有卡托普利、依那普利、福辛普利等。

5.中医药治疗 肾病综合征属中医"水肿""阴水""虚劳"的范畴。可根据辨证施治原则进行治疗。

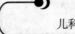

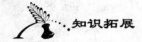知识拓展

免疫抑制剂与 NS

经过近半个世纪的探索,频复发 NS 和激素依赖型 NS 的治疗已取得长足进步。经循证医学分析,CTX、CsA 和左旋咪唑等有比较充分的证据能延长缓解期和减少复发,可作为首选的非激素治疗药。长达 5 年的随访显示,CTX 治疗的患儿复发率较 CsA 更低,无复发时间更长,但使用时需注意患儿的年龄,尤其对青春期应予高度的重视。对激素依赖型 NS 和频复发 NS 患儿用药时,应考虑免疫抑制剂的不良反应、治疗的时间和费用、结合患儿的个体差异和对药物的耐受情况,由医生和患儿(或家属)共同选择,同时要避免过度和不恰当的使用,以避免药物的滥用和不良反应。

【预后】

肾病综合征的预后转归与其病理变化关系密切。微小病变型预后最好,灶性肾小球硬化和系膜毛细血管性肾小球肾炎预后最差。微小病变型 90%~95% 的病儿对首次应用糖皮质激素有效。其中 85% 可有复发,复发在第一年比以后更常见。3~4 年未复发者,其后有 95% 的机会不复发。微小病变型发展成尿毒症者极少,可死于感染或糖皮质激素严重副作用。

第四节 泌尿道感染

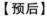

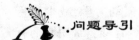问题导引

患儿男,4 岁,以"尿痛、尿频 2 d"为主诉入院。2 d 前无明显诱因出现尿频,16 次/天,昼夜无差别,可见尿线中断;尿痛,全程均痛;无腹痛、腰痛,无水肿、少尿。查体:T 38.1 ℃,P 110 次/分,R 21 次/分,BP 92/60 mmHg,患儿神志清,精神差,尿道口稍充血,无脓性分泌物,无双肾区叩击痛。尿常规:WBC(+++),RBC(+)。

请分析:

(1)该患儿最可能的诊断是什么？如何进一步明确诊断？

(2)如何进行治疗？

泌尿道感染(urinary tract infection,UTI)是指病原体直接侵入尿路,在尿液中生长繁殖,并侵犯尿路黏膜或组织而引起损伤。按病原体侵袭的部位不同,分为肾盂肾炎、膀胱炎、尿道炎。肾盂肾炎又称上尿路感染;膀胱炎和尿道炎合称下尿路感染。由于小儿时期感染局限在尿路某一部位者较少,且临床上又难以准确定位,故常不加区别统称为 UTI。可根据有无临床症状,分为症状性泌尿道感染和无症状性菌尿。

无论成人或儿童,女性 UTI 的发病率普遍高于男性,但新生儿或婴幼儿早期,男性发病率却高于女性。无症状性菌尿是儿童 UTI 的一个重要组成部分,见于各年龄、性别儿童,甚至 3 个月以下的小婴儿,但以学龄女孩更常见。

【病因】

1. 个体因素

(1)生理特点　小儿输尿管道长而弯曲,管壁肌肉及弹力纤维发育不全,易于扩张而发生尿潴留和感染。女孩尿道短,尿道黏膜皱襞柔嫩,尿道口接近肛门,易被粪便污染;男孩由于阴茎包皮过长、包茎积垢污染,均易引起逆行性感染。小婴儿机体抗菌能力差,易患菌血症可导致下行感染。

(2)先天畸形　常见有肾盂输尿管连接处狭窄,后尿道瓣膜、多囊肾、膀胱憩室等,均可造成泌尿道引流不畅,尿液滞留使细菌长时间在尿路停留,导致感染。

(3)膀胱输尿管尿液反流　在正常情况下,输尿管有一段是在膀胱壁内走行,当膀胱内尿液充盈及排尿时,膀胱壁压迫此段输尿管使其关闭,尿液不能反流。婴幼儿由于输尿管短,很多小儿排尿时关闭不完全而致反流。细菌随反流上行而引起感染。

2. 致病菌　任何致病菌均可引起 UTI,但绝大多数为革兰阴性杆菌,如大肠埃希菌、副大肠埃希菌、变形杆菌、克雷伯杆菌、铜绿假单胞菌,少数为肠球菌和葡萄球菌。大肠埃希菌是 UTI 中最常见的致病菌,占 60%～80%。初次患 UTI 的新生儿、所有年龄的女孩和 1 岁以下的男孩,主要的致病菌仍是大肠埃希菌;而在 1 岁以上男孩主要致病菌多是变形杆菌。对于 10～16 岁的女孩,白色葡萄球菌亦常见;克雷伯杆菌和肠球菌多见于新生儿 UTI。

【发病机制】

1. 感染途径

(1)血源性感染　经血源途径侵袭尿路的致病菌主要是金黄色葡萄球菌。

(2)上行性感染　致病菌从尿道口上行并进入膀胱,引起膀胱炎,膀胱内的致病菌再经输尿管移行至肾,引起肾盂肾炎,这是 UTI 最主要的途径。引起上行性感染的致病菌主要是大肠埃希菌,其次是变形杆菌或其他肠杆菌。膀胱输尿管反流(vesicoureteral reflux,VUR)常是细菌上行性感染的直接通道。

(3)淋巴感染和直接蔓延　结肠内的细菌和盆腔感染可通过淋巴管感染肾脏,肾脏周围邻近器官和组织的感染也可直接蔓延。

2. 宿主内在因素

(1)尿道周围菌种的改变及尿液性状的变化,为致病菌入侵和繁殖创造了条件。

(2)细菌黏附于尿路上皮细胞(定植)是其在泌尿道增殖引起 UTI 的先决条件。

(3)UTI 患者分泌型 IgA 的产生存在缺陷,使尿中分泌型 IgA 浓度减低,增加发生UTI 的机会。

（4）先天性或获得性尿路畸形,增加尿路感染的危险性。

（5）新生儿和小婴儿抗感染能力差,易患 UTI。尿布、尿道口常受细菌污染,且局部防卫能力差,易致上行感染。

（6）糖尿病、高钙血症、高血压、慢性肾疾病、镰刀状细胞贫血及长期使用糖皮质激素或免疫抑制剂的患儿,其 UTI 的发病率可增高。

3.细菌毒力 宿主无特殊易感染内在因素,如泌尿系结构异常者,微生物的毒力是决定细菌能否引起上行性感染的主要因素。

【临床表现】

1.急性 UTI 随患儿年龄组的不同存在着较大差异。

（1）新生儿 临床症状极不典型,多以全身症状为主,如发热或体温不升、苍白、吃奶差、呕吐、腹泻等。许多患儿有生长发育停滞,体重增长缓慢或不增,伴有黄疸者较多见。部分患儿可有嗜睡、烦躁甚至惊厥等神经系统症状。新生儿 UTI 常伴有败血症,但其局部排尿刺激症状多不明显,30% 的病儿血和尿培养出的致病菌一致。

（2）婴幼儿 临床症状也不典型,常以发热最突出。拒食、呕吐、腹泻等全身症状也较明显。局部排尿刺激症状可不明显,但细心观察可发现有排尿时哭闹不安,尿布有臭味和顽固性尿布疹等。

（3）年长儿 以发热、寒战、腹痛等全身症状突出,常伴有腰痛和肾区叩击痛,肋脊角压痛等。同时尿路刺激症状明显,患儿可出现尿频、尿急、尿痛、尿液混浊,偶见肉眼血尿。

2.慢性 UTI 指病程在 6 个月以上,病程迁延者。分为慢性肾盂肾炎和慢性膀胱炎。

（1）慢性肾盂肾炎 是指病程迁延或反复发作持续一年以上者。表现为反复发作的尿路刺激症状,脓尿或细菌尿可有或不明显,全身症状有进行性贫血、面色憔悴,倦怠乏力、间歇性低热及体重减轻等。部分患儿既无全身症状又无明显的尿路刺激症状,直至出现肾功能不全时才得以诊断。

（2）慢性膀胱炎 临床表现为持续性或反复性尿频、尿急、尿痛、排尿困难等尿路刺激症状,尿液外观混浊或呈脓性。

3.症状性菌尿 在常规的尿过筛检查中,可以发现健康儿童存在着有意义的菌尿,但无任何尿路感染症状。这种现象可见于各年龄组,在儿童中以学龄女孩常见。无症状性菌尿患儿常同时伴有尿路畸形和既往症状尿路感染史。病原体多数是大肠埃希菌。

【实验室和其他检查】

1.尿常规检查及尿细胞计数 ①尿常规检查:如清洁中段尿离心沉渣中白细胞 >10 个/HP,即可怀疑为尿路感染。血尿也很常见。肾盂肾炎患者有中等蛋白尿、白细胞管型尿及晨尿的比重和渗透压减低。②1 h 尿白细胞排泄率测定,白细胞数 $>30\times10^4/h$ 为阳性,可怀疑尿路感染;白细胞数 $<20\times10^4/h$ 为阴性,可排除尿路感染。

2.尿培养细菌学检查 尿细菌培养及菌落计数是诊断尿路感染的主要依据。通常认为中段尿培养菌落数 $\geq10^5/ml$ 可确诊,$10^4\sim10^5/ml$ 为可疑,$<10^4/ml$ 为污染。但结果分析应结合病儿性别、有无症状、细菌种类及繁殖力综合评价临床意义。由于粪

链球菌一个链含有 32 个细菌,一般认为菌落数在 $10^3 \sim 10^4/ml$ 间即可诊断。通过耻骨上膀胱穿刺获取的尿培养,只要发现有细菌生长,即有诊断意义。至于伴有严重尿路刺激症状的女孩,如果尿中有较多白细胞,中段尿细菌定量培养 $\geq 10^2/ml$,且致病菌为大肠埃希菌类或腐物寄生球菌等,也可诊断为 UTI,临床高度怀疑 UTI 而尿普通细菌培养阴性的,应做 L 型细菌和厌氧菌培养。

3. 尿液直接涂片法找细菌　油镜下如每个视野都能找到一个细菌,表明尿内细菌数 $> 10^5/ml$。

4. 亚硝酸盐试纸条试验(Griess 试验)　大肠埃希菌、副大肠埃希菌和克雷伯杆菌呈阳性,产气杆菌、变形杆菌、铜绿假单胞菌和葡萄球菌为弱阳性;粪链球菌、结核菌阴性。如采用晨尿,可提高其阳性率。

5. 影像学检查　目的在于:①检查泌尿系有无先天性或获得性畸形;②了解以前由于漏诊或治疗不当所引起的慢性肾损害或瘢痕进展情况;③辅助上尿路感染的诊断。常用 B 超检查、静脉肾盂造影加断层摄片(检查肾瘢痕形成)、排泄性膀胱尿路造影(检查 VUR)、动态、静态肾核素造影、CT 扫描等。

6. 其他　如尿沉渣找闪光细胞(甲紫沙黄染色)2 万~4 万个/HP 可确诊。新生儿上尿路感染血培养可阳性。

【诊断和鉴别诊断】

年长儿 UTI 症状与成人相似,尿路刺激症状明显,常为就诊的主诉。如能结合实验室检查,可立即得以确诊。但对于婴幼儿,特别是新生儿,由于排尿刺激症状不明显或缺如,而常以全身表现较为突出,易致漏诊。故对病因不明的发热患儿都应反复做尿液检查,争取在用抗生素治疗前进行尿培养、菌落计数和药敏试验。凡具有真性菌尿者,即清洁中段尿定量培养菌落数 $\geq 10^5/ml$ 或球菌 $\geq 10^3/ml$,或耻骨上膀胱穿刺尿定性培养有细菌生长,即可确立诊断。

完整的 UTI 的诊断除了评定泌尿系被细菌感染外,还应包括以下内容:①本次感染系初染、复发或再感;②确定致病菌的类型并做药敏试验;③有无尿路畸形如 VUR、尿路梗阻等,如有 VUR,还要进一步了解"反流"的严重程度和有无肾瘢痕形成;④感染的定位诊断,即上尿路感染或下尿路感染。

UTI 需与肾小球肾炎、肾结核及急性尿道综合征鉴别。急性尿道综合征的临床表现为尿频、尿急、尿痛、排尿困难等尿路刺激症状,但清洁中段尿培养无细菌生长或为无意义性菌尿。

【治疗】

治疗目的是控制症状,根除病原体,去除诱发因素,预防再发。

1. 一般处理　①急性期需卧床休息,鼓励患儿多饮水以增加尿量,女孩还应注意外阴部的清洁卫生。②鼓励患儿进食,供给足够的热卡、丰富的蛋白质和维生素,以增强机体的抵抗力。③对症治疗:对高热、头痛、腰痛的患儿应给予解热镇痛剂缓解症状。对尿路刺激症状明显者,可用阿托品、山莨菪碱等抗胆碱药物治疗或口服碳酸氢钠碱化尿液。以减轻尿路刺激症状。

2. 抗菌药物治疗　选用抗生素的原则如下。①感染部位:对肾盂肾炎应选择血浓度高的药物,对膀胱炎应选择尿浓度高的药物。②感染途径:对上行性感染,首选磺胺类药物治疗。如发热等全身症状明显或属血源性感染，多选用青霉素类、氨基糖苷类或头孢菌素类单独或联合治疗。③根据尿培养及药敏试验结果，同时结合临床疗效选用抗生素。④药物在肾组织、尿液、血液中都应有较高的浓度。⑤选用的药物抗菌能力强，抗菌谱广，最好能用强效杀菌剂，且不易使细菌产生耐药菌株。⑥对肾功能损害小的药物。

（1）症状性 UTI 的治疗　对下尿路感染，在进行尿细菌培养后，初治首选复方磺胺甲噁唑（SMZ），按 SMZ 50 mg/（kg·d），TMP 10 mg/（kg·d）计算，分 2 次口服，连用 7~10 d。待尿细菌培养结果出来后药敏试验结果选用抗菌药物。

对上尿路感染或有尿路畸形病儿，在进行尿细菌培养后，一般选用两种抗菌药物。新生儿和婴儿用氨苄西林 75~100 mg/（kg·d）静脉注射，加头孢噻肟钠 50~100 mg/（kg·d）静脉注射，连用 10~14 d；1 岁后小儿用氨苄西林 100~200 mg/（kg·d）分 3 次静脉滴注，或用头孢噻肟钠，也可用头孢曲松钠 50~75 mg/（kg·d）缓慢静脉滴注。疗程共10~14 d。治疗开始后应连续 3 d 送尿细菌培养，若 24 h 后尿培养阴转，表示所用药物有效，否则按尿培养药敏试验结果调整用药。停药 1 周后再做尿培养一次。

（2）无症状菌尿的治疗　单纯无症状菌尿一般无须治疗。但若合并尿路梗阻、膀胱输尿管反流或存在其他尿路畸形，或既往感染使肾留有陈旧性瘢痕者，则应积极选用上述抗菌药物治疗。疗程 7~14 d，继之给予小剂量抗菌药物预防，直至尿路畸形被矫治为止。

（3）再发 UTI 的治疗　再发 UTI 有两种类型，即复发和再感染。复发是原来感染的细菌未完全杀灭，在适宜的环境下细菌再度滋生繁殖。绝大多数患儿复发多在治疗后 1 个月内发生。再感染是指上次感染已治愈，本次是由不同细菌或菌株再次引发UTI。再感染多见于女孩。多在停药后 6 个月内发生。再发 UTI 的治疗在进行尿细菌培养后选用 2 种抗菌药物，疗程 10~14 d 为宜，然后予以小剂量药物维持，以防再发。

3.防止畸形　积极矫治尿路畸形。

4.UTI 的局部治疗　常采用膀胱内药液灌注治疗，主要治疗顽固性慢性膀胱炎经全身给药治疗无效者。

【预后】

急性 UTI 经合理抗菌治疗，多数于数日内症状消失、治愈，但有近 50% 患者可复发或再感染。再发病例多伴有尿路畸形，其中以 VUR 最常见。VUR 与肾瘢痕关系密切，肾瘢痕的形成是影响儿童 UTI 预后的最重要因素。肾瘢痕在学龄期儿童最易形成，10 岁后进展不明显。一旦肾瘢痕引起高血压，如不能被有效控制，最终发展至慢性肾衰竭。

【预防】

UTI 的预防：①注意个人卫生，不穿紧身内裤，勤洗外阴以防止细菌入侵；②及时发现和处理男孩包茎、女孩处女膜伞、蛲虫感染等；③及时矫治尿路畸形，防止尿路梗阻和肾瘢痕形成。

笔记栏

问题分析与能力提升

　　患儿,男,7 岁。因"水肿、少尿 3 d"入院。6 d 前患儿出现眼睑水肿,次日波及下肢,尿量减少,尿色清,有泡沫。起病以来,精神软,食欲缺乏,无发热,寒战,无腹痛,腹泻,无气促发绀。既往体健。体检:T 36.5 ℃,P 91 次/分,R 28 次/分,BP 91/60 mmHg,精神可,面色略苍白,全身高度水肿,阴囊水肿发亮。心律齐,未闻及杂音,两肺呼吸音粗,腹平软,肝肋下 1 cm,质软,脾未及,移动性浊音(+),肠鸣音正常,双下肢水肿,呈凹陷性。血常规:Hb 109 g/L,WBC 9.06×10⁹/L,N 0.66,L 0.32,M 0.02,血小板正常。尿常规:蛋白(++++),红细胞(−);大便常规(−)。

　　请写出该患儿的初步诊断、进一步检查方法和治疗原则。

思考题

　　1.急性肾小球肾炎的临床表现和治疗原则是什么?

　　2.急性肾小球肾炎发生急性循环充血时,应如何处理?

(河南医学高等专科学校　徐琳琳)

第十章

血液系统疾病

◆ 学习目标

◆掌握 营养性缺铁性贫血和营养性巨幼细胞性贫血的发病机制、临床表现、实验室检查、诊断要点及治疗原则。

◆熟悉 贫血的定义、分类、诊断要点及治疗原则;免疫性血小板减少症的诊断要点、鉴别诊断及治疗原则。

◆了解 小儿造血特点和血液特点;小儿急性白血病的临床表现、外周血象与骨髓象特点及治疗原则。

第一节 小儿造血和血液特点

一、造血特点

(一)胚胎期造血

造血是血细胞形成的过程。根据造血组织发育和造血部位发生的先后,可将此期分为 3 个不同的阶段。

1. 中胚叶造血期 在胚胎第 3 周卵黄囊出现血岛即开始造血,故又称卵黄囊造血期,之后在中胚叶组织中出现广泛的原始造血成分,其中主要是原始的有核红细胞。自胚胎第 6~8 周后,中胚叶造血开始减退,直至胚胎 12~15 周消失。

2. 肝脾造血期 肝脏为胎儿中期的主要造血部位。自胚胎第 6~8 周肝开始产生有核红细胞及少量粒细胞和巨核细胞,并于胚胎 4~5 个月时达到高峰,胚胎 6 个月后逐渐减退,初生时停止造血。约于胚胎第 8 周脾开始造血,主要生成红细胞、粒细胞、淋巴细胞和单核细胞;胎儿 5 个月之后,脾造红细胞和粒细胞的功能逐渐减退,而造淋巴细胞的功能则维持终生。

胸腺是中枢淋巴器官,于胚胎第 6~7 周开始出现并生成淋巴细胞,主要为 T 淋巴细胞,迁移至周围淋巴组织的 T 淋巴细胞逐渐分化为不同的亚群。淋巴结自胚胎第

11 周开始生成淋巴细胞,从此成为终生造淋巴细胞和浆细胞的器官。

3.骨髓造血期 胚胎第 6 周开始出现骨髓,但至胎儿 4 个月时才开始造血活动,并于胎儿 7 个月时成为主要的造血器官,生成各种血细胞,直至出生 2~5 周后成为唯一的造血器官。

(二)生后造血

1.骨髓造血 出生后主要是骨髓造血。婴幼儿期所有的骨髓均为红髓,全部参与造血,以满足生长发育的需要。5~7 岁开始,脂肪组织(黄髓)逐渐代替长骨中的造血组织,因此,年长儿和成人红髓仅限于肋骨、胸骨、脊椎、骨盆、颅骨、锁骨和肩胛骨,而黄髓仍有潜在的造血功能,当机体需要增加造血时,它可转变为红髓而恢复造血功能。小儿在生后前几年缺少黄髓,故造血代偿潜力小,如果造血需要增加,便会出现(骨)髓外造血。

2.骨髓外造血 正常情况下,骨髓外造血极少。婴儿期,当发生感染、贫血、溶血等需要增加造血时,肝、脾和淋巴结均可适应需要,恢复到胎儿时的造血状态,从而出现肝、脾和淋巴结肿大,同时外周血中出现有核红细胞或(和)幼稚中性粒细胞。而当病因消除、贫血纠正后,骨髓外造血亦随即停止。

二、血象特点

小儿血象随年龄不同而表现出不同的特征:

1.红细胞和血红蛋白 由于胎儿期处于相对缺氧状态,红细胞生成素(erythropoietin,EPO)合成增加,故红细胞数和血红蛋白量较高,出生时红细胞数 $(5.0~7.0)\times10^{12}$/L,血红蛋白量 150~220 g/L(平均 170 g/L 左右)。未成熟儿与足月儿基本相同,少数可稍低。生后 6~12 h 因进食少和不显性失水,血液稍浓缩,红细胞数和血红蛋白量会比出生时稍高。出生 1 周后因骨髓造血功能暂时降低、生理性溶血、循环血量迅速增加等因素,红细胞数和血红蛋白量逐渐降低,至 2~3 个月时(早产儿较早)红细胞数降至 3.0×10^{12}/L、血红蛋白量降至 100 g/L 左右(未成熟儿下降更为明显),出现轻度贫血,称为"生理性贫血"。生理性贫血呈自限性,一般不影响生长发育,3 个月后,红细胞数和血红蛋白量又缓慢增加,约于 12 岁时达成人水平,婴儿期红细胞数维持在 4.0×10^{12}/L 左右,血红蛋白量在 110 g/L 左右。此外,初生时外周血中可见到少量有核红细胞,生后 3~7 d 逐渐消失。

网织红细胞计数在初生 3 d 内较高,为 0.04~0.06,生后 4~7 d 迅速下降至 0.02 以下,以后随生理性贫血恢复而短暂上升,婴儿期后约与成人相同,为 0.005~0.015。

2.白细胞与分类 初生时白细胞总数较高,可达 $(15~20)\times10^9$/L,生后 6~12 h 因血液浓缩可增至 $(21~28)\times10^9$/L,随后逐渐下降,生后 1~2 周为 12×10^9/L,此后婴儿期一直维持在 10×10^9/L 左右,8 岁以后接近成人水平。

白细胞分类主要是中性粒细胞与淋巴细胞比例的变化。出生时中性粒细胞较高,约占 0.65,淋巴细胞约占 0.30;随着白细胞总数的下降,中性粒细胞比例也相应下降,生后 4~6 d 两者比例大致相等,形成第一次交叉;之后淋巴细胞比例上升,约占 0.60,中性粒细胞约占 0.35,至 4~6 岁时两者比例又相等,形成第二次交叉;7 岁后中性粒细胞继续增多,淋巴细胞减少,分类与成人相似。需注意的是,婴儿期白细胞总数会因某些刺激如哭闹、疼痛、肌肉紧张、气温升高等而呈非病理性增高。此外,初生儿外周血中也可出现少量幼稚中性粒细胞,但在数天内即消失。

3. 血小板　血小板数与成人相似,为(100~300)×10⁹/L。

4. 血红蛋白种类　血红蛋白分为胎儿血红蛋白(以 HbF 为代表)和成人血红蛋白(以 HbA 为代表)。胎儿 6 个月前血红蛋白主要为 HbF,占 0.90;6 个月后 HbA 合成逐渐增加,并于出生后迅速替代 HbF;1 岁时 HbF 不超过 0.05,2 岁至成人期不超过 0.02,HbA 约占 0.95。

5. 血容量　小儿血容量相对较成人多,新生儿约占体重的 10%,平均 300 ml;儿童占体重的 8%~10%;成人占体重的 6%~8%。

第二节　小儿贫血

一、概述

贫血是指由多种原因引起的外周血中单位容积内红细胞数和(或)血红蛋白量低于正常的一种病理状态或综合征。小儿红细胞数和血红蛋白量随年龄不同而有差异,根据世界卫生组织的资料,血红蛋白(Hb)的低限值,6 个月~5 岁为 110 g/L,6~11 岁为 115 g/L,12~14 岁为 120 g/L,海拔每升高 1 000 m,血红蛋白上升 4%;低于此值者即为贫血。6 个月以下的婴儿由于生理性贫血等因素,血红蛋白值变化较大,我国小儿血液学组(1989 年)暂定:新生儿期 Hb<145 g/L,1~4 个月<90 g/L,4~6 个月<100 g/L 者为贫血。

(一)贫血的分类

1. 依程度分类　诊断小儿贫血与判断贫血程度需参照不同年龄小儿血象的正常值。新生儿期,血红蛋白 144~120 g/L 为轻度,110~90 g/L 为中度,90~60 g/L 为重度,<60 g/L 为极重度;婴儿期后根据外周血血红蛋白含量或红细胞数可将贫血分为轻、中、重、极重 4 度(表 10-1)。

表 10-1　贫血的分度

贫血程度	血红蛋白量(g/L)	红细胞数(×10¹²/L)
轻度	正常下限~90	4~3
中度	90~60	3~2
重度	60~30	2~1
极重度	<30	<1

2. 依病因分类　根据贫血发生的原因将其分为红细胞或血红蛋白生成不足、溶血性贫血(红细胞破坏过多)和失血性贫血 3 类。

(1)红细胞或血红蛋白生成不足　①造血物质缺乏:如缺铁性贫血、巨幼红细胞性贫血、维生素 B_6 缺乏性贫血等;②骨髓造血功能障碍:如再生障碍性贫血,单纯红细胞再生障碍性贫血等;③其他:感染性及炎症性贫血、癌症性贫血、慢性肾病和铅中毒所致的贫血等。

(2)溶血性贫血　可由红细胞内在异常或红细胞外在因素引起。①红细胞内在异常:包括红细胞膜结构缺陷(如遗传性球形红细胞增多症、遗传性椭圆形红细胞增多症、阵发性睡眠性血红蛋白尿等)、红细胞酶缺乏(如葡萄糖-6-磷酸脱氢酶缺乏症、丙酮酸激酶缺乏症等)、血红蛋白合成或结构异常(如地中海贫血、血红蛋白病等)。②红细胞外在因素:包括免疫因素(如新生儿溶血症、自身免疫性溶血性贫血、药物所致的免疫性溶血性贫血等)和非免疫因素(如感染、理化因素、毒素、脾功能亢进、弥散性血管内凝血等)。

(3)失血性贫血　包括急性失血(如创伤性大出血、急性消化道出血等)和慢性失血(如钩虫病、溃疡病、牛奶过敏、肠息肉等)引起的贫血。

3.依形态分类　根据红细胞数、血红蛋白量和红细胞比容计算红细胞平均容积(MCV)、红细胞平均血红蛋白含量(MCH)和红细胞平均血红蛋白浓度(MCHC)的结果,可将贫血分为4类(表10-2)。

表10-2　贫血的细胞形态分类

细胞形态	MCV(fl)	MCH(pg)	MCHC
正常	80~94	28~32	32%~38%
大细胞性	>94	>32	32%~38%
正细胞性	80~94	28~32	32%~38%
单纯小细胞性	<80	<28	32%~38%
小细胞低色素性	<80	<28	<32%

(二)贫血的临床表现

临床表现与其病因、程度轻重、发生速度、血液总量的改变和年龄等因素有关。红细胞的主要功能是携带和输送氧气,故贫血时组织与器官缺氧而产生一系列临床症状。

1.一般表现　皮肤(颜面、耳轮、手掌等)、黏膜(睑结膜、口唇等)苍白为突出表现。重度贫血时皮肤往往呈蜡黄色。病程较长的患儿常有疲倦乏力、毛发干枯、营养低下、体格发育迟缓等。

2.造血器官反应　婴儿期由于骨髓几乎全是红髓,贫血时骨髓代偿能力不足而出现骨髓外造血(再生障碍性贫血除外),导致肝、脾和淋巴结不同程度肿大,外周血中可出现有核红细胞和幼稚粒细胞。

3.各系统受累表现

(1)循环和呼吸系统　贫血时,由于组织缺氧,可出现一系列代偿现象:呼吸急促、心率加快、脉搏增强、动脉压增高,有时可见毛细血管搏动。在重度贫血失代偿时,可出现贫血性心脏病,表现为心脏扩大、心前区收缩期杂音,甚至充血性心力衰竭。

（2）消化系统　由于胃肠蠕动及消化酶分泌功能受到影响,可出现食欲减退和消化功能减退,如恶心、呕吐、腹胀或便秘等。严重的缺铁性贫血和巨幼红细胞性贫血可有舌炎、舌乳头萎缩等。

（3）神经系统　由于脑组织缺氧,常表现为精神不振、嗜睡、注意力不集中、情绪易激动等。年长儿可有头痛、昏眩、眼前有黑点或耳鸣等。

4. 其他　继发性贫血的症状部分由贫血引起,部分则取决于其原发疾病。如溶血性贫血时可出现黄疸,白血病除贫血外多有发热、出血等表现,严重感染所致的贫血常同时伴有感染中毒症状等。

（三）贫血的诊断

贫血不是一种疾病,而是一种症状或综合征。故诊断贫血时,首先确定贫血程度,更重要的是要查明贫血病因,以便进行合理有效的治疗。对于病因不明的贫血,切不可在确诊前滥用维生素 B_{12}、铁剂等药物或输血,以免给正确及时的诊断造成困难。详细询问病史、全面的体格检查和必要的实验室检查是正确诊断贫血的重要手段。

1. 病史

（1）发病年龄　小儿贫血多具有年龄特点。出生时即有严重贫血者须考虑产前或产时失血;生后 48 h 内出现贫血伴有黄疸者,新生儿溶血症可能性大;生后 1~4 个月贫血而无其他异常者,可能为生理性贫血;婴幼儿期多考虑营养性贫血、遗传性溶血性贫血、感染性贫血;学龄前期和学龄期多考虑慢性失血性贫血、再生障碍性贫血及其他造血系统或全身性疾病引起的贫血。

（2）病程经过和伴随症状　起病急、发展快提示急性溶血或急性失血;起病缓慢提示营养性贫血、慢性失血或慢性溶血;伴有黄疸和血红蛋白尿提示溶血;伴有呕血、便血、血尿、瘀斑等提示出血性疾病;伴有骨痛提示骨髓浸润性病变;伴有神经和精神症状如嗜睡、震颤等提示维生素 B_{12} 缺乏;贫血进行性加重,且多伴提示肿瘤性疾病如白血病等。

（3）喂养史和既往史　详细询问患儿的喂养及营养情况,对营养性贫血的诊断有重要意义。询问有无寄生虫病特别是钩虫病史,有无严重结核、慢性肾病、慢性炎症性疾病如类风湿病等病史,是否服用对造血系统有不良影响的药物如氯霉素、磺胺等。

（4）家族史　与遗传有关的贫血,如遗传性球形红细胞增多症、地中海贫血、G-6-PD 缺乏等,常有阳性家族史。

2. 体格检查

（1）生长发育　慢性贫血往往有生长发育障碍。某些遗传性溶血性贫血,特别是重型 β-地中海贫血,常有特殊面貌,如颧、额突出,眼距宽,鼻梁低,下颌骨较大等。

（2）营养状况　营养不良常伴有慢性贫血。

（3）皮肤、黏膜　皮肤、黏膜尤其是甲床、结合膜及口唇黏膜的苍白程度一般与贫血程度成正比。长期慢性贫血者皮肤呈苍黄,甚至呈古铜色。贫血伴有皮肤、黏膜出血点或瘀斑,需注意排除出血性疾病和白血病;伴有黄疸时提示溶血性贫血。

（4）指甲和毛发　缺铁性贫血患儿指甲菲薄、脆弱,严重者扁平甚至呈匙状甲。巨幼细胞性贫血患儿头发细黄、干稀、无光泽,有时呈绒毛状。

（5）肝脾和淋巴结肿大　是婴幼儿贫血的重要体征。肝脾轻度肿大多提示髓外造血;以脾肿大为主者,多提示遗传性溶血性贫血。贫血伴有明显淋巴结肿大者,应考虑造血系统恶性病变,如白血病、恶性淋巴瘤等。

3.实验室检查　血液检查是贫血诊断和鉴别诊断不可缺少的方法。临床上应根据病史、体格检查初步分析判断,再由简而繁选择必要的实验室检查。

(1)外周血象　是一项简单而重要的检查方法。可判断有无贫血及其程度,并可根据形态分类协助病因分析。仔细观察血涂片中红细胞大小、形态及染色情况,有助于贫血的病因诊断,如红细胞呈球形,染色深提示遗传性球形红细胞增多症;红细胞大小不等,染色浅并有异形、靶形和碎片者,多提示地中海贫血。网织红细胞计数可反映骨髓造红细胞的功能,增多提示骨髓造血功能活跃,见于急慢性溶血或失血性贫血;减少提示造血功能低下,见于再生障碍性贫血、营养性贫血等。在治疗过程中定期检查网织红细胞计数,有助于判断疗效,如缺铁性贫血经合理治疗后,网织红细胞在1周左右即开始增加。此外,贫血伴嗜酸性粒细胞增多时,应先考虑寄生虫病;红细胞、白细胞和血小板三项均降低,需进一步通过骨髓检查鉴别再生障碍性贫血、白血病或骨髓转移瘤等。

(2)骨髓检查　骨髓涂片可直接了解骨髓造血细胞生成的质和量的变化,对白血病、再生障碍性贫血、营养性巨幼细胞性贫血的诊断具有决定性意义。骨髓活检对白血病、骨髓转移瘤等骨髓病变具有诊断价值。

(3)其他检查　血红蛋白分析检查,如血红蛋白电泳,对地中海贫血和异常血红蛋白病的诊断有重要意义。红细胞脆性试验,脆性增高见于遗传性球形红细胞增多症,减低则见于地中海贫血。红细胞酶活力测定对先天性红细胞酶缺陷所致的溶血性贫血有诊断意义。抗人球蛋白试验可协助诊断自身免疫性溶血。基因分析对遗传性溶血性贫血具有诊断价值。核素[51]铬可测定红细胞寿命。

(四)贫血的治疗原则

1.去除病因　为治疗贫血的关键。故应积极寻找贫血病因,予以祛除。

2.一般治疗　加强护理,预防感染,改善饮食质量等。

3.药物治疗　针对贫血病因选择有效药物,如铁剂治疗缺铁性贫血,维生素 B_{12} 和叶酸治疗巨幼细胞性贫血,肾上腺皮质激素治疗自身免疫性溶血性贫血等。

4.输注红细胞　严重贫血时,输注红细胞可改善组织器官缺氧引起的相应症状。贫血引起心功能不全时,输注红细胞是一项必要的抢救措施。长期慢性贫血者,必须输注时应注意量和速度,贫血越严重,一次输注量越少且速度宜慢。一般选用浓缩红细胞,每次 $5\sim10$ ml/kg;对于某些溶血性贫血患儿,如新生儿溶血病,需选用洗涤红细胞。

5.造血干细胞移植　是目前根治严重遗传性溶血性贫血、再生障碍性贫血"高危"白血病的有效方法。

6.并发症治疗　婴幼儿贫血易合并急慢性感染、营养不良、消化功能紊乱等,应予积极治疗。还应考虑贫血与并发症的相互影响,如贫血伴营养不良或消化功能紊乱的患儿对体液失衡的调节能力较无贫血的小儿差,在输液治疗时应予注意。

二、营养性缺铁性贫血

缺铁性贫血(iron deficiency anemia,IDA)是体内铁缺乏导致血红蛋白合成减少,

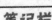

临床上以小细胞低色素性贫血、血清铁蛋白减少和铁剂治疗有效为特点的贫血症。以婴幼儿尤其是6~24个月的小儿发病率最高,严重危害小儿健康,是我国重点防治的小儿常见病之一。

【铁的代谢】

1. 体内铁元素的分布   正常人体内的含铁总量依年龄、体重、性别和血红蛋白水平的不同而异。正常成人约为50 mg/kg(男)、35 mg/kg(女),新生儿约为75 mg/kg。总铁量中约64%用于合成血红蛋白,32%以铁蛋白及含铁血黄素形式贮存于骨髓、肝和脾内,3.2%合成肌红蛋白,<1%存在于含铁酶内和以运转铁的形式存在于血浆中。

2. 铁的来源

(1)外源性铁   人体内的铁主要来源于食物,占人体铁摄入量的1/3。动物性食物含铁量高且为血红素铁,吸收率高;植物性食物中铁属非血红素铁,吸收率低;母乳与牛乳含铁量均低,但母乳的铁吸收率比牛乳高2~3倍。食物中含铁最高的首推黑木耳、海带和猪肝等,其次为肉类、豆类和蛋类等。

(2)内源性铁   即体内红细胞衰老或破坏所释放的血红蛋白铁,占人体铁摄入量的2/3,几乎全部被再利用。

3. 铁的吸收和运转   食物中的铁主要以Fe^{2+}形式在十二指肠和空肠上段吸收。进入肠黏膜细胞的Fe^{2+}被氧化成Fe^{3+},一部分与细胞内的去铁蛋白结合形成铁蛋白,暂时贮存于肠黏膜细胞内;另一部分与细胞质中的载体蛋白结合后移出胞外进入血液,与血浆中的转铁蛋白(transferrin,Tf)结合,随血液循环将铁运送到需铁和贮铁组织,供机体利用。红细胞衰老或破坏后释放出的铁,也同样通过与Tf结合运送到骨髓等组织,被利用或贮存。

铁的吸收通过贮存铁和转铁蛋白受体来调控。当体内贮存铁充足或造血功能减退时,转铁蛋白受体合成减少,铁蛋白合成增加,导致铁的吸收减少;当体内缺铁或造血功能增强时,转铁蛋白受体合成增加,铁蛋白合成减少,铁的吸收增加。

正常情况下,血浆中的转铁蛋白仅1/3与铁结合,此结合的铁称为血清铁(serulm iron,SI);其余2/3的转铁蛋白仍具有与铁结合的能力,在体外加入一定量的铁可使其达到饱和状态,所加的铁量即为未饱和铁结合力。血清铁与未饱和铁结合力之和称为血清总铁结合力(total iron binding capacity,TIBC);血清铁在总铁结合力中所占的百分比称为转铁蛋白饱和度(transferrin saturation,TS)。

4. 铁的利用、储存和排泄   铁到达骨髓造血组织后即进入幼红细胞,在线粒体中与原卟啉结合形成血红素,血红素与珠蛋白结合形成血红蛋白。铁还参与肌红蛋白和某些酶(如细胞色素C)的合成。铁蛋白和含铁血黄素是铁的贮存形式,机体需要铁时,这两种铁均可被利用,在还原酶的作用下使铁蛋白中的Fe^{2+}释放并被氧化成Fe^{3+},与转铁蛋白结合后被转运到需铁组织。正常情况下每日仅有极少量的铁排出体外,主要由肠道排出,其次经肾、汗腺和皮肤排出。

5. 铁的需要量   由于生长发育的需要,小儿每日需摄入的铁量相对较成人多。生后4个月~3岁每日约需铁1 mg/kg;早产儿需铁较多,约为2 mg/kg;各年龄小儿每日铁摄入量不宜超过15 mg。

6. 小儿铁代谢特点   足月儿从母体所获得的铁足够其生后4~5个月内之需,故婴儿早期不易发生缺铁;早产儿从母体所获的铁较少,易较早发生缺铁。孕母严重缺铁时,可影响胎儿获取铁。出生4个月以后,从母体获得的铁逐渐耗尽,而此期生长发育迅速,对铁的需要增加,故6个月~2岁的小儿缺铁性贫血发生率高。儿童期一般较少缺铁,此期缺铁的主要原因是偏食或食物搭配不合理,使铁的摄取不足或吸收受抑制;青春期生长发育迅速,对铁的需要量增加,初潮以后少女如月经过多易造成铁的丢失,也是此期缺铁的原因。

【病因】

1. 先天储铁不足　胎儿从母体获得的铁以妊娠后3个月最多,故早产、双胎或多胎和孕母严重缺铁等均可使胎儿储铁减少。

2. 铁摄入量不足　是缺铁性贫血的主要原因。母乳、牛乳、谷物中含铁量均低,如不及时添加含铁较多的辅食或喂食强化铁的配方奶,则容易发生缺铁性贫血。

3. 生长发育因素　婴儿期生长发育较快,随着体重的增加,血容量也增加较快,1岁时血液循环中的血红蛋白增加2倍;未成熟儿的体重及血红蛋白增加倍数更高;如不及时添加含铁丰富的食物,则易导致缺铁。

4. 铁的吸收障碍　慢性腹泻可致铁的吸收不良和排泄增加。食物搭配不合理可影响铁的吸收。维生素C、稀盐酸、果糖、氨基酸等还原物质可使 Fe^{3+} 转变成 Fe^{2+},有利于铁的吸收。植物纤维、茶、咖啡、蛋、牛奶、抗酸药物等可抑制铁的吸收,磷酸、草酸等可与铁形成不溶性铁酸盐,难于吸收。

5. 铁的丢失过多　儿童每1 ml血约含铁0.5 mg。长期慢性失血可致缺铁,如肠息肉、溃疡病、梅克尔憩室、膈疝、钩虫病等可致慢性失血,用不经加热处理的鲜牛奶喂养的婴儿可因对牛奶过敏而致肠出血(每天失血约0.7 ml)。

【发病机制】

1. 缺铁对血液系统的影响　铁是合成血红蛋白的原料,缺铁时血红素生成不足,血红蛋白合成减少,导致新生红细胞内血红蛋白含量不足,细胞质减少,细胞变小;而缺铁对细胞的分裂、增殖影响较小,故红细胞数量减少程度不如血红蛋白减少明显,从而形成小细胞低色素性贫血。缺铁通常经过3个阶段才发生贫血。①铁减少期(iron depletion,ID):体内贮存铁已减少,但供红细胞合成血红蛋白的铁尚未减少;②红细胞生成缺铁期(iron deficient erythropoiesis,IDE):贮存铁进一步耗竭,红细胞生成所需的铁亦不足,但循环中血红蛋白量尚未减少;③缺铁性贫血期(iron deficiency anemia,IDA):出现小细胞低色素性贫血和一些非造血系统的症状。

2. 缺铁对其他系统的影响　缺铁可影响肌红蛋白的合成,并可使多种含铁酶(如细胞色素酶、单胺氧化酶等)的活性减低,造成细胞功能紊乱,神经介质(如5-羟色胺、去甲肾上腺素、肾上腺素、多巴胺等)不能正常发挥功能,从而产生一些非造血系统表现,如体力减弱、易疲劳、表情淡漠、注意力难于集中和智力减低等。缺铁还可引起口腔黏膜异常角化、舌炎、胃酸分泌减少、脂肪吸收不良、反甲及细胞免疫功能降低等。

【临床表现】

任何年龄均可发病,以6个月~2岁最多见。发病缓慢,临床表现轻重不一。

1. 一般表现　皮肤黏膜逐渐苍白,以唇、口腔黏膜及甲床较明显。易疲乏,不爱活动。年长儿可诉头晕、眼前发黑、耳鸣等。

2. 髓外造血表现　肝、脾可轻度肿大。年龄愈小、病程愈久、贫血愈重,肝脾大愈

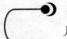

明显,但很少超过中度。

3.非造血系统症状

(1)消化系统 食欲减退,少数病程长的患儿有异食癖(如嗜食泥土、墙皮、煤渣等);可有呕吐、腹泻;可出现口腔炎、舌炎或舌乳头萎缩;重者可出现萎缩性胃炎或吸收不良综合征。

(2)神经系统 表现为烦躁不安或萎靡不振、对周围环境不感兴趣、精神不集中、记忆力减退,智力多数低于同龄儿。但患儿的神经精神改变往往在经铁剂治疗后较快恢复正常。

(3)心血管系统 明显贫血时心率增快,可闻及心脏杂音,严重者心脏扩大,甚至发生心力衰竭。

(4)其他 因细胞免疫功能降低,常合并感染。可因上皮组织异常而出现反甲。

【实验室检查】

1.外周血象 红细胞与血红蛋白均降低,但血红蛋白降低比红细胞数减少明显,呈小细胞低色素性贫血。外周血涂片可见红细胞大小不等,以小细胞为多,中央淡染区扩大。MCV<80 fl,MCH<26 pg,MCHC<0.31。网织红细胞计数正常或轻度减少。白细胞、血小板一般无异常改变。

2.骨髓象 呈增生活跃,以中、晚幼红细胞增生为主。各期红细胞均较小,胞质少,胞质成熟程度落后于胞核。粒细胞和巨核细胞系一般无明显异常。

3.有关铁代谢的检查

(1)血清铁蛋白(serum ferritin,SF) 可较敏感地反映体内贮存铁的情况,是诊断缺铁铁减少期(ID 期)的敏感指标。正常值(放射免疫法):<3 个月婴儿为 194~238 μg/L,3 个月后为 18~91 μg/L。<12 μg/L,提示缺铁。当缺铁合并感染、肿瘤、肝和心脏疾病时 SF 值可不降低,应予注意。

(2)红细胞游离原卟啉(free erythrocyte protoporphyrin,FEP) 红细胞内缺铁时FEP 值增高,当 FEP>0.9 μmol/L(500 μg/dl)即提示细胞内缺铁。如 SF 值降低、FEP升高而未出现贫血,这是红细胞生成缺铁期(IDE 期)的典型表现。FEP 增高还可见于铅中毒、慢性炎症和先天性原卟啉增多症。

(3)血清铁(SI)、总铁结合力(TIBC)和转铁蛋白饱和度(TS) 均为反映血浆铁含量的指标,通常在 IDA 期才出现异常:即 SI 和 TS 降低,TIBC 升高。SI<9.0~10.7 μmol/L(50~60 μg/dl),TS<15%,TIBC>62.7 μmol/L(350 μg/dl)时,均有诊断意义。但在感染、恶性肿瘤、类风湿关节炎等疾病时 SI 也可降低,应予注意。

4.骨髓可染铁 是反映体内贮存铁敏感而可靠的指标。骨髓涂片用普鲁士蓝染色镜检,缺铁时细胞外铁减少。红细胞内铁粒幼细胞数<15%提示贮存铁减少。

【诊断和鉴别诊断】

根据病史,特别是喂养史、临床表现和血象特点,一般可做出初步诊断。进一步进行有关铁代谢的检查有确诊意义。必要时可做骨髓检查。如无条件进行相关检查,可考虑诊断性治疗,即先检测血红蛋白基础值,然后采用铁剂治疗,如 1~2 周后血红蛋白逐渐上升,可考虑缺铁性贫血的诊断。

地中海贫血、异常血红蛋白病、维生素 B_6 缺乏性贫血、铁粒幼红细胞性贫血和铅中毒等亦表现为小细胞低色素性贫血,应根据各自临床特点和实验室检查特征予以鉴别。

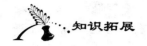知识拓展

IDA 诊断标准

（中华医学会儿科学分会血液学组、儿童保健学组 2008 年公布）

1. Hb 降低,符合世界卫生组织儿童贫血标准。

2. 外周血呈小细胞低色素性贫血改变。

3. 具有明确的缺铁原因,如铁供给不足、吸收障碍、需求增多或慢性失血等。

4. 铁剂治疗有效,铁剂治疗 4 周后 Hb 应上升 20 g/L 以上。

5. 铁代谢检查指标以下 4 项中至少满足 2 项:①血清铁蛋白降低 <15 μg/L,建议同时检测血清 CRP,尽可能排除感染和炎症对血清铁蛋白的影响;②血清铁 < 10.7 μmol/L（60 μg/dl）;③总铁结合力 >62.7 μmol/L（350 μg/dl）;④转铁蛋白饱和度<15% 。

6. 骨髓穿刺涂片和铁染色:骨髓可染铁显著减少甚至消失、骨髓细胞外铁明显减少（0~±）（正常值+~+++）、铁粒幼细胞比例<15% 。此为侵入性检查,不作为 IDA 常规检查手段,在诊断困难和治疗无效时可考虑进行。

7. 排除其他小细胞低色素性贫血,尤其应与轻型地中海贫血、慢性病贫血、肺含铁血黄素沉着症等相鉴别。

凡符合上述诊断标准中的 1、2、7 项,可拟诊 IDA;如同时符合第 5 项,则可确诊为 IDA。基层单位如无相关实验室检查条件可直接开始诊断性治疗,铁剂治疗有效可诊断 IDA。

【治疗】

主要原则为去除病因和补充铁剂。

1. 一般治疗　加强护理,保证充足睡眠。避免和控制感染。重度贫血者注意保护心脏功能。适当增加含铁丰富的食物,注意饮食的合理搭配,以促进铁的吸收。

2. 去除病因　尽可能查找缺铁的原因和基础疾病,采取相应措施。对饮食不当或偏食者应纠正不合理的饮食习惯和食物组成;如有钩虫病、肠道畸形等慢性失血性疾病,应及时进行治疗。

3. 铁剂治疗　铁剂是治疗缺铁性贫血的特效药,若无特殊原因,应采用口服给药。二价铁盐容易吸收,故临床均选用二价铁盐制剂。常用的铁剂有硫酸亚铁（含元素铁 20%）、富马酸亚铁（含元素铁 33%）、葡萄糖酸亚铁（含元素铁 12%）、琥珀酸亚铁（含元素铁 35%）等。口服剂量为元素铁 4~6 mg/（kg·d）,分 3 次口服,以两餐之间口服为宜,既减少对胃黏膜的刺激,也有利于铁的吸收。为减少胃肠道副反应,可从小剂量

开始,如无不良反应,可在1~2 d内加至足量。同时服用维生素C,可增加铁的吸收。牛奶、茶、咖啡及抗酸药等可影响铁的吸收,不宜与铁剂同服。

铁剂治疗后反应:补给铁剂12~24 h后,细胞内含铁酶开始恢复,烦躁等精神症状减轻,食欲增加。用药2~3 d后网织红细胞开始上升,5~7 d达高峰,2~3周后下降至正常。治疗1~2周后Hb逐渐上升,通常于治疗3~4周达正常。如3周内Hb上升不足20 g/L,应注意查找原因(如药量或药物含铁量不足、吸收不良、失铁大于补铁或诊断有误等)。心脏杂音多于治疗2~3周后减轻或消失,脾逐渐缩小。如治疗反应满意,Hb恢复正常后需再继续服用铁剂6~8周,以增加铁贮存。

4.输红细胞　因发病缓慢,加之机体的代偿能力,一般不必输注红细胞。适应证:①贫血严重,尤其是发生心力衰竭者;②合并严重感染者;③急需外科手术者。贫血越严重,每次输注量应越少。Hb在30 g/L以下者,应采用等量换血方法;Hb在30~60 g/L者,每次可输注浓缩红细胞4~6 ml/kg;Hb在60 g/L以上者,不必输注红细胞。

【预防】

重点是做好卫生宣教工作,使全社会尤其是家长认识到缺铁对小儿的危害性及预防缺铁的重要性。主要预防措施:①提倡母乳喂养,因母乳虽含铁不足,但铁的吸收利用率较高。②做好喂养指导,无论是母乳或人工喂养的婴儿,均应及时添加含铁丰富且铁吸收率高的辅助食品,如精肉、血、内脏、鱼等,并注意膳食合理搭配,婴儿如以鲜牛乳喂养,必须加热处理以减少牛奶过敏所致肠道失血。③婴幼儿食品(谷类制品、牛奶制品等)应加入适量铁剂加以强化。④预防早产,预防孕妇贫血。⑤对早产儿,尤其是极低或超低出生体重早产儿,宜自2个月左右即给予铁剂预防。

三、营养性巨幼细胞性贫血

营养性巨幼细胞性贫血(nutritional megaloblastic anemia)是由于维生素B_{12}或(和)叶酸缺乏所致的一种大细胞性贫血。主要临床特点是贫血、神经精神症状、红细胞胞体变大、骨髓中出现巨幼细胞、用维生素B_{12}或(和)叶酸治疗有效。

【病因】

1.摄入量不足　维生素B_{12}主要来源于肉类、肝、肾等动物性食品,其次为海产品、蛋、奶等;叶酸在绿叶蔬菜、肝、肾、蛋、人乳和牛乳中含量丰富。单纯母乳喂养而未及时添加辅食、人工喂养不当或严重偏食的小儿及母亲喜素食的母乳喂养儿,其饮食中缺乏肉类、动物肝肾及蔬菜,可致维生素B_{12}和叶酸缺乏。单纯以羊乳(叶酸含量很低)喂养者易致叶酸缺乏。

2.需要量增加　婴儿生长发育较快,对维生素B_{12}和叶酸的需要量也增加;严重感染或甲状腺功能亢进者维生素B_{12}和叶酸的消耗增加,需要量也相应增加。

3.吸收或代谢障碍　食物中维生素B_{12}必须与胃底部壁细胞分泌的糖蛋白结合成复合物才能在末端回肠黏膜吸收,进入血液循环后再与转钴胺素蛋白结合,运送到肝,此过程任何一个环节异常均可致维生素B_{12}缺乏。而慢性腹泻、小肠病变、先天性叶酸吸收障碍则可致叶酸缺乏。

【发病机制】

叶酸在还原酶的作用和维生素B_{12}的催化下变成四氢叶酸,后者是DNA合成过程中必需的辅酶。当维生素 B_{12} 或叶酸缺乏时,四氢叶酸生成减少,导致 DNA 合成障碍。幼稚红细胞内的 DNA 合成减少,使其分裂和增殖时间延长,导致细胞核的发育落后于胞质而血红蛋白的合成不受影响,红细胞的胞体变大,形成巨幼红细胞。由于红细胞生成速度变慢、巨幼红细胞在骨髓内易被破坏及进入血液循环的红细胞寿命也较短,从而出现贫血。

粒细胞和血小板也因 DNA 合成不足而导致成熟障碍,出现巨大幼稚粒细胞、中性粒细胞分叶过多和巨大血小板。

维生素 B_{12} 还与神经髓鞘中脂蛋白的形成有关,能保持中枢和外周髓鞘神经纤维的功能完整性,故当其缺乏时可出现神经精神症状。此外,维生素 B_{12} 缺乏者对结核分枝杆菌的易感性亦增高。

【临床表现】

以 6 个月~2 岁多见,起病缓慢。

1.一般表现　多呈虚胖或颜面轻度水肿,毛发黄、纤细、稀疏,严重者皮肤有出血点或瘀斑。

2.贫血表现　皮肤常呈蜡黄色,睑结膜、口唇、指甲等处苍白,偶有轻度黄疸;疲乏无力;常伴肝脾大。

3.神经精神症状　可出现烦躁不安、易怒等症状。维生素 B_{12} 缺乏者表现为表情呆滞、目光发直、对周围反应迟钝、嗜睡、不认亲人、少哭不笑,智力、动作发育落后甚至退步。重者可出现不规则震颤、手足无意识运动,甚至抽搐、感觉异常、共济失调、踝阵挛和 Babinski 征阳性等。婴儿期发病的维生素 B_{12} 缺乏者多有神经系统症状,但与贫血的程度并不完全平行。叶酸缺乏者除先天性叶酸吸收障碍外均不发生神经系统症状,但可导致神经精神异常。

4.消化系统症状　常出现较早,如厌食、恶心、呕吐、腹泻和舌炎等。

【实验室检查】

1.外周血象　红细胞与血红蛋白均降低,但红细胞数的减少更显著,呈大细胞性贫血,MCV>94 fl,MCH>32 pg。血涂片可见红细胞大小不等,以大细胞为多,易见嗜多色性和嗜碱点彩红细胞,可见巨幼变的有核红细胞和中性粒细胞分叶过多现象。网织红细胞、白细胞、血小板计数常减少。

2.骨髓象　增生明显活跃,以红系增生为主,粒系、红系均出现巨幼变,表现为胞体变大、核染色质粗而松、副染色质明显。中性粒细胞胞浆空泡形成,核分叶过多。巨核细胞的核有过度分叶现象。

3.血清维生素 B_{12} 和叶酸测定　血清维生素 B_{12} 正常值为 200~800 ng/L,<100 ng/L 为缺乏。血清叶酸正常值为 5~6 μg/L,<3 μg/L 为缺乏。

【诊断】

根据发病年龄、喂养史、临床表现、血象和骨髓象特点可做出诊断。在此基础上,如神经精神症状明显,则考虑为维生素 B_{12} 缺乏所致。有条件时测定血清维生素 B_{12} 或叶酸水平可进一步协助确诊。

【治疗】

1.一般治疗　注意营养,及时添加辅食,改善饮食结构。加强护理,预防感染。

2. 去除病因　对引起维生素 B_{12} 和叶酸缺乏的原因应予积极处理。

3. 维生素 B_{12} 和叶酸治疗　有神经精神症状者,应以维生素 B_{12} 治疗为主,如单用叶酸有加重症状的可能。维生素 B_{12} 500～1 000 μg 一次肌内注射,或每次肌内注射 100 μg,每周 2~3 次,连用数周,直至临床症状好转、血象恢复正常为止。当有神经系统受累表现时,可予每日 1 mg,连续肌内注射 2 周以上;因维生素 B_{12} 吸收缺陷所致者,每月肌内注射 1 mg,长期应用。用维生素 B_{12} 治疗后6~7 h 骨髓内巨幼红细胞可转为正常幼红细胞;2~4 d 后一般精神症状好转;网织红细胞 2~4 d 开始增加,6~7 d 达高峰,2 周后降至正常;神经精神症状恢复较慢。

叶酸口服剂量为每次 5 mg,每日 3 次,连续数周至临床症状好转、血象恢复正常为止。同时口服维生素 C 有助于叶酸的吸收。先天性叶酸吸收障碍者,口服叶酸剂量应增至每日 15~50 mg 才有效。服用叶酸1~2 d 后食欲好转,骨髓中巨幼红细胞转为正常;2~4 d 网织红细胞增加,4~7 d 达高峰;2~6 周红细胞和血红蛋白恢复正常。

4. 其他治疗　治疗初期,由于大量新生红细胞产生,细胞外钾转移至细胞内,可引起低血钾,甚至发生低血钾性婴儿猝死,应预防性补钾。肌肉震颤、抽搐等可给予镇静止惊剂。

【预防】

改善哺乳母亲的营养。及时添加辅食,注意饮食均衡,及时治疗肠道疾病,消除影响维生素 B_{12} 和叶酸吸收的因素等。

第三节　免疫性血小板减少症

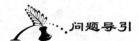

　　患儿,男,2 岁 1 个月,因"发现皮肤出血点 2 d,鼻出血 10 h"就诊。约 10 d 前有"上呼吸道感染"病史。体格检查:T 36.8 ℃,P 90 次/分,R 27 次/分,体重 12 kg。生长发育正常,神志清,精神正常,营养中等,全身浅表淋巴结无肿大,全身皮肤无瘀斑,颜面部、前胸部和双下肢可见散在针尖样大小红色出血点,咽腔稍充血,扁桃体Ⅰ度肿大,心肺听诊无异常,腹软,肝脾触诊无肿大,神经系统检查正常。辅助检查:血常规,WBC $8.2×10^9$/L,N 0.32,L 0.61,RBC $4.02×10^{12}$/L,Hb 120 g/L,PLT: $20×10^9$/L;外周血涂片,白细胞、红细胞和血小板形态均无异常发现。

　　请分析:

　　该患儿最可能的临床诊断是什么?

免疫性血小板减少症(immune thrombocytopenia,ITP),既往又称特发性血小板减少性紫癜,是小儿最常见的出血性疾病。其主要临床特点是皮肤、黏膜自发性出血和束臂试验阳性,血小板减少、出血时间延长和血块收缩不良。

【病因和发病机制】

ITP 的发病实质是体液和细胞免疫介导的血小板过度破坏和(或)血小板生成不足。患儿在发病前常有病毒感染史(如风疹病毒、巨细胞病毒、单纯疱疹病毒、EB 病毒等),提示本病与病毒感染相关。但病毒感染并不是导致血小板减少的直接原因,而是由于病毒感染后使机体产生相应抗体,这类抗体可与血小板膜发生交叉反应,使血小板受到损伤而被单核吞噬细胞系统清除。此外,病毒感染后,体内形成的抗原-抗体复合物可附着于血小板表面,使血小板易被单核吞噬细胞系统吞噬和破坏,导致血小板寿命缩短、数量减少。患儿血清中血小板相关抗体(PAIgG)含量多增高。现已证实,血小板和巨核细胞有共同抗原性,抗血小板抗体同样作用于骨髓中的巨核细胞,导致巨核细胞成熟障碍,使血小板进一步减少。此外,部分 ITP 患儿可由疫苗接种诱发。

【临床表现】

本病见于各年龄时期小儿,以 1~5 岁多见,无性别差异,冬春季发病较多。新诊断的 ITP 患儿于发病前 1~3 周常有急性病毒感染史,如上呼吸道感染、流行性腮腺炎、水痘、风疹、麻疹、传染性单核细胞增多症等,偶见于免疫接种后。大多数患儿发疹前无任何症状,部分可有发热。以自发性皮肤和黏膜出血为突出表现,多为针尖大小的皮内或皮下出血点,或为瘀斑和紫癜,少见皮肤出血斑和血肿;分布不均,通常四肢为多,易碰撞的部位更多见。常伴有鼻出血或齿龈出血,青春期女性患者可有月经过多。胃肠道大出血、结膜下和视网膜出血少见,偶见肉眼血尿。颅内出血少见,一旦发生,则预后不良。出血严重者可致贫血,偶见肝脾轻度肿大,淋巴结不肿大。

80%~90% 的患儿于发病后 1~6 个月内痊愈,10%~20% 的患儿则呈慢性病程。病死率为 0.5%~1.0%,主要致死原因为颅内出血。

【实验室检查】

1. 外周血象　血小板计数<100×10⁹/L,出血轻重与血小板数多少有关,血小板<50×10⁹/L 时可有自发性出血,<20×10⁹/L 时常出血明显,<10×10⁹/L 时则出血严重。慢性型可见血小板大小不等,染色较浅。失血较多时可致贫血,白细胞数正常。出血时间延长,凝血时间正常,血块收缩不良。血清凝血酶原消耗不良。

2. 骨髓象　国外学者不建议常规进行骨髓细胞学检查,但国内专家仍充分肯定骨髓检查对于 ITP 的鉴别诊断价值。为了确诊此病并排除白血病、再生障碍性贫血等血小板减少性疾病,骨髓检查是非常必要的。新诊断的 ITP 和持续性 ITP 骨髓巨核细胞数大多增多,少数正常,慢性 ITP 巨核细胞显著增多,幼稚巨核浆细胞增多,核分叶减少,核浆发育不平衡,产血小板的巨核细胞明显减少,其胞质中有空泡形成、颗粒减少等。建议在应用糖皮质激素治疗前进行该项检查。

3. 其他检查　①血小板抗体测定:主要是 PAIgG 增高,但并非 ITP 的特异性改变,同时检测 PAIgM、PAIgA 及血小板内的某些自身抗体等可提高诊断的敏感性和特异性。②血小板寿命测定:经放射性核素⁵¹Cr 或¹¹¹In 标记血小板测定其寿命,发现患者血小板存活时间明显缩短,可仅有数小时(正常为 8~10 d)。此项不作为常规检查。③束臂试验阳性。

【诊断和鉴别诊断】

1. 诊断　一般根据病史、临床表现和实验室检查即可做出诊断,但需排除其他可能引起血小板减少的疾病。现仍采用美国血液学会(ASH,2011年)的ITP分型标准。①新诊断的ITP:病程<3个月;②持续性ITP:病程3~12个月;③慢性ITP:病程>12个月。ASH还界定:重型ITP,血小板计数<10×10⁹/L,且就诊时存在需要紧急处理的出血症状或病程中出现新的出血症状必须应用提升血小板的药物治疗,包括增加原有药物的剂量;难治性ITP,脾切除术后仍表现为重型ITP的患儿。

2. 鉴别诊断

(1)急性白血病　外周血白细胞不增高的急性白血病易与ITP相混淆,血涂片和骨髓涂片检查见到白血病细胞即可确诊(参见本章第四节)。

(2)再生障碍性贫血　表现为发热、贫血和出血,肝、脾和淋巴结不肿大,与ITP合并贫血者相似。但再生障碍性贫血时贫血较重,外周血白细胞和中性粒细胞减少,骨髓造血功能减低、巨核细胞减少有助于诊断。

(3)过敏性紫癜　为出血性斑丘疹,多见于下肢和臀部,对称分布,反复、成批出现,血小板数正常(参见第十三章第二节)。

(4)继发性血小板减少性紫癜　严重细菌感染、病毒血症、化学药物、脾功能亢进、部分自身免疫性疾病(如系统性红斑狼疮等)、恶性肿瘤侵犯骨髓和某些溶血性贫血等均可引起血小板减少,应注意鉴别。

【治疗】

小儿ITP治疗目标:将血小板计数提高到安全范围,而非纠正至正常水平,即维持患儿安全、控制出血和不发生大出血是ITP治疗的主要目的。

1. 一般治疗　急性出血期间以住院治疗为宜,尽量减少活动,避免外伤,明显出血时应卧床休息,严密观察。积极预防和控制感染,避免服用影响血小板功能的药物(如阿司匹林等)。建议:当血小板计数≥30×10⁹/L且无活动性出血表现时,可先动态监测血小板计数和观察随访,不予治疗;当血小板计数<30×10⁹/L或伴出血症状时(无论血小板减少程度如何),方进行药物治疗。

2. 糖皮质激素　主要药理作用是:降低毛细血管通透性;抑制血小板抗体产生;抑制单核吞噬细胞系统破坏有抗体吸附的血小板。常用泼尼松1.5~2 mg/(kg·d),分3次口服,或4 mg/(kg·d),连用4 d。出血严重者可用冲击疗法:地塞米松0.5~2 mg/(kg·d),或甲基泼尼松龙20~30 mg/(kg·d),静脉滴注,连用3 d,症状缓解后改服泼尼松。用药至血小板数回升至接近正常水平即可逐渐减量,疗程一般不超过4周。停药后如有复发,可再用泼尼松治疗。

3. 大剂量静脉用丙种球蛋白(IVIG)　主要作用是:①封闭巨噬细胞受体,抑制巨噬细胞对血小板的结合与吞噬;②在血小板上形成保护膜抑制血浆中IgG或免疫复合物与血小板结合,使血小板免受吞噬细胞破坏;③抑制自身免疫反应,使抗血小板抗体减少。单独应用升血小板效果与糖皮质激素相似,重度出血或短期内血小板数进行性下降者可应用。常用剂量为每日0.4~0.5 g/(kg·d),连续5 d静脉滴注;或每次1 g/kg静脉滴注,必要时次日可重复1次;以后每3~4周1次。副作用少,偶有过敏反应。

4. 血小板输注　因患儿血液循环中含有大量抗血小板抗体,输入的血小板很快被破坏,故通常不主张输血小板。只有在发生颅内出血或急性内脏大出血危及生命时才输注血小板,并需同时给予大剂量糖皮质激素,以减少输入血小板被破坏。

小儿免疫性血小板减少症诊治疗程见图 10-1。

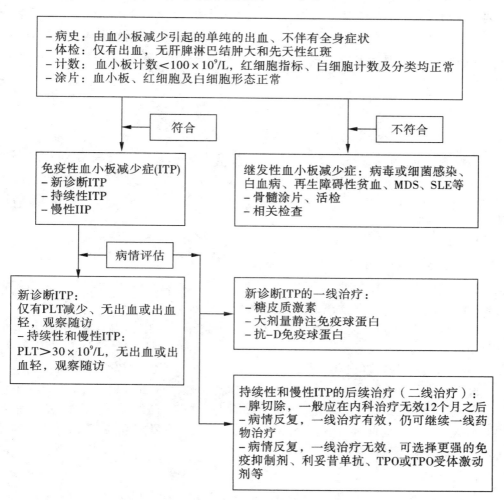

图 10-1　小儿免疫性血小板减少症诊治疗程

5. 抗-D 免疫球蛋白　又称抗 Rh 球蛋白,主要作用是封闭网状内皮细胞的 Fc 受体。其升血小板作用较糖皮质激素和 IVIG 慢,但持续时间长。常用剂量为 25~50 μg/(kg·d),静脉注射,连用 5 d 为一个疗程。主要副作用是轻度溶血性输血反应和 Coombs 试验阳性。

6. 血小板生成素(TPO)及其受体激动剂　目前主要用于治疗难治性 ITP。常用重组 TPO 1 μg/(kg·d),连用 14 d,不良反应轻微。还可用血小板生成素拟肽(TPO受体激动剂),首次 1 μg/kg,每周 1 次皮下注射,此后根据血小板计数每周增加 1 μg/kg,最大剂量 10 μg/kg。

7. 脾切除　现多主张采用腹腔镜脾切除术。脾切除有效率约为 70%,适用于病程超过 1 年、血小板持续<50×10⁹/L(尤其是<20×10⁹/L)、有较严重出血症状、内科治疗效果不好者,手术宜在 6 岁以后进行。10 岁以内发病者 5 年自然缓解机会较大,尽可能不行脾切除。术前必须进行骨髓检查,巨核细胞数减少者不宜进行脾切除。

8.其他药物 ①利妥昔单抗:主要用于治疗慢性和难治性 ITP。②免疫抑制剂:主要用于治疗慢性 ITP,常用环孢素、长春新碱、环磷酰胺和硫唑嘌呤等,单药或联合应用,副作用较多,应用需慎重并注意密切观察。③达那唑:对部分病例有效。④干扰素 a2b:对部分顽固病例有效。

第四节 小儿白血病*

白血病(leukemia)是造血组织中某一血细胞系统过度增生,浸润各组织和器官,从而引起一系列临床表现的恶性血液病,是我国最常见的小儿恶性肿瘤。据调查,我国 10 岁以下小儿白血病的发生率为 3/10 万~4/10 万,男孩多于女孩。急性白血病多见,占 90%~95%。

【病因】

尚未完全明了,可能与下列因素有关。

1.病毒感染 研究证明,属于 RNA 病毒的反转录病毒,又称人类 T 细胞白血病病毒(HTLV),可引起人类 T 淋巴细胞白血病。

2.物理和化学因素 在曾经放射治疗胸腺肥大的小儿中,白血病发生率较正常小儿高 10 倍;妊娠妇女照射腹部后,其新生儿的白血病发病率比未经照射者高 17.4 倍。苯及其衍生物、氯霉素、保泰松、乙双吗啉和细胞毒药物等均可诱发急性白血病。

3.遗传素质 在某些遗传性疾病的患儿中,如唐氏综合征、先天性睾丸发育不全症及严重联合免疫缺陷病等,患白血病的概率明显增高。此外,同卵双胎者一个患急性白血病,另一个患白血病的概率为 20%,比双卵双胎者发病率高 12 倍。这些均提示白血病的发生与遗传素质有关。

【发病机制】

尚未完全明了,下列机制可能在白血病的发病中起重要作用。

1.原癌基因的转化 人类和许多哺乳动物的染色体基因组中存在原癌基因(又称细胞癌基因),正常情况时,其主要功能是参与调控细胞的增殖、分化和衰老、死亡。机体在致癌因素的作用下,原癌基因可发生点突变、染色体重排或基因扩增,转化为肿瘤基因,从而导致白血病的发生。

2.抑癌基因畸变 正常人体内存在抑癌基因,如 RB、P53、P16、WT1 等,当这些基因发生突变、缺失等变异时,失去其抑癌活性,造成癌细胞异常增殖而发病。

3.细胞凋亡受抑 细胞凋亡是受基因调控的细胞主动自我消亡过程,是人体组织器官发育中细胞清除的正常途径。当细胞凋亡受到抑制或阻断时,细胞不能正常凋亡而继续增殖导致即可恶变。研究发现,急性白血病时抑制凋亡的基因(如 Bcl-2、Bcl-XL 等)常高表达,而促进凋亡的基因(如 P53、Fas、Bax 等)表达降低或出现突变,提示细胞凋亡受抑在白血病的发病中起重要作用。

【分类和分型】

急性白血病的分类和分型对于诊断、治疗和提示预后都有意义。根据增生的白细胞种类,可分为急性淋巴细胞白血病(ALL,简称急淋)和急性非淋巴细胞白血病(ANLL,简称急非淋)两大类,前者占小儿白血病的70%~85%。目前常采用形态学(M)、免疫学(I)、细胞遗传学(C)和分子生物学(M),即 MICM 综合分型,以指导治疗和提示预后,这里不做详细介绍。

在临床分型方面,国内外一般按临床特点将小儿 ALL 分为标危型急淋(SR—ALL)、中危型急淋(IR—ALL)和高危型急淋(HR—ALL)3 型。关于 ANLL 的临床分型,按德国柏林-法兰克福-蒙斯特(Berlin-Frankfurt-Munster,BFM)协作组的建议,基于形态学分型(FAB 分型),只分为标危和高危。

【临床表现】

各型急性白血病的临床表现基本相同,主要表现如下。

1. 起病　大多较急,少数缓慢。早期症状有面色苍白、精神不振、乏力、食欲低下、鼻出血或齿龈出血等;少数患儿以发热和类似风湿热的骨关节痛为首发症状。

2. 发热　多数患儿起病时有发热,热型不定,可低热、不规则发热、持续高热或弛张热,一般不伴寒战。发热原因:①白血病性发热,多为低热且抗生素治疗无效;②感染,多为高热。

3. 贫血　出现较早,并随病情发展而加重,表现为苍白、虚弱无力、活动后气促等。贫血主要是由于骨髓造血干细胞受到抑制所致。

4. 出血　以皮肤和黏膜出血多见,表现为紫癜、瘀斑、鼻出血、齿龈出血,消化道出血和血尿。偶有颅内出血,为引起死亡的重要原因之一。出血的主要原因:①骨髓被白血病细胞浸润,巨核细胞受抑制,血小板的生成减少和功能不足;②白血病细胞浸润肝,肝功能受损,纤维蛋白原、凝血酶原和凝血因子 V 等生成不足;③感染和白血病细胞浸润,毛细血管受损,血管通透性增加;④并发弥散性血管内凝血。在各类型白血病中,以颗粒增多的早幼粒细胞白血病(形态学分型 M_3 型)的出血最为显著。

5. 白血病细胞浸润引起的症状和体征

(1)肝、脾、淋巴结肿大　肝、脾受白血病细胞浸润而发生肿大,肿大的肝、脾质软,表面光滑,可有压痛。全身浅表淋巴结轻度肿大,但多局限于颈部、颌下、腋下和腹股沟等处。肝、脾、淋巴结肿大程度以 ALL 较为显著。有时因纵隔淋巴结肿大引起压迫症状而发生呛咳、呼吸困难和静脉回流受阻。

(2)骨和关节浸润　小儿骨髓多为红髓,易被白血病细胞侵犯,故患儿骨、关节疼痛较为常见,多见于 ALL。约25%的患儿以四肢长骨、肩、膝、腕、踝等关节疼痛为首发症状,其中部分患儿呈游走性关节痛,局部红肿多不明显,并常伴有胸骨压痛。骨痛主要因骨髓腔内白血病细胞大量增生、压迫和破坏邻近骨质以及骨膜浸润所致。骨骼X 线检查可见骨质疏松、溶解,骨骺端出现密度减低横带和骨膜下新骨形成等征象。

(3)中枢神经系统浸润　白血病细胞侵犯脑实质和(或)脑膜时即引起中枢神经系统白血病(central nervous system leukemia,CNSL)。由于近年联合化疗的进展,患儿的寿命得以延长,但因多数化疗药物不能透过血-脑屏障,故中枢神经系统便成为白血病细胞的"庇护所",使 CNSL 的发生率增高,这在 ALL 尤其多见。浸润可发生于病程的任何阶段,但多见于化疗后缓解期,成为急性白血病复发的主要原因。

常见症状为颅内压增高,出现头痛、呕吐、嗜睡、视盘水肿等;浸润脑膜时可出现脑膜刺激征;浸润脑神经核或神经根时可引起脑神经麻痹;浸润脊髓时可引起横贯性损害而致截瘫。此外,还可有惊厥、昏迷。脑脊液检查可以确诊:色清或微浊,压力增高,细胞数 $>10\times10^6$/L,蛋白 >0.45 g/L;离心沉淀涂片检查可发现白血病细胞。

(4)睾丸浸润　白血病细胞侵犯睾丸时即引起睾丸白血病(testis leukemia,TL),表现为睾丸局部肿大、触痛,阴囊皮肤可呈红黑色。因化疗药物不易进入睾丸,在病情完全缓解时,该处白血病细胞仍存在,故常成为白血病复发的另一重要原因。

(5)绿色瘤　是急性粒细胞白血病的一种特殊类型,白血病细胞浸润眶骨、颅骨、胸骨、肋骨或肝、肾、肌肉等,在局部呈块状隆起而形成绿色瘤。此瘤切面呈绿色,暴露于空气中绿色迅速消退,这种绿色素的性质尚未明确。绿色瘤偶由急性单核细胞白血病局部浸润形成。

(6)其他器官浸润　少数患儿有皮肤浸润,表现为丘疹、斑疹、结节或肿块;心脏浸润可引起心脏扩大、传导阻滞、心包积液和心力衰竭等;消化系统浸润可引起食欲不振、腹痛、腹泻、消化道出血等;肾浸润可引起肾肿大、蛋白尿、血尿、管型尿等;齿龈和口腔黏膜浸润可引起局部肿胀和口腔溃疡,这在急性单核细胞白血病较为常见。

【实验室检查】

1.外周血象　红细胞及血红蛋白均减少,大多为正细胞正血色素性贫血。网织红细胞数大多较低,少数正常,外周血中偶见有核红细胞。50%以上患儿白细胞数增高,其余正常或减少,但在整个病程中可有增减变化,分类示原始细胞和幼稚细胞占多数。血小板减少。

2.骨髓象　骨髓检查是确立诊断和评定疗效的重要依据。典型的骨髓象为该类型白血病的原始及幼稚细胞极度增生,幼红细胞和巨核细胞减少。但少数患儿骨髓象表现为增生低下。

3.组织化学染色　常用过氧化酶、酸性磷酸酶、碱性磷酸酶、非特异性酯酶、苏丹黑和糖原染色等,以协助鉴别细胞类型。

4.溶菌酶检查　血液中的溶菌酶主要来源于破碎的单核细胞和中性粒细胞,测定血清与尿液中溶菌酶的含量可协助鉴别白血病的细胞类型。正常人血清含量为 $4\sim20$ mg/L,尿液中不含此酶。急性单核细胞白血病时,其血清及尿液的溶菌酶明显增高;急性粒细胞白血病时中度增高;急性淋巴细胞白血病时则减少或正常。

【诊断和鉴别诊断】

典型病例根据临床表现、血象和骨髓象特点即可做出诊断。发病早期症状不典型,特别是白细胞数正常或减少者,其血涂片不易找到幼稚白细胞时,不易诊断。需与以下疾病进行鉴别。

1.再生障碍性贫血　本病血象呈全血细胞减少;肝、脾、淋巴结不肿大;骨髓有核细胞增生低下,无幼稚白细胞增生。

2.传染性单核细胞增多症　本病肝、脾、淋巴结常肿大,白细胞数增高并出现异型淋巴细胞,易与急性淋巴细胞白血病混淆。但本病病程经过一般良好,血象多于1个月左右恢复正常;血清嗜异性凝集反应阳性;骨髓无白血病改变(参见第十四章第四节）。

3. 类白血病反应 为造血系统对感染、中毒和溶血等刺激因素的一种异常反应，以外周血出现幼稚白细胞或白细胞数增高为特征。当原发疾病控制后，血象即恢复正常。此外，本病血小板数多正常、白细胞中有中毒性改变（中毒颗粒和空泡形成）、中性粒细胞碱性磷酸酶积分显著增高等，可与白血病鉴别。

4. 风湿性关节炎 有发热、关节疼痛症状者易与风湿性关节炎混淆，须注意鉴别。

【治疗】

主要是以化疗为主的综合疗法。其原则是：早期诊断、早期治疗；严格区分白血病类型，按照类型选用不同的化疗方案和相应的药物剂量；采用早期连续适度化疗和分阶段长期规范治疗。同时要早期防治中枢神经系统白血病和睾丸白血病，注意支持疗法。持续完全缓解 2~3 年者方可停止治疗。

1. 支持疗法

（1）防治感染 在化疗阶段，保护性环境隔离对减少院内交叉感染具有较好效果。并发细菌感染时，应首选强力的抗生素控制病情，并根据疗效和药敏试验结果予以调整；并发真菌感染者，可选用两性霉素 B 或伏立康唑等抗真菌药物；并发病毒感染者，可选用阿昔洛韦、更昔洛韦等抗病毒药物；怀疑并发卡氏肺囊虫肺炎者，应选用复方磺胺甲噁唑。

（2）成分输血 明显贫血者可输红细胞；因血小板减少而致出血者，可输血小板。有条件时可输注丙种球蛋白。

（3）集落刺激因子 为选择性刺激造血干细胞增殖分化的细胞因子，属生物制剂。化疗期间如骨髓抑制明显，可予粒细胞集落刺激因子（G-CSF）等治疗。

（4）高尿酸血症的防治 在化疗早期，因大量白血病细胞破坏分解可致高尿酸血症，导致尿酸结石梗阻、少尿或急性肾衰竭，故应注意补充水分。口服别嘌呤醇可预防高尿酸血症的发生。

（5）其他 在治疗过程中，要增加营养。有发热、出血时应卧床休息。注意口腔卫生，防止感染和黏膜糜烂。并发弥散性血管内凝血时，可用肝素治疗。

2. 化学药物治疗（简称"化疗"） 目的是杀灭白血病细胞，解除白血病细胞浸润引起的症状，使病情缓解并巩固治疗效果，减少耐药而治愈。

（1）ALL 的化疗 高危（HR）、中危（IR）和标危（SR）的小儿 ALL 均需经历下列阶段的治疗。

1）诱导治疗 诱导缓解治疗是患儿能否长期无病生存的关键，需联合数种化疗药物，最大限度地杀灭白血病细胞，从而尽快达到完全缓解。不同治疗协作组的方案略有不同，但基本方案如下：长春新碱（VCR）1.5 mg/m²（体表面积的计算参见第三章第二节），静脉注射，每周 1 次，共 4 次，于化疗的第 8 天（d_8，下同）、d_{15}、d_{22}、d_{29} 使用；柔红霉素（DNR）30 mg/m²，静脉滴注，于 d_8~d_{10} 或 d_8 起每周 1 次共 2~4 次；门冬酰胺酶（L-ASP）6 000~10 000 U/m²，静脉滴注或肌内注射，于 d_{11} 起隔天或隔 2 d 一次，共 8 次；泼尼松（Pred）60 mg/（m² · d），d_1~d_{28} 分次口服，d_{29} 起减量，至 d_{36} 停用，或以地塞米松（Dex）取代泼尼松，d_1~d_{28} 为 6~10 mg/（m² · d），分次口服，减量方法同泼尼松。

2）巩固治疗 小儿 ALL 达到完全缓解（CR）时，体内仍残存约达 10^8 个白血病细胞,这种状态称为微小残留病变(minimal residual disease,MRD)。因此,有必要采用较强的巩固治疗,以防早期复发。全国推荐 CAM 方案:环磷酰胺(CTX)1 000 mg/m²,快速静脉滴注,d_1;阿糖胞苷(Ara-C)1 g/m²,每 12 小时一次静脉滴注,共 6 次,$d_2 \sim d_4$;6-硫基嘌呤(6-MP)50 mg/(m²·d),晚间 1 次口服,$d_1 \sim d_7$。

3)维持治疗和加强治疗 为巩固疗效,达到长期缓解或治愈的目的,必须在上述疗程后进行维持治疗和加强治疗。对 ALL 一般主张用 6-MP 或 6-硫鸟嘌呤(6-TG)+MTX 维持治疗,维持期间可定期用原诱导缓解方案或其他方案强化,总疗程 2~3 年。

4)预防髓外白血病 由于大多数药物不能进入中枢神经系统、睾丸等部位,如果不积极预防髓外白血病,CNSL 在 3 年化疗期间的发生率可达 50% 左右,TL 的发生率亦可有 5%~30%。CNSL 和 TL 均会导致骨髓复发、治疗失败,因此,有效预防髓外白血病是白血病(特别是 ALL)患儿获得长期生存的关键措施之一。预防性治疗的常用方法有以下几种:

三联鞘内注射法(IT):常用甲氨蝶呤(MTX)、Ara-C、Dex3 种药物联合鞘内注射,剂量参考表 10-3。

表 10-3 不同年龄三联鞘内注射法药物剂量(mg/次)

年龄	MTX	Ara-C	Dex
<12 个月	5	12	2
12~24 个月	7.5	15	2
25~35 个月	10	25	5
≥36 个月	12.5	35	5

大剂量甲氨蝶呤-四氢叶酸钙疗法(HDMTX-CF):每 10~14 d 为 1 个疗程。每疗程 MTX 的剂量为 2~5 g/m²,共用 3~4 个疗程。其中 1/10~1/6 量(<500 mg)作为突击量,于 30 min 内快速静脉滴注,余量于 12~24 h 内匀速滴入;突击量滴入后 0.5~2 h 内行三联鞘内注射 1 次;开始滴注 MTX 36 h 后用 CF 解救,剂量为每次 15 mg/m²,首剂静脉注射,以后每 6 小时口服或肌内注射,共 6~8 次。HDMTX 治疗前后 3 d 口服碳酸氢钠 1.0 g,每日 3 次,并在治疗当天静脉滴注 5% 碳酸氢钠 3~5 ml/kg,使尿 pH 值>7.0;用 HDMTX 当天及后 3 d 需水化治疗,每日液体总量 3 000 ml/m²。SR 的 MTX 为 2 g/m²;IR 根据不同亚型采用 3~5 g/m²。在用 HDMTX 的同时,每天口服 6-MP 20 mg/m²,共 7~14 d。BFM 国际协作组对 HR 则多药联合组成强烈巩固方案,例如:地塞米松每天 20 mg/m²,从 $d_1 \sim d_5$,VCR 1.5 mg/m²,于 d_1 和 d_6;CTX 每次 200 mg/m²,从 d_2 下午起每 12 小时一次,共 5 次;Ara-c 每次 2 g/m²,于 d_5 起每 12 小时一次,共 2 次;L-ASP 25 000 U/m²,于 d_6 和 d_{11} 各 1 次。由于 MTX 5 g/m² 毒副作用较大,应常规监测血药浓度,并根据监测结果调整 CF 的解救剂量和次数。

颅脑放射治疗:>4 岁的 HR-ALL 患儿诊断时白细胞数>100×10⁹/L、T-ALL 或有 CNSL,或因种种原因不宜行 HDMTX-CF 治疗,均应进行颅脑放射治疗。在 CR 后 6 个月时进行,放射总剂量为 12Gy,分 15 次于 3 周内进行。近年来,颅脑放疗后的远期副作用已引起临床医师的高度关注,因此,国际上采用该方法者越来越少。

早期强化治疗或再诱导治疗:目的仍然是治疗 MRD,常用 VDLDex 方案,VCR、DNR 均于 d_1、d_8 应用,剂量和用法同诱导治疗。L-ASP 6 000~10 000 U/m²,d_1 起隔天或隔 2 d 一次,共 6~8 次。Dex 6 mg/(m²·d),d_1~d_{14}。休息 1~2 周按 CAM 治疗[除 Ara-c 为 75 mg/(m²·d),d_1~d_4,d_8~d_{11}]外,其余用法见巩固治疗。

5)中枢神经系统白血病(CNSL)的治疗   初诊时已发生 CNSL 者,照常进行诱导治疗,同时给予三联鞘内注射,全国方案于第 1 周 3 次,第 2 周和第 3 周各 2 次,第 4 周 1 次,共 8 次。一般在鞘内注射化疗 2~3 次后 CSF 常转为阴性。在完成诱导缓解、巩固、髓外白血病防治和早期强化后,进行颅脑放射治疗,剂量同上。颅脑放疗后不再用 HDMTX-CF 治疗,但三联鞘内注射必须每 8 周 1 次,直到治疗终止。完全缓解后在维持巩固期发生 CNSL 者,改用"复发方案"重新诱导治疗。

6)睾丸白血病(TL)的治疗   初诊时已发生 TL 者,先诱导治疗至 d_{33},证实 TL 仍存在者,按"高危"方案治疗,双侧 TL 者进行双侧睾丸放射治疗,总剂量为 24~30 Gy,分 6~8 d 完成;单侧者可行切除术,亦可行睾丸放射治疗;与此同时继续进行巩固、髓外白血病防治和早期强化治疗。在缓解维持治疗期发生 TL 者,按上法予以治疗,紧接着用 VDLDex 和 VPl6(依托泊苷)+Ara-C 方案各治疗 1 个疗程。

(2)ANLL 的化疗   对化疗反应较差,缓解率较低,复发机会亦高,故近年多数治疗方案均采用强化疗。

1)诱导治疗   与 ALL 相比,ANLL 的诱导化疗难度更大,并发症较多,每个患儿都必须经过骨髓抑制期才有可能完全缓解。除颗粒增多的早幼粒细胞白血病(形态学分型 M_3)外,各型 ANLL 的诱导治疗常用以下基本方案。①DA 方案:DNR 30~40 mg/(m²·d),静脉滴注,每日 1 次,d_1~d_3;Ara-C 150~200 mg/(m²·d),静脉滴注或肌内注射,分 2 次(q12 h),d_1~d_7。②DEA 方案:DNR 和 Ara-C 同上;VPl6 100~150 mg/(m²·d),静脉滴注,每日 1 次,d_5~d_7。M_3 者,任选以下方案:①全反式维 A 酸(ATRA)25~30 mg/(m²·d),口服,d_1~d_{60};DNR 40 mg/(m²·d),静脉滴注 30 min,d_8~d_{10};Ara-C 100 mg/(m²·d),静脉滴注,分 2 次(q12 h),d_8~d_{14}。②ATRA 25~30 mg/(m²·d),口服,d_1~d_{30};三氧化二砷(As_2O_3)0.3~0.5 mg/(kg·d),静脉滴注,d_1~d_{20}。

2)缓解后治疗   ①巩固治疗:采用原有效的诱导方案 1~2 个疗程;②根治性强化治疗:采用含中大剂量的 Ara-C 化疗方案治疗,或造血干细胞移植。

3.造血干细胞移植(hematological stem cell transplantation,HSCT)   联合化疗是目前根治大多数 ALL 和部分 ANLL 的首选方法。而 HSCT 是一种高风险、高投入的医疗手段,即使移植成功,仍存在复发的可能性,因此要严格掌握移植时机。

【预后】

近 10 年来由于化疗的不断改进,ALL 已不再被认为是致死性疾病,5 年无病生存率达 70%~85%;ANLL 的初治完全缓解率亦已达 80%,5 年无病生存率为 40%~60%。

问题分析与能力提升

患儿,男,8个月,因"发现面色苍白1个月余"就诊。病史:1个月余前家属发现患儿面色苍白,无发热、拒乳、抽搐等,无鼻出血、呕血及黑便。第1胎第1产,孕39^{+2}周顺产,生后一直母乳喂养,7个月开始添加少量米粥、蛋黄等辅食。既往无特殊病史。家族中无遗传病史记载。体格检查:T 36.9 ℃,P 114 次/分,R 30 次/分,体重 7.0 kg。神志清,精神反应正常,面色苍白,全身浅表淋巴结无肿大,前囟平、软,口唇苍白,肺部听诊正常,心音有力,心前区可闻及Ⅱ/6 级收缩期杂音,柔和,无传导,肝右肋下 2.5 cm,脾左肋下 1 cm,神经系统检查正常。血常规:WBC 10.2×10^9/L,N 0.34,L 0.6,PLT 230×10^9/L,RBC 3.5×10^{12}/L,Hb 78 g/L,MCV<72 fl,MCH<22 pg,MCHC<0.25,红细胞压积(HCT)28%。

请分析:

(1)该患儿最可能的临床诊断是什么?

(2)还需要进行哪些方面的辅助检查?

(3)如何进行治疗?

 思考题

1.为什么婴幼儿在发生感染或贫血时容易出现肝、脾和淋巴结肿大?

2.小儿时期外周血中白细胞的分类有何特点?

3.小儿贫血如何分度?营养性缺铁性贫血和巨幼细胞性贫血在临床表现、血象和骨髓象方面有何异同?如何有效预防缺铁性贫血的发生?

（漯河医学高等专科学校第一附属医院　郭晓燕）

第十一章

神经系统疾病

🌀 学习目标

◆掌握 小儿正常脑脊液和常见感染性脑脊液的特点,化脓性脑膜炎的病因、临床表现、诊断与鉴别诊断、治疗措施,病毒性脑膜炎的临床表现、诊断与治疗,癫痫的临床表现。

◆熟悉 化脓性脑膜炎的发病机制,病毒性脑膜炎的病因,癫痫、脑性瘫痪的临床分型,脑性瘫痪的病因、临床表现及治疗原则,癫痫持续状态的处理。

◆了解 儿童神经系统解剖生理特点,病毒性脑膜炎、脑炎的发病机制,癫痫、脑性瘫痪的发病机制。

◆具备神经系统检查的基本技能,能够在老师指导下进行腰椎穿刺技术操作。初步具备与患儿及其家属进行交流沟通的能力,开展神经系统常见病的预防工作。

第一节　儿童神经系统解剖生理特点

(一)解剖特点

1.脑　小儿神经系统发育最早,速度亦快。脑是由胚胎时期的神经管发育而成。神经管形成于孕3~4周。出生时脑重量为300~400 g,6个月时达700 g左右,1岁时900 g左右,相当于成人脑重(约为1 500 g)的60%。15个月时小脑大小接近成人。新生儿出生时脑形态接近成人,已有主要的沟和回,但脑沟较浅、脑回较宽,随着年龄的增长逐渐加深、增厚。新生儿大脑皮质细胞数目与成人相同,不再增加,以后主要变化的是脑细胞的增长和分化,以及功能的成熟与复杂化。皮质发育在6个月时接近成人。皮层细胞的分化始于胎儿5个月,3岁时皮层细胞分化大致完成,8岁时接近成人。

新生儿出生时,大脑白质和灰质尚未完全分化,神经元之间的突触联系仅初步形成。婴幼儿期神经髓鞘形成不完全,故神经冲动传导慢,而且易泛化,不易形成明显的

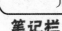

兴奋灶,易疲劳进入睡眠状态。神经髓鞘的形成,因不同神经而先后不同。脊髓神经髓鞘在胎儿4个月时开始形成,3岁时完成髓鞘化;锥体束在胎儿5~6个月开始形成,生后2岁时完成;皮质的髓鞘化则最晚。

新生儿皮质下中枢(如丘脑、苍白球)的功能已比较成熟,但大脑皮质及新纹状体发育尚未成熟,因此出生时的活动主要由皮质下中枢调节,表现为肌张力较高,出现无意识的手足徐动。随着大脑皮质发育成熟,运动逐渐转为由大脑皮质中枢调节。延髓和脑干在出生时已发育良好,呼吸、循环、吞咽等生命维持中枢功能均具备较好基础。小脑出生时发育较差,生后6个月达高峰,15个月时接近成人。

2.脊髓 脊髓出生时结构和功能已较完善,2岁时结构接近成人。小儿脊髓相对较长,新生儿及小婴儿脊髓末端位于第3腰椎下缘,4岁时平第1腰椎水平,故4岁以前小儿腰椎穿刺部位选择第4~5腰椎间隙为宜。

3.脑脊液 新生儿脑脊液(CSF)量少,约为50 ml,压力低,故抽取脑脊液较困难。随着年龄增长和脑室的发育,脑脊液量逐渐增多,婴儿为40~60 ml,幼儿为60~100 ml,儿童为100~150 ml。脑脊液压力,新生儿侧卧位为30~80 mmH$_2$O,学龄期儿童为70~200 mmH$_2$O。正常脑脊液外观无色透明,细胞数$(0~10)×10^6$/L(新生儿、小婴儿$<20×10^6$/L),葡萄糖2.8~4.5 mmol/L,氯化物117~127 mmol/L,蛋白质0.2~0.4 g/L(新生儿0.2~1.2 g/L)。

(二)生理特点

1.大脑皮质兴奋性 新生儿及婴幼儿大脑皮质兴奋性低,神经活动过程弱,故睡眠时间较长;而皮质下中枢的兴奋性较高,皮质功能弱,不能对其进行控制,故兴奋或抑制易于扩散,加之神经纤维髓鞘形成不全,在遇到外界刺激时易发生惊厥。

2.神经反射 新生儿出生时即有对强光、寒冷、疼痛等的反应。出生时即有一些先天性(原始)反射,随着大脑及各感觉器官的发育,在先天性反射基础上,逐步产生各种后天性(条件)反射。3~4个月的婴儿,开始形成兴奋性条件反射和抑制性条件反射。由于小儿神经活动不稳定、强度弱、不易集中,故婴儿的运动常呈现不规律和全身性特点。

神经发射与神经系统的成熟程度和髓鞘的形成有关。某些特定的神经发射在不同年龄的儿童有着不同的意义。

(1)出生时即有、以后逐步消失的反射 如拥抱反射、吸吮反射、握持反射、觅食反射、颈肢反射等,一般持续3~6个月后消失。这些反射如生后缺乏或延迟消退,均提示病理情况。

(2)出生时不存在、以后逐步出现且终生存在的反射 如腹壁反射、提睾反射及各种腱反射等,在出生2~4个月后出现,至1岁时才稳定。这些反射该出现时不出现提示异常。

(3)出生时存在、终生不消失的反射 如瞳孔反射、角膜反射、咽反射、吞咽反射、结膜反射等。这些反射减弱或消失,提示神经系统有病理改变。

3.病理反射 巴宾斯基征2岁前若两侧对称阳性可为生理现象;若单侧阳性,结合临床考虑是否为病理现象。

4.脑膜刺激征 布鲁津斯基征和凯尔尼格征在小儿3~4个月前可呈阳性,均属生理现象。小儿生后头几个月可有眼球震颤、膝反射亢进及踝阵挛。

第二节　化脓性脑膜炎

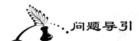 问题导引

患儿,女,10个月,于2014年12月10日收入院。2 d前突然发热,体温在38.5~39 ℃之间,吃奶欠佳,哭闹不安,伴嗜睡。呕吐每天3~4次,为喷射性、胃内容物。查体:T 39 ℃,P 116次/分,R 34次/分。发育正常,营养较差,皮肤未见皮疹。精神差,嗜睡,有时躁动。前囟紧张、稍膨隆。颈有抵抗。心肺腹无异常。凯尔尼格征(+)、布鲁津斯基征(±)。血常规:WBC $19×10^9$/L,N 0.74,L 0.25。脑脊液检查:压力增高,外观混浊,细胞数 $3\ 000×10^6$/L,多核白细胞0.83,糖2.4 mmol/L,氯化物106 mmol/L,蛋白1.5 g/L。

请思考:该患儿的临床诊断和治疗原则。

化脓性脑膜炎(purulent meningitis),简称化脑,是由各种化脓菌感染引起的脑膜炎症。临床以急性发热、惊厥、意识障碍、颅内压增高、脑膜刺激征和脑脊液化脓性改变为特征。本病婴幼儿多见,发病高峰年龄为1岁以下。冬春季多见。

【病因】

1. 致病菌　引起脑膜炎的化脑菌很多,我国2/3以上患儿是由脑膜炎球菌、肺炎链球菌及流感嗜血杆菌感染引起。不同年龄感染的致病菌也有差异:①新生儿、2个月以下婴儿以革兰阴性杆菌(大肠埃希菌、铜绿假单胞菌、变形杆菌等)和金黄色葡萄球菌等感染为主;②2个月婴儿至12岁儿童,以流感嗜血杆菌、肺炎链球菌和脑膜炎球菌感染为主;③12岁以上儿童则以脑膜炎球菌和肺炎链球菌感染为主要致病菌。由脑膜炎球菌引起的脑膜炎呈流行性,称为流行性脑脊髓膜炎。

2. 感染途径　细菌可通过多种途径侵入脑膜。①血流播散:是最常见的途径。致病菌大多由上呼吸道入侵血流,通过血-脑屏障进入脑膜。皮肤、消化道黏膜和脐部也常是细菌入侵门户。②邻近组织器官感染:常见于中耳炎、鼻窦炎、乳突炎播散至脑膜。③与颅腔存在直接通道:颅骨骨折、皮肤窦道或脑脊膜膨出等,致病菌经此直接通道进入蛛网膜下隙致病。

【发病机制】

致病菌侵入脑组织后,在细菌毒素和多种炎症相关因子的作用下,形成以软脑膜、蛛网膜和表层脑组织为主的炎症反应,表现为广泛性血管充血、大量中性粒细胞浸润、纤维蛋白渗出和细胞毒性脑水肿。炎性渗出物早期主要累及大脑顶部表面,以大脑额叶及顶叶最为明显,逐渐蔓延到大脑基底部和脊髓表面。炎性可波及脑室、软脑膜下

及脑室周围的脑实质,引起小血管闭塞、脑梗死、脑室管膜炎、脑膜脑炎等。若脓液黏稠或治疗不彻底发生粘连,阻塞脑室孔,或大脑表面蛛网膜颗粒萎缩,导致脑脊液循环受阻和吸收障碍而致脑积水;脑膜间的桥静脉发生栓塞性静脉炎时,导致血管渗出明显增多而形成硬膜下积液或积脓;炎症波及脊神经和脊神经根时可引起脑膜刺激征。

【临床表现】

多数起病较急,发病前数日常有上感或消化道症状。流行性脑脊髓膜炎的暴发型起病急骤,迅速出现进行性休克、皮肤出血点或瘀斑、DIC 和中枢神经系统功能障碍,救治不及时可在 24 h 内死亡。典型临床表现主要有 4 个方面。

1.感染中毒症状　主要表现为发热。婴幼儿表现为易激惹、不安,或反应低下等。年长儿可诉头痛、肌肉痛、关节酸痛、精神萎靡、乏力等。脑膜炎球菌感染常有瘀点、瘀斑和休克。

2.急性脑功能障碍　主要表现为进行性加重的意识障碍。患儿逐渐从精神萎靡、嗜睡、昏睡、昏迷到深度昏迷。约30%的患儿有反复的全身或局限性惊厥发作。

3.颅内压增高　主要表现为头痛和喷射性呕吐,可伴有血压增高、心动过缓等。年长儿较典型。婴儿则多表现为囟门饱满、紧张及颅缝增宽。合并脑疝时则有呼吸不规则、突然意识障碍加重及瞳孔不等大等体征。

4.脑膜刺激征　以颈项强直最常见,可有凯尔尼格征、布鲁津斯基征阳性。2 岁以下患儿脑膜刺激征可不明显。

新生儿及 3 个月以下小婴儿化脓性脑膜炎常缺乏典型临床表现,主要特点为:①体温可高可低或不发热,甚至体温不升;②颅内压增高表现不明显,主要表现为易激惹、少动、黄疸、青紫、休克、吐奶、尖叫、昏迷等;③惊厥可不典型,仅见面部、肢体局灶或多灶性抽动、局部或全身性肌阵挛,或呈眨眼、呼吸不规则、屏气等各种不显性发作;④脑膜刺激征不明显。

【并发症】

1.硬膜下积液　30%~60% 化脑患儿并发硬膜下积液,1 岁以下婴儿以流感嗜血杆菌和肺炎链球菌脑膜炎较常见。临床特征:①化脑有效治疗48~72 h后脑脊液好转,但体温不退或退后复升;②一般症状好转后又出现意识障碍、惊厥、前囟隆起或颅内压增高等症状,或颅骨叩诊有破壶音,应首先考虑本症的可能性。临床疑有硬膜下积液时可做颅骨透照试验(图 11-1)、颅骨 B 超、CT 等协助诊断。经前囟硬脑膜下穿刺是最直接的诊断手段,当积液>2 ml、蛋白>0.4 g/L,或细菌学检查阳性,即可确诊。

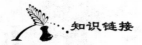

颅骨透照试验

颅骨透照试验简便易行、经济方便,对硬脑膜下积液诊断可靠,非常适合基层医生。操作方法:将患儿囟门周围头发剃净,平卧于暗室的检查床上,用普通手电筒做光源,在其发光的一端罩上适当厚度的海绵,在海绵中心剪一圆孔,保留约 1 cm 厚的边缘。投照时,将海绵平面紧按在头面上,使其不露光,在额、颞、枕、顶各区依次观察手电筒外围光圈的大小和圆缺情况。大脑两半球由于有大脑镰分隔,投照一侧时光线不透至另一侧,因而不致有对侧的混淆。如光圈的宽度界限超过标准,早产儿3 cm、新生儿2 cm、2~12个月1.5 cm、13~18个月0.5 cm,边缘不整齐,即为阳性,提示硬膜下积液或脑积水。

2. 脑室膜炎 主要发生于治疗被延误的患儿。表现为有效抗生素治疗过程中发热持续不退、惊厥、意识障碍不改善、进行性加重的颈项强直甚至角弓反张,脑脊液持续异常,查体前囟饱满,颅脑影像学检查显示脑室扩大。确诊依靠侧脑室穿刺 CSF 检出病原菌,CSF 示白细胞数≥$50×10^6$/L,糖<1.6 mmol/L、蛋白>1.4 g/L 有诊断意义。治疗困难,是造成预后不良和严重后遗症的重要原因。

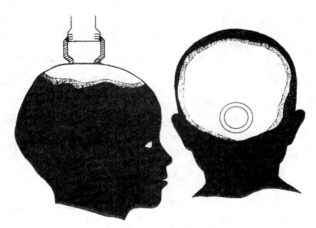

图 11-1 颅骨透照试验

3. 脑积水 因炎性渗出物堵塞颅内狭小孔道或发生粘连引起脑脊液循环障碍所致,多见于未能早期正确治疗的6个月以下婴儿。临床表现为前囟饱满、头围增大甚至颅缝裂开,"落日眼"等。头颅 CT 可见进行性脑室扩张。疾病晚期,持续颅内压升高使大脑皮质退行性萎缩,患儿出现进行性的智力减退和其他神经功能障碍。

4. 脑性低钠血症 又称为抗利尿激素异常分泌综合征(syndrome of inappropriate secretion of antidiuretic hormone,SIADH)。炎症累及下丘脑或垂体后叶,可引起抗利尿激素过量分泌,导致低钠血症和血浆渗透压降低,表现为恶心、呕吐、尿少及软弱无力等,可加重脑水肿和意识障碍,促使惊厥发作。

5. 其他 炎症常累及Ⅱ、Ⅲ、Ⅵ、Ⅶ、Ⅷ对脑神经,出现耳聋、失明、斜视等。脑实质受损可出现继发性癫痫、瘫痪、智力低下等。

【实验室和其他检查】

1. 脑脊液检查 CSF 检查是确诊本病的重要依据。

(1)脑脊液常规检查 典型化脑 CSF 压力增高,外观混浊似米汤样;白细胞总数明显增多,多数在$1 000×10^6$/L 以上,分类以中性粒细胞为主;蛋白含量显著增高,多在 1 g/L 以上;糖含量明显降低,常低于 1.1 mmol/L。

(2)脑脊液致病菌检查　CSF 涂片找细菌和细菌培养,是明确化脑病原菌的重要方法,但应争取在抗生素治疗前尽早进行。利用对流免疫电泳、PCR 等方法,可快速检测出脑脊液中致病菌特异性抗原,其敏感性及特异性均较高。

(3)应注意腰椎穿刺的禁忌证　①颅内压增高明显;②病情危重,心肺功能严重受累或休克;③腰穿部位皮肤感染。颅内压增高患儿必须进行腰穿时,应先降颅压再行穿刺,以防发生脑疝。

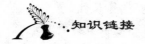 知识链接

为何腰穿后需去枕平卧 4~6 h

平时脑脊液压力处于平衡状态,行腰穿术后脊髓腔的脑脊液部分丧失,压力平衡在一定程度上被破坏,颅内压高于脊髓腔压力,脑脊液必然从颅内流向脊髓腔。去枕平卧的目的是为了去除重力因素所致脑脊液流动过快,以免造成头痛、头晕等低颅压症状甚至脑疝。4~6 h 后,脊髓腔和颅内之间脑脊液流动基本恢复原有平衡,脑脊液生成也一定程度上补充了腰穿时所失。

2.血常规检查　白细胞总数明显增高,可达(20~40)×10⁹/L,分类以中性粒细胞为主,但感染严重尤其是新生儿化脑,白细胞总数也可减少。

3.血培养和局部病灶分泌物培养　血培养、咽拭子及皮肤脓液或新生儿脐部分泌物培养等,对确定病原菌有帮助。

4.皮肤瘀点涂片检菌　方法简单,是发现脑膜炎球菌的重要方法,阳性率 50% 以上。

5.血清降钙素原测定　可以作为鉴别无菌性脑膜炎和细菌性脑膜炎的特异、敏感的检测指标之一,>0.5 ng/ml 提示细菌感染。

6.影像学检查　对出现神经定位体征、疗效不理想,或疑有并发症的患儿,应进行头颅 CT 或 MRI 检查。

【诊断和鉴别诊断】

1.诊断　早期正确的诊断及治疗是决定预后的关键。凡急性发热起病,伴有反复惊厥、意识障碍或颅内压增高表现的婴幼儿,应首先考虑本病,应做进一步检查以明确诊断。对有明显颅内压增高者先降压后再进行腰椎穿刺,以防发生脑疝而危及生命。

CSF 检查是确定诊断的最可靠依据。但疾病早期 CSF 常规检查有时可无明显异常,对高度怀疑化脑的患儿,应在 24 h 后再次复查 CSF。化脓性脑膜炎经过不规则治疗后,其 CSF 改变可不典型,涂片及细菌培养也可呈阴性,须结合病史、症状、体征及治疗经过进行综合分析。

2.鉴别诊断　不同病原微生物引起的脑膜炎,临床表现相似,其鉴别诊断依赖于

脑脊液检查,几种常见脑膜炎脑脊液特点比较见表11-1。

(1)病毒性脑炎 起病急,感染中毒及神经系统症状较化脓性脑膜炎轻,病程自限,大多不超过2周。CSF外观清亮,白细胞数多在数百个以下,分类以淋巴细胞为主,蛋白轻度增高或正常,糖和氯化物正常,细菌培养及涂片找菌均为阴性。CSF特异性抗体和病毒分离有助于诊断。

(2)结核性脑膜炎 多数起病较缓(婴幼儿可急性起病),常有结核接触史及肺部等处的结核病灶,有结核中毒症状,PPD试验阳性。CSF外观呈毛玻璃样,白细胞数<500×10^6/L,以淋巴细胞为主,蛋白含量增高,糖和氯化物含量降低,薄膜抗酸染色和结核菌培养可找到结核分枝杆菌。

(3)隐球菌性脑膜炎 起病较慢,临床主要表现为进行性颅内压增高和剧烈头痛,其临床及脑脊液改变与结核性脑膜炎相似。CSF涂片墨汁染色找到新型隐球菌或培养出该菌可以确诊。

表11-1 常见脑膜炎脑脊液变化特点

	压力（kPa）	外观	白细胞数（×10^6/L）	蛋白含量（g/L）	糖含量（mmol/L）	氯化物含量（mmol/L）	其他
正常	0.69~1.96（新生儿0.29~0.78）	清亮	0~10（婴儿0~20）	0.2~0.4（婴儿0.2~1.2）	2.8~4.5（婴儿3.9~5.0）	117~127（婴儿110~122）	
化脓性脑膜炎	↑	混浊	数百至数千,多核为主	明显↑	明显↓	多数↓	涂片或培养可发现致病菌
结核性脑膜炎	↑	毛玻璃样	数十至数百,淋巴为主	↑或明显↑	↓	↓	涂片或培养可发现抗酸杆菌
隐球菌性脑膜炎	↑	微混	数十至数百,淋巴为主	↑	↓	多数↓	墨汁涂片染色可见隐球菌
病毒性脑膜脑炎	正常或↑	多数清	正常至数百,淋巴为主	正常或轻度↑	正常	正常	病毒抗体阳性

【治疗】

1.抗生素治疗

(1)用药原则 坚持早期、足量、联合、静脉和足疗程用药,选择对病原菌敏感、易透过血-脑屏障,在CSF中能达到较高浓度的药物。

(2)病原菌未明者 包括院外不规则治疗的患儿。应选用对脑膜炎球菌、肺炎链球菌和流感嗜血杆菌3种常见致病菌均有效的抗生素。临床常用氨苄西林200~300 mg/(kg·d)与大剂量青霉素40万~80万U/(kg·d)合用,分次静脉注射;或选用对血-脑屏障通透性高、能快速在患者脑脊液中达到有效灭菌浓度的第三代头孢菌素,如头孢曲松钠 100 mg/(kg·d)或头孢噻肟钠 200 mg/(kg·d),分 3~4 次静脉滴注。疗效不理想时可联合使用万古霉素 60 mg/(kg·d)。

(3)病原菌明确者 ①流感嗜血杆菌脑膜炎:首选氨苄西林。若耐药可改用第三代头孢霉素。②肺炎链球菌脑膜炎:目前半数以上对青霉素耐药,故可选用第三代头孢菌素,如头孢曲松钠、头孢噻肟钠等。③流行性脑脊髓膜炎:首选青霉素,耐药者选用第三代头孢菌素。④金黄色葡萄球菌脑膜炎:可选用第三代头孢菌素,也可选用苯唑西林 200~300 mg/(kg·d)与阿米卡星 4~8 mg/(kg·d)联用,分次静脉滴注;若耐药可选用万古霉素 40 mg/(kg·d)静脉滴注。⑤其他革兰阴性杆菌脑膜炎:多选用第三代头孢菌素,可加用氨苄西林或美罗培南。

(4)抗生素疗程 流感嗜血杆菌和肺炎链球菌脑膜炎应静脉滴注有效抗生素 10~14 d,流行性脑脊髓膜炎 7 d,金黄色葡萄球菌及革兰阴性杆菌脑膜炎应不少于 3 周。若伴有并发症或出现耐药,应适当延长疗程或酌情予以更换抗生素。

2. 肾上腺皮质激素应用 可减轻炎症反应和中毒症状,减轻脑水肿和降低颅内压。在使用抗生素的同时,选用地塞米松 0.6 mg/(kg·d),分 4 次静脉注射,连用 2~3 d。

3. 对症处理及支持治疗

(1)降低颅内压 给予 20% 甘露醇每次 0.25~1 g/kg,每 4~8 小时一次,快速静脉注射。颅压增高明显者可加大剂量[≤2 g/(kg·次)],或同时给予呋塞米 1~2 mg/kg,静脉注射。

(2)控制高热和惊厥 及时处理高热,给予物理降温,必要时药物降温。频繁惊厥会加重脑缺氧和水肿,甚至出现呼吸衰竭死亡,应及时给予镇静药物如地西泮、苯巴比妥、水合氯醛等。

(3)病情监测及支持疗法 急性期严密监测生命体征及患儿意识、瞳孔和呼吸节律改变。保证充足热量。维持水、电解质和酸碱平衡。对新生儿及免疫功能低下患儿,可静脉输注丙种球蛋白或新鲜血浆。

4. 并发症治疗

(1)硬膜下积液 少量积液可自行消失。积液量多时应行硬膜下穿刺放液。开始每日或隔日一次,每次每侧不超过 15 ml。放液时任其自然流出,不可抽吸。1~2 周后酌情延长穿刺间隔。若反复穿刺无效,应考虑外科手术引流。

(2)脑室管膜炎 静脉注射抗生素,同时行侧脑室穿刺引流,放液后注入抗生素。每次注入抗生素剂量:一般青霉素 5 000~10 000 U、氨苄西林 50~100 mg。

(3)脑积水 对进行性脑积水,头颅明显增大,且大脑皮质厚度超过 1 cm 者,可采取手术治疗。对于重度脑积水,智能低下、已失明和瘫痪,且脑实质明显萎缩,大脑皮质厚度小于 1 cm 者,则不宜手术。

(4)脑性低钠血症 适当限制液体摄入量,酌情补充钠盐。

5. 心理治疗 关心爱护患儿,及时解除患儿不适,取得患儿及家长的信任。对恢复期患儿,根据病情和年龄制订相应的功能训练措施,指导家长和患儿配合训练,促使病情康复,减少后遗症。

【预防】

加强户外锻炼,增强体质,提高机体免疫力,积极防治上呼吸道感染。在上感和化脑好发季节,注意易感患儿的保护。根据情况注射脑膜炎球菌疫苗、流感嗜血杆菌疫苗和肺炎链球菌疫苗。对于流脑密切接触者,可服用复方新诺明 50 mg/(kg·d),或利福平 10 mg/(kg·d),分 2 次服用,连用 3 d。

第三节　病毒性脑膜炎、脑炎

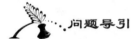

问题导引

患儿,女,7 岁。发热 3 d、头痛、呕吐 1 d,反复惊厥伴意识障碍半天,于 2013 年 8 月 30 日入院。3 d 前无明显诱因出现发热,体温 39 ℃左右,不伴寒战,当日在村卫生室注射"退热针"1 次,效果欠佳。1 d 前自诉头痛,逐渐加重,伴呕吐 2 次,为喷射性,腹泻 1 次,黄色稀水样大便。近半天来突发抽搐 3 次,抽搐表现为全身痉挛、意识丧失,持续数分钟后神志恍惚后昏睡。查体:T 39 ℃,P 98 次/分,R 28 次/分。意识朦胧,精神差,发育、营养中等。皮肤黏膜未见异常。颈无抵抗。心肺腹无异常。凯尔尼格征(−),布鲁津斯基征(+)。血常规:WBC $9×10^9$/L,N 0.37,L 0.63。脑脊液检查:外观清亮,细胞数 $60×10^6$/L,N 0.3,L 0.7,糖和氯化物含量正常。

请思考:该患儿的临床诊断和治疗原则。

病毒性脑炎(viral encephalitis)是由多种病毒引起的脑实质的急性炎症。若病变累及脑膜,临床称为病毒性脑膜炎;若脑膜和脑实质同时受累,称为病毒性脑膜脑炎(viral meningoencephalitis)。

【病因】

引起脑炎的病毒种类很多,其中约 80% 为肠道病毒(如埃可病毒、柯萨奇病毒、轮状病毒),其次为虫媒病毒(流行性乙型脑炎病毒)、腺病毒、单纯疱疹病毒、腮腺炎病毒和其他病毒等。可分为流行性和散发性两类。①流行性脑炎:多由虫媒病毒感染引起,如流行性乙型脑炎,由蚊虫传播,主要发生于夏秋季(7~9 月),属传染性疾病;②散发性脑炎:非虫媒病毒感染引起,感染途径多样,我国散发性脑炎以肠道病毒感染引起者最常见,主要发生在夏秋季;而单纯疱疹病毒脑炎则一年四季均可发生。

【发病机制】

病毒可由呼吸道、胃肠道或经昆虫叮咬侵入人体,在淋巴系统内繁殖后经血液循环感染颅外某些脏器,引起发热等全身症状。若病毒在这些脏器中进一步繁殖,由于小儿机体免疫力较低,血−脑屏障功能不健全,病毒即可随血流入侵脑或脑膜组织,引起中枢神经系统病变。其病变主要是大量病毒对脑组织的直接入侵和破坏的结果,还可以是神经组织对病毒抗原发生强烈免疫反应导致的脱髓鞘、血管与血管周围脑组织损伤及其造成的供血不足。

主要病理改变为脑膜和(或)脑实质广泛性充血水肿,伴淋巴细胞和浆细胞浸润,它们常环绕血管形成袖套样病变,血管内皮及周围组织神经细胞变性、坏死和髓鞘崩解。

【临床表现】

临床表现多种多样,病情轻重不一,取决于脑膜或脑实质受累的程度,一般而言,脑实质受累较脑膜受累病情严重。轻者预后良好,重者可有后遗症甚至死亡。

1.一般表现　急性起病,常先有上呼吸道感染或胃肠道症状,如发热、头痛、呕吐、腹痛、腹泻、肌痛、软弱、嗜睡等。

2.神经系统表现

(1)颅内压增高　主要表现为头痛、呕吐、血压升高、心动过缓等,婴儿则表现为烦躁不安、易激惹、前囟饱满等。严重时可出现脑疝危及生命。

(2)意识障碍和惊厥　病情严重者可出现不同程度的意识障碍,患儿可有嗜睡、昏睡、昏迷、深度昏迷,甚至去皮质状态。惊厥可反复发作,大多呈全身性,也可局灶性发作,严重者呈惊厥持续状态。某些脑炎(如单纯疱疹病毒等)病变主要累及额叶底部和颞叶边缘系统,以精神情绪异常为主要表现,如躁狂、幻觉、失语,定向力、计算力和记忆力障碍等。

(3)病理征和脑膜刺激征　均阳性。

(4)局灶性症状、体征　如肢体瘫痪、失语、脑神经障碍等。一侧大脑血管病变为主者可出现急性偏瘫;小脑受累明显时可出现共济失调;脑干受累明显时可出现交叉性偏瘫和中枢性呼吸衰竭;后组脑神经受累明显则出现吞咽苦难,声音低微;锥体外系受累时可出现不自主运动;自主神经受累时可出现汗腺分泌异常、大小便功能障碍。

病毒性脑膜炎一般很少有严重意识障碍和惊厥,也无局限性神经系统体征。

3.其他症状　如单纯疱疹病毒脑炎可伴有皮肤黏膜疱疹,肠道病毒脑炎可伴有心肌炎和不同类型的皮疹,腮腺炎脑炎常伴有腮腺肿大等。

大多数病程呈自限性,一般2周左右。多数预后良好,能完全恢复。严重者病程可达数周或数月,并可遗留癫痫、肢体瘫痪、智力低下、失语、失明等后遗症。

【实验室和其他检查】

1.脑脊液检查　CSF 压力通常增高,外观清亮,白细胞数多在$(0~500)×10^6$/L 之间,分类早期以中性粒细胞为主,之后转为淋巴细胞为主,蛋白含量正常或轻度增高,糖及氯化物正常,涂片或培养无细菌(表11-1)。

2.血常规　白细胞总数多正常或偏低,伴有持续高热时白细胞数可升高。

3.病毒学检查　发病早期可从 CSF 或咽分泌物、大便中进行病毒分离及特异性抗体测定,有助于早期诊断。恢复期血清特异性抗体滴度较急性期高出4倍以上亦有诊断价值。

4.神经影像学检查　CT 和 MRI 有助于确定病变的部位、范围和性质,可根据情况选用。

【诊断和鉴别诊断】

1.诊断　病毒性脑炎的诊断主要依据发病前病毒感染史、临床表现及辅助检查结果综合分析。在病原学检测结果未明确前,多依靠排除其他中枢神经系统疾病做出诊断。

2.鉴别诊断　本病需与以下疾病鉴别:

(1)颅内其他病原感染　主要依据脑脊液和病原学检查,与化脓性、结核性、隐球菌性脑膜炎鉴别。经不规则治疗的化脑,其 CSF 改变可与病毒性脑炎相似;婴幼儿结脑可急性起病,且 CSF 细胞数及分类与病毒性脑炎相似,应注意鉴别。

(2)中毒性脑病　急性中毒性脑病临床表现及脑脊液检查与病毒性脑炎相似,故不易鉴别,需结合病史和病原学检测协助诊断。

(3)颅内占位性病变　与脑肿瘤、脑脓肿、脑寄生虫病的鉴别,应借助于脑脊液细胞学检查及影像学检查等。

【治疗】

本病无特异疗法。正确、积极的对症和支持治疗,是保证病情顺利恢复、降低死亡率和致残率的关键。

1.一般治疗　密切观察病情变化,加强护理,保证营养供给,维持水、电解质平衡。

2.对症治疗　①高热患儿可给予物理或药物降温;②有惊厥者可酌情选用地西泮、苯巴比妥等药物;③控制脑水肿和颅内高压,可用 20% 甘露醇快速静脉注射,必要时加用呋塞米,严格限制液体入量;④重症患儿或继发细菌感染者,应给予抗生素治疗。

3.抗病毒治疗　选用阿昔洛韦每次 5~10 mg/kg,1 h 内静脉滴注,每 8 小时一次;也可选用更昔洛韦每次 5 mg/kg,每 12 小时一次;利巴韦林 10~15 mg/(kg·d),每天 1 次,缓慢静脉滴注。以上药物均连用 10~14 d。

4.应用生物制剂　静脉注射丙种球蛋白,400 mg/(kg·d),连用 5 d,可减轻症状,缩短病程。还可应用干扰素、转移因子等。

5.康复治疗　对恢复期患儿或有后遗症者,应进行功能锻炼,给予针灸、按摩、高压氧等治疗,并给予脑活素、胞磷胆碱等脑代谢激活剂,以促进神经功能的恢复。

【预防】

及时接种疫苗可达到预防效果。积极防治上呼吸道及胃肠道病毒感染,消灭蚊虫,防止蚊虫叮咬,保证饮食洁净等,均是预防病毒性脑炎的重要措施。高效免疫球蛋白可用于受蜱叮咬后的预防。

第四节　癫　痫

癫痫是大脑神经元反复发作性异常放电而引起的突发性、暂时性脑功能失常的一种脑部疾病。癫痫发作(seizures)是由大脑神经元过度异常放电所引起的突然的、短暂的症状和体征,临床可有多种发作表现,包括意识、运动、感觉异常及精神和自主神经功能障碍。癫痫和癫痫发作是两个不同的概念,前者是指临床呈长期反复发作的疾病过程,是指发作性皮质功能异常所引起的一组临床症状。60%的癫痫患者起病于小儿时期,且 4 岁内最多,因而癫痫是小儿时期神经系统的常见病。

【病因】

根据病因,癫痫分为三大类。①特发性(原发性)癫痫:系指脑部未发现有关的结构变化和代谢异常而与遗传因素有密切关系的癫痫。②症状性(继发性)癫痫:系有明确的脑部病损或代谢障碍的癫痫。③隐源性癫痫:系指虽未能证实有肯定的脑内病变或代谢异常,但有可能为症状性者。临床上以症状性癫痫和隐源性癫痫为多见。

1. 遗传因素 现已证实,遗传因素在癫痫发病中起重要作用。至少有 20 余种特发性癫痫或癫痫综合征的致病基因得到了克隆确定,其中大多数为单基因遗传,系病理基因致神经细胞膜的离子通道功能异常,降低了发作阈值而患病。多基因遗传和染色体异常也常致癫痫发作。

2. 脑内结构异常 先天或后天性脑损伤,如脑发育畸形、脑血管疾病(颅内出血、血管畸形等)、颅内感染、颅内占位病变、宫内感染、产伤、中毒等,均可产生异常放电的致痫灶,或降低痫性发作阈值而导致癫痫发生。

3. 诱发因素 年龄、睡眠、内分泌等与癫痫发作有一定关系。饥饿、疲劳、进食过量、睡眠不足、过度换气、预防接种等均可能成为癫痫的诱发因素。

【临床分类及临床表现】

1. 临床分类 癫痫的临床发作分类,对于进一步探索其发作机制、合理选择抗癫痫药物、判断预后有重要意义。癫痫的分类方法有多种,目前国内多根据发作的临床表现和脑电图特征进行分类(表 11-2)。

表 11-2 儿童癫痫发作的分类

Ⅰ. 局灶性发作	Ⅱ. 全面性发作	Ⅲ. 不能明确的发作(2010 年提出)
1. 单纯局灶性发作(不伴意识障碍)	1. 强直-阵挛发作	1. 婴儿痉挛
①运动性发作	2. 强直性发作	
②感觉性发作	3. 阵挛性发作	
③自主神经性发作	4. 失神发作	
④精神症状性发作	①典型失神	
2. 复杂局灶性发作(伴意识障碍)	②不典型失神	
①单纯局灶性发作继发意识障碍	5. 肌阵挛发作	
②发作起始即有意识障碍	6. 失张力发作	
③自动症		
3. 局灶性发作继发全面性发作		

2. 癫痫发作的临床特点

(1)局灶性发作 发作开始时仅限于身体一侧的某个部位,可继发全身性发作。发作期 EEG 显示某一脑区的局灶性痫样放电。

1)单纯局灶性发作 发作时不伴意识障碍。①运动性发作:最常见,多表现为一侧某部位的抽动,如肢体、手、足、指、趾、口角、眼睑等处。也可表现为旋转性发作、姿势性发作或杰克逊发作等。杰克逊发作时局部癫痫灶的放电沿大脑皮质运动区对躯体的支配顺序扩展,如抽搐先从一侧口角开始,依次波及手、臂、肩、躯干、下肢等。

②感觉性发作:表现为发作性躯体感觉异常(如针刺感、麻木感)、空间知觉异常或发作性特殊感觉异常(如嗅、味、听、视觉异常或眩晕发作)。③自主神经性发作:发作时表现为各种自主神经症状,如腹痛、呕吐、苍白、潮红、瞳孔散大、竖毛、头痛、尿失禁等。④精神症状性发作:发作时表现为恐惧、暴怒、欣快、梦样状态、陌生感、似曾相识感、视物变大或变小等幻觉、错觉及情感、认知和记忆障碍等。

2)复杂局灶性发作 发作时伴有不同程度的意识障碍及自动症。自动症指在意识混沌状态下发生的无目的的重复动作,或无意义的不合时宜的语言和行为,如咀嚼、舔唇、吞咽、自言自语、拍手、摇晃身体、摸索衣物、出走、奔跑、无故脱衣等。

3)局灶性发作继发全面性发作 由单纯局灶性或复杂局灶性发作扩展为全面性发作。

(2)全面性发作 发作时常伴有意识障碍,运动症状呈双侧性。

1)强直-阵挛发作 又称大发作。发作时突然意识丧失,全身肌肉强直性收缩,伴呼吸暂停、青紫、瞳孔散大、双眼上翻;持续数秒或数十秒后出现全身反复、短促的猛烈屈曲性抽动,口吐白沫,可伴尿失禁,一般持续 1~5 min;发作后昏睡,醒后可有头痛、乏力等。发作时 EEG 呈全脑棘波或棘-慢复合波,继发性者从局灶放电扩散到全脑。

2)强直性发作 发作时全身肌肉强烈收缩伴意识丧失,使患儿固定于某一姿势,如头眼偏斜、双上肢前屈或伸直、伸颈、头前倾、角弓反张等,维持 5~20 s 或更长,随后发作停止,恢复原来姿势。发作时 EEG 为低波幅 10 Hz 以上的快活动或棘波节律,发作间期有尖慢波放电,且背景波多异常。

3)阵挛性发作 发作时肢体、躯干或面部肌肉呈节律性连续抽动。

4)失神发作 典型发作表现为突然发生短暂的意识丧失但不跌倒,正在进行的活动停止,语言中断,两眼凝视,持续数秒后意识恢复,发作后不能回忆;发作频繁,每天数次至数十次;EEG 呈两侧对称、同步、弥漫性 3 Hz 的棘-慢复合波。不典型发作起止均较缓慢,且肌张力改变较典型失神发作明显,EEG 显示不规则、不对称慢-棘-慢波,且背景波活动异常。

5)肌阵挛发作 表现为全身或某个肌群突然、快速、有力的收缩,如突然点头、弯腰或后仰,或两臂快速抬起;站立发作时可猛烈地摔倒在地。EEG 为多棘-慢波或棘波。

6)失张力发作 全身或躯体某部分的肌肉张力突然短暂性丧失,伴意识障碍,患儿可突然跌倒、头着地甚至头部碰伤,或点头样、肢体突然下垂动作。EEG 呈节律性或不规则、多灶性棘-慢复合波。

(3)不能明确的发作 指癫痫性痉挛,最常见于婴儿痉挛。多于 1 岁内起病,4~8 个月为高峰。主要临床特征为频繁的痉挛发作,表现为点头、伸臂或屈肘、弯腰、踢腿或屈腿等动作,痉挛多成串发作,每串连续数次或数十次,可伴有婴儿哭叫,多在思睡和苏醒期出现。发作间期 EEG 高峰失律图形对本病诊断有价值。属于难治性癫痫,大多预后不良。痉挛可以持续至婴儿期后,甚至可在婴儿期过后新发。80%~90% 患儿遗留智力和运动发育落后。

3.儿童癫痫综合征 在癫痫这一大组疾病中,某些类型可以确定为独立的疾病类型,称为癫痫综合征,每一癫痫综合征都具有自身的特点,目前已确定了三十多种癫痫综合征,常见的有伴中央颞区棘波的儿童良性癫痫、婴儿痉挛(前面已述)、Lennox-

Gastaut 综合征、热性惊厥附加症等,这里不再叙述。

4.癫痫持续状态 一次癫痫发作持续 30 min 以上,或反复发作而间歇期意识不恢复超过 30 min 者,称为癫痫持续状态。各种癫痫发作均可发生持续状态,但以强直-阵挛发作者最常见。突然停药、药物中毒或高热等是常见诱因。全身性发作者常伴有不同程度的意识、运动障碍,严重者可有脑水肿和颅压增高表现,病死率高,易有神经系统后遗症。癫痫持续状态属小儿急症,需及时抢救。

【实验室和其他检查】

1.EEG 是诊断癫痫最重要的辅助检查,发作期间阳性率一般在 30% ~ 50%,诱发试验可提高阳性率 20% 左右。EEG 正常不能排除癫痫,必要时做动态脑电图(AEEG)或录像脑电图(VEEG)。

2.影像学检查 有局灶性症状和体征或抗癫痫治疗效果不佳时,应及时做颅脑 CT 或 MRI 检查,可明确脑结构异常及病因。单光子发射断层扫描(SPECT)和正电子发射断层扫描(PET)则有利于确定癫痫灶。

3.其他 测定血糖、血钙及肝、肾功能等。必要时可做遗产代谢病筛查、基因分析、染色体检查、脑脊液检查等。

【诊断和鉴别诊断】

1.诊断 应详细了解病史,进行全面的体格检查和必要的辅助检查。重点询问发作史、个人史、既往史及家族史,如有无诱因、发作先兆等。应弄清以下问题:①判断是否为癫痫;②确定癫痫发作类型;③尽可能寻找病因。

2.鉴别诊断 应注意与其他非癫痫发作性疾病鉴别:

(1)屏气发作 见第一章第二节。

(2)晕厥 由于暂时性脑血流灌注不足引起的一过性意识障碍。年长儿多见。常发生于持久站立及从蹲位骤然站起、劳累、剧痛、阵发性心律不齐等情况下。表现为先有眼前发黑、头晕、苍白、出汗、视物模糊,继而意识丧失,偶有肢体抽动,持续数分钟。EEG 正常,直立倾斜试验阳性。

(3)癔症 癔症发作并无真正的意识丧失,发作中缓慢倒下,不会有躯体受伤,无大小便失禁或舌咬伤。抽搐发作杂乱无规律,深、浅反射存在,发作中面色正常,常有夸张色彩,无神经系统阳性体征。发作期及发作间期 EEG 均正常,暗示治疗有效。

(4)其他 尚需与睡眠障碍、抽动障碍、偏头痛等鉴别。

【治疗】

癫痫是脑部慢性病,需坚持长期治疗,以争取完全控制发作、尽量提高生活质量。

1.一般治疗 关心患儿,帮助家长和患儿树立信心,配合坚持正规治疗,避免可能诱发癫痫的各种因素。

2.病因治疗 对症状性癫痫应积极治疗原发病。

3.药物治疗 用药原则:①早期治疗;②根据发作类型选择合适药物(表 11-3);③单药治疗为主;④剂量个体化,从小剂量开始;⑤规律服药,疗程要长,一般在控制发作后再继续服药 2~5 年;⑥定期复查,注意药物副作用。除上述抗癫痫药物外,氨己烯酸(VGB)、拉莫三嗪(LTG)、托吡酯(TPM)、奥卡西平(OCBZ)等新药也可供临床选用。一些抗癫痫药物选用不当,可加重癫痫综合征的病情,应予注意。

表 11-3　不同癫痫发作类型的药物选择（依药效顺序排列）

发作类型	药物选择 *
局灶性发作	卡马西平、丙戊酸钠、苯巴比妥、苯妥英钠；奥卡西平、托吡酯、唑尼沙胺、拉莫三嗪
强直-阵挛发作	卡马西平、丙戊酸钠、苯巴比妥、苯妥英钠；奥卡西平、托吡酯、唑尼沙胺、拉莫三嗪、左乙拉西坦
失神发作	丙戊酸钠、乙琥胺；拉莫三嗪、唑尼沙胺、托吡酯
肌阵挛、失张力发作	丙戊酸钠、氯硝西泮、硝西泮；托吡酯、拉莫三嗪、唑尼沙胺、左乙拉西坦
强直发作	卡马西平、苯巴比妥、硝西泮；托吡酯、拉莫三嗪、唑尼沙胺、左乙拉西坦
婴儿痉挛	促肾上腺皮质激素（ACTH）、丙戊酸钠、氯硝西泮；氨己烯酸、托吡酯、拉莫三嗪、唑尼沙胺

* 表中以分号为界，之前为传统抗癫痫药，之后为抗癫痫新药

4. 手术治疗　药物治疗无效、脑内有局限性病灶的难治性癫痫，可考虑手术治疗。

5. 癫痫持续状态的治疗

（1）控制发作　①首选苯二氮䓬类药物快速止痉，如地西泮每次 0.3~0.5 mg/kg（一次总量不超过 10 mg，婴幼儿≤2 mg），或劳拉西泮 0.05~0.1 mg/kg（一次总量不超过 4 mg），或国产氯硝西泮 0.01~0.06 mg/kg（一次总量不超过 10 mg），均缓慢静脉注射。②苯巴比妥，负荷量 15~20 mg/kg，分 2 次静脉注射，速度<1 mg/(kg·min)，24 h 后改用维持量 3~5 mg/(kg·d)，静脉注射，维持 3~5 d。③苯妥英钠，先给予负荷量 15~20 mg/kg，分 2 次静脉注射，速度<1 mg/(kg·min)，24 h 后改用维持量 5 mg/(kg·d)。

（2）其他治疗　①加强护理，监测生命体征；②保持呼吸道通畅，吸氧，必要时人工机械通气；③保护脑和其他重要脏器功能，预防并控制并发症；④病因治疗。

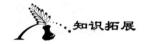

癫痫对儿童智能（IQ）的影响

1. 起病年龄：起病年龄越小，损伤智力的危险性越高。

2. 癫痫的类型与脑的损害有关：婴儿痉挛、Lennox-Gastaut 综合征、复杂局灶性发作等有严重的智力低下。

3. 癫痫持续状态：其精神、神经后遗症发生率可达 50%。

4. 抗癫痫药物的应用：一般用药种类越多，毒、副作用越大。

【预后】

预后取决于癫痫的病因、发作类型，是否合理、规律用药及对药物的疗效反应等。

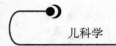
小儿癫痫的完全缓解率为75%～80%,约2/3的患儿能正常入学。

第五节 脑性瘫痪

　　脑性瘫痪简称脑瘫,是指由于各种原因造成的发育期胎儿或婴儿非进行性脑损伤,临床主要表现为运动发育异常和姿势异常、运动功能障碍。常伴智力低下、癫痫、感知觉异常及行为异常。是儿童时期伤残的常见原因。我国发病率为存活婴儿的0.18%～0.4%。

【病因与发病机制】

　　许多围生期危险因素与脑瘫的发生有关,主要包括早产与低出生体重、脑缺氧缺血性脑病、新生儿脑卒中、产伤、颅内出血、脑发育异常、核黄疸、中枢神经系统感染、宫内发育迟缓、先天性 TORCH 感染等。这些因素可能共存,并相互作用。约有 1/3 患儿难以明确原因。

　　目前认为,受孕前后孕妇体内外环境影响、遗传因素及孕期疾病引起的妊娠早期胎盘羊膜炎症等,导致了胚胎早期的发育异常,从而发生婴儿早产、低出生体重和易有围生期缺氧缺血等事件,出现脑瘫。

【临床表现】

　　1. 基本表现　以出生后非进行性运动发育异常为特征,一般在婴儿早期即可出现症状,多数 6 个月左右即有明显异常。随年龄增加,运动功能渐趋好转,但仍落后于正常同龄儿。一般都有以下 4 种表现:

　　(1)运动发育落后　患儿抬头、坐、站立、独走等大运动及手指的精细动作均落后于同龄正常儿,瘫痪肢体肌力降低,主动运动减少。

　　(2)肌张力异常　是脑瘫患儿的特征之一。多数患儿肌张力增高,称为痉挛型;肌张力低下型则表现为瘫痪肢体松软,而手足徐动型则表现为变异性肌张力不全。

　　(3)姿势异常　为脑瘫患儿的突出表现。其肢体异常姿势多种多样,与肌张力不正常和原始反射延迟消失有关。将患儿分别置于俯卧、仰卧、直立位时,以及由仰卧牵拉成坐位时,即可发现瘫痪肢体的异常姿势和非正常体位。

　　(4)反射异常　原始反射消失延迟。痉挛型脑瘫患儿腱反射活跃,可引出踝阵挛和巴宾斯基征阳性。

　　2. 临床分型　根据运动障碍的性质,脑瘫分以下几型。也可为数型并存,称为混合型。

　　(1)痉挛型　最常见,占50%～60%。主要因椎体束受累,表现为"折刀样"肌张力增高,以屈肌张力增高为主,下肢内收肌群尤为显著。患儿手指屈曲呈握拳状,拇指内收,握于掌心。双大腿外展困难,膝部屈曲不易伸直,跟腱挛缩。竖抱时两下肢伸直、内收并内旋,双腿交叉呈剪刀状。卧位膝、髋关节屈曲,俯卧位抬头困难。坐时两腿伸直困难,脊柱后凸。站立时髋、膝略屈,足尖着地。行走时踮足、足尖着地,呈"剪刀状"痉挛性瘫痪步态,伴上肢肘、腕关节屈曲。腱反射亢进,病理反射阳性。根据受累部位不同,本型又可分为四肢瘫、偏瘫、三肢瘫、双瘫及单瘫等亚型。以四肢瘫或偏瘫较多见。①四肢瘫:为最严重的类型,四肢运动严重受累,常合并智力低下、癫痫发作、吞咽困难和吸入性肺炎。神经系统检查可见四肢肌张力增高,自发运动减少,腱反射亢进,Babinski 征阳性。年长儿膝、肘常屈曲性挛缩。常伴语言发育障碍和视觉异常。②偏瘫:患肢自发运动减少,上肢受累多较下肢重,1 岁前即可发现患侧手运动功能异常。患儿抬头、翻身、坐、爬、站立等大运动发育显著落后,常迟至 18~24 个月时才能行走,且患侧呈环形步态。患侧肢体肌张力增高,腱反射亢进,可有踝阵挛及巴宾斯基征。约 1/3 患儿伴癫痫发作,1/4 患儿有认知障碍、智力低下。CT 检查可见偏瘫对侧大脑半球萎缩及侧脑室扩大。

(2)手足徐动型 约占脑瘫的 20%,主要病变在锥体外系,表现为难以控制的不自主运动。进行有意识运动尤其是在紧张时,不自主、不协调及无效运动增多,安静时减轻,入睡后消失。因面肌、舌肌及发音器官肌肉受累,常有语言障碍。智力障碍一般不严重。

(3)肌张力低下型 肌张力低下,四肢软瘫,自主运动减少,仰卧位四肢外展外旋,俯卧时不能抬头。本型常为过渡形式,婴儿期以后多转为痉挛型或手足徐动型。

(4)强直型 少见,主要病变在锥体外系。全身肌张力显著增高,身体异常僵硬,运动减少。四肢做被动运动时,主动肌和拮抗肌有持续的阻力,肌张力增高呈铅管样或齿轮状,常伴严重智力低下。

(5)共济失调型 表现为小脑症状,步态不稳,走路时两足间距加宽,四肢动作不协调,上肢常有意向性震颤,肌张力低下,腱反射不亢进。

(6)震颤型 罕见,表现为婴儿期肌张力降低,2 岁后四肢震颤,多为静止性震颤。

(7)混合型 以上几种类型同时存在。

3.其他表现 脑性瘫痪多因较广泛的脑损伤引起,故常合并其他神经系统异常。①智力低下。最为常见,以痉挛型、肌张力低下型、强直型多见。②癫痫。以偏瘫、痉挛性四肢瘫多见。③其他。语言障碍、视力障碍、听力障碍、精神行为异常等。

脑瘫患儿预后的影响因素包括脑瘫类型、运动发育延迟程度、病理反射是否存在,智力、感觉、情绪异常的程度等。仅偏瘫而不伴有其他异常,一般都能获得行走能力,多数患儿能完成日常活动,智力正常者有望独立生活。

【实验室和其他检查】

1.神经系统影像学检查 可以了解脑发育情况,观察颅脑结构有无异常,对探讨病因及判断预后有一定作用。MRI 对诊断脑白质发育不良和髓鞘发育不良有特殊意义。

2.脑电图检查 可以帮助确定是否合并癫痫及其发作类型,对指导治疗有参考价值。脑电图可能正常,也可表现异常背景活动,伴有痫性放电波者应注意合并癫痫的可能性。

3.其他 注意检测视、听觉功能,对诊断可有帮助。

【诊断和鉴别诊断】

1.诊断 详细询问围生期病史,特别是有无早产、宫内窒迫或缺氧缺血性脑病;了解其生长发育尤其是运动发育状况,以及详细的神经精神系统检查,是脑瘫诊断的主要依据。诊断包括根据运动功能障碍特点及神经反射特点,确定是否为中枢性瘫痪;

进一步对脑瘫进行分型。1/2~2/3 的患儿可有头颅 CT、MRI 异常,但正常者不能否定本病的诊断。脑性瘫痪的诊断须符合 2 个条件:①致病因素发生在新生儿时期之前;②婴儿时期出现的中枢性瘫痪。同时需除外进行性疾病(如各种遗传代谢病或变性病、脊髓肿瘤等)所致的中枢性瘫痪及正常小儿一过性发育落后。

2. 鉴别诊断　脑性瘫痪有多种类型,因其临床表现复杂,容易与婴幼儿时期其他神经肌肉疾病引起的肌无力相混淆,应注意鉴别。

【治疗】

治疗的主要目的是促进各系统功能的恢复和发育,纠正异常姿势,减轻其伤残程度。

1. 治疗原则　①早发现、早治疗:婴幼儿运动系统处于发育阶段,尽早加以纠正,易取得较好疗效。②促进正常运动发育、抑制异常运动和姿势:按儿童运动发育规律,循序渐进地进行功能训练。③综合治疗:利用各种手段对患儿进行全面治疗,除针对运动障碍进行矫治外,对语言障碍、智力低下、癫痫、行为异常也需干预,还要注重培养患儿日常生活、社会交往及将来从事某种职业的能力。④家庭训练:脑瘫康复是一个长期的过程,患儿家长必须坚定信心,在医师指导下,认真执行训练方案,坚持长期治疗,以期取得最佳的治疗效果。

2. 主要治疗措施

(1)功能训练　这是治疗脑瘫的主要手段,脑瘫一旦确诊,应立即开始功能训练。①体能运动训练:针对各种运动障碍和异常姿势进行物理学手段治疗。②技能训练:重点训练上肢和手的精细运动,提高患儿的独立生活能力。③言语训练:包括听力、发音、语言和咀嚼、吞咽功能的协同矫治。

(2)矫形器的应用　采用一些辅助器矫正异常姿势、抑制异常反射,降低关节周围肌肉的紧张度。

(3)手术治疗　主要用于痉挛型,目的在于矫正畸形、恢复或改善肌力与肌张力的平衡。如跟腱延长术、闭孔神经前支切除术、选择性脊神经后根切断术、骨关节手术等。

(4)药物治疗　脑细胞营养药有助于正常脑细胞的生长代偿,从而改善脑功能。对手足徐动型脑瘫的多动,可试用小量苯海索。严重痉挛型脑瘫可使用减低肌张力的药物,如巴氯芬、地西泮。强直型脑瘫的肌张力不全,可用左旋多巴。

(5)其他疗法　如水疗、电疗、高压氧、针灸、中药等,对脑瘫的康复也有一定效果。

【预防】

积极推广新法接生和正确的复苏技术,加强胎儿监护,避免宫内胎儿缺氧。监测临产孕妇,避免难产。加强围生期和新生儿保健,防止围生期窒息及出生后产伤、缺氧、感染。加强新生儿护理,及时去除可能发生脑瘫的高危因素。

思考题

1.小儿化脓性脑膜炎、病毒性脑膜炎和结核性脑膜炎的脑脊液改变各有什么特点？

2.何为癫痫、癫痫发作和癫痫持续状态？试述癫痫持续状态的抢救方案。

3.患儿王某,女,1岁,发热、咳嗽4 d。近2 d呕吐、惊厥2次,曾用青霉素肌内注射治疗4 d。接种过卡介苗。体格检查:嗜睡,呼吸稍急促,前囟饱满,颈部无抵抗,巴宾斯基征阳性。血象:WBC 15×10⁹/L,N 0.65、L 0.35。脑脊液外观微混浊,WBC 1 500×10⁶/L,N 0.75,糖1.11 mmol/L,蛋白2 g/L,涂片找菌阴性。结核菌素试验阴性。该患儿最可能的诊断是什么？治疗措施有哪些？

4.患儿赵某,男,8个月,以"发热3 d、惊厥2次"入院。查体:T 38.7 ℃,烦躁不安,前囟隆起,张力较高。HR 120次/分,心音有力,双肺呼吸音清,腹软。为进一步明确诊断,该患儿首先应做哪些辅助检查？为什么？

(漯河医学高等专科学校　刘　洋)

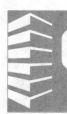

第十二章

遗传代谢内分泌疾病

学习目标

◆掌握 21-三体综合征的病因、临床表现、细胞遗传学检查及诊断;苯丙酮尿症、先天性甲状腺功能减退症的病因、临床表现、诊断及治疗。

◆熟悉 21-三体综合征、苯丙酮尿症、先天性甲状腺功能减退症的鉴别要点和预防。

◆了解 21-三体综合征、苯丙酮尿症、先天性甲状腺功能减退症的发病机制、辅助检查和预后。

◆能够开展21-三体综合征、苯丙酮尿症和先天性甲状腺功能减退症的预防工作。

第一节 21-三体综合征

21-三体综合征又称唐氏综合征(Down 综合征),也称先天愚型,是人类最早确定的染色体病,在活产婴儿中发生率为 1∶1 000~1∶600,60% 患儿在胎儿早期即夭折流产。男女之比为 3∶2。母亲年龄愈大,发生率愈高。

【病因和发病机制】

病因与母亲妊娠时的年龄、遗传因素、妊娠时使用化学药物堕胎、放射线照射、自身免疫性疾病(如慢性甲状腺炎)及病毒感染(如传染性肝炎)等有关。21-三体的形成与孕母的年龄增高(35 岁以上)和年龄过小(20 岁以下)有关。高龄初产妇会加剧婴儿患唐氏综合征的风险。据统计,孕母年龄在 20~24 岁之间,患病率为 1/1600,25~29 岁为 1/1350,30~34 岁为 1/800,35~39 岁为 1/600,40~44 岁为 1/100,45 岁以上为 1/50。其原因主要是亲代之一的生殖细胞在减数分裂形成配子时或受精卵在有丝分裂时,21 号染色体发生不分离,使胚胎体细胞内存在一条额外的 21 号染色体(图 12-1)。另外也有多余的染色体来自父亲一方的情况,父方起因和母方起因的比例为 1∶4。

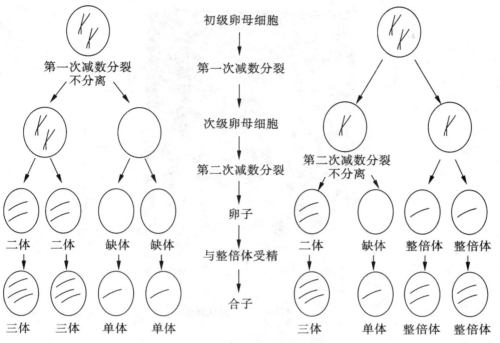

图 12-1　21-三体综合征的发病机制

【临床表现】

主要特征为智能落后、特殊面容和生长发育迟缓,并可伴有多种畸形。

1. 智能落后　是本病最突出、最严重的表现。绝大部分患儿都有不同程度的智能发育障碍,随年龄的增长日益明显。一般 5 岁时智商为 50,渐渐减退,至 15 岁时为 38。缺乏抽象思维能力。嵌合体型患儿若正常细胞比例较大则智能障碍较轻,其智商平均可达 67。一些嵌合体病儿语言发育较好,视觉理解障碍较少,有的病儿智能接近正常。

2. 生长发育迟缓　①身材矮小,骨龄落后;②出牙迟且常错位;③四肢短,韧带松弛,关节可过度弯曲;④肌张力低下,腹膨隆,可伴有腹直肌分离和脐疝;⑤手宽、厚,手指粗短,小指末端常向内弯,中间指骨短宽且向内弯曲指短。脚宽、厚,蹬趾与其余四趾分离较远;⑥动作及性发育延迟。

3. 特殊面容　出生时即有明显的特殊面容(图 12-2)。①表情呆滞;②眼球突出,眼裂小,眼距宽,双眼外眦上斜,可有内眦赘皮,眼球震颤,少数有白内障,眼睫毛稀疏而短,常见睑缘炎及斜视;③鼻梁低平,鼻子短,鼻孔上翘;④耳小而圆,耳轮上缘过度折叠,耳长度减小,耳垂小、粘连。耳轮根部异常发育下移至耳甲部,外耳道小;⑤硬腭窄小,腭弓高,嘴小唇厚,口半开,舌厚常伸出口外,可见舌炎及表皮脱落,年龄较大病儿可见裂纹,有的病儿腭裂,流涎多,傻笑,牙齿萌出延迟;⑥头型短小,面圆而扁平,前囟大且闭合延迟;⑦颈背部短而宽。

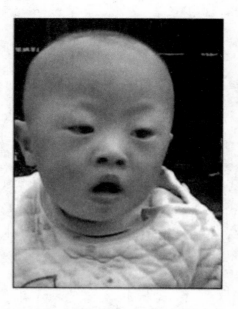

图 12-2　21-三体综合征特殊面容

4. 皮纹特点　通贯手,轴三角的 atd 角度大(>63°,正常<45°)(图 12-3)。小指只有一条褶纹,指纹斗状纹频率减少,箕状纹增加。无名指及小指桡向箕纹增多,示指尺侧箕纹增多,踇趾球部胫侧弓形纹。

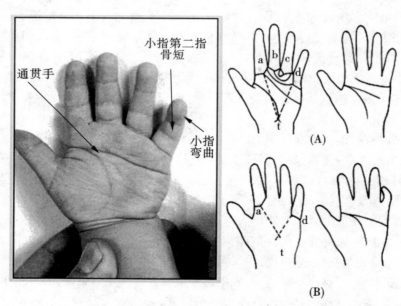

图 12-3　21-三体综合征患儿手指、手纹特点

(A 为正常儿,B 为 21-三体综合征患儿)

5. 伴发畸形　约 50% 患儿伴有先天性心脏病,依出现多少顺序为房室联合通道、室间隔缺损、房间隔缺损、动脉导管未闭、法洛四联症等。其次是消化道畸形,主要为

十二指肠狭窄,也可见食管气管瘘、膈疝、幽门狭窄、环状胰腺、肛门闭锁、巨结肠、直肠脱垂等。

6.骨骼异常　有明显的骨异常,常见骨盆小,X线片髂翼伸展,髋臼扁平,坐骨削尖,髋臼指数(髋臼角与髂骨角之和)<68°。小指中节及末节指骨发育不良,X线可见脱钙。第1掌骨的远端和第2掌骨的近端常有不整齐的凹痕。胸骨柄可见2个骨化点,第12对肋骨缺如。额窦消失,额缝持续存在,骨龄稍延迟。

7.其他　先天性甲状腺功能减退症和急性淋巴细胞性白血病的发生率明显高于正常人群。免疫功能低下,易患感染性疾病。

【实验室和其他检查】

1.细胞遗传学检查　染色体核型分析是确诊依据,分为三型。①标准型:占患儿总数95%,体细胞染色体为47条,有一条额外的21号染色体,核型为47,XX(或XY),+21(图12-4)。②易位型:占2.5%～5%,染色体总数为46条,其中一条是易位染色体(图12-5),D/G易位以14号染色体为主,少数为15号或13号染色体,最常见核型为46,XX(或XY),-14,+t(14q21q);G/G易位以21号染色体为主,少数为22号染色体,最常见核型为46,XX(或XY),-21,+t(21q21q)。③嵌合体型:占2%～4%,患儿体内存在两种细胞系,一种为正常细胞,另一种为21-三体细胞,形成嵌合体,其核型为46,XX(或XY)/47,XX(或XY),+21。

2.荧光原位杂交　用荧光素标记的21号染色体的相应片段序列为探针,与外周血中的淋巴细胞或羊水细胞进行原位杂交,患儿细胞中可呈现3个21号染色体的荧光信号,可快速、准确进行诊断。

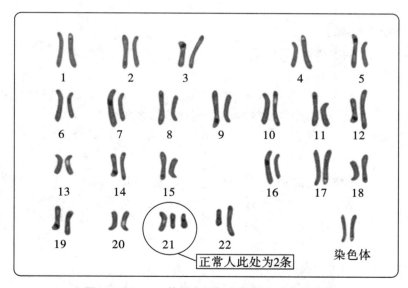

图12-4　21-三体综合征标准型细胞染色体核型

笔记栏

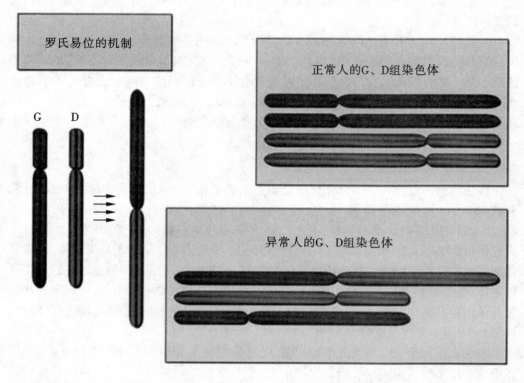

图 12-5　21-三体综合征易位型细胞染色体核型

【诊断和鉴别诊断】

1.诊断　根据特殊面容、智能低下、生长发育落后、皮纹特点等可做出临床诊断,确诊需做染色体核型分析。

2.鉴别诊断　应与先天性甲状腺功能减退症相鉴别,后者出生时即可有嗜睡、哭声嘶哑、喂养困难、便秘、腹胀、生理性黄疸消退延迟,舌大而厚,头发干燥、皮肤粗糙、颜面黏液性水肿等症状,可测血清 TSH、T_4 和染色体核型分析进行鉴别。

【治疗】

目前尚无有效的治疗方法。要采用综合措施,包括医疗和社会服务,对患者进行长期耐心的教育。要训练弱智儿掌握一定的工作技能。对患儿宜注意预防感染,如伴有先天性心脏病、胃肠道或其他畸形,可考虑手术矫治。

【预后】

过去报道成活率低,常在 1 岁内夭折,近年来由于治疗技术的发展,死亡率下降,75% 可活到 5 岁,50% 活到中年。寿命长短取决于有无并发症,先天性心脏病是早期死亡的主要原因,同时患严重呼吸道感染时常导致心力衰竭而死亡,应加以警惕。智力随年龄增长而下降,平均 IQ 2 岁为 56,4 岁为 46,11 岁为 37。女性 IQ 一般高于男性,在家生活的孩子 IQ 一般高于教养院生活的孩子。出生时体重及肌张力低是一有用的预测指标,嵌合体患儿少有较重的影响,有些孩子可以学习、读和写;有的孩子则不会说话,13% 有严重的行为问题。视力障碍包括斜视、近视、眼球震颤、失明和白内障。常见传导性耳聋。14%有隐睾症、性欲低下、精子量减少,男性可能不育,女性患者和正常人结婚后也有怀孕者。

【预防】

预防措施包括以下方面:

1.妇女应避免在 40 岁以后生育。

2.25~30 岁以下的母亲如生有 21-三体综合征病儿时,应检查母亲的染色体。标准型 21-三体综合征的再发风险为 1%,孕母年龄愈大,风险率愈高;D/G 易位型再发风险为 4%~10%,D/G 易位型若亲代之一为 21q21q 平衡易位携带者再发风险为 100%,若亲代之一为 21q22q 平衡易位携带者再发风险同 D/G 易位型。如母亲染色体检查有易位畸变,应以节育为好;如已怀第 2 胎,可做孕中期筛查血清绒毛膜促性腺激素(HCG)、甲胎蛋白(AFP)、游离雌三醇(FE$_3$),或产前羊水穿刺进行羊水细胞培养,检查胎儿染色体核型,如患儿染色体异常,可终止妊娠。

3.对母亲为 21-三体征嵌合体型者,妊娠时可做羊水穿刺检查。

第二节 苯丙酮尿症

苯丙酮尿症(phenylketonuria,PKU)是由于苯丙氨酸代谢途径中酶缺陷所致的最为常见的一种氨基酸代谢障碍疾病,属常染色体隐性遗传疾病。因患儿尿液中排出大量苯丙酮酸代谢产物而得名。其发病率随种族不同而异,我国发病率总体为 1:11 000,北方人群高于南方人群。

【病因和发病机制】

苯丙氨酸(phenylalanine,Phe)是人体必需氨基酸之一,食入体内的 Phe 一部分用于蛋白质的合成,另一部分通过苯丙氨酸羟化酶(phenylalanine hydroxylase,PAH)作用转变为酪氨酸,仅有少量的 Phe 经过旁路代谢途径在转氨酶的作用下转变成苯丙酮酸,根据酶缺陷不同分为典型和非典型两种。

1.典型 PKU 患儿肝细胞缺乏 PAH,不能将苯丙氨酸转化为酪氨酸,导致苯丙氨酸在血液、脑脊液、组织和尿液中浓度极度增高,同时产生大量苯丙酮酸、苯乙酸、苯乳酸和对羟基苯乙酸等代谢产物并从尿中排出,高浓度的 Phe 及其代谢产物能导致脑损伤。此外,因酪氨酸来源减少,致使甲状腺素、肾上腺素及黑色素合成不足(图 12-6)。人类苯丙氨酸羟化酶基因位于第 12 号染色体上(12q22~12q24),基因全长约 90 kb,有 13 个外显子和 12 个内含子,成熟的 mRNA 约 2.4 kb,编码 451 个氨基酸。通过对 PKU 患者进行基因分析,在中国人群中已经发现了 100 种以上基因突变。

2.非典型 PKU 属四氢生物蝶呤(tetrabiopterin,BH$_4$)缺乏型,是因鸟苷三磷酸环化水合酶(GTP-CH)、6-丙酮酰四氢蝶呤合成酶(6-PTS)和二氢生物蝶呤还原酶(DHPR)缺乏所致。BH$_4$ 是苯丙氨酸、酪氨酸和色氨酸等芳香氨基酸在催化过程中所必需的共同的辅酶,缺乏时不仅苯丙氨酸不能氧化成酪氨酸,而且造成多巴胺、5-羟色胺等重要神经递质的合成受阻,加重了神经系统的功能损害(图 12-6)。GTP-GH、6-PTS、DHPR 等酶的编码基因缺陷都有可能造成相关酶的活力缺陷,导致血苯丙氨酸升高。

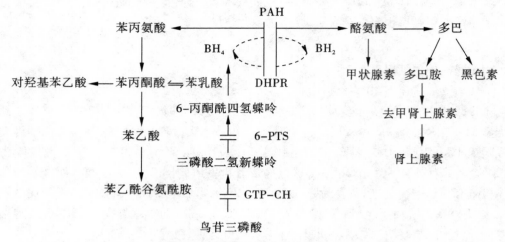

图 12-6 苯丙酮尿症的发病机制

据统计,在新生儿筛查中发现的高苯丙氨酸血症,大多数为 PKU,10%~15% 为 BH₄ 缺乏症,国内目前发现全部是 6-PTS 缺乏类型。

【临床表现】

患儿出生时正常,通常在 3~6 个月时始出现症状,1 岁时症状明显。

1. 神经系统 智能发育落后最为突出,智力低下是本病最常见的症状,约 90% 病例有此症状。有行为异常,如兴奋不安、忧郁、多动、孤僻等。可有癫痫小发作,常在 1 岁左右发病,约 25% 的严重智力迟钝患儿可有癫痫发作。少数呈现肌张力增高和腱反射亢进。

2. 皮肤 患儿在出生数月后因黑色素合成不足,头发由黑变黄,皮肤白皙。皮肤湿疹较常见。

3. 体味 由于尿和汗液中排出较多苯乙酸,可有明显鼠尿臭味。

【实验室和其他检查】

1. 新生儿筛查 新生儿哺乳 3~7 d 后,针刺足跟采集外周血,滴于专用采血滤纸上,晾干后送至筛查实验室,进行苯丙氨酸浓度测定。如 Phe 浓度大于切割值应进一步检查和确诊。

2. 血苯丙氨酸浓度测定 正常浓度 $0.06~0.18$ mmol/L($1~3$ mg/dl),患儿血 Phe 浓度 >1.2 mmol/L(20 mg/dl)。

3. 尿三氯化铁($FeCl_3$)及 2,4-二硝基苯肼试验(DNPH) 用于对较大婴儿和儿童的初筛。将三氯化铁滴入尿液,立即出现绿色反应为阳性;将 2,4-二硝基苯肼滴入尿液,出现黄色沉淀为阳性。

4. 尿蝶呤图谱分析 主要用于 BH₄ 缺乏症的鉴别诊断。尿蝶呤谱分析应用高压液相层析(HPLC)测定尿液中新蝶呤(N)和生物蝶呤(B)的含量。如因 6-丙酮酰四氢蝶呤合成酶缺乏所致的 BH₄ 缺乏症,尿中新蝶呤明显增加,生物蝶呤下降,N/B 增高,比值(B/B+N%)$<10\%$。尿蝶呤谱分析显示异常者需进一步做口服 BH₄ 负荷试验,以助确诊。

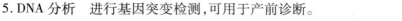

5. DNA 分析　进行基因突变检测,可用于产前诊断。

【诊断和鉴别诊断】

根据智能落后、头发由黑变黄、特殊体味和血苯丙氨酸升高可以确诊。本病应力求早期诊断与治疗,以避免神经系统的损伤。

【治疗】

一旦确诊,应立即治疗。

1. 典型 PKU　主要采用低苯丙氨酸奶方治疗。婴儿可喂特制的低苯丙氨酸奶粉,幼儿添加辅食应以淀粉类、蔬菜和水果等低蛋白、低苯丙氨酸食物为主。在饮食治疗期间需定期测定患儿血苯丙氨酸浓度,根据具体情况调整食谱,避免苯丙氨酸增高或缺乏。Phe 浓度过高或者过低都将影响生长发育,故苯丙氨酸应按每日 30~50 mg/kg 适量给予,以维持血中苯丙氨酸浓度在 0.12~0.6 mmol/L(2~10 mg/dl)。

2. 非典型 PKU　除控制饮食外,应给予 BH4、5-羟色胺和左旋多巴等药物治疗。

【预后】

开始治疗的年龄愈小,预后越好。低苯丙氨酸饮食治疗至少持续到青春期以后,终生治疗对患者更有益。

【预防】

成年女性患者在怀孕前应重新开始饮食控制,血苯丙氨酸应该在 300 μmol/L 以下,直至分娩,以免高苯丙氨酸血症影响胎儿。对有本病家族史的夫妇及先证者可进行 DNA 分析,在生育时进行遗传咨询和对其胎儿进行产前基因诊断。

第三节　先天性甲状腺功能减退症

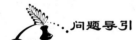
问题导引

患儿,女,6 岁 8 个月,因"身材矮小、发育迟缓伴智力落后 6 年余"入院。患儿出生时哭声较低,腹部略胀,没有做新生儿筛查。生后 1 个月左右开始出现反应低下,安静少动,吃奶少,腹胀,便秘,黄疸不退。服用 2 个月中药治疗后,黄疸消退,但身高、生长发育及智力明显落后于同龄儿,前囟 5 岁半闭合。至入院时患儿仅能说单个名词,步态不稳,常跌倒,少哭吵,无发热、抽搐、吐泻等。体格检查:T 36.1 ℃,P 65 次/分,R 23 次/分,体重 18 kg,身长 90 cm,头围 56 cm。神志清楚,反应低下,面色苍黄,颜面肿,全身皮肤粗糙,头大,颈短,鼻梁低,舌大,HR 65 次/分,心音低钝,未闻及心脏杂音,两肺呼吸音清晰,未闻及湿啰音,腹膨隆,肝右肋下 3 cm,脾左肋下未触及,四肢短,肢端凉,未见"X"形或"O"形腿。

请分析：

(1)患儿最可能的诊断是什么？

(2)哪项检查有助于进一步确诊？

(3)应注意与哪些疾病鉴别？

(4)应采取的关键治疗是什么？

甲状腺功能减退症简称甲低，是由于各种不同的疾病累及下丘脑-垂体-甲状腺轴功能，以致甲状腺素缺乏；或是由于甲状腺素受体缺陷所造成的临床综合征。可分为：①原发性甲低，是由于甲状腺本身疾病所致；②继发性甲低，其病变位于垂体或下丘脑，又称为中枢性甲低，多数与其他下丘脑-垂体轴功能缺陷同时存在。儿科患者绝大多数为原发性甲低，根据其发病机制的不同和起病年龄又可分为先天性和获得性两类，获得性甲状腺功能减退症在儿科主要由慢性淋巴细胞性甲状腺炎，即桥本甲状腺炎所引起。本节主要介绍先天性甲状腺功能减退症。

先天性甲状腺功能减退症简称先天性甲低，又称呆小症或克汀病，是由于甲状腺激素合成不足或其受体缺陷所致的一种疾病，是儿童最常见的内分泌疾病。根据病因可分为两类：①散发性，系先天性甲状腺发育异常、异位或甲状腺激素合成途径中酶缺陷所造成，发生率约为1/7 000；②地方性，多见于甲状腺肿流行的山区，是由于该地区水、土和食物中碘缺乏所致，随着我国碘化食盐的广泛应用，其发病率明显下降。

【病因】

1.散发性先天性甲低

(1)甲状腺不发育、发育不全或异位　为最主要原因，约占90%，多见于女孩，女：男为2：1，其中1/3病例为甲状腺完全缺如，其余为发育不全或在下移过程中停留在异常部位形成异位甲状腺，部分或完全丧失其功能。造成甲状腺发育异常的原因尚未阐明，可能与遗传素质、免疫介导机制有关。

(2)甲状腺激素合成障碍　为第2位原因，多见于甲状腺激素合成和分泌过程中酶的缺陷，造成甲状腺素不足，多为常染色体隐性遗传病。

(3)TSH、TRH缺乏　亦称下丘脑-垂体性甲低或中枢性甲低，是因垂体分泌TSH障碍而引起，常见于特发性垂体功能低下或下丘脑、垂体发育缺陷，其中因下丘脑TRH不足所致者较多见。TSH单一缺乏者甚为少见，常与GH、催乳素(PRL)、黄体生成素(LH)等其他垂体激素缺乏并存，是由于位于3p11的Pit-1基因突变所引起，临床上称为多垂体激素缺乏综合征(MPHD)。

(4)甲状腺或靶器官反应低下　前者是由于甲状腺细胞膜上的GS_α蛋白缺陷，使cAMP生成障碍，而对TSH无反应；后者是末梢组织β-甲状腺受体缺陷，从而对T_3、T_4不反应。均为罕见病。

(5)母亲因素　母亲服用抗甲状腺药物或母亲患自身免疫性疾病，存在抗TSH受体抗体，均可通过胎盘而影响胎儿而造成甲低，亦称暂时性甲低，通常在3个月后好转。

2.地方性先天性甲低　多因孕妇饮食缺碘，致使胎儿在胚胎期因碘缺乏而导致甲状腺功能低下。

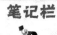

【临床表现】

主要临床特征为智能落后、生长发育迟缓和生理功能低下。

1. 新生儿期　常为过期产和巨大儿。出生时身长和头围可正常，前、后囟大；胎便排出延迟，生后常有腹胀、便秘、脐疝，易被误诊为先天性巨结肠；生理性黄疸期延长；对外界反应低下，常处于睡眠状态，肌张力低，吮奶差，呼吸慢，哭声嘶哑且少哭，体温低（常<35 ℃），四肢冷，末梢循环差，皮肤出现斑纹或有硬肿现象等。

2. 典型症状　多数先天性甲状腺功能减退症患儿常在出生半年后出现典型症状。

（1）特殊面容和体态　头大颈短，面部黏液水肿，眼睑水肿，眼距宽，鼻梁低平，唇厚，舌大而宽厚、常伸出口外；皮肤粗糙、面色苍黄，毛发稀疏、无光泽。

（2）特殊体态　身材矮小，躯干长而四肢短小，上部量/下部量>1.5，腹部膨隆，常有脐疝。

（3）神经系统症状　智能发育低下，表情呆板、淡漠，神经反射迟钝；运动发育障碍，如翻身、坐、立、走的时间都延迟。

（4）生理功能低下　精神差，安静少动，对周围事物反应少，嗜睡；食欲差，体温低而怕冷；肠蠕动慢，腹胀，便秘；脉搏、呼吸缓慢，心音低钝；肌张力低，可伴心包积液，心电图呈低电压、P-R间期延长、T波平坦等改变。

3. 地方性甲状腺功能减退症　因胎儿期碘缺乏而不能合成足量甲状腺激素，影响中枢神经系统发育。临床表现为两种不同的类型，但可相互交叉重叠。

（1）"神经性"综合征　以共济失调、痉挛性瘫痪、聋哑、智能低下为特征，但身材正常，甲状腺功能正常或轻度减低。

（2）"黏液水肿性"综合征　以生长发育和性发育落后、智力低下、黏液性水肿为特征。血清 T_4 降低、TSH增高，约25%患儿有甲状腺肿大。

4. TSH和TRH分泌不足　患儿常保留部分甲状腺激素分泌功能，因此临床症状较轻，但常有其他垂体激素缺乏的症状如低血糖（ACTH缺乏）、小阴茎、尿崩症等。

【实验室和其他检查】

1. 新生儿筛查　目前多采用出生后2~3 d的新生儿干血滴纸片检测TSH浓度作为初筛，结果>15~20 mU/L时，再进一步检测血清 T_4、TSH以确诊。

2. 血清 T_4、T_3、TSH测定　如 T_4 降低、TSH明显升高即可确诊；血清 T_3 浓度可降低或正常。甲状腺相关检查正常值：TSH < 10 μg/ml，T_3 0.8 ~ 2.2 ng/ml，T_4 50 ~ 126 ng/ml。

3. TRH刺激试验　若血清 T_4、TSH均低，则疑TRH、TSH分泌不足，应进一步做TRH刺激试验：静脉注射TRH 7 μg/kg，正常者在注射20~30 min内出现TSH峰值，90 min后回至基础值。若未出现高峰，应考虑垂体病变；若TSH峰值甚高或出现时间延长，则提示下丘脑病变。

4. X线检查　患儿骨龄明显落后于实际年龄。

5. 核素检查　采用静脉注射 ^{99}mTc后以单光子发射计算机体层摄影术（SPECT）检测患儿甲状腺发育情况及甲状腺的大小、形状和位置。

【诊断和鉴别诊断】

1. 诊断　根据智能落后、生长发育迟缓和生理功能低下等表现,血清 T_3、T_4 下降及 TSH 增高,可做出诊断。但在新生儿期不易确诊,应对新生儿进行筛查。

2. 鉴别诊断

(1)先天性巨结肠　患儿出生后即出现便秘、腹胀,常有脐疝,但其面容、精神反应及哭声等均正常,钡灌肠可见结肠痉挛段与扩张段。

(2)21-三体综合征　患儿智能及动作发育落后,有眼距宽、眼裂小、外眼眦上斜、鼻梁低、外耳小、舌伸出口外等特殊面容,但皮肤及毛发正常,无黏液性水肿,染色体核型分析可鉴别。

(3)佝偻病　患儿有生长发育落后、动作发育迟缓等表现,但智能和皮肤正常,有佝偻病的体征,血生化和 X 线片有助鉴别。

(4)骨骼发育障碍的疾病　如骨软骨发育不良、黏多糖病等,均有生长发育迟缓症状,骨骼 X 线和尿中代谢物检查可资鉴别。

【治疗】

一旦诊断确立,应立即终身服用甲状腺素替代治疗,不能中断,否则前功尽弃。

饮食中应富含蛋白质、维生素及无机盐。常用甲状腺制剂是 L-甲状腺素钠:每片 100 μg 或 50 μg,含 T_4,半衰期为 1 周,因 T_4 浓度每日仅有小量变动,血清浓度较稳定,故每日服一次即可。用药量应从小剂量开始,逐渐加量,并根据甲状腺功能及临床表现进行调整,至常用剂量(表 12-1)。应使:①TSH 浓度正常,血 T_4 正常或偏高值,以备部分 T_4 转变成 T_3。新生儿甲低应在开始治疗 2~4 周内使血清 T_4 水平上升至正常高限,6~9 周内使血清 TSH 水平降至正常范围。②临床表现,大便次数及性状正常,食欲好转,腹胀消失,心率维持在正常范围,智能及体格发育改善。药物过量可出现烦躁、多汗、消瘦、腹痛、腹泻、发热等。因此,在治疗过程中应注意随访,治疗开始时每 2 周随访 1 次;血清 TSH 和 T_4 正常后,每 3 个月 1 次;服药 1~2 年后,每 6 个月 1 次。在随访过程中根据血清 T_4、TSH 水平,及时调整剂量,并注意监测智能和体格发育情况。

表 12-1　甲状腺素替代治疗甲低的参考剂量

年龄	最初剂量[μg/(kg·d)]	常用量(μg/d)
新生儿	10~15	20~50
1 个月~2 岁	5~10	25~100
2~12 岁	5	75~100
12~18 岁	50~100	100~200

【预后】

新生儿筛查阳性者确诊后应立即开始正规治疗,预后良好;若生后 3 个月内开始治疗者预后尚可,智能绝大多数可达到正常;若未能及早诊断而在 6 个月后才开始治疗者可改善生长状况,但智能仍会受到严重损害。

【预防】

新生儿筛查是早期诊断治疗、避免脑发育损害的最佳预防措施,碘化食盐是预防地方性甲低的有效措施。

 思考题

1. 21-三体综合征的临床表现是什么?有哪些核型?

2. 苯丙酮尿症的临床表现有哪些?

3. 试述先天性甲状腺功能减退症的临床表现和治疗原则。

(河南医学高等专科学校　张爱娥)

第十三章

免疫性疾病

🍀 **学习目标**

◆ **掌握** 过敏性紫癜、皮肤黏膜淋巴结综合征的临床表现、诊断、辅助检查、治疗及预防。
◆ **熟悉** 免疫缺陷病的临床表现和治疗原则,风湿热、幼年特发性关节炎的病因、鉴别诊断、治疗及预防。
◆ **了解** 小儿免疫系统的特点,常见免疫性疾病的发病机制。
◆ 具备对常见免疫性疾病进行诊断的临床思维能力。

第一节 概 述

免疫是机体的生理性保护机制,其本质是识别自身,排除异己,包括三种基本功能:免疫防御、免疫稳定和免疫监视。免疫功能失调或者紊乱可致异常免疫反应,即变态反应、自身免疫反应、免疫缺陷及发生恶性肿瘤。

一、小儿免疫系统发育特点

免疫系统由免疫器官、免疫细胞和免疫分子组成。小儿免疫状况与成人明显不同,导致儿童疾病的特殊性。目前认为婴儿出生时免疫器官和免疫细胞均已相当成熟,小儿时期免疫功能低下可能因为未接触抗原,尚未建立免疫记忆所致。

(一)非特异性免疫系统

1. 单核巨噬细胞系统 血液中具有吞噬功能的细胞,主要为中性多核粒细胞和单核细胞,胎儿期即开始发育,新生儿单核细胞发育已完善,但缺乏辅助因子,其趋化、黏附、吞噬、氧化杀菌、产生 G-CSF、IL-8、IL-6、IFN-γ、IL-12 和抗原呈递能力均较成人差。新生儿期接触抗原或变应原的类型和剂量不同,直接影响单核-巨噬细胞,特别是 DC 的免疫调节功能,将影响新生儿日后的免疫状态。

2. 屏障防御机制 小儿皮肤黏膜屏障功能差,尤其是新生儿期,易因皮肤黏膜感染而患败血症。血-脑屏障发育不成熟,易患颅内感染。其他如胎盘屏障的发育也较差,尤其是孕前 3 个月,此时若孕妇感染病毒,可通过胎盘引起胎儿先天性病毒感染,常见者有风疹、疱疹、巨细胞病毒等。

3.体液因素 正常体液中有多种非特异性抗微生物的物质,如补体、溶菌酶、乙型溶解素、备解素及干扰素等,均处于一种低水平,因此抗病能力较差。

(二)特异性免疫系统

1.体液免疫 免疫球蛋白是体液免疫的物质基础。

(1)IgG 是免疫球蛋白中含量最高者,也是唯一可以通过胎盘的免疫球蛋白。10~12 周胎龄时可自身合成,含量甚微。足月新生儿脐血中 IgG 含量可超过母体,而早产儿含量较足月儿低得多。出生后逐渐消耗,自身合成能力尚不足,3 个月时降至最低。10~12 个月时 IgG 均为自身产生,8~10 岁时达成人水平。IgG 亚类随年龄增长而逐渐上升,IgG_2 代表细菌多糖的抗体,其上升速度在 2 岁内很慢,在此年龄阶段易患荚膜细菌感染。

(2)IgA 发育最迟,且不能通过胎盘,新生儿的 IgA 来自母亲初乳。分泌型 IgA 于出生后 2 个月时唾液中可测出,2~4 岁接近成人水平,在黏膜局部抗感染中发挥作用。

(3)IgM 胎儿 10~12 周开始合成 IgM,出生后更快,IgM 不能通过胎盘,宫内感染时 IgM 含量升高。因此,脐血 IgM 升高,则提示宫内感染。男孩 3 岁、女孩 6 岁时达成人血清水平。

2.细胞免疫 成熟 T 淋巴细胞占外周血淋巴细胞的 80%,因此外周血淋巴细胞计数可以反映 T 细胞数量。出生时淋巴细胞数目较少,6~7 个月时超过中性粒细胞的百分率,6~7 岁时两者相当;此后,随年龄增长逐渐降至老年的低水平。

二、免疫缺陷病

免疫缺陷病(immunodeficiency,ID)是指因免疫细胞(淋巴细胞、吞噬细胞和中性粒细胞)和免疫分子(可溶性因子,如白介素、补体、免疫球蛋白和细胞膜表面分子)发生缺陷引起的机体抗感染免疫功能低下的一组临床综合征。临床表现为抗感染能力低下,反复发生严重感染;或因免疫稳定、免疫监视功能异常,发生自身免疫性疾病、过敏症和某些恶性肿瘤。

(一)原发性免疫缺陷病

由遗传因素或先天性免疫系统发育不良导致免疫系统功能损害的疾病,称为原发性免疫缺陷病(primary immunodeficiency,PID)。迄今共发现 200 余种 PID。估计发病率为 1∶10 000。按此计算,在我国每年 2 500 万新生儿中,将会有 2 500 例新增病例;累计存活病例 3 万~6 万例。

【病因和发病机制】

推测 PID 可能是多种因素所致,遗传因素和宫内感染因素在众多 PID 中起作用。多为单基因病,目前 150 余种 PID 已明确致病基因,但其发病机制十分复杂,由于缺陷基因的相应蛋白产物结构和功能尚不清楚,因而明确其发病机制尚需时日。

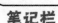

【分类】

PID 共分八大类,即 T 细胞和 B 细胞联合免疫缺陷、以抗体为主的免疫缺陷、其他已明确定义(基因表型)的免疫缺陷综合征、免疫调节失衡性疾病、先天性吞噬细胞数量和(或)功能缺陷、天然免疫缺陷、自身炎症反应性疾病和补体缺陷。

【临床表现】

PID 由于病因不同而致表现极为复杂,但其共同的表现非常一致,并且多数 PID 有明显家族史。

1.反复和慢性感染   感染是最常见的表现,并且呈现反复、严重、持久、难治的感染,感染原多为不常见和致病力低的细菌。许多患儿需要持续使用抗菌药物预防感染。

(1)感染发生的年龄   40% 于 1 岁以内,1~5 岁占 40%,6~16 岁占 l5%,仅 5% 发病于成人。

(2)感染的部位   以呼吸道最常见,如复发性或慢性中耳炎、鼻窦炎、结合膜、支气管炎或肺炎;其次为胃肠道,如慢性肠炎。皮肤感染可为脓疖、脓肿或肉芽肿。也可为全身性感染,如败血症、脓毒血症、脑膜炎和骨关节感染。

(3)病原体   一般而言,抗体缺陷易发生化脓性感染。T 细胞缺陷则易发生病毒、结核杆菌和沙门菌属等细胞内感染;此外,也易发生真菌和原虫感染。补体成分缺陷易发生奈瑟菌属感染。中性粒细胞功能缺陷时的病原体常为金黄色葡萄球菌。发生感染的病原体的毒力可能并不很强,常呈机会性感染。

(4)感染的过程   常反复发作或迁延不愈,治疗效果欠佳,尤其是抑菌剂疗效更差,必须使用杀菌剂,剂量偏大,疗程较长。

2.肿瘤和自身免疫性疾病   未因严重感染而致死亡者,随年龄增长,易发生自身免疫性疾病和肿瘤,尤其是淋巴系统肿瘤。其发生率较正常人群高数十倍乃至一百倍以上。伴发的自身免疫性疾病,包括溶血性贫血、血小板减少性紫癜、系统性血管炎、系统性红斑狼疮、皮肌炎、免疫复合物性肾炎、1 型糖尿病、免疫性甲状腺功能减退症和关节炎等。

3.其他   除反复感染之外,尚可有其他临床特征。如,胸腺发育不全可有特殊面容,先天性心脏病和难以控制的低钙惊厥,湿疹血小板减少伴免疫缺陷(WAS)有湿疹、出血倾向等。

【诊断】

1.病史和体检

(1)过去史   严重的麻疹或水痘病程提示细胞免疫缺陷。了解有无引起继发性免疫缺陷病的因素及有无输血、血制品和移植物抗宿主反应(GVHR)史。详细记录预防注射,特别是脊髓灰质炎活疫苗接种后有无麻痹发生。

(2)家族史   对患儿家族进行家系调查。PID 现证者可为基因突变的开始者,而无阳性家族史。了解有无过敏性疾病、自身免疫性疾病和肿瘤患者,有助于对现症者进行评估。

(3)体格检查   严重或反复感染可致体重下降、发育滞后、营养不良、轻至中度贫血和肝脾大。B 细胞缺陷者的周围组织淋巴,如扁桃体和淋巴结变小或缺如。X 连锁淋巴组织增生症则出现全身淋巴结肿大。可存在皮肤疖肿、口腔炎、牙周病或鹅口疮等感染证据。某些特殊综合征则有相应的体征,如胸腺发育不全、WAS 等疾病。

2.实验室检查　PID 的确诊依靠实验室免疫学检测和基因分析结果。反复不明原因的感染和阳性家族疾病史提示原发性免疫缺陷病的可能性,确诊该病必须有相应的实验室检查依据,明确免疫缺陷的性质。因不可能测定全部免疫功能,在进行该病的实验室检查时,可分为 3 个层次进行:①初筛试验;②进一步检查;③特殊或研究性试验。其中初筛试验在疾病的初期筛查过程中尤其重要。

3.影像学检查　婴幼儿期缺乏胸腺影像者提示 T 细胞功能缺陷,但胸腺可因深藏在纵隔中而无法看到,应引起注意。

【治疗】

1.一般治疗　关键为预防和治疗感染。保护性隔离患者,减少接触感染原;注重补充营养;鼓励治疗后的患儿尽可能参加正常生活。应用抗生素以清除细菌、真菌感染。T 细胞缺陷患儿不宜输血或应用新鲜血制品,以防发生移植物抗宿主反应(GVHR)。若必须输血或新鲜血制品时,应先将血液进行放射照射,供血者应进行巨细胞病毒(CMV)筛查。一般不做扁桃体和淋巴结切除术,禁忌行脾切除术。若患儿尚有一定抗体合成能力,可接种死疫苗,如百白破三联疫苗。严重免疫缺陷患者禁用活疫苗,以防发生严重疫苗性感染。

2.根据 PID 类型给予替代疗法或免疫重建　如骨髓移植、造血干细胞移植、胸腺移植等,也可采取基因治疗(尚处于探索和临床验证阶段)。

3.遗传学咨询　家庭成员中已确诊免疫缺陷者,应接受遗传学咨询,妊娠期应进行产前筛查,必要时终止妊娠。

(二)继发性免疫缺陷病

后天因素(如感染、营养、疾病、药物等)引起的免疫功能障碍,称为继发性免疫缺陷病(secondary immunodeficiency,SID),因其程度较轻,又称为免疫功能低下。特异性免疫功能和非特异性免疫功能多同时受累,但若不利因素被纠正,免疫功能即可恢复正常,因此及早确诊,并找到其诱因,及时予以纠正非常重要。

【病因】

儿童恶性肿瘤的化疗和放疗、自身免疫性疾病及其他疾病的患儿需长期应用免疫抑制剂,是引起 SID 的重要原因,而在全球造成儿童 SID 的重要原因是营养不良。

营养紊乱包括蛋白质-热能营养不良、亚临床微量元素锌和铁缺乏,亚临床维生素 A、B 族维生素和维生素 D 缺乏,脂肪和糖类摄入过多等。临床上常见的导致 SID 的因素见表13-1。

表 13-1　导致继发性免疫缺陷病的因素

1.营养紊乱	蛋白质-热能营养不良、铁缺乏症、锌缺乏症、维生素 A 缺乏症、肥胖症
2.免疫抑制剂	放射线、抗体、糖皮质激素、环孢素、细胞毒性药物、抗惊厥药物
3.遗传性疾病	染色体异常、染色体不稳定综合征、酶缺陷、血红蛋白病、张力性肌萎缩症、先天性无脾症、骨骼发育不良

续表 13-1

4.肿瘤和血液病	组织细胞增生症、类肉瘤病、淋巴系统肿瘤、白血病、霍奇金淋巴瘤、淋巴组织增生性疾病、再生障碍性贫血
5.新生儿	属生理性免疫功能低下
6.感染	细菌、真菌、病毒、寄生虫感染
7.其他	糖尿病、蛋白质丢失性肠病、肾病综合征、尿毒症、外科手术和外伤

【临床表现】

继发性免疫缺陷病的临床表现与 PID 大致相同,但程度多较 PID 轻,突出表现为反复呼吸道感染,包括反复上呼吸道感染、支气管炎和肺炎,亦有胃肠道感染者。一般症状较轻,但反复发作,可形成"营养不良—免疫功能下降—感染—加重营养不良"的恶性循环。

【治疗】

SID 治疗效果较好,原则是治疗原发性疾病,去除诱发因素及对症治疗。

第二节　过敏性紫癜

过敏性紫癜,又称亨-舒综合征(Henoch-Schonlein syndrome,HSP),是以全身小血管炎为主要病变的血管炎综合征。临床表现为非血小板减少性皮肤紫癜,伴关节肿痛、腹痛、便血、血尿、蛋白尿等。多见于 2~8 岁儿童,男孩多于女孩,四季均可发病,但春秋季多见。

【病因和发病机制】

病因尚不清楚,目前认为与某种致敏因素引起的自身免疫反应有关。近年研究表明 A 组溶血性链球菌感染是诱发过敏性紫癜的重要原因。

发病机制可能是以病原体、药物、食物及花粉、虫咬、疫苗注射等作为致敏因素,作用于具有遗传背景的个体,激发 B 细胞克隆扩增而导致 IgA 介导的系统性血管炎。基础病理改变为全身性白细胞碎裂性小血管炎,皮肤小血管周围有多形核细胞、淋巴细胞和嗜酸性粒细胞。

【临床表现】

多为急性起病,病前 1~3 周常有上呼吸道感染史。约半数患儿伴有低热、乏力、精神萎靡、食欲差等全身症状。各种症状可以不同组合出现,且出现先后顺序不一,首发症状以皮肤紫癜为主,少数病例以腹痛、关节炎或肾症状为首发表现(图 13-1)。

1. 皮肤紫癜　反复出现为本病特征,多见于下肢和臀部,以下肢伸面为多,呈对称分布,面部及躯干少见。初起为紫红色斑丘疹,高出皮面,压之不褪色,此后颜色加深呈暗紫色,最终呈棕褐色而消退(图 13-2)。少数重症患儿紫癜可大片融合形成大疱伴出血性坏死。部分病例可伴有荨麻疹和血管神经性水肿。皮肤紫癜一般在 4~6 周后消退,部分患儿间隔数周、数月后再次复发。

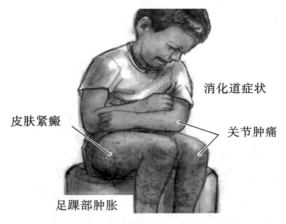

消化道症状

皮肤紧癜

关节肿痛

足踝部肿胀

图 13-1　过敏性紫癜患儿临床表现

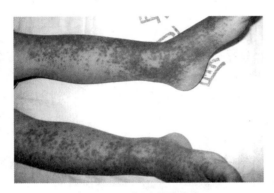

图 13-2　典型皮肤紫癜

2. 消化道症状　半数以上患儿可出现消化道症状,主要原因为血管炎引起的肠壁水肿、出血、坏死或穿孔。多为阵发性剧烈腹痛为主,常位于脐周或下腹部,伴恶心、呕吐,部分患儿有腹泻或血便,偶可发生肠套叠、肠梗阻、肠穿孔及出血坏死性小肠炎。

3. 关节症状　约 1/3 患儿可出现关节肿痛,多累及膝、踝、肘、腕等大关节,表现为关节肿胀、疼痛和活动受限,关节腔有浆液性积液,一般无出血。多在数日内消失而不遗留关节畸形。

4. 肾症状　30%~60% 患儿有肾损害的临床表现。本病是否引起肾病变及其受损程度是决定远期预后的关键因素。也是儿科最常见的继发性肾小球疾患。多发生于起病 1 个月内,症状轻重不一,与肾外症状的严重度无一致性关系。多数患儿出现血尿、蛋白尿及管型尿,伴血压增高和水肿,称为紫癜性肾炎。少数呈肾病综合征表现。一般患儿肾损害较轻,大多数都能完全恢复,少数发展为慢性肾炎,死于慢性肾功能衰竭。

笔记栏

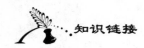

紫癜性肾炎

　　临床上 30%～70% 过敏性紫癜患者有一过性血尿及明显的临床肾炎表现。临床症状轻重不一,从单纯的尿检异常至典型的急性肾炎综合征、肾病综合征,甚至肾功能衰竭。肾活检时,几乎所有患者的肾均有不同程度病变,病理上以坏死性小血管炎为基本病变,伴 IgA 免疫球蛋白复合物沉着于肾小球系膜区及内皮下。肾症状多发生于起病 1 个月内,也可在病程更晚期或其他症状消失后,少数患者以肾炎为首发症状,出现在皮疹之前。肾病变进展的危险因素有大量蛋白尿、水肿、高血压及肾功能下降等。

　　5.其他　　偶因颅内出血导致失语、瘫痪、昏迷、惊厥。出血倾向包括鼻出血、牙龈出血、咯血等。偶累及循环系统时发生心肌炎、心包炎,累及呼吸系统时发生喉头水肿、哮喘及肺出血等。

【实验室和其他检查】

　　1.实验室检查

　　(1)周围血象　　白细胞数正常或轻度增高,中性粒细胞和嗜酸性粒细胞可增高;一般无贫血。血小板计数正常甚至升高,出血和凝血时间正常,血块退缩试验正常,部分患儿毛细血管脆性试验阳性。

　　(2)其他　　肾受损可有血尿、蛋白尿、管型尿;血清 IgA 浓度往往升高,IgG、IgM 水平升高或正常;抗核抗体及类风湿因子阴性。大便潜血试验阳性。

　　2.肾穿刺　　肾症状较重或迁延者可行肾穿刺以了解病情,给予相应治疗。

　　3.影像学检查　　早期 X 线仅显示软组织肿胀,关节周围骨质疏松,关节附近呈现骨膜炎。晚期可见关节面破坏,以手腕关节多见。腹部超声波检查有利于早期诊断肠套叠。头颅 MRI 对有中枢神经系统症状的患儿可予以确诊。

【诊断和鉴别诊断】

　　若临床表现不典型、皮肤紫癜未出现时,需与免疫性血小板减少症、风湿性关节炎、败血症、其他肾脏疾病、外科急腹症等鉴别。

　　1.免疫性血小板减少症　　其特点是自发性出血,血小板减少,出血时间延长和血块收缩不良,大多患儿发病前无任何症状,以自发性皮肤和黏膜出血为突出表现,多为针尖样大小的皮内或皮下出血点或为瘀斑和紫癜,分布不均,四肢等易碰撞部位多见。常伴鼻出血或齿龈出血。

　　2.风湿性关节炎　　无出血性皮疹,常伴有心脏炎的表现。

　　3.其他　　败血症中毒症状重、起病急,皮疹为淤血、斑点,不伴血管神经性水肿;肠套叠多见于婴幼儿,腹部可扪及包块,X 线下钡剂灌肠有特殊表现。

笔记栏

【治疗】

1. 一般治疗　积极寻找和去除致病因素,如控制感染。注意休息,饮食应低蛋白、富含维生素。

2. 糖皮质激素和免疫抑制剂　急性期可缓解腹痛和关节痛,但是对发生肾损害的预防疗效不确切,也不能影响预后。泼尼松,每日 1~2 mg/kg,分次口服,或用地塞米松、甲泼尼松龙,每日 5~10 mg/kg,静脉滴注,症状缓解后即可停药。重症过敏性紫癜肾炎可加用免疫抑制剂,如环磷酰胺、雷公藤总苷等,疗程约 6 个月。

3. 抗凝治疗　应用阻止血小板凝集和血栓形成的药物,阿司匹林每日 3~5 mg/kg 或每日 25~50 mg;双嘧达莫(潘生丁)每日 3~5 mg/kg,分次服用。以过敏性紫癜性肾炎为主要病变时,可选用肝素治疗。

4. 对症治疗　出血患儿应卧床休息,给予镇静剂,有消化道症状时限制粗糙饮食,腹痛可应用解痉剂,有大量出血时要考虑输血并禁食;有荨麻疹或血管神经性水肿时,可应用抗组胺药和钙剂。

5. 中药治疗　如贞芪扶正冲剂、复方丹参片、银杏叶片等,可补肾益气,活血化瘀。

【预后】

预后一般良好,除少数重症患儿可能死于肠出血、肠套叠、肠坏死或神经系统损害外,患儿大多痊愈。病程一般 1~2 周至 1~2 个月,少数可达数月或 1 年以上。远期预后取决于肾是否受到累及、受累及程度。肾病变可持续数月或数年,少数病例发展为持续性肾脏疾病甚至肾功能不全。

第三节　皮肤黏膜淋巴结综合征

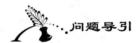

患儿,男,2 岁,以"发热 5 d,发现胸部皮疹 3 d"为主诉入院。5 d 前患儿无明显诱因突发高热,最高 40 ℃,无咳嗽、流涕、咽痛等上呼吸道感染症状,无呕吐、腹痛及腹泻,在当地诊所应用抗生素治疗无效。3 d 前胸部出现红色皮疹,压之褪色。查体:T 39.7 ℃,胸部见荨麻疹样皮疹,压之褪色。右颈部可触及 1 个花生粒大小淋巴结,质软,无粘连及触痛,结膜无充血,口唇鲜红、干裂,口腔黏膜弥漫性充血,咽充血,草莓舌,双扁桃体 Ⅱ 度肿大,无脓苔,心肺腹部及神经系统查体未见明显异常。辅助检查:WBC 20.3×10^9/L,N 0.80,PLT 299×10^9/L。ESR 75 mm/h,CRP 阳性。肝功、心肌酶等血生化未见明显异常。查心脏彩超示左心轻度扩大,左冠状动脉增宽 3.6 mm。

请分析:

(1)该患儿可能的临床诊断是什么? 需要与哪些疾病相鉴别?

(2)针对该患儿应采取哪些治疗措施?

皮肤黏膜淋巴结综合征（mucocutaneous lymphnode syndrome，MCLS），又称川崎病（Kawasaki disease，WKD），是一种以全身中小动脉炎性病变为主要病理改变的急性发热出疹性疾病。表现为急性发热、皮肤黏膜损害和淋巴结肿大。本病以婴幼儿多见，男孩多于女孩。冠状动脉损害所致冠脉扩张和冠状动脉瘤形成是本病最严重的危害。

知识拓展

川崎病

本病是 1967 年日本川崎富医师首次报道，并以他的名字命名的疾病。1973 年首先在日本半岛以外的朝鲜半岛、中国及西方国家相继发现，亚裔人群发病较高；多发生于 5 岁以下的婴幼儿，6~11 个月为发病高峰，3 个月以下小婴儿及成人较罕见；男女发病率为 1.83∶1；一年四季均可发病，以春、秋两季居多，呈散发或小流行。本病呈自限性经过，大多预后良好，但未经及时有效治疗的患儿，25%~40% 可发生冠状动脉病变，心肌梗死和巨大冠状动脉瘤破裂可导致心源性休克甚至猝死。

【病因和发病机制】

病因不明，可能与感染和免疫因素有关。

发病机制尚不清楚。目前认为川崎病是易患宿主对多种感染病原触发的一种免疫介导的全身性血管炎，T 细胞异常活化是免疫系统激活导致血管免疫损伤的始动环节和关键步骤。感染原的特殊抗原成分如超抗原，可不经过单核-巨噬细胞而直接与 T 细胞抗原受体结合，导致 T 细胞亚群失衡。在 T 淋巴细胞诱导下，B 淋巴细胞多克隆活化且凋亡减少，产生大量免疫球蛋白（IgG、IgA、IgM、IgE）和细胞因子（IL-1、IL-2、IL-6、TNF-α）。血液循环中抗中性粒细胞胞浆抗体（ANCA）、抗内皮细胞抗体和细胞因子增多，可直接损伤血管内皮细胞，导致内皮细胞功能失调、凋亡和坏死，血管壁进一步受损。

【临床表现】

1. 主要表现

（1）发热　最早出现的症状，体温 38~40 ℃，热型不定，持续 1~2 周，甚至更长。抗生素治疗无效。

（2）皮肤表现　常在第 1 周出现全身皮肤多形性红斑和猩红热样皮疹，无疱疹及结痂，躯干部多见，持续 4~5 d 后消退。

（3）手足症状　为本病的特征性症状之一，急性期手足广泛性硬性水肿和掌跖红斑，恢复期指（趾）端出现膜状脱皮，重者指（趾）甲可脱落（图 13-3）。肛周皮肤发红、脱皮。

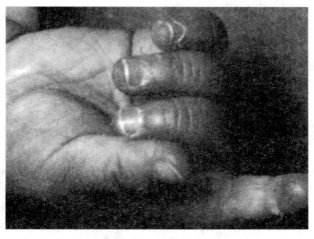

图 13-3　指端膜状脱皮

（4）黏膜表现　双眼球结膜充血,但无脓性分泌物或流泪,热退后消散;口唇潮红、皲裂或出血,草莓舌(图 13-4、图 13-5)。咽部弥漫性充血,扁桃体可有肿大或渗出。

（5）颈淋巴结肿大　单侧或双侧,质硬有触痛,表面不红、无化脓,热退后消散。

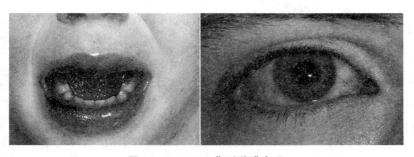

图 13-4　MCLS 典型黏膜表现

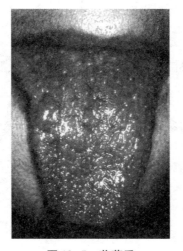

图 13-5　草莓舌

笔记栏

2.心脏受累表现 为该病最严重的表现,是儿童期后天性心脏病的主要原因之一。可于病程1~6周出现心肌炎、心包炎和心内膜炎等。冠状动脉瘤或狭窄常在疾病的第2~4周发生,可无临床表现,少数有心肌梗死的症状。心肌梗死和巨大冠状动脉瘤破裂可导致心源性休克甚至猝死。

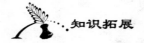
知识拓展

川崎病冠状动脉病变严重程度临床分级

Ⅰ级:冠状动脉无扩张。

Ⅱ级:急性期轻度扩张,病程30 d内恢复正常。

Ⅲ级:出现单个小型或中型冠状动脉瘤。

Ⅳ级:出现巨大冠状动脉瘤,或者一支冠状动脉内有多个动脉瘤,但无狭窄。

Ⅴ级:冠脉造影显示有狭窄或者闭塞:Ⅴa,不伴心肌缺血;Ⅴb,伴心肌缺血。

3.其他 可有间质性肺炎、无菌性脑膜炎、消化系统症状(呕吐、腹痛、腹泻、麻痹性肠梗阻、肝大、黄疸等)、关节痛和关节炎。

【实验室和其他检查】

1.实验室检查

(1)血液检查 轻中度贫血,白细胞计数升高,以中性粒细胞增高为主,有核左移现象。血小板早期正常,第2~3周升高。红细胞沉降率增快,C反应蛋白和免疫球蛋白增高,血浆纤维蛋白原和血浆黏度增高,血清转氨酶升高。

(2)免疫学检查 血清IgG、IgM、IgA、IgE和血液循环免疫复合物升高,总补体和C3正常或增高。

2.影像学检查

(1)X线检查 肺纹理增多,少数患儿有片状阴影或胸膜反应;心影常轻度扩大,少数患儿可见冠状动脉钙化。

(2)冠状动脉造影 冠状动脉造影是诊断冠状动脉病变最精确的方法,根据冠状动脉造影时冠状动脉瘤的特征,可确定冠状动脉瘤的类型、分级和部位,以指导治疗。

3.心血管系统检查 心脏受损者可见心电图和超声心动图改变。心电图主要为ST段和T波改变、P-R间期和Q-T间期延长、低电压、心律失常等。超声心动图是诊断冠状动脉病变的优选方法,如冠状动脉扩张等,急性期可见心包积液,左心室内径增大,二尖瓣、主动脉瓣或三尖瓣反流。

【诊断和鉴别诊断】

1.诊断标准

(1)不明原因发热5 d以上,伴以下表现中4项者:①四肢变化,急性期掌跖红斑,手足硬性水肿,恢复期指(趾)端膜状脱皮;②多形性红斑;③眼结膜非化脓性充血;④唇充血皲裂,口腔黏膜弥漫充血,草莓舌;⑤颈部非化脓性淋巴结肿大。

如5项临床表现中不足4项,但超声心动图有冠状动脉损害,也可确诊为MCLS。

2.鉴别诊断

(1)渗出性多形性红斑　婴儿少见,皮疹多样化,可见疱疹、溃疡和结痂;口腔溃疡;眼睑红肿、畏光,有黄色分泌物;无典型的肢端硬性水肿及脱皮。

(2)幼年类风湿关节炎全身型　无眼结合膜充血,无口唇发红、皲裂,无手足硬肿及指(趾)端膜状脱皮,无冠状动脉损害。

(3)猩红热　皮疹多在发热当天或次日出现,特点为弥漫性充血红肿的皮肤上分布着密集、粟粒样小丘疹,此外还有帕氏线、口周苍白圈,但无明显指(趾)肿胀及口唇皲裂。

【治疗】

1.控制炎症

(1)阿司匹林　为首选药物,剂量为30~50 mg/(kg·d),分2~3次口服,热退后3 d逐渐减量,2周左右减至3~5 mg/(kg·d),维持6~8周。如有冠状动脉病变时,根据血小板调整剂量、疗程直至冠状动脉病变恢复正常。

(2)静脉注射丙种球蛋白(IVIG)　IVIG可明显降低急性期冠状动脉病变的发生率,对已形成冠状动脉瘤者可使其早期退缩。剂量为1~2 g/kg,于8~12 h静脉缓慢输入,宜于发病早期应用。

(3)糖皮质激素　静脉注射丙种球蛋白无效者可考虑使用糖皮质激素,也可与阿司匹林和双嘧达莫合并使用。剂量每日2 mg/kg,使用2~4周。

2.抗血小板凝集　除阿司匹林外,可加用双嘧达莫。

3.其他治疗　根据病情对症支持治疗,如补液、护肝、控制心力衰竭、纠正心律失常等;有心肌梗死时及时溶栓治疗;严重冠状动脉病变可行冠状动脉搭桥术。

4.IVIG非敏感型

(1)继续IVIG治疗　首剂IVIG后仍发热者,应尽早再次应用IVIG,若治疗过晚,则不能预防冠状动脉损伤。建议再次使用剂量为2 g/kg,一次性输注。

(2)糖皮质激素联用阿司匹林治疗　有学者建议IVIG非敏感型MCLS可以在IVIG使用的基础上联合使用糖皮质激素加阿司匹林。

【预后】

预后与是否发生心血管损害有关。绝大多数预后良好,无合并冠状动脉疾病者可自然痊愈,1%~2%患儿出现复发。未经治疗患儿,15%~25%并发冠状动脉瘤,应长期密切随访。致死的主要原因是心肌梗死和冠状动脉瘤破裂,经及时诊断和治疗,目前病死率已经降至0.5%左右。

【预防】

做好预防接种工作,加强体质锻炼,提高机体免疫力,避免或减少各种感染的发生。

第四节　风湿热

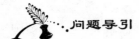

某医院儿科门诊,一男性患儿,7岁,因"发热、双膝关节肿痛6 d"就诊。体检:T 38.3 ℃,咽部充血、红肿,无脓性分泌物,双膝关节红肿,活动受限,心尖部可闻及吹风样全收缩期杂音,向腋下传导,余无异常。家长口述自服退热药物后体温可降至正常,但数小时后再次升高。追问病史,患儿1个月前曾患"扁桃体炎"。

请分析:
(1)此患儿可能的临床诊断是什么?
(2)需要进行哪些辅助检查以明确诊断?

风湿热(rheumatic fever,RF)是儿童常见的风湿性疾病,由咽喉部感染 A 组乙型溶血性链球菌所致,易反复发作。主要累及关节、心脏、皮肤和皮下组织,偶可累及中枢神经系统、血管、浆膜及肺、肾等内脏。临床表现以关节炎和心脏炎为主,可伴有发热、皮疹、皮下结节、舞蹈病等。心脏炎是最严重的表现,急性期可危及患儿生命。

任何年龄均可发病,最常见为 5~15 岁的儿童和青少年,3 岁以内婴幼儿极为少见。以冬春季节高发,无性别差异。

【病因】

风湿热是 A 组乙型溶血性链球菌咽峡炎后的自身免疫反应性疾病。0.3%~3%因该菌引起的咽峡炎患儿于 1~4 周后发生风湿热。影响发病的因素有:①链球菌在咽峡部存在时间长短;②特殊的致风湿热 A 组溶血性链球菌菌株,如 M 血清型(甲组 1~48 型)和黏液样菌株;③患儿的遗传学背景,一些人群具有明显的易感性。

【发病机制】

1.分子模拟　A 组乙型溶血性链球菌的多种抗原分子结构与机体器官抗原存在同源性,机体的抗链球菌免疫反应可与人体组织产生免疫交叉反应,导致器官损害,这是风湿热发病的主要机制。这些交叉抗原包括:①荚膜与人体关节、滑膜有共同抗原。②细胞壁外层蛋白质中 M 蛋白和 M 相关蛋白、中层多糖中 N-乙酰葡糖胺和鼠李糖均与人体心肌和心脏瓣膜有共同抗原。③细胞膜的脂蛋白与人体心肌肌膜和丘脑下核、尾状核之间有共同抗原。

2.自身免疫反应　①免疫复合物病:与链球菌抗原模拟的自身抗原与链球菌抗体可形成循环。免疫复合物沉沉积于人体关节滑膜、心肌、心瓣膜,激活补体成分产生炎症病变。②细胞免疫反应异常:周围血淋巴细胞对链球菌抗原的增殖反应增强,患儿 T 淋巴细胞具有对心肌细胞的细胞毒作用;患儿外周血对链球菌抗原诱导的白细胞移动抑制试验增强,淋巴细胞母细胞化和增殖反应降低,自然杀伤细胞功能增加;患者扁桃体单核细胞对链球菌抗原的免疫反应异常。

3.遗传背景　有人认为风湿热可能为多基因遗传性疾病。

【病理】

1.急性渗出期　受累部位,如心脏、关节、皮肤等结缔组织变性和水肿,淋巴细胞和浆细胞浸润;心包膜纤维素性渗出,关节腔内浆液性渗出。本期持续约1个月。

2.增生期　主要发生于心肌和心内膜(包括心瓣膜),特点为形成风湿小体(Aschoff小体),小体中央为胶原纤维素样坏死物质,外周有淋巴细胞、浆细胞和巨大的多核细胞(风湿细胞)。风湿细胞呈圆形或椭圆形,含有丰富的嗜碱性胞质,胞核有明显的核仁。此外,风湿小体还可分布于肌肉及结缔组织,好发部位为关节处皮下组织和腱鞘,形成皮下小结,是诊断风湿热的病理依据,表示风湿活动。本期3~4个月。

3.硬化期　风湿小体中央变性和坏死物质被吸收,炎症细胞减少,纤维组织增生和瘢痕形成。心瓣膜边缘可有嗜伊红性疣状物,瓣膜增厚,形成瘢痕。二尖瓣最常受累,其次为主动脉瓣,很少累及三尖瓣。此期2~3个月。

【临床表现】

发病前1~6周常有链球菌咽峡炎病史,多为急性起病,出现发热、咽痛、颌下淋巴结肿大、咳嗽等症状。风湿热主要表现:游走性多发性关节炎、心脏炎、皮下结节、环形红斑、舞蹈病,这些表现可以单独出现,也可合并出现。发热和关节炎是最常见的主诉。临床表现轻重不一,主要取决于受侵犯的部位和程度。

1.一般表现　发热在38~40℃间,热型不定,1~2周后转为低热。隐匿起病者仅为低热或无发热。可伴有精神不振、疲倦、胃纳不佳、面色苍白、多汗、鼻出血、关节痛和腹痛等,个别有胸膜炎和肺炎。

2.心脏炎　40%~50%的风湿热患者病变累及心脏,是风湿热唯一的持续性器官损害。首次风湿热发作时,一般于起病1~2周内出现心脏炎的症状。初次发作时以心肌炎和心内膜炎最多见,若同时累及心肌、心内膜和心包膜,称为全心炎。

(1)心肌炎　轻者可无症状,重者可伴不同程度的心力衰竭;安静时心动过速,与体温升高不成比例;心界扩大,心尖搏动弥散;心音低钝,可闻及奔马律,心尖部可闻及轻度收缩期吹风样杂音,75%的初发患儿主动脉瓣区可闻及舒张中期杂音。X线检查心脏扩大,心脏搏动减弱;心电图示P-R间期延长,伴有T波低平和ST段异常,或有心律失常。

(2)心内膜炎　二尖瓣最常受累,其次为主动脉瓣,造成关闭不全。二尖瓣关闭不全表现为心尖部2~3级吹风样全收缩期杂音,向腋下传导,有时可闻及二尖瓣相对狭窄所致舒张中期杂音;主动脉瓣关闭不全时在胸骨左缘第3肋间可闻及舒张期叹气样杂音。瓣膜损害多次发作可造成心瓣膜永久性瘢痕形成,导致风湿性心瓣膜病。超声心动图检查能更敏感地发现临床听诊无异常的隐匿性心瓣膜炎。

(3)心包炎　积液量很少时,可仅有心前区疼痛,有时于心底部听到心包摩擦音。积液量多时心前区搏动消失,心音遥远,有颈静脉怒张、肝大等心包压塞表现。X线检查心影向两侧扩大呈"烧瓶影";心电图示低电压,S-T段早期抬高,随后下移,并出现T波地平或倒置;超声心动图可确诊少量心包积液。临床上有心包炎表现者,提示心脏炎严重,易发生心力衰竭。

风湿性心脏炎初次发作有 5%~10% 的患儿发生充血性心力衰竭,再发时发生率更高。风湿性心脏瓣膜病患儿伴有心力衰竭者,提示有活动性心脏炎存在。

3. 关节炎　见于 50%~60% 的患儿,呈游走性多关节炎,以膝、踝、肘、腕等大关节为主。表现为关节红、肿、热、痛、活动受限。每个受累关节持续数日后自行消退,但此起彼伏,可延续 3~4 周。关节炎经治疗可完全治愈,且愈后不留畸形。

4. 舞蹈病　占风湿热患儿的 3%~10%。表现为全身或部分肌肉无目的不自主快速运动,如伸舌歪嘴、挤眉弄眼、耸肩缩颈、语言障碍、书写困难、细微动作不协调等,兴奋或注意力集中时加剧,入睡后即消失。患儿常伴肌无力和情绪不稳定。舞蹈病常在其他症状出现后数周至数月出现;如风湿热其他症状较轻,舞蹈病可能为首发症状。舞蹈病病程 1~3 个月,个别病例在 1~2 年内反复发作。少数患儿遗留不同程度的神经精神后遗症,如性格改变、偏头痛、细微运动不协调等。

5. 皮肤症状

(1)环形红斑　出现率为 5%~25%。环形或半环形边界明显的淡色红斑,大小不等,中心苍白,出现在躯干和四肢近端,呈一过性,或时隐时现,呈迁延性,可持续数周。

(2)皮下小结　见于 2%~15% 的风湿热患儿,常伴有严重心脏炎,呈坚硬无痛结节,与皮肤不粘连,直径为 0.1~1.0 cm,出现于肘、膝、腕、踝等关节伸面,或枕部、前额头皮以及胸、腰椎脊突的突起部位,经 2~4 周消失。

【实验室检查】

1. 链球菌感染证据　20%~25% 的咽拭子培养可发现 A 组乙型溶血性链球菌,链球菌感染 1 周后血清 ASO 滴度开始上升,2 个月后逐渐下降。50%~80% 的风湿热患儿 ASO 升高,同时测定抗脱氧核糖核酸酶 B、抗链激酶(ASK)、抗透明质酸酶(AH)阳性率可提高到 95%。

2. 风湿热活动指标　包括白细胞计数和中性粒细胞增高、红细胞沉降率增快、C反应蛋白阳性、α_2 球蛋白和黏蛋白增高等,但仅能反映疾病的活动情况,对诊断本病并无特异性。

【诊断和鉴别诊断】

1. Jones 诊断标准　Jones 诊断标准(1992 年)包括 3 个部分:主要指标、次要指标及链球菌感染的证据。在确定链球菌感染证据的前提下,有两项主要表现或一项主要表现伴两项次要表现即可做出诊断(表 13-2)。2002—2003 年世界卫生组织标准对风湿热进行了分类诊断,并做出了如下改变:①对伴有风湿性心脏病的复发性风湿热的诊断明显放宽,只需具有 2 项次要表现及前驱链球菌感染证据即可确立诊断;②对隐匿发病的风湿性心脏炎和舞蹈病的诊断也放宽,不需要其他主要表现,即使前驱链球菌感染证据缺如,也可做出诊断;③对多关节炎、多关节痛或单关节炎可能发展为风湿热给予重视,以避免误诊及漏诊。

表 13-2　Jones 诊断标准（1992 年修订）

主要表现	次要表现	链球菌感染证据
1. 心脏炎	1. 临床表现	1. 近期患过猩红热
（1）杂音	（1）既往风湿热病史	2. 咽培养溶血性链球菌阳性
（2）心脏增大	（2）关节痛[a]	3. ASO 或风湿热抗链球菌抗体增高
（3）心包炎	（3）发热	
（4）充血性心力衰竭		
2. 多发性关节炎	2. 实验室检查	
3. 舞蹈病	（1）ESR 增快、CRP 阳性、白细胞增多、贫血	
4. 环形红斑	（2）心电图[b]：P-R 间期延长，Q-T 间期延长	
5. 皮下小结节		

注：a，如关节炎已列为主要表现，则关节痛不能作为一项次要表现；b，如心脏炎已列为主要表现，则心电图不能作为一项次要表现。如有前驱的链球菌感染证据，并有 2 项主要表现或 1 项主要表现加 2 项次要表现，高度提示可能为急性风湿热。但对以下 3 种情况，又找不到风湿热病因者，可不必严格遵循上述诊断标准：①以舞蹈病为唯一临床表现者；②隐匿发病或缓慢发生的心肌炎；③有风湿热史或现患有风湿性心脏病，当再次感染 A 组链球菌时，有风湿热复发的高度危险者

2. 鉴别诊断　风湿热需与下列疾病进行鉴别：

（1）与风湿性关节炎的鉴别　①幼年特发性关节炎：多于 3 岁以下起病，常侵犯指（趾）小关节，关节炎无游走性特点。反复发作后遗留关节畸形，X 线骨关节摄片可见关节面破坏、关节间隙变窄和邻近骨骼骨质疏松。②急性化脓性关节炎：为全身脓毒血症的局部表现，中毒症状重，好累及大关节，血培养阳性，常为金黄色葡萄球菌。③急性白血病：除发热、骨关节疼痛外，有贫血、出血倾向，肝、脾及淋巴结肿大。周围血片可见幼稚白细胞，骨髓检查可鉴别。④非特异性肢痛：又名"生长痛"，多发生于下肢，夜间或入睡尤甚，喜按摩，局部无红肿。

（2）与风湿性心脏炎的鉴别　①感染性心内膜炎：先天性心脏病或风湿性心脏病合并感染性心内膜炎时，易与风湿性心脏病伴风湿活动相混淆，贫血、脾大、皮肤瘀斑或其他栓塞症状有助诊断，血培养可获阳性结果，超声心动图可看到心瓣膜或心内膜有赘生物。②病毒性心肌炎：近年单纯风湿性心肌炎病例日渐增多，与病毒性心肌炎难以区别。一般而言，病毒性心肌炎杂音不明显，较少发生心内膜炎，较多出现期前收缩等心律失常，实验室检查可发现病毒感染的证据。

【治疗】

1. 休息与饮食　卧床休息的期限取决于心脏受累的程度和心功能状态。急性期无心脏炎患儿卧床休息 2 周，逐渐恢复活动，于 2 周后达正常活动水平；心脏炎无心力衰竭患儿卧床休息 4 周，ESR 恢复正常可起床活动，随后于 4 周内逐渐恢复活动；心脏

炎伴充血性心力衰竭患儿则须卧床休息至少 8 周,在以后 2~3 个月内逐渐增加活动量。应给予易消化、低盐、营养丰富的饮食。

2. 清除链球菌感染　青霉素 80 万 U/次,肌内注射,每日 2 次,持续 2 周,以彻底清除链球菌感染。青霉素过敏者可改用其他有效抗生素,如红霉素等。

3. 抗风湿热治疗　心脏炎时宜早期使用糖皮质激素,泼尼松每日 2 mg/kg,最大量≤60 mg/d,分次口服,2~4 周后减量,总疗程 8~12 周。无心脏炎的患儿可用非甾体抗炎药,如阿司匹林,每日 100 mg/kg,最大量≤3 g/d,分次服用,2 周后逐渐减量,疗程 4~8 周。

4. 对症治疗　有充血性心力衰竭时视为心脏炎复发,及时静脉注射大剂量糖皮质激素,如氢化可的松或甲泼尼龙,每日 1 次,剂量为 10~30 mg/kg,共 1~3 次。多数情况下,在用药后 2~3 d 即可控制心力衰竭,应慎用或不用洋地黄制剂,以免发生洋地黄中毒。必要时氧气吸入、给予利尿剂和血管扩张剂。舞蹈病时可用苯巴比妥、地西泮等镇静剂。关节肿痛时应给予制动。

【预后】

风湿热的预后主要取决于心脏炎的严重程度、首次发作时是否得到正确的抗风湿热治疗及是否采取正规抗链球菌治疗。心脏炎易于复发,预后较差,尤以严重心脏炎伴充血性心力衰竭的患儿为甚。

【预防】

1. 预防风湿复发　苄星青霉素(长效青霉素)120 万 U,每 3~4 周肌内注射一次,至少 5 年,最好持续至 25 岁可预防风湿复发;有风湿性心脏病者,宜进行终身药物预防。对青霉素过敏者可改用红霉素类药物口服,每月口服 6~7 d,持续时间同前。

2. 预防感染性心内膜炎　风湿热或风湿性心脏病患儿,当拔牙或行其他手术时,术前、术后应用抗生素以预防感染性心内膜炎。

第五节　幼年特发性关节炎

幼年特发性关节炎(juvenile idiopathic arthritis,JIA)是一种以慢性关节滑膜炎为特征的自身免疫性疾病,伴全身多脏器功能损害。是儿童时期常见的风湿性疾病,多见于 16 岁以下的儿童,男孩多于女孩,是小儿时期残疾或失明的重要原因。表现为长期不规则发热及关节肿痛,伴皮疹、肝脾淋巴结肿大,若反复发作可致关节畸形和功能丧失。年龄越小,全身症状越重,年长儿则以关节症状为主。

【病因和发病机制】

病因尚不明确,可能与感染、免疫、遗传等多种因素有关。

1. 感染因素　虽有细菌、病毒、支原体和衣原体的感染与本病有关的报道,但不能证实是引起本病的直接原因。

2. 免疫因素　有证据提示 JIA 与免疫功能异常密切相关。

3. 遗传因素　有资料证明 JIA 有遗传学背景,有单卵双胎及同胞兄妹共患病的病例。

JIA 的发病机制可能为：各种感染性微生物的特殊成分作为外来抗原，作用于具有遗传学背景的人群，激活免疫细胞，通过直接损伤或分泌细胞因子、自身抗体触发异常免疫反应，引起自身组织的损害和变性。尤其是某些细菌、病毒的特殊成分（如HSP）可作为超抗原，直接与具有特殊可变区 β 链结构的 T 细胞受体结合而激活 T 细胞，激发免疫损伤。自身组织变性成分（内源性抗原），如变性 IgG 或变性的胶原蛋白，也可作为抗原引发针对自身组织成分的免疫反应，进一步加重免疫损伤。

【病理】

以关节病变为主。早期关节病变呈非特异性水肿、充血，伴有淋巴细胞及浆细胞浸润。反复发作后，滑膜组织增厚呈绒毛状向关节腔突起，并沿软骨延伸形成血管翳。关节软骨被侵蚀，随之关节面相互粘连，关节腔被纤维组织所代替，引起关节强直和变形。受累关节周围可发生肌腱炎、肌炎、骨质疏松和骨膜炎。胸膜、心包膜及腹膜可发生非特异性纤维素性浆膜炎。

【临床表现】

临床上 JIA 分为以下 6 型：

1. 全身型　多见于 5 岁以下小儿。每日发热至少 2 周以上，呈弛张热，伴有关节炎，并有以下症状中的一项或多项：①短暂的、非固定的红斑样皮疹；②淋巴结大；③肝脾大；④浆膜炎（如胸膜炎及心包炎）。皮疹多见于胸部和四肢，随体温升降时隐时现。关节症状主要是关节痛或关节炎，为多关节炎或少关节炎，常在发热时加剧，热退后减轻或缓解。关节症状既可首发，又可在急性发病数月或数年后才出现。部分有神经系统症状。

2. 多关节型　女孩多见。发病最初 6 个月受累关节≥5 个，多为对称性。根据有无类风湿因子又分为类风湿因子阴性及阳性两种类型。类风湿因子阴性患儿大小关节均可受累，颞颌关节受累时导致张口困难，小颌畸形。有 10%～15% 的患者最终出现严重关节炎。类风湿因子阳性患儿临床表现与成人类风湿关节炎相同，最终一半以上发生关节强直变形而影响关节功能。此外还可出现类风湿结节。

3. 少关节型　发病最初 6 个月有 1～4 个关节受累，疾病又分两个亚型。①持续型少关节型 JIA：整个疾病过程中关节受累均在 4 个以下；②扩展型少关节型 JIA：在发病后 6 个月发展成关节受累≥5 个，约 20% 的患儿有此情况。女孩多见，起病多在 5 岁以前。多为大关节受累，膝、踝、肘、腕等大关节为好发部位，常为非对称性。虽关节炎反复发作，但很少致残。20%～30% 的患儿发生慢性虹膜睫状体炎而造成视力障碍，甚至失明。

4. 与附着点炎症相关的关节炎　为关节炎合并附着点炎症或关节炎或附着点炎，伴有下列中至少 2 项：①骶髂关节压痛或炎症性腰骶部及脊柱疼痛，不局限于颈椎；②HLA-B27 阳性；③8 岁以上的男性患儿；④家族史中一级亲属有 HLA-B27 相关的疾病。首发症状为四肢关节炎，但以下肢关节炎多见，如髋、膝、踝关节，表现为肿、痛和活动受限。患儿还可有反复发作的急性虹膜睫状体炎和足跟疼痛。

5. 银屑病性关节炎　1 个或更多的关节炎合并银屑病，或关节炎合并以下任意 2 项：①指（趾）炎；②指（趾）甲凹陷或指（趾）甲脱离；③家族史中一级亲属有银屑病。此型儿童时期罕见，关节炎可发生于银屑病发病之前或数月、数年后。40% 患者有银

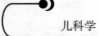

屑病家族史。

6.未定类的幼年特发性关节炎　不符合上述任何一项或符合上述两项以上类别的关节炎。

【实验室和其他检查】

1.实验室检查

（1）炎症反应的证据　ESR 明显加快,但少关节型患者的红细胞沉降率结果多数正常。在多关节型和全身型患者中急性期反应物（CRP、IL-1 和 IL-6 等）增高,有助于随访时了解病程。

（2）自身抗体　①类风湿因子（RF）:RF 阳性提示严重关节病变及有类风湿结节。RF 阴性中约 75% 的患儿能检出隐匿型 RF,对 JIA 患者的诊断有一定帮助。②抗核抗体（ANA）:40% 的患儿出现低中滴度的 ANA。

2.其他检查　关节液分析、滑膜组织学检查及骨关节 X 线、骨放射性核素扫描、超声波和 MRI 等影像学检查。

【诊断和鉴别诊断】

1.诊断依据　JIA 的诊断主要依靠临床表现,采用排除诊断法。

（1）定义　16 岁以下儿童不明原因关节肿胀,持续 6 周以上者,诊断为幼年特发性关节炎。必须除外下列鉴别诊断中的疾病。

（2）分型　参考上述各型幼年特发性关节炎的分型。

（3）注意重型并发症的诊断　目前有报道 JIA 可能发生严重并发症,即巨噬细胞活化综合征（macrophage activation syndrome,MAS）,其临床表现主要以发热、肝脾淋巴结增大、全血细胞减少、肝功能急剧恶化、凝血功能异常及中枢神经系统表现为特征,重者甚至发生急性肺损伤及多脏器功能衰竭。实验室检查有红细胞沉降率降低、血清铁蛋白增高、转氨酶及肌酶增高、血脂增高,白蛋白、纤维蛋白原降低等。骨髓穿刺活检可见吞噬血细胞。该病急性发病,进展迅速,死亡率极高,是急重症之一。主要认为是由于 T 淋巴细胞和巨噬细胞的活化和不可遏制的增生,导致细胞因子过度产生所致。大多数 MAS 发生于 JIA 全身型,但多关节型及少关节型 JIA 也有少量报道。

2.鉴别诊断

（1）以高热、皮疹等全身症状为主者应与以下疾病相鉴别　①全身感染:败血症、结核、病毒感染。②恶性病:白血病、淋巴瘤、恶性组织细胞病、其他恶性肿瘤。

（2）以外周关节受累为主者　应与风湿热、化脓性关节炎、关节结核、创伤性关节炎鉴别。

（3）与其他风湿性疾病合并关节炎相鉴别　SLE、MCTD、血管炎综合征（过敏性紫癜、川崎病）。

（4）还需与以下疾病相鉴别　脊髓肿瘤、腰椎感染、椎间盘病变、先天性髋关节病变以及溃疡性结肠炎、局限性小肠炎、银屑病和瑞特综合征合并脊柱炎等。

【治疗】

治疗原则:控制病变的活动度,减轻或消除关节疼痛和肿胀;预防感染和关节炎症加重;预防关节功能不全和残疾;恢复关节功能及生活与劳动能力。

1. 一般治疗　除急性发热外,不主张过多地卧床休息。定期进行裂隙灯检查以发现虹膜睫状体炎。心理治疗也较为重要,应克服患儿因慢性疾病或残疾造成的自卑心理,鼓励参加正常活动和上学;取得家长配合,增强战胜疾病的信心,使患儿的身心健康成长。

2. 药物治疗

(1)非甾体抗炎药(NSAIDs)　以肠溶阿司匹林(ASP)为代表,推荐剂量为每天 $60\sim90$ mg/kg,分 $4\sim6$ 次口服,$1\sim4$ 周内见效。病情缓解后逐渐减量,最后以最低临床有效剂量维持,可持续用药数月至数年。不良反应包括胃肠道反应、肝肾功能损害、过敏反应等。近年由于发现 ASP 的不良反应较多,其他 NSAIDs 的使用逐渐增多,如奈普生、布洛芬、双氯芬酸钠或尼美舒利等。

(2)缓解病情抗风湿药(DMARDs)　为治疗本病的二线药物,因为这类药物从应用至出现临床疗效之间所需时间较长,故又称慢作用抗风湿药(SAARDs)。近年来认为,在患者尚未发生骨侵蚀或关节破坏时及早使用本组药物可以控制病情加重。①羟氯喹:$5\sim6$ mg/(kg·d),每日不超过 0.25 g,分 $1\sim2$ 次服用。疗程 3 个月至 1 年。不良反应有视网膜炎、白细胞减少、肌无力和肝功能损害。②柳氮磺吡啶:50 mg/(kg·d),服药 $1\sim2$ 个月即可起效。副作用有消化道反应、皮疹、哮喘、贫血、溶血、骨髓抑制、中毒性肝炎和不育症等。③其他:青霉胺、金制剂等。

(3)肾上腺皮质激素　不作为首选或单独应用药物,可减轻关节炎症状,但不能阻止关节破坏,并且长期使用不良反应较大,而一旦停药将会严重复发。因此,应严格掌握应用指征。①多关节型:NSAIDs 和 DMARDs 未能控制的严重患儿,加用小剂量泼尼松隔日顿服,可使原来不能起床或被迫坐轮椅者症状减轻,能够基本正常地生活。②全身型:NSAIDs 或其他药物治疗无效的全身型可加服泼尼松 $0.5\sim1$ mg/(kg·d)($\leqslant40$ mg/d),一次顿服或分次服用。一旦体温得到控制时即逐渐减量至停药。③少关节型:不主张用肾上腺皮质激素全身治疗,可酌情在关节腔内局部应用。④虹膜睫状体炎:轻者可用扩瞳剂及肾腺皮质激素类眼药水点眼。对严重影响视力的患者,可局部注射肾上腺皮质激素加用泼尼松口服。

(4)免疫抑制剂　常用甲氨蝶呤(MTX):10 mg/m^2,每周 1 次顿服。服药 $3\sim12$ 周即可起效。不良反应较轻,有不同程度的胃肠道反应、一过性转氨酶升高、胃炎和口腔溃疡、贫血和粒细胞减少。长期使用可能发生 B 细胞淋巴瘤。对多关节型安全有效。

(5)其他　抗肿瘤坏死因子-α 对多关节型 JIA 有一定疗效。大剂量 IVIG 对难治性全身发病型 JIA 的疗效尚未得到确认。目前国内有中药提纯制剂白芍总苷治疗 JIA 的报道。

3. 理疗　对保持关节活动、肌力强度是极为重要的。尽早开始保护关节活动及维持肌肉强度的锻炼有利于预防发生或纠正关节残疾。

【预后】

预后较好,适当处理后 75% 的患者不会出现严重残疾。并发症主要是关节功能丧失和虹膜睫状体炎所致的视力障碍。但对个体而言,预后难测,部分患儿在历经数年缓解后在成人期偶尔复发。

第六节　小儿艾滋病[*]

获得性免疫缺陷综合征(acquired immunodeficiency syndrome,AIDS),即艾滋病,是由人类免疫缺陷病毒(human immunodeficiency virus,HIV)感染所引起的一种传播迅速、病死率极高的感染性疾病。本病遍及全世界各大洲,自 1982 年报道了首例儿童 HIV 感染,截至 2008 年年底,全球有 210 万 15 岁以下儿童感染 HIV。1995 年我国首次发现经母婴途径传播的 HIV 感染者。

【病因和发病机制】

HIV 属 RNA 反转录病毒,直径为 100~200 nm。该病毒对热敏感,56 ℃30 min 能灭活,50% 浓度的乙醇、0.3% 的过氧化氢、0.2% 的次氯酸钠及 10% 的漂白粉经 10 min 能灭活病毒,但对甲醛溶液、紫外线和 γ 射线不敏感。

HIV 经过反转录过程整合入宿主细胞 DNA 链中,随宿主细胞 DNA 的复制而得以繁殖。病毒感染靶细胞后 1~2 周后,导致机体 CD_4^+T 淋巴细胞遭受破坏。近年研究发现,HIV 侵入 CD_4^+T 淋巴细胞时必须借助融合素,可使 CD_4^+T 淋巴细胞融合在一起,使未受 HIV 侵犯的 CD_4^+T 淋巴细胞与受害的 CD_4^+T 淋巴细胞融合而直接遭受破坏。由于 CD_4^+T 淋巴细胞被大量破坏,丧失辅助 B 淋巴细胞分化的能力,使体液免疫功能亦出现异常,表现为高免疫球蛋白血症,出现自身抗体和对新抗原反应性降低。抗体反应缺陷,使患儿易患严重化脓性病变;细胞免疫功能低或衰竭,引起各种机会性感染,如结核分枝杆菌、卡氏肺囊虫、李斯特菌、巨细胞病毒感染等,常是致死原因。

【病理】

HIV 感染后淋巴结和胸腺等免疫器官发生病变。早期表现是淋巴组织反应性增生,随后可出现类血管免疫母细胞淋巴结病,继之淋巴结内淋巴细胞稀少,生发中心空虚。脾小动脉周围 T 细胞区和脾小结淋巴细胞稀少,无生发中心或完全丧失淋巴成分。胸腺上皮严重萎缩,缺少胸腺小体。HIV 常侵犯中枢神经系统,病变包括胶质细胞增生、灶性坏死、血管周围炎症浸润、多核巨细胞形成和脱髓鞘现象。

【流行病学】

小儿 AIDS 自成人传播而来。

1.传染源　患者和无症状病毒携带者是本病的传染源,特别是后者。病毒主要存在于血液、精液、子宫和阴道分泌物中。其他体液,如唾液、眼泪和乳汁中亦含有病毒,均具有传染性。

2.传播途径　①母婴传播:是儿童感染的主要途径。感染本病的孕妇可通过胎盘、产程中及产后血性分泌物或喂奶等方式传播给婴儿。②血源传播:如输血、注射、器官移植等。

目前尚未证实经空气、昆虫、水及食物或与 AIDS 患者的一般接触,如握手、公共游泳、被褥等会造成感染,亦未见到偶然接触发病的报告。

【临床表现】

儿童艾滋病潜伏期相对短,起病较急、病情进展快。艾滋病患儿的临床表现很大程度上取决于所发生的机会性感染的部位和种类。垂直传播的 HIV 感染主要临床表现有生长停滞、淋巴结肿大、慢性咳嗽和发热、反复发生肺部感染和持续的腹泻。新生儿期缺乏典型的临床表现,可见早产、低出生体重和畸形。出生后 AIDS 患儿常见的临床表现有以下方面:①生长发育迟缓或停滞,多数生后 4~8 个月出现。②体重下降 20%~40%。③间歇或持续性低热或高热。④淋巴结肿大,表现为不明原因的全身淋巴结肿大,无触痛,持续数月至数年。⑤肺部疾病,儿童艾滋病发病、发生并发症和死亡的主要原因。其中 34% 为卡氏肺孢子虫肺炎,28% 有淋巴细胞间质性肺炎和非淋巴样增生,多见于年长儿。⑥反复细菌性感染,常为艾滋病患儿的首发症状,表现为急性细菌性肺炎、败血症、蜂窝织炎等。⑦不明原因反复发作的腹泻,可能是机会性感染,也可能是 HIV 对胃肠黏膜的直接作用。⑧神经系统损害,表现为反应迟钝、智力运动发育落后、运动异常、惊厥、失语和失明。⑨原因不明的血小板减少,也可为 AIDS 的首发症状。⑩皮肤黏膜的反复感染,包括鹅口疮、口腔毛状白斑、单纯疱疹感染等。⑪恶性肿瘤,多见淋巴瘤。

【实验室和其他检查】

1. 病毒抗体检测　是初筛试验的主要手段。①初筛试验:血清或尿液的酶联免疫吸附试验,血快速试验;②确诊试验:蛋白印迹试验或免疫荧光检测试验。

2. 抗原检测　主要检测 HIV 病毒核心抗原 P_{24},一般在感染后 1~2 周内即可检出。

3. 血淋巴细胞亚群分析　CD_4^+/CD_8^+ 倒置、自然杀伤细胞活性降低、皮肤迟发型变态反应减退或消失,抗淋巴细胞抗体和抗精子抗体、抗核抗体阳性。β_2 微球蛋白增高,尿中新蝶呤升高。

4. 其他　病毒分离、病毒核酸检测及各种机会性感染病原的检查等。

【诊断】

目前我国对婴幼儿早期诊断的策略:婴儿出生后 6 周采集第一份血样本,若第一份血样本检测呈阳性反应,尽快再次采集第二份血样本进行检测。若两份血样本检测均呈阳性反应,诊断为儿童 HIV 感染。

诊断标准:

1. 小儿无症状 HIV 感染

(1)流行病史　①HIV 感染母亲所生的婴儿;②输入未经 HIV 抗体检测的血液或血液制品史。

(2)临床表现　无任何症状、体征。

(3)实验室检查　≥18 个月儿童,HIV 抗体阳性,经确认试验证实;患儿血浆中 HIV RNA 阳性。

(4)确诊标准　①≥18 个月小儿,具有相关流行病学史,实验室检查中任何一项阳性可确诊;②<18 个月小儿,具备相关流行病学史,2 次不同时间的血浆样本 HIV RNA 阳性可确诊。

2. 小儿 AIDS

(1)流行病学史　同无症状 HIV 感染。

(2)临床表现　不明原因的持续性全身淋巴结肿大(直径>1 cm)、肝脾大、腮腺炎;不明原因的持续性发热超过 1 个月;慢性反复发作性腹泻;生长发育迟缓;体重下

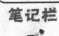

降明显;迁延难愈的间质性肺炎和口腔真菌感染;常发生各种机会性感染等。小儿 AIDS 的特点:① HIV 感染后,潜伏期短、起病较急、进展快;②特殊表现:生长停滞; ③易发生反复的细菌感染,特别是对多糖荚膜细菌更易感染;④慢性腮腺炎和淋巴细胞性间质性肺炎常见;⑤婴幼儿易发生脑病综合征,且发病早、进展快、预后差。

(3)实验室检查　HIV 抗体阳性并经确认试验证实。患儿血浆中 HIV RNA 阳性;外周血 CD_4^+T 淋巴细胞总数减少,CD_4^+T 淋巴细胞占淋巴细胞的百分比减少。

(4)确诊标准　患儿具有一项或多项临床表现,≥18 个月患儿 HIV 抗体阳性(经确认试验证实)或 HIV RNA 阳性可确诊;<18 个月患儿 2 次不同时间的样本 HIV RNA 阳性可确诊。有条件者应做 CD_4^+T 淋巴细胞计数和百分比以评估免疫状况。

【治疗】

1.抗反转录病毒治疗的指征　①有 HIV 感染的临床症状;②CD_4^+T 淋巴细胞绝对数或百分比下降,达到中度或严重免疫抑制;③年龄在 1 岁以内的患儿,无论其临床、免疫学或病毒负荷状况;④年龄大于 1 岁的患儿,无临床症状,除非能明确其临床疾病进展的危险性极低或存在其他需延期治疗的因素,也主张早期治疗。

2.抗病毒治疗

(1)核苷类反转录酶抑制剂　此类药物能选择性地与 HIV 反转录酶结合,并渗入正在延长的 DNA 链中,使 DNA 链终止,从而抑制 HIV 的复制和转录。常用药物:齐多夫定、二脱氧肌苷、拉米夫定和司坦夫定。

(2)非核苷类反转录酶抑制剂　主要作用于 HIV 反转录酶的某个位点,使其失去活性,从而抑制 HIV 复制,如奈韦拉平、地拉韦定。

(3)蛋白酶抑制剂　阻断 HIV 复制和成熟过程中所必需的蛋白质的合成,从而抑制 HIV 的复制。如沙查那韦、地拉韦定、奈非那韦和利托那韦。

已确诊的 AIDS 患儿应转入指定医院接受治疗。

3.免疫学治疗　基因重组 IL-2 与抗病毒药物同时应用可改善免疫功能,体外实验表明 IL-12 能增强免疫细胞杀伤被 HIV 感染细胞的能力。

4.支持及对症治疗　包括输血及营养支持疗法,补充维生素,特别是维生素 B_{12} 和叶酸。

5.抗感染和抗肿瘤治疗　发生感染或肿瘤时应给予相应的治疗。

【预后】

最初出现临床症状的年龄和 CD_4 细胞数是影响预后的主要因素。症状轻、相对稳定在较高水平 CD_4 细胞数的患儿预后相对较好;淋巴细胞减少的 1 岁前出现症状的患儿预后较差。

【预防】

儿童 AIDS 的预防应注意以下几点:①普及艾滋病知识,减少育龄期女性感染 HIV;②HIV 感染者避免妊娠,HIV 感染或 AIDS 孕妇应规劝其终止妊娠或尽量进行剖宫产;③严格禁止高危人群献血,在供血员中必须除外 HIV 抗体阳性者;④HIV 抗体阳性母亲及其新生儿应服用齐多夫定,以降低母婴传播的概率;⑤严格控制血液及各种血制品的质量;⑥疫苗预防,AIDS VAX 疫苗是利用基因重组技术,以 HIV-I 的糖蛋白 gp120 为靶位点,目前正在美国和泰国等地进行三期临床试验。

思考题

1. 原发性免疫缺陷病和继发性免疫缺陷病各有什么主要临床表现？

2. 过敏性紫癜的临床表现特点有哪些？如何与免疫性血小板减少症进行鉴别？

3. 皮肤黏膜淋巴结综合征有哪些临床表现？如何进行治疗？

4. 导致风湿热最常见的病原菌是什么？风湿热和幼年特发性关节炎各有什么临床特点？

（河南医学高等专科学校　彭秀青）

第十四章 常见感染性疾病

学习目标

◆掌握　常见感染性疾病的病因、临床特点及诊断、治疗要点,结核菌素试验的结果判断及临床意义,几种常见出疹性疾病的鉴别。

◆熟悉　小儿结核病的病因、预防措施和治疗方案,急性粟粒性肺结核的临床表现,结核菌素试验的方法。

◆了解　小儿结核病的特点,结核感染,常见感染性疾病的发病机制、辅助检查。

◆具有对常见感染性疾病的预防、管理和健康教育素养。初步具备对常见感染性疾病的诊断分析及治疗能力。

第一节　麻　疹

麻疹(measles)是由麻疹病毒引起的一种具有高度传染性的疾病。临床上以发热、上呼吸道炎、结膜炎、口腔麻疹黏膜斑(又称科氏斑,Koplik spot)、全身斑丘疹及疹退后遗留色素沉着伴糠麸样脱屑为特征。病后大多可获得终身免疫。常见并发症为肺炎、喉炎,也是引起麻疹死亡的重要原因。

【病原学和流行病学】

麻疹病毒为 RNA 病毒,属副黏病毒科,球形颗粒,有 6 种结构蛋白,仅存在一种血清型,抗原性稳定。人是唯一宿主。病毒在外界生存力弱,不耐热,对紫外线和消毒剂均敏感。随飞沫排出的病毒在室内可存活至少 32 h,但在流通的空气中或阳光下半小时即失去活力。

麻疹患者是本病唯一的传染源。感染早期,病毒在患者呼吸道大量繁殖,含有病毒的分泌物经过患者的呼吸、咳嗽或喷嚏排出体外并悬浮于空气中,通过呼吸道进行传播,密切接触者亦可经鼻咽分泌物或病毒污染的手传播。麻疹患者出疹前后 5 d 均有传染性,有并发症的患者传染性可延长至出疹后 10 d。以冬春季发病为多。

【发病机制】

麻疹病毒通过鼻咽部进入人体,在呼吸道上皮细胞和局部淋巴组织中增殖并侵入血液,通过单核-巨噬细胞系统向其他器官传播,如脾、胸腺、肺、结膜和皮肤等,引起广泛损伤而出现一系列临床表现。由于免疫反应受到抑制,常并发喉炎、支气管肺炎或结核病复燃、恶化,营养不良或免疫功能缺陷的儿童,可发生重型麻疹或因重症肺炎、脑炎等并发症而导致死亡。

【病理】

病变部位多核巨细胞是麻疹的病理特征,主要分布于皮肤、淋巴组织、呼吸道和肠道黏膜及眼结膜。真皮和黏膜下层毛细血管内皮细胞充血、水肿、增生、单核细胞浸润并有浆液性渗出而形成麻疹皮疹和麻疹黏膜斑。由于皮疹处红细胞裂解,疹退后形成棕色色素沉着。麻疹病毒可引起间质性肺炎,继发细菌感染则引起支气管肺炎。发生亚急性硬化性全脑炎(subacute sclerosing panencephalitis,SSPE)时患者有皮质和白质的变性。

【临床表现】

近年来,由于疫苗的应用,麻疹的临床表现变得不十分规律,临床上需注意。

1. 典型麻疹

(1)潜伏期　大多为6~18 d(平均10 d左右)。

(2)前驱期　也称出疹前期,常持续3~4 d。

1)发热　多为中度以上,热型不一。

2)上呼吸道炎及结膜炎表现　在发热同时出现咳嗽、喷嚏、咽部充血等上呼吸道感染症状及结膜充血、眼睑水肿、畏光、流泪等结膜炎表现。

3)麻疹黏膜斑　是麻疹早期的特异性体征,常在出疹前1~2 d出现。开始时见于下磨牙相对的颊黏膜上,为直径0.5~1.0 mm的灰白色小点,周围有红晕,常在1~2 d内迅速增多,可累及整个颊黏膜及唇部黏膜,部分融合,于出疹后1~2 d消失。

4)其他表现　部分病例可有全身不适、食欲减退、精神不振等非特异症状。婴儿可有呕吐、腹泻等症状。

(3)出疹期　多在发热3~4 d后出现皮疹,此时全身中毒症状加重,体温可高达40~40.5 ℃,咳嗽加剧,伴嗜睡或烦躁不安,重者有谵妄、抽搐。皮疹先出现于耳后、发际,渐及额、面、颈部,自上而下蔓延至躯干、四肢,最后到达手掌与足底。皮疹初为红色斑丘疹,呈充血性,疹间可见正常皮肤,无痒感,以后部分融合成片,色加深呈暗红色。此期肺部可闻及干、湿啰音,X线检查可见肺纹理增多或轻重不等的弥漫性肺部浸润。

(4)恢复期　若无并发症发生,出疹3~4 d后体温开始下降,食欲、精神等全身症状逐渐好转,皮疹按出疹的先后顺序开始消退,疹退后皮肤有棕褐色色素沉着伴糠麸样脱屑,一般7~10 d后消退。

2. 非典型麻疹

(1)轻型麻疹　多见于有部分免疫者,如潜伏期内接受过丙种球蛋白或8个月以下有母亲被动抗体的婴儿。主要临床特点为一过性低热,轻度眼、鼻卡他症状,全身情况良好,可无麻疹黏膜斑,皮疹稀疏、色淡,消失快,疹退后无色素沉着或脱屑,无并发症。常需靠流行病学资料和麻疹病毒血清学检查确诊。

（2）重型麻疹　主要见于营养不良、免疫力低下继发严重感染者。体温常持续40 ℃以上，中毒症状重，伴惊厥、昏迷。皮疹密集融合，呈出血性，常伴有黏膜和消化道出血、咯血及血尿。部分患者疹出不透、色暗淡，或皮疹骤退、四肢冷凉、血压下降，出现循环衰竭表现。此型患儿常有肺炎、心力衰竭等并发症，死亡率高。

（3）异型麻疹　主要见于接种过麻疹灭活疫苗而再次感染麻疹野病毒株者。典型症状是持续高热、乏力、肌痛、头痛或伴四肢水肿，皮疹不典型，呈多样性，出疹顺序可从四肢远端开始延及躯干、面部。易合并肺炎。本型少见，临床诊断较困难，麻疹病毒血清学检查有助诊断。

【实验室检查】

1.血常规　血白细胞总数正常或减少，淋巴细胞相对增多。

2.多核巨细胞检查　于出疹前 2 d 至出疹后 1 d,取患者鼻、咽分泌物或尿沉渣涂片，瑞氏染色后直接镜检，可见多核巨细胞或包涵体细胞，阳性率较高。

3.血清学检查　多采用酶联免疫吸附试验（ELISA 法）进行麻疹病毒特异性 IgM 抗体检测，敏感性和特异性均好，出疹早期即可出现阳性。

4.病原学检查　用免疫荧光法检测患者鼻咽部分泌物或尿沉渣脱落细胞中麻疹病毒抗原，可早期快速协助诊断。也可采用 PCR 法检测麻疹病毒 RNA。于前驱期或出疹初期取血、尿或鼻咽分泌物接种人胚肾细胞或羊膜细胞进行麻疹病毒分离，出疹晚期则较难分离到病毒。

【并发症】

1.肺炎　是麻疹最常见的并发症，占麻疹患儿死因的 90% 以上，多见于 5 岁以下儿童。由麻疹病毒本身引起的间质性肺炎多不严重，常在出疹及体温下降后消退。继发性肺炎病原体多为细菌，常见金黄色葡萄球菌、肺炎链球菌、流感嗜血杆菌等，故易并发脓胸和脓气胸。部分为病毒性，多见腺病毒。也可为多种病原体混合感染，多发生于出疹期。主要见于重度营养不良或免疫功能低下的儿童，预后较差，病死率高。

2.喉炎　麻疹病毒本身可导致整个呼吸道炎症，故麻疹患儿常有轻度喉炎表现。如并发细菌感染时喉部组织明显水肿，分泌物增多，临床出现声音嘶哑、犬吠样咳嗽、吸气性呼吸困难及三凹征，严重者因喉梗阻而窒息死亡。

3.心肌炎　常见于营养不良和并发肺炎的儿童，轻者仅有心音低钝、心率增快和一过性心电图改变，重者可出现心力衰竭、心源性休克。

4.神经系统

（1）麻疹脑炎　发病率为 0.1%~0.2%。常发生在出疹后 2~6 d,临床表现和脑脊液改变与病毒性脑炎相似，与麻疹轻重无关。病死率高，后遗症多，存活者中可伴有智能障碍、瘫痪、癫痫等。

（2）亚急性硬化性全脑炎　是少见的麻疹远期并发症，发病率为 1/100 万~4/100万。病理变化主要为脑组织慢性退行性病变。大多在患麻疹 2~17 年后发病，开始时症状隐匿，可仅为行为和情绪的改变，以后出现进行性智能减退，病情逐渐恶化，出现共济失调、视听障碍、肌阵挛等表现，晚期因昏迷、强直性瘫痪而死亡。患者血清或脑脊液中麻疹病毒 IgG 抗体持续强阳性。

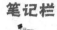

5.结核病恶化　麻疹患儿因免疫反应受到暂时抑制,可使体内原有潜伏的结核病灶重趋活动恶化,甚至发展为粟粒性肺结核或结核性脑膜炎。

6.营养不良与维生素 A 缺乏症　由于麻疹病程中持续高热、食欲不振或护理不当,可致营养不良和维生素缺乏,常见维生素 A 缺乏,可引起眼干燥症,重者出现视力障碍,甚至角膜穿孔、失明。

【诊断和鉴别诊断】

根据流行病学资料、麻疹接触史及临床上出现急性发热、畏光、上呼吸道卡他症状,应怀疑麻疹的可能。结合皮疹形态和出疹顺序及疹退后皮肤脱屑及色素沉着等特点,较易做出临床诊断。皮疹出现以前,依靠口腔麻疹黏膜斑可以确诊。麻疹病毒血清 IgM 抗体阳性或分离到麻疹病毒可确诊。

应与常见发热、出疹性疾病相鉴别(表 14-1)。

表 14-1　小儿常见出疹性疾病的鉴别诊断

鉴别	病原	全身症状及其他体征	皮疹与发热的关系	皮疹特点
麻疹	麻疹病毒	发热、咳嗽、眼鼻卡他症状,发热 2~3 d 出现口腔麻疹黏膜斑	发热 3~4 d 出疹,出疹期为发热的高峰期	红色斑丘疹,自耳后发际→额面、颈部→躯干→四肢,3 d 左右出齐,疹退后遗留棕色色素沉着、糠麸样脱屑
风疹	风疹病毒	全身症状轻,耳后、枕部淋巴结肿大并触痛	发热 1~2 d 后出疹	红色细小斑丘疹,自面颈部→躯干→四肢,24 h 布满全身,疹间有正常皮肤,疹退后无色素沉着和脱屑
猩红热	乙型溶血性链球菌	高热、咽痛、头痛、呕吐、杨梅舌、环口苍白圈、颈淋巴结肿大	发热 1~2 d 出疹,出疹时高热	皮肤弥漫性充血,上有密集针头大小猩红疹,全身皮肤均可受累,压之褪色,持续 2~3 d 退疹,疹退后可发生大片脱皮
幼儿急疹	人疱疹病毒 6 型	主要见于婴幼儿,一般情况好,骤起高热,可伴发高热惊厥,耳后枕部淋巴结可肿大,常伴轻度腹泻	高热 3~5 d 出疹,热退疹出	红色细小密集斑丘疹,发疹无一定顺序,头面颈及躯干部多见,四肢较少,1 d 出齐,次日开始消退,无色素沉着及脱屑

【治疗】

尚无特效药物治疗,主要为对症治疗、加强护理和预防并发症。

1.一般治疗　卧床休息,保持室内适当温度、湿度和空气流通,避免强光刺激。注意皮肤和眼、鼻、口腔清洁。鼓励多饮水,给予易消化和营养丰富的食物。

2.对症治疗　高热时可酌情使用小量退热剂,但应避免急骤退热,特别是在出疹期。烦躁可适当给予镇静剂。频繁剧咳可用镇咳剂或雾化吸入。世界卫生组织推荐给予麻疹患儿补充维生素 A 20 万~40 万 U,每日 1 次口服,连服 2 剂,可减少并发症

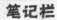

的发生,有利于疾病的恢复。

3. 并发症的治疗 积极防治并发症。继发细菌感染可给予抗生素。

【预防】

提高人群免疫力,减少麻疹易感人群是消除麻疹的关键。

1. 主动免疫 采用麻疹减毒活疫苗预防接种。我国儿童计划免疫程序规定出生后 8 个月为麻疹疫苗的初种年龄,1 岁 6 个月至 2 岁儿童要完成第 2 次接种。此外,根据麻疹流行病学情况,在一定范围短时间内对高发人群开展强化免疫接种。

2. 被动免疫 接触麻疹后 5 d 内尽快肌内注射免疫球蛋白 0.25 ml/kg,可预防发病或减轻麻疹症状。被动免疫只能维持 3~8 周,以后应采取主动免疫。

3. 控制传染源 对麻疹患者要做到早发现、早报告、早隔离、早治疗。一般隔离至出疹后 5 d,合并肺炎者延长至出疹后 10 d。对接触麻疹的易感儿应隔离检疫 3 周,并给予被动免疫。

4. 切断传播途径 流行期间易感儿童避免到人群密集的场所去。患者停留过的房间应通风并用紫外线照射消毒,患者的衣物应在阳光下曝晒。轻症患儿可在家中隔离,以减少传播和继发医院内感染。

5. 加强麻疹的监测管理 对麻疹疑似病例要注意进行流行病学调查和必要的实验室检查,及时报告并采取针对性措施,预防和控制疫情的发生和蔓延。

第二节 水 痘

水痘是由水痘-带状疱疹病毒(VZV)引起的一种传染性极强的儿童出疹性疾病。临床以斑疹、丘疹、疱疹和结痂的皮疹共同存在为特征,全身症状轻微。感染后可获得持久的免疫力。冬春季多发。

【病因与发病机制】

病原体是 VZV 病毒,为双链 DNA 病毒,只有一个血清型。在体外抵抗力弱,不耐热、不耐酸,对乙醚敏感,在痂皮下不能存活。人是其唯一宿主。水痘患者是本病的传染源。主要通过空气飞沫经呼吸道传播,也可通过接触患者疱疹浆液或被污染的用具感染。人群普遍易感,主要见于儿童,以 2~6 岁为高峰。

病毒经鼻咽部黏膜侵入人体,在局部黏膜和淋巴组织内繁殖,然后进入血液,形成病毒血症;若患者免疫力不能清除病毒,则病毒可到达单核巨噬细胞系统内再次增殖后入血,向全身扩散,引起各器官病变。主要损害部位在皮肤和黏膜。皮疹出现 1~4 d 后,产生特异性细胞免疫和抗体,毒血症消失,症状随之缓解。

水痘的皮肤病变主要在表皮棘细胞层,其上皮细胞气球样变和水肿、细胞裂解、液化后形成水痘疱疹,内含大量病毒,以后液体吸收、结痂。如有继发感染,可变为脓疱。最后上皮细胞再生,结痂后脱落,一般不留瘢痕。

【临床表现】

1. 潜伏期 大多数为 12~21 d(平均 14 d 左右)。

2. 前驱期 仅 1 d 左右,可无症状或症状轻微,如发热、全身不适、乏力、食欲减退等。

3. 出痘期　发热数小时至 24 h 出现水痘。始见于躯干和头部,继而扩展至面部及四肢,四肢末端稀少、手掌足底更少,呈向心性分布,是其特征之一。初为红色斑丘疹或斑疹,数小时后变为椭圆形水滴样小水疱,透明饱满,壁薄易破,周围有红晕;约 24 h 后疱液变混浊并呈中央凹陷,2~3 d 迅速结痂。1 周左右痂皮脱落,一般不留瘢痕。皮疹分批出现,瘙痒感较重,可见斑疹、丘疹、透明疱疹和结痂同时存在,是水痘的另一重要特征。若继发感染则脱痂时间延长,甚至可留下瘢痕。黏膜也常受累,在口咽部、眼结膜、外阴及肛门等处可见痘疹。水痘多为自限性疾病,10 d 左右自愈。

对于患有恶性疾病或免疫功能低下的儿童,可发生重症水痘。出现高热、全身中毒症状。皮疹多且易融合,形成大疱型或出血性皮疹,呈离心性分布。可继发感染或因伴血小板减少而发生暴发性紫癜。

【并发症】

最常见的是皮肤继发感染如脓疱疮、蜂窝织炎、丹毒,甚至由此导致败血症等;水痘肺炎主要发生在新生儿和免疫缺陷儿童;可发生水痘后脑炎、面神经瘫痪、横贯性脊髓炎、Reye 综合征;少数病例可发生心肌炎、肝炎、肾炎、关节炎等。

【实验室检查】

1. 外周血象　白细胞总数正常或稍低。

2. 疱疹刮片　刮取新鲜疱疹基底组织涂片,瑞氏染色可见多核巨细胞,苏木精-伊红染色可见核内有包涵体,可快速确诊。

3. 血清学检测　血清水痘病毒特异性 IgM 抗体检测,可助早期诊断;双份血清特异性 IgG 抗体滴度升高 4 倍以上可明确诊断。

4. 病毒 DNA 检测　用 PCR 检测患者呼吸道上皮细胞或外周血白细胞中 VZV 病毒,是敏感快捷的早期诊断方法。

【诊断与鉴别诊断】

典型者依据流行病学及皮疹特点,如向心性分布、分批出现、不同形态皮疹同时存在等,不难诊断。非典型水痘,可借助于实验室检查以确诊。

该病应主要与丘疹样荨麻疹相鉴别。丘疹样荨麻疹主要发生于婴幼儿,是一种过敏性疾病,皮疹多见于四肢,为红色丘疹,可分批出现,顶端有小水痘,痒感显著,周围无红晕,不结痂。还需与虫咬性皮疹、药物和接触性皮炎、肠道病毒和金黄色葡萄球菌引起的疱疹性皮炎相鉴别。

【治疗】

1. 一般治疗　水痘患儿应隔离,直到全部皮疹结痂为止。急性期卧床休息,供给足够的水分和易消化的饮食。加强护理,避免因抓伤而继发细菌感染。皮肤瘙痒可局部涂抹炉甘石洗剂,或少量给予镇静剂。水痘患儿避免使用阿司匹林,因该药与 Reye 综合征发生有关。

2. 抗病毒治疗　首选无环鸟苷(阿昔洛韦)10~20 mg/kg 静脉滴注,每 8 小时一次,疗程 5~7 d。一般应在皮疹出现后 48 h 内使用。早期使用 α 干扰素能较快抑制皮疹发展,加速病情恢复。

3. 防治并发症　继发细菌感染时,可加用抗生素治疗。若脑炎出现脑水肿、颅内压增高者应脱水治疗。

【预防】

控制传染源,隔离患儿至疱疹全部结痂或出疹后 7 d。对已接触的易感儿,应检疫 3 周。目前我国开始使用减毒活疫苗,接触水痘患儿后立即使用,其对易感者保护率 可达 85%~95%,并可持续 10 年以上。在接触水痘 72 h 内,用水痘带状疱疹免疫球 蛋白肌内注射,可起预防作用。

第三节　流行性腮腺炎

流行性腮腺炎(mumps)是由腮腺炎病毒所引起的急性呼吸道传染病。临床以腮腺非化脓性肿胀、疼痛为特征,可累及其他各种腺体及器官。以 5~15 岁儿童较为多见,可在幼儿园和学校中流行。

【病因与流行病学】

腮腺炎病毒属副黏病毒科,为单链 RNA 病毒,仅有一个血清型。腮腺炎病毒抵抗力弱,加热至 56 ℃20 min 即失去活力,紫外线、来苏、甲醛均能迅速将其杀灭,但 4 ℃能存活数天。人是该病毒唯一宿主。患者及健康带病毒者均是传染源。主要通过呼吸道飞沫传播,亦可通过被唾液污染的食具和玩具直接接触传播。四季均可发病,以冬春季为主。患者主要是学龄前儿童,感染后一般具有持久免疫。

【发病机制与病理】

腮腺炎病毒经口鼻进入机体,在局部黏膜上皮细胞和淋巴组织中增殖,引起局部炎症反应和免疫反应,然后入血引起病毒血症,进而播散至腮腺和全身各器官。亦可经口腔沿腮腺管传播到腮腺。腮腺病毒对腺体组织和神经组织具有高度亲和性,可使多种腺体发生炎症改变;并可侵犯神经系统,导致脑膜炎,引起脑细胞变性、坏死和炎症细胞浸润等改变。该病的病理特征是受侵犯的腺体出现非化脓性炎症,腺体导管细胞肿胀,管腔中充满坏死组织及渗出物,使腺体排泌受阻,唾液中的淀粉酶经淋巴系统进入血液,使血、尿淀粉酶增高。

【临床表现】

潜伏期为 14~25 d(平均 18 d)。前驱期症状多较轻。腮腺肿大和疼痛常为首发症状。常先见于一侧,然后另一侧也相继肿大,一般以耳垂为中心,向前、后、下发展,边缘不清,表面发热但不红,触之有弹性、有触痛。腮腺肿大 1~3 d 达高峰,局部疼痛、过敏,张口咀嚼及进酸性饮食时胀痛更重。持续 1 周左右逐渐消退。腮腺导管开口(位于上颌第二磨牙牙冠对应的颊黏膜上)早期常有红肿。颌下腺、舌下腺也可同时受累,可触及肿胀的椭圆形腺体。部分病例有发热、头痛、乏力、食欲减退等。

不典型病例可无腮腺肿胀,或仅见颌下腺或舌下腺肿胀者。

本病可发生以下并发症:

1.脑膜炎　最常见,常在腮膜炎高峰时出现,表现为发热、头痛、呕吐,神经系统体征阳性,少有惊厥。脑脊液主要是淋巴细胞增高,糖和氯化物正常;早期可从脑脊液中分离出腮腺炎病毒。预后一般良好,常在 2 周内恢复正常,多无后遗症。少数可遗留耳聋和阻塞性脑积水。

2.睾丸炎或卵巢炎 睾丸炎多为单侧,常发生于腮腺炎起病后的4~5 d,睾丸明显肿胀、疼痛,大多数患者可有严重的全身反应,突发高热、寒战等,可并发附睾炎、鞘膜积液和阴囊水肿。部分患者可发生睾丸萎缩,一般不影响生育。卵巢炎主要见于青春期女性患者,表现为下腹疼痛及压痛、月经不调等,不影响受孕。

3.其他 可发生胰腺炎、心肌炎、肾炎等,在腮腺炎发生前后出现。

【实验室检查】

1.血清和尿淀粉酶测定 淀粉酶活力与腮腺肿胀程度平行。90%患者发病早期其血清和尿淀粉酶增高,约2周恢复正常。

2.血清学检测 ELISA测定血清中腮腺炎病毒特异性IgM抗体,可做早期快速诊断。双份血清特异性IgG抗体效价4倍以上增高有诊断意义。

3.病毒检测 早期可在患者的血、尿、唾液或脑脊液中分离出病毒。亦可用PCR检测腮腺炎病毒RNA,有很高的敏感性。

【诊断与鉴别诊断】

依据流行病史、发热和以耳垂为中心的腮腺肿大,诊断一般不难。可疑病例,需借助相应的实验室检查以确诊。

本病需与化脓性腮腺炎和其他原因引起的腮腺肿大,如白血病、淋巴瘤等相鉴别。化脓性腮腺炎主要表现为一侧腮腺肿大,局部红肿压痛明显,晚期有波动感,挤压腮腺时腮腺管口有脓液流出,不伴睾丸炎或卵巢炎。白细胞计数增高,以中性粒细胞增高为主。

【治疗】

1.一般治疗 急性期避免进食刺激性及酸性食物,流质饮食,多饮水、保持口腔卫生。

2.抗病毒治疗 早期可用利巴韦林10~15 mg/(kg·d)静脉滴注,疗程5~7 d。

3.对症处理 高热者给予适当退热,头痛或并发睾丸炎者可用解热镇痛药。脑炎症状明显者可按乙型脑炎治疗。睾丸肿痛明显时可用丁字带托起。

4.肾上腺皮质激素的应用 重症患者可短期使用肾上腺皮质激素。

5.中药治疗 多用清热解毒、软坚消痛法,如青黛散调醋局部外敷、普济消毒饮加减内服等。

【预防】

隔离患者至腮腺肿胀完全消退。集体机构中有接触史的儿童应检疫3周。注意保护易感儿,措施是:主动免疫主要是腮腺炎减毒活疫苗或麻疹-风疹-腮腺炎三联疫苗;被动免疫可给予腮腺炎免疫γ球蛋白。

第四节 传染性单核细胞增多症

传染性单核细胞增多症(infectious mononucleosis,IM)是由EB病毒(Epstein-Barr virus,EBV)所致的急性感染性疾病,主要侵犯儿童和青少年,临床上以发热、咽喉痛、肝脾和淋巴结肿大、外周血中淋巴细胞增多并出现异型淋巴细胞等为特征。

【病原学和流行病学】

EBV 属于疱疹病毒属,是一种嗜淋巴细胞的双链 DNA 病毒,具有潜伏及转化的特征。本病毒对生长要求极为特殊,因此病毒分离较为困难。EBV 有 5 种抗原成分,均能刺激人体产生相应的抗体,其中衣壳抗原(viral capsid antigen,VCA)抗体 VCA-IgM 早期即出现,1~2 个月后消失,是新近受 EBV 感染的标志。

本病遍及全球,多呈散发性,也可流行。全年均有发病,以秋末至初春为多。病后可获得较稳固的免疫力,再次发病者极少。患者和隐性感染者是传染源。病毒大量存在于唾液腺及唾液中,可持续或间断排毒达数周、数月甚至数年。口-口传播是重要的传播途径,少数可经飞沫和输血传播。本病主要见于儿童和青少年。6 岁以下儿童患病大多表现为隐性或轻型感染,15 岁以上感染者则多呈典型症状。

【发病机制】

发病主要是由于 T、B 淋巴细胞间的交互作用,以及免疫复合物的沉积、病毒对细胞的直接损害等综合作用所致。EBV 进入口腔后,主要累及咽部上皮细胞、B 淋巴细胞、T 淋巴细胞及 NK 细胞,因这些细胞均有 EBV 的受体。EBV 在咽部的淋巴细胞中增殖,导致细胞破坏,引起扁桃体炎和咽炎症状,局部淋巴结受累肿大。病毒还可在腮腺和其他唾液腺上皮细胞中繁殖,并可长期或间歇性向唾液中排放,然后进入血液,通过病毒血症或受感染的 B 淋巴细胞进行播散,继而累及周身淋巴系统。受感染的 B 淋巴细胞表面抗原发生改变,引起 T 淋巴细胞的强烈免疫应答而转化为细胞毒性 T 淋巴细胞(cytotoxic T lymphocyte,CTL),CTL 在免疫病理损伤形成中起着非常重要的作用,它一方面杀伤感染 EBV 的 B 细胞,另一方面侵犯许多组织器官而产生一系列的临床表现。患者血中大量异常淋巴细胞(又称为异型细胞)就是这种具有杀伤能力的 T 细胞。婴幼儿时期典型病例很少,主要是因为不能对 EBV 产生充分的免疫应答。

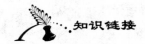
知识链接

EBV 的 5 种抗原成分及其临床意义

EBV 有 5 种抗原成分,均能产生各自相应的抗体。①衣壳抗原(VCA):可产生 IgM 和 IgG 抗体,VCA-IgM 抗体早期出现,在 1~2 个月后消失,是新近受 EBV 感染的标志;VCA-IgG 出现稍迟于前者,可持续多年或终生,故不能区别新近感染与既往感染。②早期抗原(early antigen,EA):是 EBV 进入增殖性周期初期形成的一种抗原,其中 EA-D 成分为 EBV 活跃增殖的标志。EA-IgG 抗体于病后 3~4 周达高峰,持续 3~6 个月。③核心抗原(nuclear antigen,EBNA):EBNA-IgG 于病后 3~4 周出现,持续终生,是既往感染的标志。④淋巴细胞决定的膜抗原(lymphocyte determinant membrane antigen,LYDMA):带有 LYDMA 的 B 细胞是细胞毒性 T(Tc)细胞攻击的靶细胞,其抗体为补体结合抗体,出现和持续时间与 EBNA-IgG 相同,也是既往感染的标志。⑤膜抗原

（membrane antigen，MA）：是中和性抗原，可产生相应中和抗体，其出现和持续时间可与 EBN A-IgG 相同。

【病理】

淋巴细胞的良性增生是本病的基本病理特征。病理可见非化脓性淋巴结肿大，淋巴细胞及单核巨噬细胞高度增生。肝、心、肾、肾上腺、肺、皮肤、中枢神经系统等重要器官系统均可有淋巴细胞、单核细胞及异型淋巴细胞浸润及局灶性坏死。脾充满异型淋巴细胞，水肿，致脾质脆、易出血甚至破裂。

【临床表现】

潜伏期5~15 d。起病急缓和症状轻重各异。多数患者有乏力、头痛、畏寒、鼻塞、恶心、食欲减退、轻度腹泻等前驱症状。

1. 发热 体温38~40 ℃，热型不定，热程大多1~2周，少数可达数月。

2. 淋巴结肿大 80%以上患儿有明显淋巴结肿大，在病程第1周即可出现。以颈部淋巴结肿大最常见，肘部滑车淋巴结肿大常提示有本病的可能。肿大淋巴结为不对称分布，直径1~3 cm，质地中等，无明显压痛和粘连。肠系膜淋巴结肿大时，可引起腹痛。肿大淋巴结常在热退后数周才消退，亦可数月消退。

3. 咽峡炎 多数患儿可表现为咽部、扁桃体、腭垂充血、肿胀，可见出血点，伴咽痛，部分患儿扁桃体有白色渗出物或假膜形成。

4. 肝脾大 20%~62%有肝大，大多在肋下2 cm 以内，可出现肝功能异常，并伴有恶心、呕吐、纳差等症状，部分有轻度黄疸。约半数患儿病后1周左右有轻度脾大，伴疼痛及压痛，偶可发生脾破裂。

5. 皮疹 约10%患儿在病程中出现多形性皮疹，如丘疹、斑丘疹、荨麻疹、猩红热样皮疹、出血性皮疹等，多见于躯干部。皮疹大多在4~6 d 出现，持续1周左右，消退后无脱屑，无色素沉着。

6. 其他 少数神经系统受累，表现为无菌性脑膜炎、脑炎或周围神经根炎等，90%以上可恢复。心、肾及呼吸、血液系统亦可受累。

病程一般为2~3周，也可长至数月。偶有复发。本病预后大多良好，病死率1%~2%。

【实验室检查】

1. 外周血象 血象改变是本病的重要特征。发病后10~12 d 白细胞总数逐渐升高，$>10\times10^9/L$，亦可高达$(30\sim50)\times10^9/L$。白细胞分类早期中性粒细胞增多，以后淋巴细胞数可达60%以上，并出现异型淋巴细胞。异型淋巴细胞>10%或其绝对值$>1.0\times10^9/L$ 时具有诊断意义。部分患儿可有血红蛋白降低和血小板计数减少。

2. 血清学检查

（1）血清嗜异性凝集试验 起病1周内患儿血清中出现 IgM 嗜异性抗体，能凝集绵羊或马红细胞，阳性率达80%~90%。凝集效价在1：64 以上，经豚鼠肾吸收后仍呈阳性者具有诊断价值。

（2）EBV 特异性抗体检测 间接免疫荧光法和酶联免疫法（ELISA）检测血清中

VCA-IgM,是新近 EBV 感染的标志,有利于早期诊断。

(3)EBV-DNA 检测　采用实时定量聚合酶链反应法(RT-PCR)能快速、敏感、特异的检测患儿血清中的 EBV-DNA,提示存在病毒血症。

【诊断和鉴别诊断】

根据流行情况、典型临床表现、外周血异型淋巴细胞>10% 等可做出初步临床诊断。VCA-IgM 阳性或急性期及恢复期双份血清 VCA-IgG 抗体效价呈 4 倍以上增高,是诊断 EBV 急性感染最特异和最有价值的血清学试验,可根据条件检测。

本病需与巨细胞病毒、腺病毒、肺炎支原体、甲肝病毒、风疹病毒等感染所致的淋巴细胞和单核细胞增多相鉴别,其中巨细胞病毒所致者最常见。

【治疗】

无特效治疗,主要采取对症治疗。由于轻微的腹部创伤就有可能导致脾破裂,因此有脾大的患儿 2~3 周内应避免与腹部接触的运动。急性期特别是并发肝炎或心肌炎时,应卧床休息,进行保肝治疗或应用营养心肌的药物。抗病毒治疗可用阿昔洛韦、更昔洛韦等药物,疗效并不确切。继发细菌感染时可用抗菌药物。静脉注射丙种球蛋白可使临床症状改善,缩短病程,早期给药效果更好。α 干扰素亦有一定治疗作用。重症患者短疗程应用糖皮质激素可明显减轻症状。发生脾破裂时,应立即输血,并行手术治疗。

【预防】

近年来国内外正在研制 EBV 疫苗,除可用以预防本病外,尚考虑用于与 EBV 感染相关的儿童恶性淋巴瘤和鼻咽癌的免疫预防。

第五节　手足口病

手足口病(hand-foot-mouth disease,HFMD)是由多种肠道病毒引起的传染性出疹性疾病,以发热、手足和口腔黏膜等部位疱疹或破溃后形成溃疡为主要临床特征。好发于儿童,尤以 3 岁以下发病率最高。致死原因主要为脑干脑炎和神经源性肺水肿。由于病毒的传染性很强,常在托幼机构造成流行。一年四季均可发生,但夏、秋季最易流行。

【病原学和流行病学】

引起手足口病的肠道病毒有 20 多种(型),以柯萨奇病毒 A 组 16 型(Coxsackie virus,CoxA16)和肠道病毒 71 型(entero virus,EV71)多见。此外,还有柯萨奇病毒 A 组的 4、5、7、9、10 型和 B 组的 2、5、13 型。该类病毒适合在湿热的环境中生存,在 4 ℃可存活 1 年。对紫外线及干燥敏感,高锰酸钾、甲醛、碘酒、漂白粉等能使其灭活。

人类是已知的人肠道病毒的唯一宿主。手足口病患者和隐性感染者均为传染源,主要通过粪-口途径传播,亦可经接触患者呼吸道分泌物、疱疹液及污染的物品而感染,流行季节医源性传播也不容忽视。人群对肠道病毒普遍易感,但成人大多通过隐性感染获得相应的抗体,因此临床上以儿童患者为主,尤其容易在托幼机构儿童之间流行。感染后可获得免疫力,但持续时间尚不明确。发病前数天,感染者咽部分泌物与粪便中就可检出病毒,粪便中排出病毒时间可长达 3~5 周。

近十余年来,全世界许多国家和地区出现了 EV71 引起的手足口病流行,且一部分为重症感染,导致少数病例死亡,需要高度重视。

【临床表现】

临床表现复杂而多样,根据临床病情的轻重程度,分为普通病例和重症病例。

1.普通病例 潜伏期多为 2~10 d,平均 3~5 d。多数急性起病,表现为发热、口腔和咽部疼痛、咳嗽、流涕、食欲不振、呕吐、腹泻等前驱症状。

皮疹多在第 2 天出现,呈离心性分布,多见于手指、足趾背面及指甲周围,也可见于手掌、足底、会阴及臀部。开始时为玫瑰红色斑丘疹,1 d 后形成半透明的小水疱,疱疹周围有炎性红晕,疱内液体较少。如不破溃感染,常在 2~4 d 吸收干燥,呈深褐色薄痂,脱落后无瘢痕。口腔颊黏膜、软腭、舌缘及唇内侧有散在的红斑及小疱疹,多与皮疹同时出现,或稍晚出现。口腔内疱疹极易破溃糜烂,上覆灰黄色假膜,周围黏膜充血红肿。患儿因口腔溃疡疼痛而有拒食、流涎、烦躁等症状。病程一般为 5~7 d,少数10 d 左右,多数预后较好。

2.重症病例 少数病例病情进展迅速,在发病 1~5 d 出现脑膜炎、脑炎、脑脊髓炎、肺水肿、循环障碍等,病情危重者可致死亡,存活者可留有后遗症。

(1)神经系统表现 多出现在病程 1~5 d 内,患儿可持续高热,出现中枢神经系统损害表现,如精神萎靡、嗜睡或激惹、易惊、头痛、恶心、呕吐、食欲不振、谵妄甚至昏迷,肢体抖动、肌阵挛、眼球震颤、共济失调、眼球运动障碍,肌无力或急性弛缓性瘫痪、惊厥等。颈项强直在 2 岁以上儿童较为明显,腱反射减弱或消失,Kernig 征和 Brudzinski 征阳性。

(2)呼吸系统表现 呼吸增快并浅促、呼吸困难或呼吸节律改变,口唇发绀,咳嗽加重,咳白色、粉红色或血性泡沫样痰,肺部可闻及湿啰音或痰鸣音。

(3)循环系统表现 心率增快或减慢,面色灰白、皮肤花纹、四肢发凉、出冷汗,指(趾)端发绀,持续血压降低,毛细血管充盈时间延长。

【实验室检查】

1.血液检查

(1)外周血象 外周血白细胞计数多正常或降低,病情危重者白细胞计数可明显升高,分类以中性粒细胞为主。

(2)血生化检查 部分病例有轻度丙氨酸氨基转移酶(ALT)、天门冬氨酸氨基转移酶(AST)、肌酸激酶同工酶(CK-MB)升高,病情危重者可有肌钙蛋白(cTnI)和血糖升高。

(3)血清学检查 患儿血清中特异性 IgM 抗体阳性,或急性期与恢复期血清 IgG 抗体呈 4 倍以上升高亦可确诊。

(4)血气分析 呼吸系统受累时可有 PaO_2 降低、$PaCO_2$ 升高、SaO_2 下降和酸中毒。

2.病原学检查 鼻咽拭子、气道分泌物、疱疹液或粪便标本中肠道病毒特异性核酸阳性或分离到肠道病毒可以确诊。

3.胸部 X 线检查 可见双肺纹理增多、网格状、斑片状阴影,部分病例以单侧

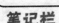

为著。

4. 脑脊液检查 神经系统受累时脑脊液可表现为外观清亮,压力增高,白细胞计数增多,以单核细胞为主,蛋白正常或轻度增高,糖和氯化物正常。

【诊断和鉴别诊断】

依据以下几点做出临床诊断:①在流行季节发病,以儿童为主要发病对象,常在婴幼儿聚集的场所发生,呈流行趋势;②急性起病,发热伴手、足、口、臀部出现斑丘疹或疱疹,伴或不伴前驱症状;③部分病例仅表现为手、足、臀部皮疹或疱疹性咽峡炎;④重症病例可出现神经系统损害、呼吸及循环衰竭表现。少数重症病例皮疹不典型,临床诊断困难,需结合病原学或血清学检查做出诊断。

具有以下表现者(尤其 3 岁以下的患儿),有可能在短期内发展为危重病例,应密切观察病情变化、及时救治。①持续高热不退;②精神差、呕吐、易惊、肢体抖动、无力;③呼吸、心率增快;④出冷汗、末梢循环不良;⑤高血压;⑥外周血白细胞计数、血小板计数明显增高;⑦高血糖。

本病需与麻疹、风疹、猩红热、病毒性脑膜脑炎、肺炎等疾病相鉴别。

【治疗】

1. 护理 注意隔离,避免交叉感染。适当休息,多饮水,给予营养丰富、易消化的清淡饮食。给予维生素 B_1、维生素 B_2 和维生素 C。注意口腔和皮肤护理,口腔可用 0.1% 氯己定含漱,病损部位可涂以抗病毒糊剂和软膏。

2. 抗病毒治疗 首选阿昔洛韦,每 8 小时 5~10 mg/kg,静脉滴注;也可使用利巴韦林 10 mg/(kg·d),口服 2~3 d,或 10~15 mg/(kg·d),肌内注射或静脉滴注。

3. 对症治疗 正确处理发热,烦躁明显者可给予镇静剂。密切观察病情变化,及时纠正肺水肿和呼吸、循环功能障碍,控制颅内压,保护重要脏器功能,积极防治并发症。

4. 静脉注射免疫球蛋白 免疫球蛋白能够调节细胞因子的产生,对脑干脑炎有一定的疗效,危重病例提倡早期大剂量丙种球蛋白冲击治疗,总量 2 g/kg,分 2~5 d 静脉注射。

5. 糖皮质激素应用 在免疫球蛋白冲击治疗后病情仍急剧进展或不缓解的重症手足口病可考虑应用糖皮质激素治疗,包括神经系统损害、心肺功能不全等多脏器功能障碍。参考剂量:氢化可的松 3~5 mg/(kg·d),地塞米松 0.2~0.5 mg/(kg·d),病情稳定后停用。

6. 中医中药治疗 手足口病在中医理论上属于"温病"范畴,适宜服用清热解毒、祛湿类的中药,如藿香正气液等。在幼托机构群体发病的情况下,用中草药煎制口服,有较好的疗效。

【预防】

儿童饭前便后及外出后洗手,禁止儿童喝生水、吃生冷食物。注意环境卫生,居室要经常通风、勤晒衣被。儿童看护人要勤洗手,妥善处理污物。奶瓶、奶嘴在使用前后应充分清洗、消毒。本病流行期间,患儿应隔离,注意患儿日用品、食具、玩具和便器的消毒。不宜带儿童到人多、空气流通差的公共场所;托幼机构应注意观察儿童体温、双手和口腔,及时发现疫情、隔离患者。

第六节　结核病

一、概述

结核病是由结核分枝杆菌(简称结核杆菌)引起的慢性感染性疾病。全身各个脏器均可受累,但以肺结核最常见。近年来,结核病的发病率有上升趋势。多药耐药性结核杆菌菌株的产生已成为防治结核病的严重问题。

【病因和流行病学】

病原体为结核分枝杆菌属,具抗酸性,需氧,革兰染色阳性,抗酸染色呈红色。分为人型、牛型、鸟型和鼠型,其中人型是人类结核病的主要病原体,其次为牛型。开放性肺结核患者是主要的传染源,呼吸道为主要传染途径。小儿吸入带结核杆菌的飞沫或尘埃后即可引起感染,形成肺部原发病灶;少数经消化道传染者,产生咽部或肠道原发病灶;经皮肤或胎盘传染者少见。

【发病机制】

小儿对结核杆菌普遍易感,但感染后不一定都发病,是否发病主要与机体的免疫力、细菌的毒力和数量有关,尤其与细胞免疫力强弱有关。遗传因素与本病的发生有一定关系。结核杆菌初次侵入人体4~8周后产生细胞免疫,同时机体组织对结核杆菌及其代谢产物产生迟发型变态反应。结核病的免疫反应和变态反应是同一细胞免疫过程的两种不同表现,变态反应对免疫有双重影响作用,从而决定了结核病灶的演变和发展。

小儿初次感染结核菌后,在肺部形成渗出性炎性病灶,同时结核菌被巨噬细胞吞噬,经淋巴管扩散到肺门淋巴结,形成原发综合征;结核菌还可经淋巴管入血,血液循环内的结核菌可被单核-吞噬细胞系统清除,无临床症状,少数结核菌可潜伏于肺、肺门淋巴结、脑膜、骨髓等处,形成隐伏的转移病灶。体内隐伏的转移病灶或已愈合的原发病灶复发(内源性感染)及外来结核杆菌的再次感染(外源性感染)所引起的结核病,称为继发性结核病。多见于青少年与成人。

【小儿结核病的特点】

1.原发型肺结核

(1)年龄愈小,发病愈急,病情进展愈快,全身中毒症状重,易发生并发症,不经治疗可于短期内恶化,但如能早期发现、及时治疗,病情恢复亦较快。

(2)小儿对结核菌及其代谢产物有较高的敏感性,结核菌素试验多呈阳性反应,易发生疱疹性结膜炎、过敏性关节炎及结节性红斑等结核过敏现象。

(3)易发生全身血行播散,故粟粒性肺结核及结核性脑膜炎多见。

(4)淋巴系统广泛受累,全身淋巴结肿大,尤以颈、纵隔、肺门淋巴结肿大最常见。

(5)多数预后良好,愈合的方式以钙化为主。

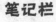
2.继发性肺结核

（1）病灶多局限于肺部,多位于肺尖部,较少累及支气管旁及气管旁淋巴结。

（2）演变急,发展快,常恶化,病灶易致溶解崩溃形成空洞,尤以青春期更明显。

（3）呼吸道播散为主,其排菌率较粟粒性肺结核为高。

【诊断】

力求早期诊断。包括发现病灶,确定其性质、范围和是否排菌,并确定其是否活动,以作为预防和治疗的根据。

1.病史

（1）结核接触史　应特别注意家庭病史,肯定的开放性结核病接触史对诊断有重要意义。年龄越小,意义越大。

（2）卡介苗接种史　应了解接种时间,接种是否成功,仔细检查患儿左上臂有无卡介苗接种后的瘢痕。

（3）结核中毒症状　有无长期低热、轻咳、盗汗、乏力、食欲减退、消瘦等。

（4）急性传染病史　特别是麻疹、百日咳等可使机体免疫功能下降,致使体内隐伏的结核病灶活动、恶化,或成为感染结核病的诱因。

（5）结核过敏表现　如结节性红斑、疱疹性结膜炎等。

2.结核菌素试验　是判断结核感染的早期特异性诊断方法。小儿受结核感染4~8周后结核菌素试验即呈阳性,属于迟发型变态反应。其注射局部形成的硬结主要为致敏淋巴细胞和巨噬细胞浸润诱发的炎症反应所致。

（1）试验方法　现常用的抗原制剂为结核菌素纯蛋白衍生物（purified protein derivative,PPD）,皮内注射,一般用1∶2 000稀释液0.1 ml注射于左前臂掌侧中下1/3交界处,使之形成直径为6~10 mm的皮丘。有结核接触史、结核过敏现象及怀疑体内有活动性结核病灶者,宜从1∶10 000稀释液开始,以防引起局部或病灶的强烈反应。

（2）结果判断　于注射48~72 h后观测反应结果,以局部皮肤硬结的直径（取纵、横两者的平均值）来判断其反应强度（表14-2）。

表14-2　结核菌素试验结果判断

红肿硬结直径（mm）	结果判断
<5	（-）
5~9	（+）阳性
10~19	（++）中度阳性
≥20	（+++）强阳性
除硬结外,还有局部坏死或水疱	（++++）极强阳性

（3）临床意义

1）阳性反应　①接种卡介苗4~8周后;②年长儿无明显临床症状,仅呈一般阳性反应,表示曾感染过结核杆菌;③婴幼儿尤其是未接种卡介苗者,阳性反应多表示体内有新的结核病灶,年龄越小,活动性结核可能性越大;④强阳性反应者,提示体内有活动性结核病;⑤由阴性反应转为阳性反应,或硬结直径由原来小于 10 mm 增至大于 10 mm,且增幅超过 6 mm 时,表示新近有感染。

机体自然感染结核菌后,结核菌素试验也可呈阳性反应,但反应较强,与接种卡介苗后所致的结核菌素试验阳性反应不同(表 14-3)。

表 14-3　自然感染与卡介苗接种后结核菌素试验阳性反应的鉴别

	自然感染	接种卡介苗后
硬结直径	多为 10~15 mm	多为 5~9 mm
硬结颜色	深红	浅红
硬结质地	较硬、边缘清楚	较软、边缘不整
阳性反应持续时间	较长,可达 7~10 d 以上	较短,2~3 d 即消失
阳性反应的变化	短时间内反应无减弱倾向,可持续数年甚至终身	有明显的逐年减弱倾向,一般于 3~5 年内逐渐消失

2)阴性反应　①未受到结核感染;②结核变态反应前期(初次感染后 4~8 周内);③假阴性反应,由于机体免疫功能低下或受抑制所致,如部分危重结核病、麻疹、水痘、风疹、百日咳等急性传染病,重度营养不良、免疫缺陷病,应用糖皮质激素、免疫抑制剂治疗等;④技术性误差或制剂失效。

3. 实验室和其他检查

(1)结核杆菌检查　从痰液、胃液(婴幼儿可抽取空腹胃液)、脑脊液、浆膜腔液中找到结核菌是重要的确诊手段。

(2)免疫学诊断及分子生物学诊断　主要用酶联免疫吸附法(ELISA)、酶联免疫电泳技术(ELIEP)、核酸杂交、聚合酶链反应(PCR)等方法,检测患儿的血清、浆膜腔液、脑脊液等体液中的抗结核抗体或结核菌的核酸物质。

(3)红细胞沉降率(ESR)　结核病活动期红细胞沉降率多增快,可协助判断结核病的活动性。

(4)影像学检查　胸部 X 线摄片是诊断肺结核的必备检查,可了解病灶的范围、性质、类型、活动或进展情况。必要时行胸部 CT 检查,可发现隐蔽区病灶。

(5)其他检查　纤维支气管镜检查有助于支气管内膜结核和支气管淋巴结结核的诊断。周围淋巴结穿刺液涂片检查可发现特异性结核改变,如结核结节或干酪样坏死。肺穿刺活体组织检查或胸腔镜取肺活体组织检查对特殊疑难病例确诊有帮助。

4. 判断小儿结核病活动性的指标

(1)结核菌素试验≥20 mm。

(2)<3 岁,尤其是<1 岁婴儿未接种卡介苗而结核菌素试验阳性者。

(3)有发热及其他结核中毒症状者。

(4)排出物中找到结核菌。

(5)胸部 X 线检查显示活动性原发型肺结核改变者。

(6)红细胞沉降率增快而无其他原因解释者。

(7)纤维支气管镜检查有明显支气管结核病变者。

【治疗】

1.一般治疗 加强营养,选用富含蛋白质和维生素的食物。有明显结核中毒症状及高度衰弱者应卧床休息。居住环境应阳光充足,空气流通。避免传染麻疹、百日咳等疾病。

2.抗结核药物治疗 治疗原则为早期、适量、联合、规律、全程、分段。

(1)常用药物 目前常用的抗结核药物可分为杀菌药物和抑菌药物两类(表14-4)。

表14-4 常用小儿抗结核药物

药物	类型	剂量 mg/(kg·d)	给药途径	主要副作用
异烟肼(INH 或 H)	杀菌	10(≤300 mg/d)	口服或静脉滴注	肝毒性、末梢神经炎、过敏、皮疹和发热
链霉素(SM 或 S)	半杀菌	20~30(≤750 mg/d)	肌内注射	第Ⅷ对脑神经损害、肾毒性、过敏、皮疹和发热
利福平(RFP 或 R)	杀菌	10(≤450 mg/d)	口服	肝毒性、恶心、呕吐和流感样症状
吡嗪酰胺(PZA 或 Z)	半杀菌	20~30(≤750 mg/d)	口服	肝毒性、高尿酸血症、关节痛、过敏和发热
乙胺丁醇(EMB 或 E)	抑菌	15~25(≤750 mg/d)	口服	皮疹、视神经炎
乙硫异烟胺(ETH)	抑菌	10~15	口服	胃肠道反应、肝毒性、末梢神经炎、过敏、皮疹、发热

针对耐药菌株,近年推出几种新型抗结核药物,如利福平+异烟肼合剂、利福平+吡嗪酰胺+异烟肼合剂、利福喷汀、帕司烟肼(力排肺疾)等。

(2)治疗方案

1)标准疗法 一般用于无明显临床症状的原发型肺结核。每日应用 INH、RFP 和(或)EMB,疗程9~12 个月。

2)两阶段疗法 用于活动性原发型肺结核、急性粟粒性结核病及结核性脑膜炎。①强化治疗阶段:联用3~4 种杀菌药物,目的在于迅速杀灭敏感菌及生长繁殖活跃的细菌与代谢低下的细菌,防止或减少耐药菌株的产生。此阶段为化疗的关键阶段,长程疗法一般需3~4 个月,短程疗法一般为2 个月。②巩固治疗阶段:联用2 种抗结核药物,目的在于杀灭持续存在的细菌以巩固疗效、防止复发。此阶段长程疗法为12~18 个月,短程疗法一般为4 个月。

3)短程疗法　为结核病现代疗法的重大进展。作用机制是快速杀灭机体内处于不同繁殖速度的细胞内、外的结核菌,使痰菌早期转阴并持久阴性,且病变吸收消散快,远期复发少。可选用以下几种6~9个月短程化疗方案:①2HRZ/4HR(数字代表月数,下同);②2SHRZ/4HR;③2EHRZ/4HR。若无PZA,则将疗程延长至9个月。

【预防】

1.接种卡介苗　卡介苗接种是预防小儿结核病的有效措施。目前我国计划免疫要求在全国城乡普及新生儿卡介苗接种。常用方法为将0.1 ml卡介苗于左上臂三角肌上端皮内注射。以下情况禁止接种卡介苗:①先天性胸腺发育不全症或严重联合免疫缺陷病患者;②急性传染病恢复期;③注射局部有湿疹或患有全身性皮肤病;④结核菌素试验阳性。

2.控制传染源　结核菌涂片阳性患者是小儿结核病的主要传染源,早发现、早隔离、早治疗此类患者是预防小儿结核病的根本措施。

3.预防性抗结核治疗

(1)方法　给予INH 10 mg/(kg·d)(≤300 mg/d),疗程6~9个月,或INH 10 mg/(kg·d)(≤300 mg/d)联合RFP 10 mg/(kg·d)(≤300 mg/d),疗程3个月。

(2)适应证　①密切接触家庭内开放性肺结核者;②3岁以下婴幼儿未接种卡介苗而结核菌素试验阳性者;③结核菌素试验新近由阴性转为阳性者;④结核菌素试验阳性伴结核中毒症状者;⑤结核菌素试验阳性,新患麻疹或百日咳者;⑥结核菌素试验阳性,需长期使用糖皮质激素或其他免疫抑制剂者。

二、原发型肺结核

原发型肺结核(primary pulmonary tuberculosis)为结核杆菌初次侵入肺部后发生的原发感染,是小儿肺结核的主要类型。包括原发综合征和支气管淋巴结结核。

【病理】

结核杆菌初次经呼吸道侵入小儿体内,常在右肺上叶底部或下叶上部靠近胸膜处形成原发病灶。基本病变为渗出、增殖、坏死。原发病灶范围广泛,可扩大到一个肺段甚至一叶。在原发病灶的形成过程中,细菌经淋巴管到达肺门或纵隔淋巴结,可引起淋巴管炎和淋巴结炎,原发病灶、淋巴管炎和淋巴结炎三者合称原发综合征。典型的原发综合征呈"双极"改变。当肺部原发病灶范围较小或已吸收,仅遗留局部肿大的淋巴结时,临床上诊断为支气管或肺门淋巴结结核。原发病灶吸收较快,预后一般较好,但残留于淋巴结内的结核病灶可成为以后严重肺结核复燃的根源。

【临床表现】

一般起病缓慢,轻者可无症状,较典型者有不规则低热、盗汗、食欲不振、疲乏、消瘦等结核中毒症状。婴幼儿及症状较重者可急性起病,高热可达39~40 ℃,但一般情况尚好,持续2~3周后转为低热,伴结核中毒症状,干咳和轻度呼吸困难是最常见的症状。婴儿可表现为体重不增或生长发育障碍。部分高度过敏状态患儿可出现疱疹性结膜炎、皮肤结节性红斑和多发性一过性关节炎等。当胸内淋巴结明显肿大时,可产生一系列压迫症状,如百日咳样痉挛性咳嗽(气管分叉处受压)、喘鸣(压迫支气管使其部分阻塞)、声音嘶哑(喉返神经受压)、一侧或双侧静脉怒张(胸部静脉受压)。

体格检查可见周围淋巴结肿大。肺部体征可不明显,与肺内病变不一致。如原发病灶较大,叩诊呈浊音,听诊呼吸音减低或有少量干、湿啰音。婴儿可伴肝大。

【X 线检查】

X 线检查是诊断小儿肺结核的重要方法之一。典型的原发综合征显示两端大、中间细的哑铃状"双极影"(现临床上已少见)。支气管淋巴结结核分 3 种类型:①炎症型,呈现从肺门向外扩展的密度增高阴影,边缘模糊,此为肺门部肿大淋巴结阴影;②结节型,肺门区域圆形或卵圆形致密阴影,边缘清楚,突向肺野;③微小型,肺纹理紊乱,肺门形态异常,肺门周围呈小结节状及小点片状模糊阴影。部分病例可见局部胸膜病变。

【诊断和鉴别诊断】

根据结核病接触史、卡介苗接种史和结核中毒症状,结合结核菌素试验、胸部 X 线摄片及其他实验室检查等综合分析,可明确诊断。本病需与下列疾病相鉴别:

1. 支气管炎 患儿无结核中毒症状,结核菌素试验及胸部 X 线检查有助于鉴别。

2. 百日咳 患儿往往有百日咳接触史,血中白细胞明显增多,分类以淋巴细胞为主,无结核接触史,结核菌素试验及胸部 X 线检查有助于鉴别。

3. 肺炎支原体肺炎 其 X 线检查有时与原发型肺结核相似,但支原体肺炎咳嗽为突出症状,无结核中毒症状,结核菌素试验阴性反应,冷凝集试验阳性,抗支原体治疗有效,病程 2~4 周。

【治疗】

1. 无明显症状的原发型肺结核 选用标准疗法,即每日服用 INH、RFP 和(或)EMB,疗程 9~12 个月。

2. 活动性原发型肺结核 宜采用直接督导下短程化疗,常用方案为 2HRZ/4HR。强化治疗阶段宜用 3~4 种杀菌药:INH、RFP、PZA 和(或)SM,2~3 个月后以 INH、RFP 或 EMB 巩固维持治疗。

【转归】

1. 吸收好转 大多数病例病灶在治疗 3~6 个月后开始吸收,10~12 个月开始钙化,2 年内吸收痊愈或遗留钙化灶。

2. 形成潜伏灶 肺门淋巴结结核的病程较长,病变多纤维化或硬结钙化,如未经合理治疗,病灶内的结核菌可长期生存,成为继发性结核的潜伏灶。

3. 进展恶化 表现为以下几种情况:①原发病灶扩大,产生空洞;②支气管淋巴结周围炎,形成淋巴结支气管瘘,导致支气管内膜结核或干酪性肺炎;③支气管淋巴结肿大,造成肺不张或阻塞性肺气肿;④结核性胸膜炎;⑤血行播散。

三、急性粟粒性肺结核

急性粟粒性肺结核(acute miliary tuberculosis of the lungs)或称急性血行播散型肺结核,由结核杆菌经血行播散而引起,常为原发型肺结核病情进展恶化的结果,多在原发感染后 3~6 个月以内发生,婴幼儿多见,常并发结核性脑膜炎。年龄幼小,患麻疹、百日咳或营养不良时,机体免疫力低下,易诱发本病。

【病理】

当原发病灶或淋巴结干酪样坏死发生溃破时,大量细菌在短期内侵入血液循环,引起急性全身粟粒性结核病,肺部最易受累,脑膜、脑、肝、脾、肾、心、肾上腺、肠、腹膜、肠系膜淋巴结等也可受累。结核杆菌在上述脏器的间质组织中形成细小的结核结节,灰白色半透明或淡黄色不透明,如针尖或粟粒一般,1~2 mm 大小,分布均匀。在肺内的结核结节分布于上肺部多于下肺部。

【临床表现】

起病多急骤,婴幼儿多突然高热(39~40 ℃),呈稽留热或弛张热,部分病例体温可不太高,呈规则或不规则发热,常持续数周或数月,多伴有寒战、盗汗、食欲不振、咳嗽、面色苍白、气促和发绀等。肺部可闻及细湿啰音而易被误诊为肺炎。约半数病例在起病时就出现脑膜炎征象,部分患儿伴有肝、脾及浅表淋巴结肿大。全身性粟粒性结核患者的眼底检查可发现脉络膜结核结节。

6 个月以下婴儿粟粒性肺结核常为全身粟粒性结核的一部分,特点为发病急、症状重而不典型,累及器官多,易伴发结核性脑膜炎,病程进展快,病死率高。

【实验室和其他检查】

1. X 线检查　胸部 X 线摄片常对诊断起决定性作用。早期因粟粒阴影细小而不易查出,在起病 2~3 周后胸部摄片方可发现密布于两侧肺野的大小一致、分布均匀的粟粒状阴影。

2. 其他检查　外周血白细胞总数及中性粒细胞或单核细胞增加,核左移。红细胞沉降率增快。结核菌素试验多呈阳性反应。痰液或胃液中可检出结核杆菌。

【诊断和鉴别诊断】

主要根据结核病接触史、临床表现及结核菌素试验阳性等进行诊断,可疑者应进行细菌学检查、血清抗结核杆菌抗体检测与胸部 X 线摄片,应注意与支气管肺炎、伤寒、败血症、肺含铁血黄素沉着症及特发性肺间质疾病等相鉴别。

【治疗】

1. 一般治疗　同概述。

2. 抗结核药物　目前主张将抗结核治疗的全疗程分为两个阶段进行,即强化抗结核治疗阶段及维持治疗阶段,此方案可提高疗效。前者于治疗开始时即给予强有力的四联杀菌药物,如 INH、RFP、PZA 及 SM。开始治疗越早,杀灭细菌的效果越好,以后产生耐药菌的机会越小,此法对原发耐药病例亦有效。

3. 糖皮质激素　有严重中毒症状及呼吸困难者,在应用足量抗结核药物的同时,可用泼尼松 1~2 mg/(kg·d),疗程 1~2 个月。

四、结核性脑膜炎

结核性脑膜炎(tuberculous meningitis)简称结脑,是由于结核杆菌侵犯脑膜所引起的炎症。常在结核原发感染后 1 年内发生,尤其在初染结核 3~6 个月最易发生。多见于 3 岁以内婴幼儿。结脑是小儿结核病最严重的类型,病死率及后遗症的发生率较高,早期诊断和合理治疗是改善预后的关键。

【发病机制】

结核性脑膜炎常为全身性粟粒性结核病的一部分,通过血行播散而来。婴幼儿中枢神经系统发育不成熟、血-脑屏障功能不完善、免疫功能低下与本病的发生密切相关。结核性脑膜炎亦可由脑实质或脑膜的结核病灶溃破,结核杆菌进入蛛网膜下隙及脑脊液中所致。偶见脊椎、颅骨或中耳与乳突的结核灶直接蔓延侵犯脑膜。

【病理】

主要病理改变为结核性渗出病变。软脑膜弥漫充血、水肿、炎性渗出,脑沟变平并形成许多结核结节。延髓、脑桥、大脑脚及视神经交叉等处的蛛网膜下隙有大量黄色或灰白色浓稠渗出物,以脑底部最明显,故有脑底脑膜炎之称。渗出物中可见上皮样细胞、朗格汉斯细胞及干酪样坏死。渗出物及脑水肿包围挤压脑神经引起脑神经损害,常见面神经、舌下神经、动眼神经、展神经障碍的临床症状。脑部血管在早期主要为急性动脉炎,病程较长者可见栓塞性动脉内膜炎,严重者可引起脑组织梗死、缺血、软化而致偏瘫。炎症可蔓延至脑实质,引起结核性脑膜脑炎。少数病例脑实质内有结核瘤。脑室管膜及脉络丛受累可出现脑室管膜炎,并因室间孔粘连狭窄可出现一侧或双侧脑室扩张。脑底部渗出物机化、粘连、堵塞,使脑脊液循环受阻,可导致脑积水。有时炎症蔓延至脊髓及脊神经根,出现截瘫或盆腔功能障碍。

【临床表现】

1. 典型结脑　起病多较缓慢。根据临床表现,病程大致可分为 3 期:

(1)早期(前驱期)　1~2 周。主要症状为不明原因的性格改变,如少言、懒动、易倦、烦躁、易怒等。可有发热、食欲不振、盗汗、消瘦、呕吐、便秘或腹泻等。年长儿可自诉头痛,多轻微或非持续性,婴儿则表现为蹙额皱眉或凝视、嗜睡等。

(2)中期(脑膜刺激期)　1~2 周。因颅内压增高致剧烈头痛、喷射性呕吐、嗜睡或烦躁不安、惊厥等。出现明显脑膜刺激征。幼婴则表现为前囟饱满、膨隆或颅缝裂开。此期可出现脑神经障碍,最常见者为面神经瘫痪,其次为动眼神经和展神经瘫痪。部分患儿出现脑炎症状及体征,如定向、运动和(或)语言障碍。眼底检查可见视盘水肿、视神经炎或脉络膜粟粒状结核结节。

(3)晚期(昏迷期)　1~3 周。以上症状逐渐加重,高热持续不退,阵挛性或强直性惊厥频繁发作,意识由模糊、半昏迷进入昏迷。患儿极度消瘦,呈舟状腹。常出现水、电解质代谢紊乱。最终因脑疝导致呼吸及心血管运动中枢麻痹而死亡。

2. 不典型结脑　表现为:①婴幼儿起病急,进展较快,有时仅以惊厥为主诉;②早期出现脑实质损害者,可表现为舞蹈症或精神障碍;③早期出现脑血管损害者,可表现为肢体瘫痪;④合并脑结核瘤者可似颅内肿瘤表现;⑤当颅外结核病变极端严重时,可将脑膜炎表现掩盖而不易识别;⑥在抗结核治疗过程中发生脑膜炎时,常表现为顿挫型。

【实验室和其他检查】

1. 血液检查　外周血白细胞总数早期可增高,中性粒细胞增多。红细胞沉降率增快。

2. 脑脊液检查　是最有诊断意义的检查手段。脑脊液压力增高,外观无色透明或呈毛玻璃样,蛛网膜下隙阻塞时,可呈黄色。白细胞数多为$(50\sim500)\times10^6/L$,分类以淋巴细胞为主,但急性进展期,脑膜新病灶或结核瘤破溃时,白细胞数可$>1\,000\times10^6/L$,其中1/3的病例分类以中性粒细胞为主。糖和氯化物均降低为结脑的典型改变。蛋白增高,一般多为$1.0\sim3.0$ g/L,椎管阻塞时可高达$40\sim50$ g/L。脑脊液静置$12\sim24$ h后可有蜘蛛网状薄膜形成,取之进行涂片后抗酸染色或做细菌培养、直接荧光抗体检查,可检出结核杆菌。

3. X线检查 如发现有活动性结核病灶或粟粒性肺结核有助于结脑的诊断,但X线检查阴性不能排除结脑。

4. CT检查 脑CT在疾病早期可正常,随着病情进展,可出现基底核阴影增强、脑池密度增高、模糊、钙化、脑室扩大、脑水肿或早期局灶性梗死,是诊断结脑的重要方法,对揭示病变、观察疗效和估计预后有价值。

【并发症及后遗症】

最常见的并发症为脑积水、脑实质损害、脑出血及脑神经障碍。其中前3种是导致结脑死亡的常见原因。早期结脑后遗症少,晚期结脑发生后遗症者约占2/3。严重后遗症为脑积水、肢体瘫痪、智能低下、失明、失语、癫痫及尿崩症等。

【诊断和鉴别诊断】

早期诊断至关重要。根据有结核病接触史、临床表现、典型脑脊液改变、结核菌素试验阳性、X线检查及其他辅助检查即可诊断。需与化脓性脑膜炎、病毒性脑膜脑炎、隐球菌性脑膜炎及脑肿瘤等相鉴别。

【治疗】

尽早治疗是重要原则。抗结核和降低颅高压是治疗的两个关键。

1. 一般治疗 应卧床休息,细心护理。昏迷患者可予鼻饲或胃肠外营养,以保证足够热量。经常变换体位,防止压疮和坠积性肺炎。做好眼睛、口腔、皮肤的清洁护理。

2. 抗结核治疗 联合应用易通过血-脑屏障的杀菌药物,分阶段治疗。

(1)强化治疗阶段 疗程$3\sim4$个月。联合使用INH、RFP、PZA及SM,其中INH $15\sim25$ mg/(kg·d),RFP $10\sim15$ mg/(kg·d)(<450 mg/d),PZA $20\sim30$ mg/(kg·d)(<750 mg/d),SM $15\sim20$ mg/(kg·d)(<750 mg/d)。开始治疗的$1\sim2$周,将INH全日量的1/2加入10%葡萄糖注射液中静脉滴注,余量口服,待病情好转后改为全日量口服。

(2)巩固治疗阶段 继续应用lNH、RFP或EMB。RFP或EMB $9\sim12$个月。抗结核药物总疗程不少于12个月,或待脑脊液恢复正常后继续治疗6个月。早期患者采用9个月短程治疗方案(3HRZS/6HR)有效。

3. 降低颅内压

(1)脱水剂 常用20%甘露醇,每次$0.5\sim1.0$ g/kg,于30 min内快速静脉注射,$4\sim6$ h一次,脑疝时可加大剂量至每次2 g/kg,$2\sim3$ d后逐渐减量,$7\sim10$ d后停用。

(2)利尿剂 常用呋塞米,每次$1\sim2$ mg/kg,加入生理盐水50 ml静脉滴注,每日$2\sim3$次,可在停用甘露醇前$1\sim2$ d加用该药。慢性脑积水可用乙酰唑胺$20\sim40$ mg/(kg·d)(<0.75 g/d)口服,可服用$1\sim3$个月或更长时间,每日服或间歇服(服4 d,停3 d)。

（3）侧脑室穿刺引流　适用于急性脑积水而其他降颅压措施无效或疑有脑疝形成者。引流量根据脑积水严重程度而定，一般每日50~200 ml，持续引流1~3周。有室管膜炎时可给予侧脑室内注药。

（4）腰椎穿刺减压及鞘内注药　适应证：①颅内压较高，应用糖皮质激素及甘露醇效果不明显，但不急需做侧脑室引流或没有做侧脑室引流的条件者；②脑膜炎症控制不好以致颅内压难以控制者；③脑脊液蛋白量>3.0 g/L。根据颅内压情况，适当放出一定量的脑脊液以减轻颅内压，3岁以上每次注入INH 20~50 mg及地塞米松2 mg，3岁以下剂量减半，开始为每日1次，1周后酌情改为隔日1次、1周2次及1周1次，2~4周为1个疗程。

（5）分流手术　有梗阻性脑积水时，经侧脑室引流等难以奏效，而脑脊液检查已恢复正常者，可考虑做侧脑室小脑延髓池分流术。

4. 糖皮质激素　是抗结核药物有效的辅助治疗，能抑制炎症渗出，从而降低颅内压，可减轻结核中毒症状及脑膜刺激症状，有利于脑脊液循环，并可减少粘连，从而减轻或防止脑积水的发生，早期使用效果好。一般使用泼尼松1~2 mg/（kg·d）（<45 mg/d），1个月后逐渐减量，疗程8~12周。

5. 对症治疗

（1）控制惊厥　给予地西泮每次0.25~0.5 mg/kg（≤10 mg/次），肌内或静脉注射；或苯巴比妥钠每次5~7 mg/kg（<200 mg/次），肌内注射或静脉滴注。

（2）纠正水、电解质紊乱　①稀释性低钠血症：由于下丘脑视上核和室旁核受结核炎性渗出物的刺激，使垂体分泌抗利尿激素增多，导致远端肾小管重吸收水增加，造成稀释性低钠血症。治疗宜用3%氯化钠注射液每次6~12 ml/kg静脉滴注，同时控制入水量。②脑性失盐综合征：因间脑或中脑受损使醛固酮分泌减少，或因促尿钠排泄激素过多，大量Na^+由肾排出，同时带出大量水分，造成脑性失盐综合征。治疗可用2:1等张含钠液补充部分失去的体液后酌情补以3%氯化钠溶液以提高血钠浓度。③低钾血症：宜用含0.2%氯化钾的等张溶液静脉滴注，或口服补钾。

6. 随访观察　复发病例全部发生在停药后4年内，绝大多数在2~3年内。停药后随访观察至少3~5年，凡临床症状消失，脑脊液正常疗程结束后2年无复发者，方可认为治愈。

五、结核感染[*]

由结核杆菌感染引起的结核菌素试验阳性，除外卡介苗接种后反应，X线胸片或临床无活动性结核病证据者，称结核感染（latent tuberculosis infection）。

【诊断要点】

1. 病史　多有结核病接触史。

2. 临床表现　有或无结核中毒症状，体格检查可无阳性发现。

3. 胸部X线检查　正常。

4. 结核菌素试验　阳性。

5. 其他　排除慢性扁桃体炎、反复上呼吸道感染、泌尿道感染及风湿热等疾病。

【治疗】

下列情况按预防性抗结核感染治疗：①接种过卡介苗，但结核菌素试验最近2年内硬结直径增大≥10 mm 者可认定为自然感染；②结核菌素试验反应新近由阴性转为阳性的自然感染者；③结核菌素试验呈强阳性反应的婴幼儿和少年；④结核菌素试验阳性并有早期结核中毒症状者；⑤结核菌素试验阳性而同时因其他疾病需用糖皮质激素或其他免疫抑制剂者；⑥结核菌素试验阳性，新患麻疹或百日咳的儿童；⑦结核菌素试验阳性的人类免疫缺陷病毒感染者及艾滋病患儿。

第七节　寄生虫病*

寄生虫病(parasitic disease)是儿童时期的常见病，对儿童的健康危害大，轻者出现消化不良、营养不良等症状，重者可致生长发育障碍，甚至致残或致命。

一、蛔虫病

蛔虫病(ascariasis)是儿童最常见的寄生虫病之一。它不仅影响儿童的食欲、肠道功能和生长发育，异位寄生虫还可导致胆道蛔虫病、肠梗阻等严重并发症，严重者可危及生命。

【病原学和流行病学】

蛔虫是寄生在人体肠道内最大的线虫，成虫呈圆柱形，雌雄异体，略带淡红色，死后呈灰黄色。成虫寄生于人体小肠，雌虫每天产卵可多达 20 万个，蛔虫卵随粪便排出体外，在适宜环境条件下 5~10 d 发育成熟即具感染性。虫卵被吞食后，虫卵中的胚幼破壳而出，穿入肠壁通过门静脉系统循环移行至肝，经右心进入肺泡腔，沿支气管、气管到咽部，又重新被吞咽至小肠并逐步发育成熟为成虫。成虫有向别处移行和钻孔的习性。自人体感染到雌虫产卵需 60~75 d，雌虫寿命为 1~2 年。

蛔虫病患者是主要的传染源，生吃未经洗净且附有感染性虫卵的食物或用感染的手取食是主要的感染途径，虫卵也可随飞扬的尘土被吸入咽下。本病以学龄前儿童为高发人群，感染率农村高于城市，平均感染率为 46.99%。

【临床表现】

1. 幼虫移行引起的症状

(1)幼虫移行　幼虫移行至肺可引起蛔幼性肺炎或蛔虫性嗜酸粒细胞性肺炎，表现为咳嗽、胸闷、血丝痰或哮喘样症状，肺部体征不明显，血嗜酸性粒细胞增多(15%~35%)，X 线检查可见肺部点状、片状或絮状阴影，病灶易变或很快消失。症状 1~2 周消失。

(2)重症感染　幼虫可侵入脑、肝、脾、肾、甲状腺和眼，引起相应的临床表现。

2. 成虫引起的症状　成虫寄生于肠道，以肠腔内半消化食物为食，大量蛔虫感染可引起食欲不振或多食易饥，异食癖；脐周腹痛，不剧烈，喜按揉；部分患者烦躁、易惊或萎靡、磨牙；虫体的异种蛋白可引起荨麻疹、哮喘等过敏症状；感染严重者可造成营养不良，影响生长发育。

【并发症】

1. 胆道蛔虫症　是最常见的并发症。典型表现为阵发性右上腹剧烈绞痛、屈体弯腰、恶心、呕吐,可吐出胆汁或蛔虫。腹部检查无明显阳性体征或仅有右上腹压痛。腹部体征少,与剧烈腹痛不一致为本病特征。当发生胆道感染时,患儿可出现发热、黄疸、外周血白细胞数增高。个别患儿,蛔虫可直接窜入肝引起出血、脓肿或虫体钙化。

2.蛔虫性肠梗阻 多见于10岁以下儿童,其中2岁以下发病率最高。蛔虫在肠道内扭结成团,部分或完全阻塞肠腔,造成肠梗阻,多见于回肠下段。表现为起病急骤,脐周或右下腹阵发性剧痛、呕吐、腹胀、肠鸣音亢进,可见肠型和蠕动波,可扪及条索状包块。腹部X线检查可见肠充气和液平面。

3.其他 持续较久的蛔虫性肠梗阻可致肠壁缺血、坏死而穿孔,发生腹膜炎。蛔虫偶可钻入阑尾或胰腺引起阑尾炎或胰腺炎。

【诊断】

根据临床症状和体征,结合有排蛔虫或呕吐蛔虫史,粪便涂片查到蛔虫卵即可确诊。血中嗜酸性粒细胞增高有助于诊断。有并发症时需与其他外科急腹症鉴别。

【治疗】

1.驱虫治疗

(1)甲苯达唑 商品名称安乐士。为广谱驱虫药,能杀灭蛔虫、蛲虫、钩虫、鞭虫等,可直接抑制虫体对葡萄糖的摄入,导致其糖原和ATP生成减少,使虫体无法生存。2岁以上儿童驱蛔虫剂量为每次100 mg,每日2次,或每日200 mg顿服,连服3 d,虫卵转阴率为90%~100%。服药期间不忌饮食。

(2)枸橼酸哌嗪 又称驱蛔灵。能阻断虫体神经肌肉接头冲动传递,使虫体不能吸附在肠壁而随粪便排出体外,适用于有并发症的患儿。剂量150 mg/(kg·d)(≤3 g/d),睡前顿服,连服2 d。肝、肾功能不良及癫痫患儿禁用。有肠梗阻时最好不用,以免引起虫体骚动。

(3)左旋咪唑 是广谱驱虫药,可选择性抑制虫体肌肉中琥珀酸脱氢酶,抑制无氧代谢,减少能量产生,使虫体肌肉麻痹随粪便排出。驱蛔虫剂量为2~3 mg/(kg·d),睡前1次顿服或空腹顿服,驱蛔效果达90%~100%。肝、肾功能不良者慎用。

(4)阿苯达唑 商品名称肠虫清。作用机制与甲苯达唑相近。2岁以上儿童驱蛔虫剂量为400 mg,睡前1次顿服,治愈率可达96%。如需要,10 d后重复1次。小于2岁者慎用。

2.并发症治疗

(1)胆道蛔虫症 治疗原则为解痉、止痛、驱虫、控制感染及维持体液平衡。腹痛可用阿托品、颠茄酊、维生素K_1等。驱虫最好选用虫体肌肉麻痹驱虫药。蛔虫有厌酸习性,可用食醋100~200 ml顿服,或乌梅丸每次4~9 g,每日3次口服,以起到安蛔作用。内科治疗持久不缓解者,可考虑外科手术治疗。

(2)蛔虫性肠梗阻 不完全性肠梗阻可采用禁食、胃肠减压、解痉、止痛等处理,腹痛缓解后可予驱虫治疗。完全性肠梗阻应及时手术治疗。

(3)蛔虫性阑尾炎或腹膜炎 一旦诊断明确,应及早手术治疗。

【预防】

普及卫生知识,注意饮食卫生和个人卫生,饭前便后洗手。加强粪便管理,在幼托机构和学校定期进行驱虫治疗,给易感人群广泛投药预防以降低感染是比较可行的方法。

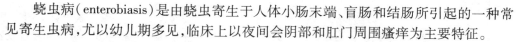

二、蛲虫病

蛲虫病(enterobiasis)是由蛲虫寄生于人体小肠末端、盲肠和结肠所引起的一种常见寄生虫病,尤以幼儿期多见,临床上以夜间会阴部和肛门周围瘙痒为主要特征。

【病原学和流行病学】

蛲虫的成虫细小,乳白色线头状,长 0.2~1.3 cm,雌雄异体,成虫寄生于人体的盲肠、结肠及回肠下段,在人体内可存活 2~4 周,一般不超过 2 个月。交配后雄虫很快死亡,雌虫受孕后向肠腔下段移行,当入睡时,肛门括约肌较松弛,雌虫从肛门爬出,受温度、湿度改变和空气的刺激大量排卵,然后大多数死亡,少数可再进入肛门、阴道、尿道等处,引起异位损害。虫卵在肛门周围经过 6 h 发育成为感染性虫卵。当虫卵污染患儿手指,再经口食入即形成自身感染。感染性虫卵抵抗力强,在室内一般可存活3 周。

蛲虫患者是唯一的传染源,通过粪–口途径传播。人群普遍易感,常在集体儿童机构和家庭中传播流行,感染率一般城市高于农村。

【临床表现】

蛲虫感染最常见的症状是肛周和会阴皮肤强烈瘙痒和睡眠不安,尤以夜间为甚。局部皮肤可因搔抓而发生皮炎和继发感染。因虫体附着于局部肠黏膜引起轻微损伤,可有食欲不振、消化功能紊乱或肠道慢性炎症等症状。偶可见蛲虫异位寄生或侵入邻近器官引起阑尾炎、阴道炎、盆腔炎和腹膜炎等。外周血嗜酸性粒细胞增多。

【诊断】

凡遇小儿肛周及会阴部瘙痒,女孩尿急、尿频而尿常规检查正常者均应考虑本病。于夜间患儿入睡后1~3 h 观察肛周皮肤皱褶处有无白色小线虫,或凌晨用透明胶纸紧压肛周部位黏取虫卵(连续多次检查),或在粪便中看到成虫,均可确诊。

【治疗】

1. 驱虫治疗

(1)恩波吡维铵　又称扑蛲灵。为首选药物,作用机制为干扰虫体的呼吸酶系统,抑制呼吸,并阻碍虫体对葡萄糖的吸收,从而抑制肠虫生存。剂量为 5 mg/kg(≤0.25 g),睡前 1 次顿服,2~3 周后重复治疗 1 次。

(2)噻嘧啶　为广谱高效驱虫药,可抑制虫体胆碱酯酶,阻断虫体神经肌肉接头冲动传递,麻痹虫体,使其安全排出体外。口服很少吸收,剂量为11 mg/kg(≤1.0 g),睡前 1 次顿服,2 周后重复 1 次。严重溃疡病者慎用。

(3)甲苯达唑　剂量、用法与驱蛔虫治疗相同,2 周后重复 1 次。

2. 局部治疗　每晚睡前清洗会阴和肛周,局部涂擦蛲虫软膏杀虫止痒,或用噻嘧啶栓剂塞肛,连用3~5 d。为巩固疗效,最好间隔10 d 左右重复治疗 1 次。

【预防】

培养良好的卫生习惯,饭前便后洗手,纠正吮手指的习惯,勤剪指甲。勤换内衣裤,婴幼儿尽早穿满裆裤,玩具、用具、被褥要常清洗和消毒。患儿换下的内衣、内裤要煮沸灭卵,阳光下晾晒。

笔记栏

 思考题

1. 如何早期识别重症手足口病病例?

2. 试述结核菌素试验阳性和阴性的临床意义,以及自然感染与卡介苗接种后结核菌素阳性反应的主要鉴别。

3. 患儿张某,女,1岁,发热、咳嗽8 d,伴畏光、流涕,第4天起从耳后开始出现红色斑丘疹,渐蔓延至全身,发疹5 d热仍不退,咳嗽加重,伴喘憋、口周发绀、鼻翼扇动,双肺可闻及中小水泡音。该患儿应考虑什么病? 应与哪些疾病鉴别?

4. 患儿胡某,男,3岁,因"低热、乏力半月,头痛、呕吐3 d伴强直性抽搐2次"入院。查体:嗜睡,颈抵抗,右侧鼻唇沟较浅,右眼闭合不全,心肺腹未见异常,凯尔尼格征、布鲁津斯基征均阳性。脑脊液检查:WBC $300×10^6$/L,N 0.45,L 0.55,蛋白1.0 g/L,糖2.24 mmol/L,氯化物95 mmol/L。该患儿最可能的诊断是什么? 应采取哪些治疗措施?

(漯河医学高等专科学校　赵丽娜)

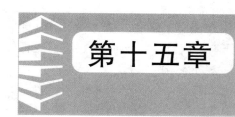

第十五章

小儿急症

学习目标

◆掌握 各种小儿急症的临床特点、诊断、治疗原则和急救措施。
◆熟悉 各种小儿急症的病因。
◆了解 各种小儿急症发病机制。
◆初步具备处理常见小儿急症及中毒急救、心肺复苏术等基本技能。

第一节　小儿惊厥

惊厥(convulsions)俗称抽风,是全身或局部肌群突然发生不自主的强直性或阵挛性收缩,常伴有意识障碍。惊厥是儿科临床常见急症,尤其多见于婴幼儿。惊厥频繁发作或惊厥持续状态可危及生命,或可致患儿遗留严重的后遗症。

【病因】

小儿(尤其是婴幼儿)大脑皮质功能尚未发育完善,各种刺激能在大脑引起强烈兴奋和扩散而导致神经细胞异常放电而表现惊厥,故惊厥可发生在小儿许多急性疾病过程中。

1.感染性

(1)颅内感染　病毒、细菌、霉菌、寄生虫引起的脑炎、脑膜炎、脑膜脑炎、脑脓肿等。

(2)颅外感染　热性惊厥、中毒性脑病(重症肺炎、中毒性菌痢、败血症、百日咳等为原发病)、破伤风。

2.非感染性

(1)颅内疾病　癫痫、颅脑损伤(产伤、外伤)、颅内出血、颅内肿瘤、中枢神经系统畸形(如小头畸形、脑积水、脑血管畸形、神经皮肤综合征)、脑退行性病变等。

(2)颅外疾病　代谢性疾病(低钙血症、低镁血症、低钠血症、低血糖、碱中毒,维生素 B_1、维生素 B_6 缺乏症或依赖症等);遗传代谢性疾病(苯丙酮尿症、糖原贮积症、半乳糖血症等);全身性疾病(缺氧缺血性脑病、高血压脑病、尿毒症、阿-斯综合征);中毒(食物、药物、农药等)。

【临床表现】

1. 惊厥典型表现 突然意识丧失,头向后仰、眼球固定上翻或斜视、口吐白沫、牙关紧闭,全身或局部肌肉呈强直性或阵挛性抽搐,可有屏气或呼吸暂停,面色苍白或青紫。发作时间由数秒至数分钟或更长。抽搐停止后多进入睡眠状态。

2. 不典型表现 新生儿及婴儿常有不典型惊厥发作,以微小发作多见,如两眼凝视、反复眨眼、咀嚼动作,或面部、肢体局灶或多灶性抽动、局部或全身性肌阵挛、呼吸暂停、青紫等。

3. 惊厥持续状态 指惊厥持续 30 min 以上,或两次发作间歇期意识不能完全恢复者,为惊厥的危重型。

4. 热性惊厥(febrile convulsion,FC) 热性惊厥的发作均与发热性疾病中体温骤然升高有关,可有 FC 家族史。70% 为单纯性 FC(又称典型 FC),大多预后良好,主要特点有:①首次发作年龄在 6 个月至 3 岁间,绝大多数 5 岁后不再发作;②多发生在(上呼吸道感染或其他感染性疾病)病初体温骤升时,体温多在 38.5 ℃ 以上;③呈全身性发作;④持续时间短(<10 min),发作后意识恢复快;⑤无神经系统阳性体征;⑥在一次发热疾病中很少连续发作多次。

少数热性惊厥呈不典型经过,称复杂性热性惊厥(complex FC,CFC),其主要特征包括:①首次发作年龄可<6 个月,或>5 岁;②可局灶性发作;③一次惊厥发作持续10 min 以上;④24 h 内反复发作≥2 次,累计发作总数 5 次以上。

热性惊厥可发生癫痫,单纯热性惊厥者 2%,复杂性热性惊厥者 4%~12%。某些因素可使热性惊厥患儿发生癫痫的危险性增加,这些因素称为癫痫的预警因素,主要包括:①复杂性热性惊厥;②直系亲属中癫痫病史;③首次热性惊厥前已有神经系统发育延迟或异常体征。

【实验室和其他检查】

1. 血、尿、大便常规,血糖、血钙、血磷、尿素氮、脑脊液检查。

2. 眼底、脑电图、心电图、B 超、CT、磁共振等检查。

【诊断】

惊厥为症状诊断,应尽快查找原因。当出现惊厥时,应根据病史、惊厥发作时的年龄、季节、体温、发作状态、伴随症状、发作缓解后情况等,结合相应辅助检查,做出病因诊断。

【治疗】

治疗主要是维持生命体征、控制惊厥、病因及对症治疗、预防惊厥复发。

1. 控制惊厥 首选地西泮,每次 0.3~0.5 mg/kg(最大量≤10 mg,婴儿≤2 mg),缓慢静脉注射,必要时 30 min 后可重复一次;或 10% 水合氯醛 0.5 ml/kg 保留灌肠。惊厥持续状态可给予劳拉西泮 0.05~0.1 mg/kg,缓慢静脉注射,或苯巴比妥钠 15~20 mg/kg,一次负荷量,按 1 mg/(kg·min)静脉注射,次日 5 mg/(kg·d)维持量静脉注射。

2. 支持治疗 ①生命体征监测;②保持呼吸道通畅,吸氧,必要时人工机械通气;③监测与矫治血气、血糖、血渗透压及电解质异常;④防治颅内压增高。

3.积极治疗原发病　针对病因进行治疗。

第二节　小儿心肺复苏

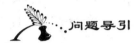

问题导引

　　患儿,男,1岁,在家长喂食糖豆后突然发生呛咳,随后面部青紫,呼吸停止意识丧失,肱动脉搏动消失。

　　请分析:

　　(1)该患儿发生了什么情况?

　　(2)如何急救处理?

　　心搏呼吸骤停(cardiopulmonary arrest,CPA)是各种原因导致的心搏、呼吸停止。儿科严重危急重症之一。心肺复苏(cardiopulmonary resuscitation,CPR)是指在心搏、呼吸骤停的情况下,采取一系列急救措施使心肺功能得以恢复、生命得以维持。

【小儿心搏呼吸骤停的病因】

　　1.呼吸系统疾病急速进展及窒息　如严重的哮喘、喉炎、严重肺炎及呼吸衰竭、肺透明膜病等,各种原因所致新生儿窒息,喉痉挛、异物或乳汁呛入气管、痰液堵塞等。

　　2.循环系统疾病　病毒性心肌炎、心肌病、先天性心脏病、难治性心衰、完全性房室传导阻滞和急性心包压塞等。

　　3.神经系统疾病　惊厥、颅脑损伤、颅内出血、脑疝或肿瘤等。

　　4.各种严重感染及严重电解质、酸碱平衡紊乱　如败血症、感染性休克等;血钾过高、过低,严重酸中毒、低钙、低血糖等。

　　5.临床诊疗操作失当　气道吸引不当;不适当的胸部物理治疗(如吸痰等);气管插管堵塞或脱开;任何形式的呼吸支持(如人工呼吸机的应用)的撤离;各种操作(如腰穿、鼻胃管的放置、气管插管或心导管检查、心血管介入治疗、先天性心脏病手术过程中等)可使心搏骤停。

　　6.药物作用　如麻醉剂、镇静药和止咳药的应用导致的呼吸抑制;洋地黄、奎尼丁、锑剂或其他毒物中毒、血清反应和青霉素过敏等。

　　7.突发意外事件　外伤、烧伤、触电、雷击、溺水、误服药物或毒物中毒、自杀等。

　　8.其他　婴儿猝死综合征。

【小儿心搏呼吸骤停的诊断】

　　患儿突然昏迷,可伴有抽搐;呼吸停止或严重呼吸困难;大动脉(颈动脉、股动脉或肱动脉)搏动消失;面色苍白或青紫;瞳孔散大,对光反射消失;心音消失或心动过缓;心电图表现为等电位线,心室纤颤或心脏电机械分离等。

　　心搏呼吸骤停的诊断并不困难。一般在患儿突然昏迷及大血管搏动消失时即可诊断。

【治疗】

（一）儿童基本生命支持

儿童基本生命支持强调在 4 min 内进行，故现场抢救非常重要。任何受过训练的医务人员或非医务人员都可以进行基本生命支持，包括迅速评估、迅速实施 CPR、迅速启动急救医疗服务系统。

1. 迅速评估　包括评估环境对抢救者和患儿的安全性；评估患儿的反应性和呼吸（5~10 s 内做出判断）、检查大血管搏动（10 s 内做出判断），迅速决定是否需要进行 CPR。当心搏呼吸停止或怀疑停止，应尽早进行 CPR。

2. 迅速实施 CPR　婴儿和儿童 CPR 程序为 C－A－B 方法，即胸外按压（circulation，C）、开放气道（airway，A）、建立呼吸（breathing，B）；新生儿心搏骤停主要为呼吸因素所致（除外已明确为心脏因素者），其 CPR 程序为 A－B－C 方法（参见第五章第三节）。

（1）胸外心脏按压　将患儿平卧于硬板上，对儿童，抢救者两手掌根部重叠，十指相扣，以手掌根部按压胸骨下半部（图 15-1）；对新生儿及婴儿，以单手双指（图 15-2）或双手拇指（图 15-3）在两乳连线下胸骨处向下按压。按压深度为儿童 5 cm，婴儿 3~4 cm，新生儿 1.5~2 cm。按压频率为 100 次/分。按压有效则可触及大动脉搏动。按压时，应防止用力过猛或部位不正确而发生肋骨骨折或内脏损伤；每次按压后应让胸廓充分回弹；应尽量减少按压的中断（<10 s）。

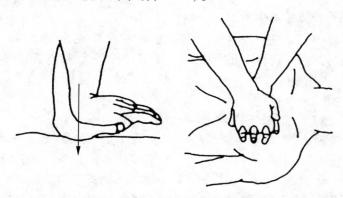

图 15-1　双手按压法（用于儿童和成人）

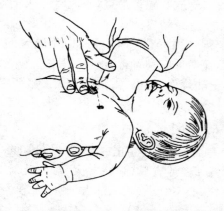

图 15-2　单手双指按压法（用于新生儿和小婴儿）

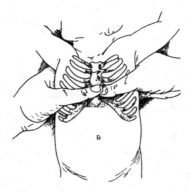

图 15-3　双手拇指按压法（用于新生儿和小婴儿）

（2）开放气道　①立即清除口、咽、鼻、气道分泌物或异物；②采用仰头举颏法（一只手掌按压患儿前额，另一只手示、中指置于下颏，将下颌骨上提）使患儿头后仰（图 15-4）。

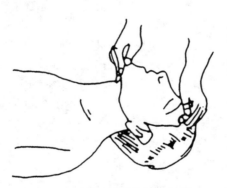

图 15-4　仰头抬颏法开放气道

（3）人工呼吸　①口对口人工呼吸：无条件者，可立即口对口（婴儿则口对口鼻）人工呼吸，拇指和示指紧捏住患儿的鼻子，保持其头后倾，将气吹入，可见患儿胸廓抬起；停止吹气后，放开鼻孔，使患儿自然呼气，排出肺内气体。胸外按压与人工呼吸同时进行，二者比例为单人操作 30：2、双人操作 15：2。②复苏气囊面罩通气：有复苏器者，应立即用复苏器正压人工呼吸。带有贮氧装置的气囊可以提供 60%~95% 浓度氧气。气囊常配有压力限制活瓣装置，压力水平在 35~40 cmH$_2$O。将连接于复苏气囊的面罩覆盖于患儿的口鼻，使面罩与面部紧密接触，并将头或下颌向上翘起。有效的人工呼吸可有胸廓起伏。

（4）除颤　在能获得自动体外除颤器或手动除颤仪的情况下，如果是目击突发心搏骤停，或心电监护有室颤，应尽早除颤。首次除颤能量 2 J/kg，需第二次除颤则电击能量最少升至 4 J/kg，但不超过 10 J/kg。除颤后应立即恢复 CPR，尽量减少除颤前后的胸外按压中断时间。

3. 迅速启动急救医疗服务系统　如两人参与急救，应一人实施 CPR 的同时，另一人电话联系 120 或附近医院；若只有一人急救，应在实施 5 个循环的 CPR（30：2 的胸外按压和人工呼吸)后联络急救医疗服务系统,并尽快恢复 CPR,直至急救医务人员抵达(或患儿自主呼吸循环恢复),迅速将患儿送至能进行高级生命支持的医疗机构。

(二)儿童高级生命支持

在基本生命支持的基础上,及时将患儿转运至有条件的医疗急救中心,由有经验的医疗团队参与抢救,建立高级气道通气、供氧、建立血管通道、给予药物应用、电除颤、各种对症治疗及各项监测(血气、血糖、血压、心电监护等)。或在条件允许(医院内、医疗团队参与、有急救设备)情况下,基础和高级生命支持同时进行。

1.高级气道通气 当需要持久通气或面罩吸氧不能提供足够通气时,应尽快气管插管,用呼吸机进行机械通气代替气囊面罩。高级气道建立后,呼吸频率为 8~10 次/分,胸外按压不少于 100 次/分。

2.供氧 自主循环未恢复前,建议用 100% 纯氧;恢复后动态检测动脉血氧饱和度,以调整供氧,保证动脉血氧饱和度 ≥94%。

3.建立输液通路 应迅速建立血管通路,以供使用药物、补液等需要。可首选周围静脉,必要时同时建立中心静脉通路。静脉通路不能迅速建立时,应建立骨髓通路,药物从骨髓腔注入能很好地被吸收。在以上途径不能建立时,有些药物(如阿托品、肾上腺素、利多卡因等)可气管内给入。

4.药物应用 大多数患儿,尤其是新生儿在呼吸道通畅、呼吸建立后心跳可恢复。如胸外心脏按压仍无效,可试用药物。常用药物如下:

(1)肾上腺素 肾上腺素有正性肌力和正性频率作用,在胸外心脏按压无效时可应用肾上腺素。剂量:0.01 mg/kg(1:10 000 溶液 0.1 ml/kg)。静脉或骨髓腔内给药(不可与碱性液同一管道输入),或气管内给药 0.1 mg/kg。间隔 3~5 min 可重复 1 次。

(2)碳酸氢钠 在有效通气给氧、肾上腺素应用和胸外按压处理后心跳仍未恢复时,可用碳酸氢钠。剂量 1 mmol/kg,可经静脉或骨髓腔给予。

(3)阿托品 对心动过缓可提高心率。静脉或骨髓腔给药剂量为 0.02 mg/kg,气管内给药剂量为 0.04~0.06 mg/kg,间隔 5 min 可重复使用。最大剂量儿童不能超过 1 mg,青少年不超过 2 mg。

(4)葡萄糖 有低血糖时应立即给予葡萄糖。剂量:0.5~1.0 g/kg。静脉或骨髓腔给予,新生儿用 10% 葡萄糖注射液,婴儿或儿童用 25% 葡萄糖注射液。

(5)钙剂 仅在确有低钙血症,或在高钾血症、高镁血症、钙通道阻滞剂过量时,方可使用。常用 10% 葡萄糖酸钙 1~2 ml/kg,加入液体中静脉滴注或稀释后缓慢静脉注射。

(6)利多卡因 当存在室颤时可用利多卡因。剂量:负荷量为 1 mg/kg。负荷量给予后即给静脉维持,剂量为 20~50 μg/(kg·min)。

(7)腺苷 可终止有症状性室上性心动过速。应在心电监护下用药。首剂 0.1 mg/kg(最大量 6 mg),快速静脉注射,重复剂量 0.2 mg/kg(最大量 12 mg);随后快速滴注生理盐水。不得用于预激综合征和非规律性宽 QRS(>0.09 s)波群心动过速。

(8)胺碘酮 室性心动过速及经 CPR、2~3 次除颤和注射肾上腺素无效的室颤,可用胺碘酮。剂量 5 mg/kg,静脉或骨髓用药,可重复给药 2 次,单次最大剂量为

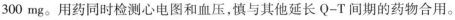

300 mg。用药同时检测心电图和血压,慎与其他延长 Q-T 间期的药物合用。

(9)纳洛酮　用于阿片类药物过量。剂量:<5 岁或体重≤20 kg 为 0.1 mg/kg,>5 岁或体重>20 kg 为 2 mg,静脉或骨髓或气管内给药。

复苏成功的标志:①可扪到颈、肱或股动脉搏动;②闻及心音,心律失常转为窦性心律;③散大的瞳孔缩小,对光反射恢复;④口唇、甲床颜色转红;⑤恢复自主呼吸。

(三)复苏后治疗

对复苏后患儿,应继续监护治疗,防止出现低血压、心律失常、颅内高压等各种并发症,维持有效循环和呼吸,正确脑复苏,同时积极治疗原发病。

第三节　急性充血性心力衰竭

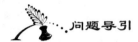问题导引

　　患儿,男,5 个月。因"咳喘 2 d,加重伴喘憋 1 d"入院。入院时查体:T 37.3 ℃,R 50 次/分,轻度鼻翼扇动、三四征,两肺可闻中等量细湿啰音,少量哮鸣音。HR 140 次/分,心音有力。肝右肋下 1 cm,质软,边锐,胸部 X 线片示双肺纹理增多,可见小斑片状阴影,肺气肿改变。入院后患儿喘憋明显加重,出现烦躁不安,口周发绀,鼻翼扇动、三四征明显,R 70 次/分,两肺闻及大量哮鸣音,少量细湿啰音。HR 180 次/分,心音低钝。肝右肋下 3 cm。

　　请分析:

　　(1)该患儿在原有疾病基础上出现了什么并发症? 诊断依据是什么?

　　(2)如何处理该并发症?

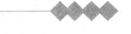

充血性心力衰竭(congestive heart failure)是指由各种疾病引起心脏收缩和(或)舒张功能障碍,使心排血量减少以致不能维持组织代谢需要的一种病理状态。心力衰竭是儿童时期的危重症之一,是以心排血量不足、组织血液灌注减少及肺循环或体循环静脉系统淤血等为特征的临床综合征。

【病因】

凡导致心脏泵血功能减退的原因均可致心衰。概括起来有 4 个方面:①心肌收缩力减弱;②心脏负荷过重;③心律及心率异常;④心室充盈受限。常见疾病如下:

1.心源性　1 岁以内以先天性心脏病引起者最多见,儿童以风湿性心脏病引起者多见,其他如心肌炎、心内膜弹力纤维增生症、心肌病、心律失常、心包炎、糖原贮积症等均可引起心衰。

2.肺源性　如肺炎、支气管哮喘等。

3.肾源性　如急性肾炎,因水钠潴留、高血压,使心脏前、后负荷增加而致心衰。

4.其他　输液过多、电解质紊乱、重症贫血、维生素 B_1 缺乏、甲亢等。

【临床表现】

1.婴幼儿心衰　常表现为烦躁多汗;呼吸浅快,频率可达 50~100 次/分,严重时鼻唇三角区呈现青紫,肺部可听到干、湿啰音;心脏增大,心率可增快达 150~180 次/分,多能听到奔马律。肝增大达肋下 3 cm 以上。水肿首先见于颜面、眼睑等部位。喂养困难,体重增长缓慢。

2.年长儿心衰　临床表现与成人相似,可分为左、右心衰或全心衰。

(1)左心衰　由于肺循环瘀血、压力增高,主要表现为运动后气急,呼吸困难、发绀。重症表现为端坐呼吸;咳嗽、咯粉红色泡沫痰;肺底部闻及湿啰音;心率加快、心音低钝、有奔马律。

(2)右心衰　由于体循环瘀血,表现为活动后乏力,烦躁、厌食,颈静脉怒张、肝大、肝-颈静脉回流征阳性。水肿以下肢为重,尿量减少;心动过速、心脏扩大、奔马律、脉细弱、肤色苍白、湿冷。

(3)全心衰　左、右心衰表现兼有,病情更重。

【实验室和其他检查】

1.胸部 X 线检查　心影多呈普遍性扩大,搏动减弱,肺纹理增多,肺部瘀血。

2.心电图检查　有心动过速。不能表明有无心力衰竭,但可有助于病因诊断和指导洋地黄的应用。

3.超声心动图检查　心房和心室腔扩大;心室收缩间期延长,射血分数降低。

【诊断】

临床诊断依据:①安静时心率增快,婴儿>180 次/分,幼儿>160 次/分,不能用发热或缺氧解释者;②呼吸困难,青紫突然加重,安静时呼吸达 60 次/分以上;③肝大达肋下 3 cm 以上,或在密切观察下短时间内较前增大,而不能以横膈下移等原因解释者;④心音明显低钝,或出现奔马律;⑤突然烦躁不安,面色苍白或发灰,而不能用原有疾病解释;⑥尿少、下肢水肿,已除外营养不良、肾炎、B 族维生素缺乏等原因所造成者。

上述前四项为临床诊断的主要依据,可结合 1~2 项辅助检查进行综合分析。

【治疗】

1.病因治疗　在治疗心衰的同时,应积极治疗原发病,并消除诱因。

2.一般治疗

(1)减轻心脏负担　①病室应安静舒适,避免各种精神刺激,避免患儿哭闹,必要时可应用镇静剂。②应卧床休息,取半卧位(小婴儿取 15°~30°斜卧位)。③控制水摄入量,每日液体入量宜控制在 60 ml/kg 以下,输入速度宜慢,以每小时 5 ml/kg 为宜,液体张力 1/4 或 1/5。④给予易消化且营养丰富食物,不宜过饱,少食多餐,注意保持大便通畅;给予低盐饮食,钠盐摄入每日不超过 0.5~1 g。

(2)给氧　有呼吸困难、发绀者可给予吸入湿化的 40%~50% 的氧气。

(3)维持体液平衡　及时纠正酸中毒、低血糖、低血钙等。

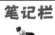

3.药物治疗

（1）洋地黄类药物　具有正性肌力、负性传导及负性心率作用。

1）用法　先达到洋地黄化量后，根据病情给予维持量。①洋地黄化：病情重可用毛花苷 C 或地高辛静脉注射，首次给予洋地黄化总量的 1/2，余量分 2 次，间隔 4~6 h 给完，一般可于 8~12 h 内达到洋地黄化；能口服者给地高辛口服，首次给洋地黄化总量的 1/3 或 1/2，余量分两次，每隔 6~8 h 给予。②维持量，即首次给药 24 h 开始给维持量，维持量是饱和量的 1/4，维持量用药时间依据病情而定。常用洋地黄类药物剂量及用法见表 15-1。

表 15-1　常用洋地黄类药物剂量及用法

洋地黄类制剂	给药途径	洋地黄化总量（mg/kg）	每日维持量	起效开始时间	效力最大时间	毒性消失时间	药效消失时间
地高辛	口服	<2 岁 0.05~0.06 >2 岁 0.03~0.05 （总量不超过 1.5 mg）	1/5 洋地黄化量，分 2 次	2 h	4~8 h	1~2 d	4~7 d
	静脉	口服量 1/3~1/2		10 min	1~2 h		
毛花苷 C（西地兰）	静脉	<2 岁 0.03~0.04 >2 岁 0.02~0.03	1/4 洋地黄化量	15~30 min	1~2 h	1 d	2~4 d

2）注意事项　①初次给药前应了解患儿在 2~3 周内应用洋地黄药物的情况；②使用剂量应个体化；③钙剂与洋地黄制剂有协同作用，应避免同时使用；④心肌炎、肝肾功能障碍、电解质紊乱、大量利尿后，患儿对洋地黄耐受性降低，易引起中毒，剂量应减少 1/3，且饱和不宜过快；⑤未成熟儿或<2 周的新生儿因肝肾功能不完善，易中毒，洋地黄化量应减少，按婴儿剂量减少 1/3~1/2；⑥低血钾可促使洋地黄中毒，可同时补钾。

3）洋地黄的毒性反应　①心律失常最常见，包括阵发性心动过速、室性期前收缩、房室传导阻滞；②恶心、呕吐、食欲减退；③嗜睡、头晕、色弱等。发现洋地黄中毒应立即停用洋地黄和利尿剂，同时补钾。

（2）利尿剂　当应用洋地黄类药物而心力衰竭仍未完全控制，或伴有明显水肿时，应用利尿剂减轻水钠潴留，有助于心力衰竭的纠正。急性心力衰竭或肺水肿宜选用快速强效利尿剂，如呋塞米每次 1~2 mg/kg 静脉注射，或依他尼酸 0.5~1 mg/kg，静脉注射。慢性心力衰竭一般联合噻嗪类（如氢氯噻嗪）和保钾利尿剂（如螺内酯），给予间歇疗法维持，以防电解质紊乱。用利尿剂后注意尿量、体重、水肿、血钾变化等。

（3）血管扩张剂　通过扩张小动脉、降低外周阻力以减轻心脏后负荷，同时扩张小静脉，减少回心血量，减轻心脏前负荷，从而改善心功能。常用药物：①酚妥拉明，α受体阻滞剂，以扩张小动脉为主，2~6 μg/（kg·min），稀释后静脉滴注；②硝普钠，扩张小动脉、小静脉，0.5~8 μg/（kg·min）避光持续静脉滴注（在监测血压情况下进行）；③血管紧张素转化酶抑制剂，通过抑制血管紧张素转化酶，使血管紧张素 Ⅱ 浓度降低，常用依那普利 0.05~0.1 μg/（kg·d），一次口服。

(4)β受体激动剂　用于心力衰竭伴有低血压时。常用药物:①多巴胺5~10 μg/(kg·min)静脉滴注;②多巴酚丁胺2.5~7.5 μg/(kg·min)静脉滴注。

第四节　急性呼吸衰竭

呼吸衰竭(respiratory failure),是指由各种原因导致的中枢性或外周性的呼吸生理功能障碍,使动脉血氧分压降低和(或)二氧化碳分压增加,患儿出现呼吸困难(窘迫)表现及意识改变。儿童呼吸衰竭多为急性呼吸衰竭,是儿科重要的危重症,易导致呼吸、心搏骤停,病死率较高。

【病因】

1.呼吸系统(周围性)　气道阻塞(如喉部水肿、异物、过敏、烧伤及哮喘、毛细支气管炎);肺衰竭(肺炎、肺不张、肺水肿、气胸、胸腔积液、毛细支气管炎、肺间质病变、溺水等);胸廓病变(呼吸肌麻痹)。

2.中枢神经系统(中枢性)　颅内感染、颅内出血、脑损伤、脑肿瘤、颅内压增高等及药物引起的呼吸中枢抑制。

肺部疾病由于通气、换气功能障碍而导致低氧血症和(或)高碳酸血症;中枢神经系统和呼吸肌类似于驱动呼吸发生的呼吸泵,呼吸泵功能障碍可导致通气不足、肺泡通气量减少和高碳酸血症,也可出现低氧血症。中枢性和周围性呼吸衰竭最终均导致机体缺氧、二氧化碳潴留和呼吸性酸中毒,进而引起脑水肿、心肌收缩无力和心输出量减少、血压下降、肾衰竭等,进一步加重缺氧和酸中毒,形成恶性循环。

【临床表现】

呼吸衰竭除有原发病的表现外,主要是呼吸系统表现和由于低氧血症及高碳酸血症而引起的全身表现。

1.呼吸系统表现

(1)由肺部疾患所致的呼吸衰竭　早期常表现明显的呼吸窘迫,呼吸频率增快,呼吸困难,鼻翼扇动及三凹征等。由于病变部位不同,呼吸困难的性质各异,如上呼吸道梗阻表现为吸气性呼吸困难;下呼吸道梗阻表现为呼气性呼吸困难;肺内病变则表现为混合性呼吸困难。

(2)由呼吸泵衰竭所致的呼吸衰竭　无明显的呼吸窘迫,而主要表现为呼吸表浅,以及呼吸节律的改变,如双吸气、潮式呼吸、叹息样呼吸等,甚至发生呼吸抑制而出现呼吸暂停。

2.其他系统表现　低氧和高碳酸血症可引起全身各系统功能异常改变。

(1)皮肤、黏膜　皮肤及黏膜出现青紫,以口唇、口周及甲床等处较为明显。

(2)循环系统表现　早期心率增快、血压升高,严重时血压下降,可出现心律失常,并发生心力衰竭或心源性休克等。

(3)神经系统表现　早期烦躁、易激惹、视力模糊,继之出现神志淡漠、嗜睡、意识模糊等,严重者可有惊厥、昏迷及颅内压增高和脑疝表现。

(4)泌尿系统表现　尿中出现蛋白、红细胞、白细胞及管型,有少尿或无尿,甚至肾衰竭。

（5）消化系统表现　可出现腹胀,甚至肠麻痹,部分患儿可出现应激性溃疡出血。

（6）水和电解质紊乱　常有酸中毒及高钾血症等。

【诊断】

根据临床表现、血气分析可做出诊断。

1. 临床表现　对怀疑有呼吸衰竭时,应评估患儿的通气状态和意识状态,当患儿出现明显的呼吸困难且影响重要脏器的功能,尤其是出现呼吸暂停时,往往提示为严重的呼吸衰竭。

2. 动脉血气分析　为呼吸衰竭的可靠诊断标准。患儿吸入氧浓度（FiO_2）>60%时,动脉氧分压 PaO_2<60 mmHg,$PaCO_2$ 正常,为 Ⅰ 型呼吸衰竭（低氧型呼吸衰竭）；PaO_2<60 mmHg 和急性期 $PaCO_2$>50 mmHg,为 Ⅱ 型呼吸衰竭（高碳酸血症型呼吸衰竭）。

因 PaO_2 也受心脏右向左分流影响,只凭动脉血氧分压不能反映肺部病变情况。在评估氧合状态的时候,同时考虑血氧分压和给氧浓度时采用肺泡–动脉氧分压差（$A-aDO_2$）,对呼吸衰竭的严重程度可做出判断。当肺泡氧分压与动脉氧分压差值<10 mmHg,肺泡弥散功能正常；当肺部疾病严重而影响弥散功能时差值增大,差值越大,疾病程度越重。也可用 PaO_2/FiO_2 作为呼吸衰竭严重程度的评估指标,该比值越小,肺部疾病越重。临床上将 PaO_2/FiO_2<300 诊断为急性肺损伤,PaO_2/FiO_2<200 诊断为急性呼吸窘迫综合征（ARDS）。

【治疗】

治疗原则为改善呼吸功能,恢复正常的气体交换,维持血气正常或接近正常,积极治疗原发病。

1. 保持呼吸道通畅　保持合适体位。给予适当的翻身、拍背、吸痰等,使气道保持通畅,减少呼吸道阻力和呼吸做功,是呼吸衰竭治疗的辅助措施。

2. 氧疗与呼吸支持　在呼吸衰竭早期即应给予吸氧。①鼻导管或鼻塞给氧:氧流量为 0.5~1L/min,氧浓度不超过 40%。②开放式面罩:氧流量为 2~4 L/min,氧浓度为 45%~60%；严重缺氧紧急抢救时,可用 60%~100% 的纯氧,但持续时间以不超过 4~6 h 为宜。③头罩给氧:氧流量为 3~6 L/min,氧浓度为 50%~60%。④持续正压给氧（CPAP）:初压设为 2~5 cmH_2O,最大为 8 cmH_2O。⑤人工机械通气:当持续或进行性气体交换障碍、呼吸暂停及严重影响其他器官功能时,可气管插管进行人工机械通气。

3. 特殊的呼吸支持　对重症呼吸衰竭,在常规呼吸支持无效的情况下,有条件时可给予特殊的呼吸支持。

（1）体外膜氧合（ECMO）　其原理是通过插管将体内非氧合血引出体外,通过膜氧合器进行氧合,再进入患者循环,起到人工肺的作用。

（2）液体通气　以全氟化碳液体（对氧和 CO_2 高度溶解）进行气体交换或部分液体通气,能增加肺顺应性、改善氧合、降低 CO_2 分压、增加 pH 值。

（3）高频通气　用于急性呼吸衰竭,在某些情况下（如 ARDS）,效果明显优于常规呼吸机。

（4）吸入 NO　可选择性扩张肺血管,降低肺血管阻力,改善氧合。

（5）吸入氦气　有助于改善气道异常所致的呼吸衰竭,如急性喉炎。

4. 支持治疗　注意维持水、电解质酸碱平衡,保护脏器功能。适当的营养支持、合理的液体平衡对原发病的治疗和呼吸功能的恢复有重要意义。

5. 治疗原发疾病　尽快治疗诱发呼吸衰竭的原发疾病,如对于先天性心脏病心力衰竭肺水肿所致的呼吸功能不全,应采用强心剂和利尿剂等。

第五节　颅内高压综合征

颅内高压综合征是指由多种原因引起的颅内容物体积增加而导致的以剧烈头痛、喷射性呕吐、惊厥、意识障碍、呼吸及循环障碍为主要表现的临床综合征。是儿科常见急症之一,重者可迅速发展成脑疝而危及生命。

【病因】

颅腔内容物各种结构（即脑组织、脑血管系统及脑脊液）对颅腔内壁所产生压力的总和即为颅内压。小儿颅缝闭合后,密闭的颅腔内脑实质、脑脊液及脑血流量保持相对恒定,维持颅内压在正常范围内。任何导致颅腔内容物容积增加的因素,均可引起颅内压增高,颅内压增高至一定程度则导致相应临床综合征。引起颅内压增高的常见病因有以下几方面:

1. 脑水肿　是脑组织体积增大的常见原因,可由多种疾病引起,如颅内感染,全身感染导致的中毒性脑病,窒息、休克、惊厥持续状态、心力衰竭和呼吸衰竭等导致的脑缺氧,颅脑损伤、各种中毒、水电解质和酸碱平衡紊乱、高血压脑病、Reye 综合征等。

2. 颅内占位病变　脑肿瘤、脑脓肿、硬膜下积液、颅内血肿、脑血管畸形和寄生虫病等。

3. 脑脊液量增加　各种原因引起的脑脊液循环障碍致交通性或梗阻性脑积水,或脑脊液生成增加,导致局部或全脑室系统脑脊液容量增加。

4. 其他　长期服用某些药物（如维生素 A、维生素 D、甲状腺素、皮质类固醇激素）或药物过量,蛋白质缺乏性营养不良,某些代谢性疾病等。

【临床表现】

临床表现与引起颅内压增高的原发病性质、部位、发生发展速度等因素密切相关。小儿囟门或颅缝未闭合时,对颅内结构扩张有一定的缓冲作用,可暂时避免颅内高压对脑的损伤,容易掩盖病情。

1. 头痛　开始为阵发性,以后转为持续性,部位以前额及双颞侧为主,轻重不等。在咳嗽、排便用力、弯腰或起立时加重。婴幼儿表现为烦躁不安、尖叫或拍打头部。

2. 呕吐　患儿多无恶心症状,出现与进食无关的喷射性呕吐,晨起较重。

3. 意识障碍　病初可反应迟钝、淡漠、嗜睡或不安、兴奋,重者可致昏迷。

4. 惊厥、肌张力改变　因脑缺氧或大脑皮质受到刺激,可出现惊厥、癫痫样发作。严重颅内高压时肌张力可明显增高而出现角弓反张、去大脑强直。

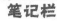

5.生命体征改变　血压升高,脉压增大,缓脉,呼吸障碍,体温升高等。

6.眼部表现　球结膜充血水肿,眼球突出,眼内斜视、复视、眼睑下垂(落日眼)。视觉模糊,甚至失明等。瞳孔两侧不等大,忽大忽小。视神经盘水肿。

7.头部体征　婴儿前囟未闭者可有前囟膨隆、紧张;慢性颅内压增高可有骨缝裂开,头围增大,头面部浅表静脉怒张,破壶音阳性。

8.脑疝表现

(1)小脑幕切迹疝　为颅中凹的颞叶海马回疝入小脑幕裂隙内并压迫脑干。表现为受压侧瞳孔扩大,对光反射迟钝或消失,眼睑下垂;呼吸异常,有双吸气、叹气样呼吸、抽泣样呼吸等;颈强直;受压侧肢体呈中枢性瘫痪。

(2)枕骨大孔疝　为后颅凹的小脑扁桃体疝入枕骨大孔。表现为昏迷迅速加深,双侧瞳孔缩小后散大,对光反射消失,眼球固定,可因中枢性呼吸衰竭而致呼吸骤停。

【实验室和其他检查】

1.颅内压力测定　临床常用腰椎穿刺测压,可在一定程度上反映颅内压。但在颅内压明显增高时,腰穿前需先静脉注射20%甘露醇降颅压,半小时后再腰穿测压,以免引起脑疝。还可侧脑室穿刺测压、前囟测压、直接颅压检测等。

2.影像学检查　头部 CT、磁共振(MRI)检查可了解脑水肿部位、程度,脑室扩大及颅内占位病变情况;头部 X 线检查、超声波检查、脑电图等均可协助脑水肿和颅内占位病变的诊断。

3.其他　血、尿、粪常规,血生化检查。

【诊断】

依据病因、颅内压增高的表现等进行综合判断。

1.主要指标　①呼吸不规则;②瞳孔不等大或扩大;③视神经盘水肿;④前囟隆起或紧张;⑤无其他原因的高血压,血压>(年龄×2+80)mmHg。

2.次要指标　①昏睡或昏迷;②惊厥和(或)四肢肌张力明显增高;③呕吐;④头痛;⑤给予20%甘露醇 1 g/kg 静脉注射 4 h 后,颅内压明显下降,症状体征随之好转。

具备 1 项主要指标和 2 项次要指标即可诊断。

【治疗】

应采取综合性措施,积极治疗原发病的同时及时合理的控制脑水肿,预防脑疝形成。

1.病因治疗　针对不同病因给予相应治疗措施,如抗感染,纠正休克、缺氧,维持水电酸碱平衡,清除颅内占位病变等。

2.一般治疗和护理

(1)严密观察病情变化　定时监测生命体征,检查瞳孔、肌张力及有无惊厥、意识状态改变等并及时处理,有脑疝前驱症状者,检查或治疗时不可猛力转头、翻身。

(2)保持呼吸道通畅、纠正缺氧　昏迷抽搐患儿头偏向一侧。及时清除呼吸道分泌物,必要时气管插管或气管切开。青紫者给氧吸入。

(3)环境　保持环境安静,减少对患儿的刺激。

(4)保证热量和营养供应　限制液体入量为 30~60 ml/(kg·d),出入量应保持

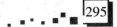

入量少于出量。

（5）维持体温正常　体温过高时给予物理降温，使体温降至35~36 ℃。头部用冰帽降温。可采用低温亚冬眠疗法。

（6）生活护理　定时翻身，受压部位可放置气垫以防止压疮的发生；湿纱布敷盖眼球，用药点眼以防暴露性角膜炎。

3. 降低颅内压

（1）药物降颅压　①20%甘露醇，每次0.5~1 g/kg，15~30 min 内快速静脉滴注，每4~6 小时一次（心肾功能不全慎用）；②呋塞米，每次0.5~2 mg/kg，肌内或静脉注射（注意电解质平衡）。③地塞米松，每次0.5~1 mg/kg，6~8 h 可重复使用。

（2）穿刺术　脑积水可侧脑室穿刺、脑脊液分流术等。

4. 控制惊厥　惊厥可用地西泮、苯巴比妥等。

5. 保护和维持脑代谢功能　常用 B 族维生素、维生素 C、葡萄糖、能量合剂、胞磷胆碱、脑活素等。

第六节　急性中毒

急性中毒是指某些物质接触人体或进入体内后，与机体组织和体液相互作用，破坏机体正常的生理功能，引起暂时或永久性的病理状态或死亡的过程。急性中毒是儿科常见急症，多发生在婴幼儿和学龄前期。

【病因】

小儿急性中毒与周围环境密切相关，常见原因如下：

1. 年幼无知、缺乏生活经验，不能分辨有毒或无毒，如婴儿往往把任何抓到的东西放入口中，幼儿常将药片误当糖丸。

2. 幼儿期以后活动范围广，接触毒物的机会多，如就餐或食用瓜果不慎可能会发生食物中毒。

3. 家长或保育人员大意，看护不周，可能会导致动物咬伤、毒性气体侵害、接触强酸强碱而引起中毒。

4. 接受治疗用药不当或剂量过大，可导致药物中毒。

【中毒途径】

1. 消化道吸收　最为常见。毒物可经口腔黏膜、胃肠道吸收，主要吸收部位是小肠。如食物中毒、药物误服、灭鼠或杀虫剂中毒、有毒动植物中毒、灌肠时药物剂量过量等。

2. 皮肤黏膜接触　小儿皮肤薄，脂溶性毒物易于吸收，如穿着被农药污染的衣服等。毒物或药物可经眼结膜、鼻黏膜接触吸收中毒，如点眼或滴鼻造成药物中毒。

3. 呼吸道吸入　有毒气体或挥发性毒物吸入，由肺泡迅速吸收。如一氧化碳中毒、有机磷吸入中毒等。

4. 注入中毒　有误注毒物或过量药物、咬伤中毒。

5. 伤口、创面吸收　如伤口创面用药不当，可经创面或伤口吸收中毒。

【发病机制】

由于毒物种类很多,中毒机制各异。常见的中毒机制如下:

1.干扰酶系统　毒物或其代谢产物通过抑制酶活性而发挥其毒性作用,如有机磷农药抑制胆碱酯酶等。

2.抑制血红蛋白的携氧功能　如一氧化氮中毒使氧合血红蛋白形成碳氧血红蛋白、亚硝酸盐中毒形成高铁血红蛋白,使血红蛋白携氧功能丧失。

3.直接化学性损伤　如强酸、强碱等接触或误服。

4.作用于核酸　如烷化剂氮芥和环磷酰胺,使 DNA 烷化交叉联结,影响其功能。

5.变态反应　摄入、吸入、注入变应原,激发体内各种异常的免疫反应,如青霉素过敏。

6.麻醉作用　某些亲脂性物质如汽油、煤油等有机溶剂和吸入性麻醉剂,易透过血-脑屏障而抑制脑功能。

7.其他　干扰细胞膜或细胞器的生理功能。

【毒物在人体内的分布与排泄】

1.毒物的分布　毒物主要分布在体液和组织中,影响分布的因素有毒物与血浆蛋白的结合力、毒物与组织的亲和力等。

2.毒物的排泄　可经肾、胆道或肠道排泄;部分毒物在肠内可被再吸收形成肝肠循环,导致从体内延缓排泄。其他排泄途径有经汗腺、唾液腺、乳汁排至体外;有害气体则经肺排出。

【诊断】

小儿急性中毒的表现常无特异性,首发症状多为腹痛、腹泻、呕吐、惊厥或昏迷,严重者可出现多脏器功能衰竭。故突然出现不明原因的腹痛、恶心、呕吐、青紫、皮肤潮红、多汗、狂躁、昏迷和惊厥等表现应考虑急性中毒的可能。家庭或集体儿童机构中数人同时发病,症状相似,应考虑急性中毒。

1.病史　应详细询问发病经过,病前饮食内容,生活情况,活动范围,家长职业,环境中有无有毒物品,特别是杀虫、毒鼠药,家中有无常备药物,经常接触哪些人,同伴小儿是否同时患病等。

2.体格检查　注意有重要诊断意义的中毒特征,如呼气、呕吐物的特殊气味;口唇、甲床是否发绀、樱红;出汗情况;皮肤色泽;呼吸状态、瞳孔、心律失常等。

3.毒源调查及检查　在中毒现场,应注意病儿周围是否留有剩余毒物,如有否敞开的药瓶或散落的药片、可疑的食物及衣服口袋中是否留有毒物等,尽可能保留患者饮食、用具,以备鉴定。对吐出物、胃液或粪便应仔细查找有无毒物残渣。若症状符合某种中毒,而无明确中毒史,可试用该种中毒的特效解毒药作为诊断性治疗。诊断中毒的最可靠方法是采集患者呕吐物、血、尿、便或可疑的含毒物品进行毒物鉴定。

【治疗】

急性中毒对小儿危害严重,应立即治疗。处理原则:毒物性质未明时应以尽快清除毒物为首要措施,同时维持呼吸、循环等生命器官功能;毒物性质明确时,应在实施以上措施的同时积极应用特异性解毒剂。

1. 急救　严密观察病情,特别是神志、呼吸、循环状态,对危及生命的紧急情况(如惊厥、呼吸困难、循环衰竭、出血等)应立即处理,保持呼吸道通畅,维持有效呼吸及循环。

2. 毒物的清除

(1)清除未吸收的毒物　根据中毒的途径、毒物种类及中毒时间,迅速采取相应的排毒方式以减少毒物吸收,可使中毒程度显著减轻。

1)消化道毒物清除　采用催吐、洗胃、导泻、洗肠等措施。①催吐:催吐越早,效果越好,一般在中毒后 4~6 h 内进行。适用于神志清醒和能合作的患儿(有严重心脏病、食管静脉曲张、溃疡病、昏迷或惊厥患者、强酸或强碱中毒,汽油、煤油等中毒及 6 个月以下婴儿禁用)。可用手指、筷子、压舌板刺激咽部引起反射性呕吐。②洗胃:若催吐不成功或禁忌催吐时可洗胃。经鼻或经口插入胃管,用温水或鞣酸、高锰酸钾(1∶10 000)、碳酸氢钠(2%~5%)、生理盐水或 0.45% 氯化钠溶液,用 50 ml 注射器抽吸,直至洗出液清澈为止,可将活性炭加水,在洗胃后灌入或吞服,以迅速吸附毒物。首次抽出物送毒物鉴定。腐蚀性毒物中毒禁止洗胃,可用中和法(如牛奶、蛋清等)。③导泻:导泻可使毒物尽快排出,在活性炭用后进行。常用泻药有硫酸钠或硫酸镁,可口服或由胃管灌入。应注意防止脱水和电解质紊乱。④全肠灌洗:中毒时间稍久,毒物主要存留在小肠或大肠,做高位连续灌洗,对缓慢吸收的毒物(如铁中毒等)有效。洗肠液常用 1% 温盐水或清水(小儿用 1 500~3 000 ml),也可加入活性炭,直至洗出液变清为止。应注意水、电解质平衡。

2)皮肤黏膜的毒物清除　立即脱去污染的衣物,用清水反复冲洗污染的皮肤、指甲、毛发等。如用清水冲洗酸、碱等毒物应至少 10 min 以上。

3)吸入的毒物清除　应将患儿移离现场,置于通风良好、空气新鲜的环境,清理呼吸道分泌物,及时吸氧。必要时进行人工呼吸。

4)注射、咬伤的毒物清除　可在肢体近心端加止血带,阻止毒物经静脉或淋巴管弥散,止血带应每 10~30 min 放松 1 次。

(2)促进已吸收毒物的排除

1)利尿　多数毒物经肾排泄,利尿是加速毒物排出的重要措施。可大量饮水,或静脉注射 5%~10% 葡萄糖注射液以冲淡体内毒物浓度,增加尿量,促使排泄。必要时,在不脱水情况下可应用利尿药,同时应监测尿量、液体入量、电解质情况等。

2)碱化或酸化尿液　碱化尿液可使弱酸(如水杨酸和苯巴比妥)清除率增加。常用碳酸氢钠溶液 1~2 mmol/kg 静脉滴注 1~2 h(以维持尿 pH 值 7.5~8 为标准);或服用乙酰唑胺(有利尿和碱化尿液作用)。酸化尿液可用维生素 C 1~2 g 加于 500 ml 溶液中静脉滴注。

3)血液净化　危重患儿可采用腹膜或血液透析疗法、血液灌流法、换血疗法、血浆置换而使毒物排出。

4)高压氧的应用　在高压氧情况下,血中氧溶解度增高,氧分压增高,促使氧更易于进入组织细胞中,从而纠正组织缺氧。可用于一氧化碳、硫化氢、氰化物、氨气等中毒。

3. 特异性解毒剂的应用　一旦毒物明确,应立即用特效解毒剂,并观察患儿的反应。常见毒物的解毒剂、剂量及用法见表 15-2。

表 15-2　常见毒物的解毒剂、剂量及用法

毒物种类	有效解毒剂	剂量、用法及注意事项
砷、汞、金、锑、铋、铜、镍、钨、锌	二巯丙醇(BAL)	每次 3~5 mg/kg,深部肌内注射,q 4 h,5~10 d/疗程
	二巯丙磺钠	5% 溶液每次 0.1 ml/kg,皮下或肌内注射,第 1 日 3~4 次,第 2 日 2~3 次,第 3 日以后 1~2 次/d,共 3~7 d,总剂量 30~50 ml
	二巯基丁酸(DMSA)	10 mg/kg,口服,q 8 h,共 5 d,再 q 12 h,共 14 d
	硫代硫酸钠	每次 10~20 mg/kg,配成 5%~10% 溶液,静脉注射或肌内注射,qd,用 3~5 d。或 10~20 ml 口服,bid(口服仅作用于胃肠道内未被吸收的毒物)
铅、锰、铀、镭、钒、钴、铁、硒、镉、铜、铬、汞	依地酸钙钠(EDTA Ca-Na₂)	1~1.5 g/(m²·d),分为 q 12 h,肌内注射,共 5 d
	喷替酸钙钠(DTPA)	每次 15~30 mg/kg,配成 10%~25% 溶液,肌内注射,或用生理盐水稀释成 0.2%~0.5% 溶液静脉滴注,每日 2 次,3 d/疗程,间隔 3 d 再用第 2 疗程
铅、锰、铀、镭、钒、钴、铁、硒、镉、铜、铬、汞	去铁胺	15 mg/(kg·h),每天总量不超过 6 g
	青霉胺	治疗慢性铅、汞中毒 100 mg/(kg·d),qid,口服,5~7 d/疗程
高铁血红蛋白血症(亚硝酸盐、苯胺、非那西丁、硝基苯、安替比林、氯酸盐类、磺胺类等)	亚甲蓝(美蓝)	每次 1~2 mg/kg,配成 1% 溶液,静脉注射,或每次 2~3 mg/kg,口服,若症状不消失或重现,0.5~1 h 后可再重复
	维生素 C	每日 500~1 000 mg 加入 5%~10% 葡萄糖注射液内静脉滴注,或 1~2 g/d,口服(作用比美蓝慢)

续表 15-2

毒物种类	有效解毒剂	剂量、用法及注意事项
氢氰酸及氰酸化合物（桃仁、杏仁、李仁、樱桃仁、枇杷仁、亚麻仁、木薯）	亚硝酸异戊酯	吸入剂（用时压碎），每 1~2 min 吸入 15~30 s，反复吸入至亚硝酸钠注射为止
	亚硝酸钠	6~10 mg/kg，配成 1% 溶液静脉注射，3~5 min 注入，每次注射前要准备好肾上腺素，当血压急剧下降时立即注射肾上腺素
	硫代硫酸钠	25% 溶液，每次 0.25~0.5 g/kg，缓慢静脉注射（10~15 min 内注完）
	亚甲蓝（美蓝）	1% 溶液每次 10 mg/kg，缓慢静脉注射，注射时观察口唇，至口唇变暗紫色即停止注射
	以上三种药物，最好先注射亚硝酸钠（或亚甲蓝），继之注射硫代硫酸钠，重复时剂量减半，血压下降时应注射肾上腺素	
有机磷化合物类（1605、1059、3911、敌百虫、敌敌畏、乐果、其他有机磷农药）	解磷定、氯解磷定	每次 15~30 mg/kg，配成 2.5% 溶液，缓慢静脉注射或滴注，严重患儿 2 h 后可重复注射，并与阿托品同时应用，至肌肉颤动停止、意识恢复。氯解磷定可肌内注射，成人 0.25~0.75 g/次，皮下、肌内或静脉注射均可。小儿酌减
有机磷化合物类（1605、1059、3911、敌百虫、敌敌畏、乐果、其他有机磷农药）	阿托品	严重中毒：首次剂量 0.05~0.1 mg/kg，静脉注射，以后每次 0.05 mg/kg，5~10 min 一次，至瞳孔开始散大、肺水肿消退，改为每次 0.02~0.03 mg/kg，皮下注射，15~30 min 1 次，至意识恢复，改为每次 0.01~0.02 mg/kg，30~60 min 1 次 中度中毒：每次 0.03~0.05 mg/kg，15~30 min 1 次皮下注射，减量指征同上 轻度中毒：每次 0.02~0.03 mg/kg，口服或皮下注射，必要时重复 以上治疗均为瞳孔散大后停药，严密观察 24~48 h，必要时应再给药。同时合并应用解磷定比单用阿托品效果好，阿托品的剂量也可以减小
烟碱、毛果芸香碱、新斯的明、毒扁豆碱、槟榔碱、毒蕈	解磷定、氯磷定或双复磷阿托品	对烟碱、新斯的明、毒扁豆碱中毒有效，剂量同上 每次 0.03~0.05 mg/kg 皮下注射，必要时 15~30 min 一次

续表 15-2

毒物种类	有效解毒剂	剂量、用法及注意事项
氟乙酰胺	乙酰胺	0.1~0.3 g/(kg·d),分2~4 次肌内注射,可连续注射 5～7 d,危重病例第 1 次可注射 0.2 g/kg,与解痉药和半胱氨酸合用,效果更好
阿托品、莨菪碱类、曼陀罗、颠茄	毛果芸香碱	每次 0.1 mg/kg,皮下或肌内注射,15 min 1 次(本药只能对抗阿托品类引起副交感神经作用,对中枢神经中毒症状无效,故应加用短效巴比妥类药物,如戊巴比妥钠或异戊巴比妥等)
	水杨酸毒扁豆碱	重症患儿用0.5~2 mg 缓慢静脉注射,至少2～3 min;若不见效,2~5 min 后再重复一次,一旦见效即停药。复发者缓慢减至最小用量,每30～60 min 一次,能逆转阿托品类中毒引起的中枢神经系统及周围神经系统症状
四氯化碳、草酸盐、氟化物	葡萄糖酸钙	10% 溶液 10～20 ml 加等量 5%～25% 葡萄糖注射液缓慢静脉注射
	氯化钙	3% 溶液 10~20 ml 加等量 5%～25% 葡萄糖注射液缓慢静脉注射
麻醉剂和镇静剂(阿片、吗啡、可待因、海洛因、度冷丁、美沙酮、水合氯醛、苯巴比妥类)	纳洛酮	每次 0.01 mg/kg,静脉注射,若无效增加至 0.1 mg/kg,可重复应用,可静脉维持
	烯丙吗啡	每次 0.1 mg/kg,静脉、皮下或肌内注射,需要时隔10~15 min 再注射 1 次
氯丙嗪(冬眠灵)、奋乃静	苯海拉	每次1~2 mg/kg,口服或肌内注射,只对抗肌肉震颤
苯丙胺(安非他明)	氯丙嗪	每次 0.5~1 mg/kg,q 6 h,若已用巴比妥类,剂量应减少
异烟肼	维生素 B$_6$	剂量同异烟肼用量
剂量同异烟肼用量	维生素 K$_1$	10 mg/kg 肌内注射,每日 2~3 次
β 受体阻滞剂或钙拮抗剂	胰高血糖素	首剂0.15 mg/kg 静脉滴注,以 0.05~0.1 mg/(kg·h)静脉维持

续表 15-2

毒物种类	有效解毒剂	剂量、用法及注意事项
	乙酰唑胺	每次 5 mg/kg，口服或肌内注射，必要时 24 h 内可重复 2~3 次
乙酰水杨酸（阿司匹林）	碳酸氢钠	纠正脱水后仍有严重酸中毒，可用 5% 碳酸氢钠溶液每次 6 ml/kg，静脉滴注，必要时可重复 1 次。治疗开始后每半小时查尿一次（以维持碱性尿），若变为酸性尿时，应静脉滴注 1.4% 碳酸氢钠溶液 10 ml/kg
	乳酸钠	用 1/6 mol 浓度的乳酸钠溶液可代替上述 1.4% 碳酸氢钠溶液，但效果不如碳酸氢钠
	维生素 K_1	20~50 mg 肌内注射，预防出血
一氧化碳（煤气）	氧气	100% 氧气吸入，高压氧舱
肉毒	多价抗肉毒血清	1 万~5 万 U 肌内注射
河豚中毒	半胱氨酸	成人剂量为 0.1~0.2 g 肌内注射，每天 2 次，儿童酌情减量

4. 对症治疗　及时处理中毒所致的严重症状，如惊厥、呼吸困难、循环衰竭等，若不及时治疗，随时可危及生命。在无特效治疗时，对症治疗尤为重要。

【预防】

1. 家庭中一切药品皆应妥善存放，不让小儿随便取到；家长切勿擅自给小儿用药。医护人员对小儿治疗用药，要熟知药物的作用和代谢过程，注意个体差异，做到剂量精准，避免药物中毒。

2. 农村或家庭日常灭虫、灭蚊、灭鼠剧毒药品及用具，要妥善放置，避免小儿接触毒物或玩耍带毒性物质的用具。各种农药必须按照规定方法使用。

3. 做好识别有毒植物的宣传工作，教育小儿不要随便采食野生植物。

4. 安放好火炉、煤气灶具，冬季取暖注意保持室内空气流通，避免一氧化碳中毒。

5. 普及相关预防中毒的健康知识教育。

第七节　感染性休克

感染性休克（septic shock）是指在严重感染时，侵入机体的致病微生物及其产物引发的一系列病变而导致的临床综合征，主要表现为在原发感染的基础上伴有休克表现（急性循环障碍、有效循环血容量减少、组织血流灌注不足），是儿童时期常见的急重症之一。

【病因】

多种病原体的感染均可伴发感染性休克，以革兰阴性菌最常见，如痢疾杆菌、脑膜炎球菌、铜绿假单胞菌、大肠埃希菌、克雷伯杆菌、沙门菌属等,其次为金黄色葡萄球菌、肺炎链球菌、溶血性链球菌等。

常见的伴发感染性休克的疾病有革兰阴性菌败血症、中毒型细菌性痢疾、暴发性流行性脑脊髓膜炎、急性出血坏死性小肠炎等。

另外,患慢性病、白血病、淋巴瘤、器官移植、长期应用免疫抑制剂、抗癌治疗、放射治疗等导致全身免疫缺陷,以及放置静脉导管、导尿管等都易诱发感染而致感染性休克。

【发病机制】

休克是在各种因素作用下,机体由全身炎症反应综合征(SIRS)或严重败血症发展为多脏器功能不全综合征过程中的急性循环衰竭。

1.微循环障碍 侵入机体的病原体及其毒素刺激机体交感-肾上腺髓质系统,产生多种生物活性物质,致使微血管发生痉挛、扩张、麻痹三个阶段,使有效循环血量减少,组织细胞缺血缺氧,发生代谢紊乱、细胞膜损害、溶酶体酶释放,诱发 DIC 和多脏器功能衰竭。

2.炎症反应失控 感染时,病原体刺激机体细胞(血管内皮细胞、中性粒细胞、单核巨噬细胞)产生多种促炎和抗炎介质,因促炎、抗炎平衡失调而发生 SIRS 或代偿性抗炎反应综合征(CARS)。

3.其他 神经体液、内分泌机制和其他体液介质的共同作用。

【临床表现】

1.休克代偿期(早期) 此期组织器官低灌注。表现为神志尚清楚,但烦躁、焦虑,面色及皮肤苍白、口唇及甲床轻度发绀,肢端湿冷,呼吸、心率增快,血压正常或略降低。眼底检查以小动脉痉挛为主。

2.休克失代偿期 组织器官低灌注进一步加重。患儿烦躁或意识不清,面色青灰、口唇及指(趾)端明显发绀,四肢厥冷,血压明显下降,少尿或无尿。皮肤毛细血管再充盈时间>3 s,呼吸深长、浅慢或不规则,心率明显增快、心音低钝,眼底检查见小动脉痉挛、小静脉曲张、视神经盘水肿。常合并肺水肿、ARDS、DIC、肾衰竭、脑水肿等多器官功能衰竭。

【实验室和其他检查】

1.外周血象 白细胞计数多增高,在(10～30)×10⁹/L 之间,中性粒细胞增多,伴核左移。红细胞比容和血红蛋白增高。

2.病原学检查 在抗菌药治疗前,常规进行血液或其他体液、渗出液、脓液培养(包括厌氧菌培养),并进行药物敏感试验。

3.尿常规及肾功能 肾衰竭时,尿比重低而固定(1.010 左右);尿/血肌酐比值>15,尿/血毫渗量比值<1.5,尿钠排泄量>40 mmol/L。

4.血液生化及血气分析 ①血清电解质测定:血钠偏低,血钾取决于肾功能状况。②血清酶测定:丙氨酸氨基转移酶(ALT)、肌酸磷酸激酶(CPK)、乳酸脱氢酶同工酶等,可反映组织器官的损害情况。血气分析可了解血氧饱和度及分析酸碱平衡状态。

5.有关 DIC 的检查 发生 DIC 时,血小板计数进行性降低、纤维蛋白原减少、凝血酶原时间及凝血活酶时间延长;纤维蛋白降解产物增多,凝血酶时间延长,血浆鱼精

笔记栏

蛋白副凝试验(3P 试验)阳性。

6.其他 根据需要做心电图、X 线检查等。

【诊断】

感染性休克的诊断标准参照 2006 年中华急诊医学分会儿科组和中华儿科分会急诊组制定的儿科感染性休克诊疗推荐方案。

1.感染性休克代偿期(早期) 临床表现符合下列 6 项中 3 项。①意识改变:烦躁不安或萎靡、表情淡漠、意识模糊,甚至昏迷、惊厥。②皮肤改变:面色苍白发灰,唇周指(趾)发绀,皮肤发花,四肢凉。如有面色潮红、四肢温暖、皮肤干燥为暖休克。③外周动脉搏动细弱,心率、脉搏增快。④毛细血管再充盈时间≥3 s(需除外环境因素影响)。⑤尿量<1 ml/(kg·h)。⑥代谢性酸中毒(除外其他缺血缺氧及代谢因素)。

2.感染性休克失代偿期 代偿期临床表现加重伴血压下降,收缩压降低,1~12 个月<70 mmHg,1~10 岁<70+2×年龄(mmHg),>10 岁<90 mmHg。

3.临床分型

(1)暖休克(高动力性休克) 面色潮红、四肢温暖、脉搏无明显减弱,毛细血管再充盈时间无明显延长。可有意识改变、尿量减少、代谢性酸中毒等。此期可很快转为冷休克。

(2)冷休克(低动力性休克) 面色苍白、皮肤发花、四肢凉、脉搏快和细弱,血管再充盈时间延长。儿童以此型多见。

【治疗】

1.液体复苏 及时有效的液体复苏是逆转病情、降低死亡率的关键,须迅速建立 2 条静脉或骨髓输液通道,有条件应放置中心静脉导管。

(1)第一小时快速输液 0.9% 氯化钠液,首次用 10~20 ml/kg,10~20 min 静脉注射。根据循环与组织灌注(心率、血压、脉搏、毛细血管充盈等)情况可反复原剂量静脉注射,总量最多达 40~60 ml/kg。输液同时应注意心肺功能及血糖控制在正常范围。

(2)继续和维持输液 感染性休克低血容量可持续数日,须继续维持输液。用 1/2 ~2/3 张液体,6~8 h 内以 5~10 ml/(kg·h)的速度输入,继续用 1/3 张液体,24 h 内以 2~4 ml/(kg·h)的速度输入。根据电解质测定结果调整液体张力;通气正常时,根据血气分析结果补充碳酸氢钠,使 pH 值达 7.25 即可。可适当补充血浆,若红细胞比容<30%,应酌情输红细胞悬液或鲜血,使 Hb 达 100 g/L。并动态观察循环状态,以调整输液量。

2.血管活性药物 在液体复苏的基础上,血压仍低,可用血管活性药物调整血管舒缩功能,以提升血压、利于休克的纠正。

(1)多巴胺 5~10 μg/(kg·min)持续静脉泵注,根据血压情况调整剂量,最大量不超过 20 μg/(kg·min)。

(2)肾上腺素 在冷休克有多巴胺抵抗时,首选肾上腺素 0.05~2 μg/(kg·min)持续静脉泵注。

(3)去甲肾上腺素 在暖休克有多巴胺抵抗时,首选去甲肾上腺素 0.05~0.3 μg/(kg·min)持续静脉泵注。注意个体差异,剂量应个体化。

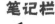

（4）莨菪类药物　主要有阿托品、654-2（每次 0.5～2 mg/kg）、东莨菪碱（每次 0.02～0.03 mg/kg），每 15～30 分钟静脉注射 1 次，病情好转后减量停药。

（5）正性肌力药物　伴心功能障碍，疗效不佳时可使用正性肌力作用药物，常选多巴酚丁胺 5～10 μg/（kg·min）持续静脉泵注，根据血压情况调整剂量，最大量不超过 20 μg/（kg·min）。对多巴酚丁胺有抵抗者，可用肾上腺素。若对儿茶酚胺抵抗，可用磷酸二酯酶抑制剂（氨力农、米力农）。

（6）硝普钠　心功能障碍严重并存在高外周阻力的患儿，在液体复苏及正性肌力药物应用基础上，可选半衰期短的血管扩张剂，如硝普钠 0.5～8 μg/（kg·min），从小剂量开始，避光使用。

3.病因治疗　在病原体未明确前，联合使用广谱高效抗生素静脉滴注，在明确病原体后，应按药敏结果选用药物。并及时清除原发感染灶或迁徙性病灶。

4.肾上腺皮质激素　在有效抗菌感染治疗下，重症休克有肾上腺皮质功能低下、ARDS、出现儿茶酚胺抵抗性休克时可用。常选氢化可的松 3～5 mg/（kg·d），或甲泼尼龙 2～3 mg/（kg·d），分 2～3 次给予，用 1～3 d，或用至 7 d。

5.纠正凝血障碍　早期可给小剂量肝素 5～10 U/kg，静脉注射，每 6 小时一次。若已明确有 DIC，应按 DIC 常规治疗（肝素 100 U/kg，4～6 h 重复 1 次，并输新鲜血浆）。

6.其他　维持呼吸功能、防治 ARDS；维护重要脏器（心、脑、肾）的功能；重视全身支持治疗以提高机体的抗病能力。

感染性休克治疗有效的标准：①毛细血管再充盈时间<2 s；②外周及中央动脉搏动均正常；③四肢温暖；④意识状态良好；⑤血压正常；⑥尿量>1 ml/（kg·h）。

思考题

1.小儿惊厥的处理原则是什么？
2.试述小儿心肺复苏的程序。
3.导致小儿发生急性中毒的病因有哪些？
4.请写出急性充血性心力衰竭的诊断标准和治疗原则。

（河南医学高等专科学校　冯　平）

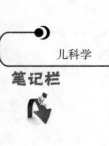

附　录

一、儿童血液一般检验正常值

附表1

项目	年龄	正常值
红细胞	新生儿	$(5.2~6.4)\times10^{12}/L$
	婴儿	$(4.0~4.3)\times10^{12}/L$
	儿童	$(4.0~4.5)\times10^{12}/L$
血红蛋白	新生儿	180~190 g/L
	婴儿	110~120 g/L
	儿童	120~140 g/L
红细胞比容	1 d	0.48~0.69
	2 d	0.48~0.75
	3 d	0.44~0.72
	~2 个月	0.28~0.42
	6~12 岁	0.35~0.45
白细胞	新生儿	$20\times10^9/L$
	婴儿	$(11~12)\times10^9/L$
	儿童	$(8~10)\times10^9/L$
白细胞分类		
中性粒细胞比例	新生儿~婴儿	0.31~0.40
	儿童	0.50~0.70
淋巴细胞比例	新生儿~婴儿	0.40~0.60
	儿童	0.20~0.40
单核细胞比例	2~7 d	0.12
	其后	0.01~0.08
嗜酸性粒细胞比例		0.005~0.05
嗜酸性粒细胞计数		$(50~300)\times10^6/L$
嗜碱性粒细胞		0~0.0075
网织红细胞比例	新生儿	0.03~0.06
	儿童	0.005~0.015
血小板		$(100~300)\times10^9/L$

二、儿童常用血液生化检验正常值

附表2

项目	标本	正常值	项目	标本	正常值
钾	血清	4.1~5.6 mmol/L	铜蓝蛋白	血清	1.53~3.34 μmol/L
钠	血清	136~146 mmol/L	胆红素总量	血清	2~19 μmol/L
氯	血清	100~106 mmol/L	直接胆红素	血清	0~6.8 μmol/L
钙	血清	2.1~2.55 mmol/L	总胆固醇	血清	3.12~5.2 mmol/L
镁	血清	0.8~1.2 mmol/L	三酰甘油	血清	0.39~1.10 mmol/L
磷	血清	0.87~1.45 mmol/L	尿素氮	血清	1.78~8.92 mmol/L
铜	血清	10.9~21.98 μmol/L	肌酐	血清	27~132 μmol/L
锌	血清	7.65~22.95 μmol/L	肌酸（男）	血清	2.9~7.1 mmol/L
氨	全血	5.9~35.2 mmol/L	（女）	血清	88~177 μmol/L
铁（男）	血清	8.95~28.64 μmol/L	乳酸脱氢酶	血清	50~240 U/L
（女）		7.16~26.85 μmol/L	肌酸激酶	血清	25~200 U/L
总铁结合力	血清	44.75~71.60 μmol/L	肌酸激酶同工酶（CK-MB）	血清	0~25 U/L
转铁蛋白（成人）	血清	2.20~4.0 g/L	α_1-抗胰蛋白酶	血清	0.78~2.00 g/L
葡萄糖（空腹）	全血	3.9~5.6 mmol/L	碱性磷酸酶（King-Armstrong法）	血清	20~220 U/L
丙酮酸	全血	45~140 μmol/L	C反应蛋白	血清	68~8 200 μg/L
丙酮	血清	0.05~0.34 mmol/L	抗核抗体（免疫荧光滴度法）	血清	<1∶160
蛋白总量	血清	60~80 g/L	免疫球蛋白		
清蛋白（A）	血清	35~55 g/L	IgA		760~3 900 mg/L
球蛋白（G）	血清	20~30 g/L	IgD		1~4 mg/L
肌红蛋白	血清	6~80 μg/L	IgE		0.1~0.9 mg/L
巨球蛋白（放射免疫法）	全血	1.5~3.55 g/L	IgG		6~16 g/L
			IgM		400~3 450 mg/L

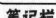

三、儿童血气分析正常值

附表3

项目	标本	正常值
pH 值	动脉血	7.35~7.45
氧饱和度	动脉血	0.9~1.0
	静脉血	0.64~0.88
氧分压	动脉血	80~100 mmHg
氧含量	动脉血	150~220 ml/L
	静脉血	100~160 ml/L
二氧化碳分压	动脉血	（男）35~48 mmHg
		（女）32~45 mmHg
二氧化碳总量	血清	23~31 mmol/L
二氧化碳结合力	血浆	23~31 mmol/L
缓冲碱	动脉血	45~55 mmol/L
碱剩余	全血	−3~+3 mmol/L
实际碳酸氢盐	血浆	25±3 mmol/L
标准碳酸氢盐	动脉血	25±3 mmol/L

四、WHO 提出的儿童肥胖预防建议

附表 4

参与时期或人员机构	内容
妊娠期	1. 孕前体质指数在正常范围 2. 不吸烟 3. 保持可耐受的适度运动 4. 妊娠糖尿病时,进行精确的血糖控制
产后及婴儿期	1. 至少母乳喂养 3 个月 2. 推迟引入固体食物和甜食(液体)
家庭	1. 固定家庭吃饭的地点和时间 2. 不要忽略进餐,尤其是早餐 3. 吃饭时不看电视 4. 使用小盘子,并使餐具远离餐桌 5. 避免不必要的甜或油腻的食物和饮料 6. 搬走儿童卧室中的电视机,限制看电视和玩游戏的时间
学校	1. 排除糖果和饼干销售的募捐活动 2. 检查自动售货机的物品,并替换成健康的物品 3. 安装饮水机 4. 对老师进行基础营养与体力活动益处的教育 5. 儿童从幼儿园到高中均进行适宜的饮食与生活方式教育 6. 制定体育教育的最低标准,包括每周 2~3 次,每次 30~45 min 强度的运动 7. 鼓励"走学儿童",1 个成人带领几组儿童走路上学
社区	1. 为各年龄段儿童增加家庭活动和游乐设施 2. 不鼓励使用电梯和自动人行道 3. 提供如何购物及准备更健康的因文化不同食物不同的信息
卫生保健人员	1. 解释生物因素和遗传因素对肥胖的影响 2. 给予儿童年龄的体重预期值 3. 把肥胖列为一种疾病,促进对肥胖的认识,医疗报销,并乐意及有能力提供帮助
企业	1. 针对儿童,提供适合儿童年龄的食物营养标签(如浅红或浅绿色食物,大小) 2. 鼓励儿童为了玩必须运动的交互式视屏游戏的营销 3. 请名人为儿童的健康食品做广告,促进儿童吃早餐及规律进食
政府和监督机构	1. 定义肥胖为疾病 2. 寻找新的途径来资助健康生活方式项目(比如食品/饮料税收的收入) 3. 政府补贴计划,促进新鲜水果和蔬菜的消费 4. 提供财政激励措施,鼓励企业生产更多的健康产品,并对消费者进行产品内容教育 5. 提供财政激励措施,鼓励学校发起体育创新活动及建立营养项目 6. 允许税前扣除减重和锻炼计划的成本 7. 为城市规划员提供建立自行车、慢跑和步行道路的基金 8. 禁止针对学龄前期儿童的快餐食品的广告,并限制针对学龄儿童的广告

参考文献

[1]王卫平.儿科学[M].8 版.北京:人民卫生出版社,2013.

[2]郑惠,黄华.儿科学[M].7 版.北京:人民卫生出版社,2014.

[3]江载芳,申昆玲,沈颖.诸福棠实用儿科学[M].8 版.北京:人民卫生出版社,2015.

[4]朱丽,张蓉,张淑莲,等.中国不同胎龄新生儿出生体重曲线研制[J].中华儿科杂志,2015,53(2):97-103.

[5]石淑华,戴耀华.儿童保健学[M].3 版.北京:人民卫生出版社,2014.

[6]孙锟,沈颖.小儿内科学[M].5 版.北京:人民卫生出版社,2014.

[7]薛辛东.儿科学[M].2 版.北京:人民卫生出版社,2014.

[8]医师资格考试指导用书专家编写组.国家医师资格考试医学综合应试指南(下册)[M].北京:人民卫生出版社,2014.

[9]2017 国家医师资格考试命题研究组编.临床执业(含助理)医师综合笔试通关宝典[M].北京:人民卫生出版社,2017.

[10]徐倩,刘文君.儿童原发性免疫性血小板减少症的诊断与治疗[J].中国实用儿科杂志,2013,28(9):649-652.

[11]唐建华.儿科学[M].4 版.北京:科学出版社,2017.

[12]崔明辰,王振敏.儿科学[M].2 版.西安:第四军医大学出版社,2011.

[13]申昆玲,黄国英.儿科学[M].北京:人民卫生出版社,2016.

[14]邵肖梅,叶鸿瑁,丘小汕.实用新生儿学[M].4 版.北京:人民卫生出版社,2011.

[15]罗小平,刘铜林.儿科疾病诊疗指南[M].3 版.北京:科学出版社,2014.

[16]桂永浩,薛辛东.儿科学[M].3 版.北京:人民卫生出版社,2016.

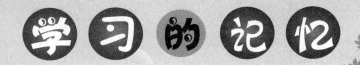

小事拾遗：_____

_____

_____

_____

_____

_____

_____

_____

学习感想：_____

_____

_____

_____

_____

_____

_____

　　学习的过程是知识积累的过程，也是提升能力、稳步成长的阶梯，大家的注释、理解汇集成无限的缘分、友情和牵挂，请简单手记这一过程中的某些"小事"，再回首时定会有所发现、有所感悟！

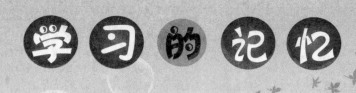

姓名：_____

本人于20____年____月至20____年____月参加了本课程的学习

此处粘贴照片

任课老师：_____ _____   班主任：_____

班长或学生干部：_____ _____ _____

我的教室（请手写同学的名字，标记我的座位以及前后左右相邻同学的座位）